ポプラディア情報館

POPLARDIA INFORMATION LIBRARY

DIET & HEALTH

# 食と健康

しょくとけんこう

監修　豊川裕之

ポプラ社

# はじめに

現代《げんだい》の日本の子どもたちは、さまざまな食の問題をかかえています。

朝食を食べない子どもの増加《ぞうか》、ひとりで食事をとる「孤食《こしょく》」、まちがったおやつのとり方、すきなものしか食べない偏食《へんしょく》の子どもの増加《ぞうか》。肥満《ひまん》の子どもが増《ふ》える一方で、太っていないのにダイエットをする子どもが増《ふ》えるなど、子どもの食事と健康《けんこう》についての問題は、現代《げんだい》社会の大きな課題《かだい》となっています。

わたしたちは、食事をする前に「いただきます」とあいさつをします。なぜでしょうか。毎日食べるお米や野菜、肉や魚などもみんな命があるものです。つまり食べることは、ほかの生き物の命をいただくことなのです。命あるものがみなさんの体をつくっていることがわかると、食べ物への感謝《かんしゃ》の気持ちが生まれてきませんか。

人間は、肉や魚、野菜、果物などさまざまな食べ物を食べます。これほど多くの種類《しゅるい》の食べ物を食べるのは、人間だけです。このことが脳《のう》の発達《はったつ》を進め、サルから人へと進化したのだといわれています。

そうしたたくさんの食べ物の中から、わたしたちは、毎日どんなものをどんなふうに食べるのかを考え、選《えら》んでいかなければなりません。食べることは、健康《けんこう》に生きていくためにとても大切なことなのです。そのため小学生のころから、食べ物についていろいろ学んで、食べ物を選《えら》ぶ力をつけなければなりません。また、体に入った食べ物が、わたしたちの体でどうなっていくのか、栄養《えいよう》とは何かを知ることも大切です。

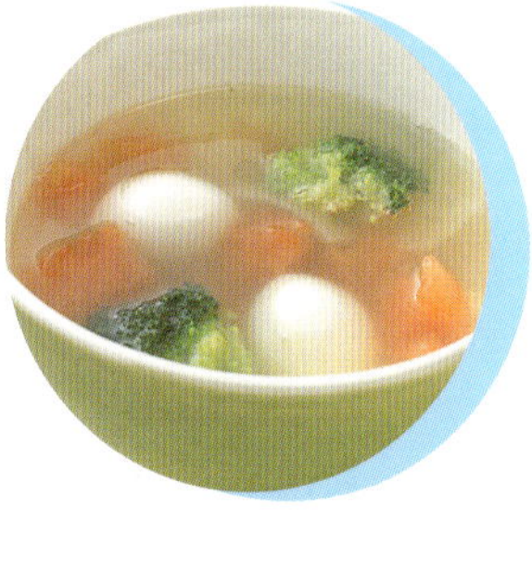

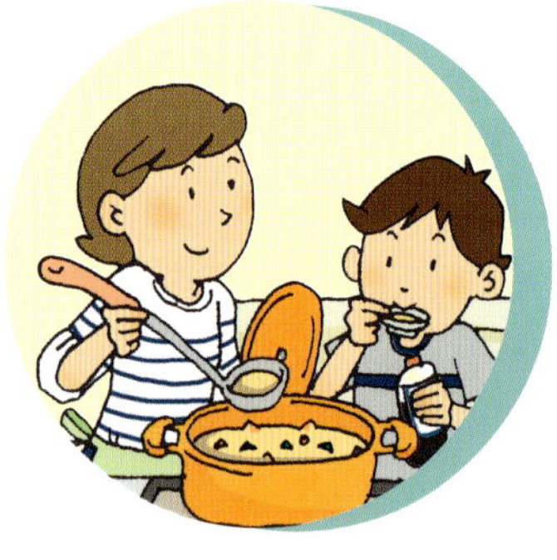

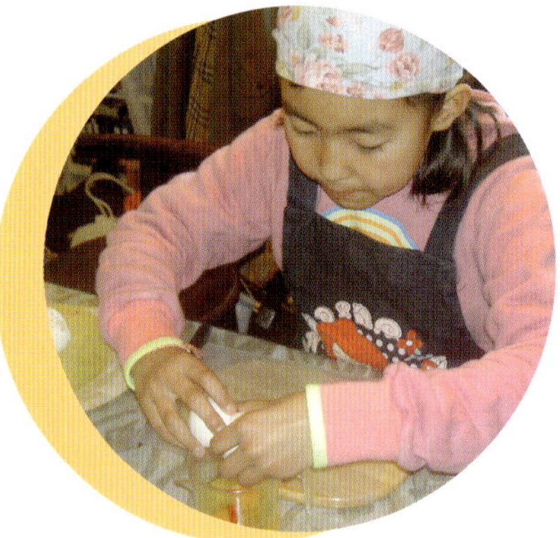

こうしたことにくわえて、みなさんが食べることにさらに関心《かんしん》をもってほしいと考え、本書では食べることに関《かん》するさまざまなテーマをとりあげてみました。

食べ物は、農業、牧畜業《ぼくちくぎょう》、漁業《ぎょぎょう》などに関《かか》わる人たちが生産《せいさん》し、生産地《せいさんち》から全国各地《かくち》へ運ばれ、店で販売《はんばい》されるといったしくみをへて、わたしたちの食《しょく》卓《たく》にとどきます。野菜や、魚や肉がどのようにつくられて、運ばれてくるのかなど、広い視野《しや》をもって知ることも大切です。

食品の安全性《せい》に関《かん》する問題、海外から輸入《ゆにゅう》される食品の増加《ぞうか》などについても、毎日の生活の中から身近な例《れい》をあげながら、わかりやすく説明《せつめい》するように配慮《はいりょ》しました。また、みなさんが比較的《ひかくてき》かんたんにつくれるような料理《りょうり》もいろいろ紹介《しょうかい》しました。自分で料理《りょうり》をしてみると、さらに食べ物への関心《かんしん》が深まります。ぜひ挑戦《ちょうせん》してみてください。

食べることは、心身ともに健康《けんこう》に生きていく力につながります。この本を通して、みなさんが「食べること」と「健康《けんこう》」について関心《かんしん》をもち、食に関《かか》わるさまざまなテーマや問題について、さらに勉強を深めていってくださることをねがっています。

東京栄養食糧専門学校《えいようしょくりょうせんもん》　校長
豊川裕之《とよかわひろゆき》

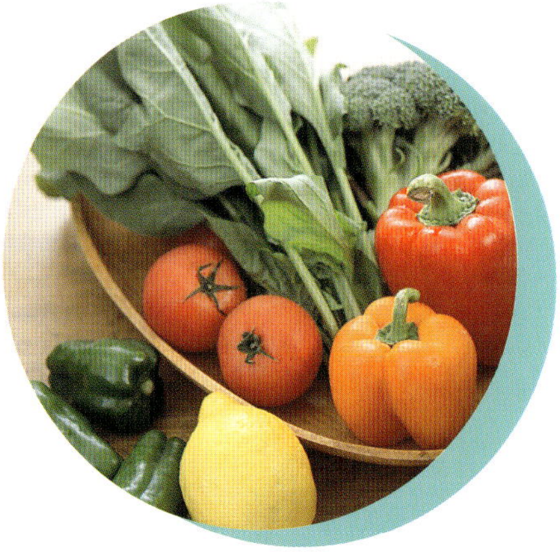

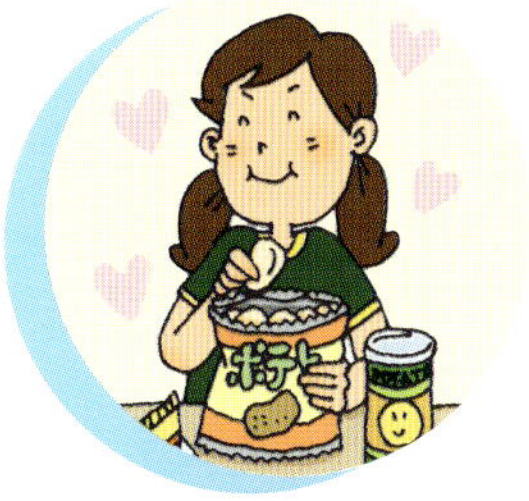

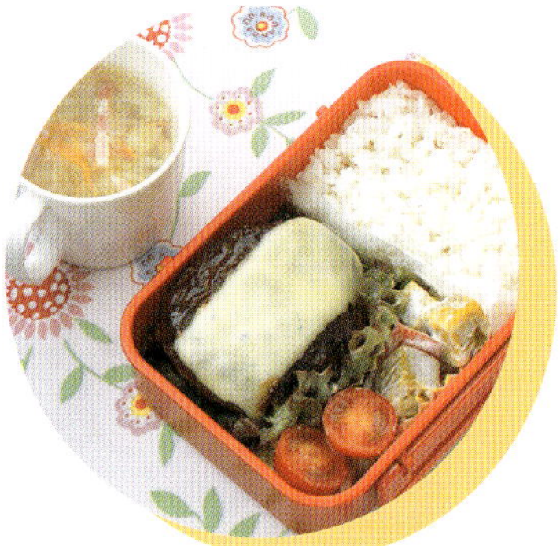

ポプラディア情報館

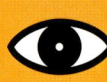

POPLARDIA INFORMATION LIBRARY

# 食と健康

しょくとけんこう

目次

TABLE OF CONTENTS

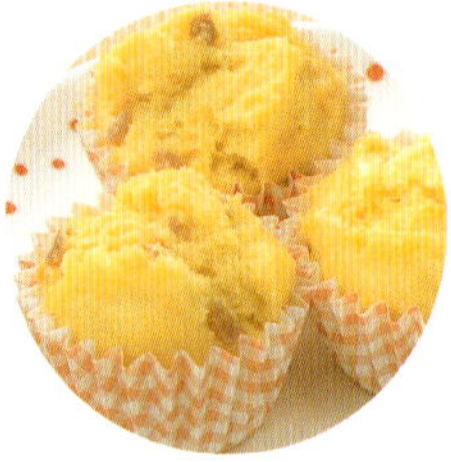

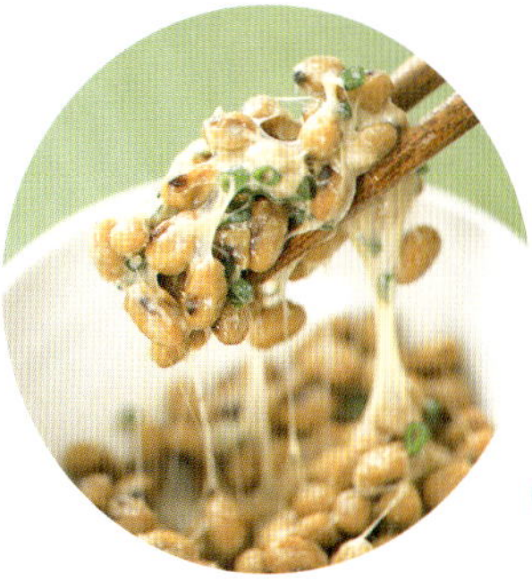

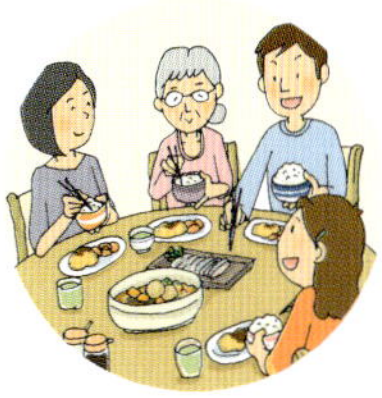

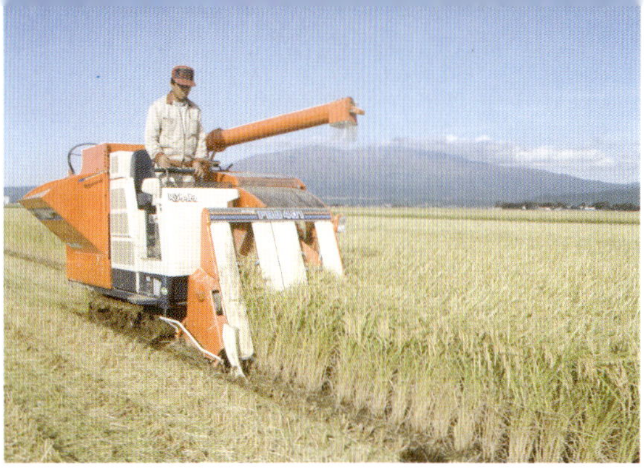

## 4章 食がつくる健康《けんこう》な体と心 109



## 5章 日本の食文化をみてみよう 137



## 6章 食の安全について考えよう 159



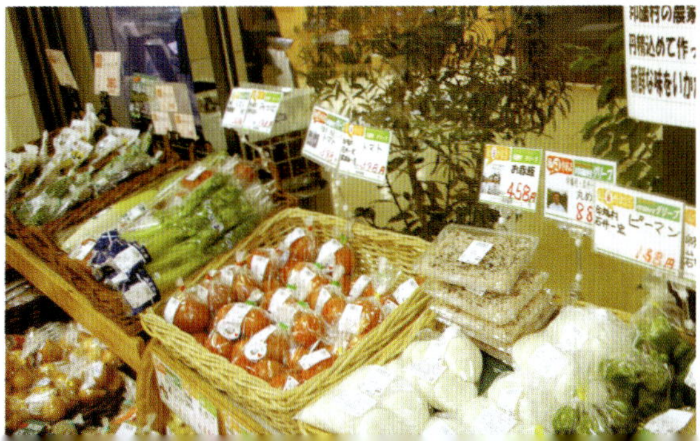

# この本のつかい方

●食と健康《けんこう》に関《かん》するさまざまなデータや資料《しりょう》を、グラフや写真、イラストをつかって紹介《しょうかい》しています。

●巻末《かんまつ》に50音順《じゅん》のさくいんがありますので、ぜひ利用《りよう》してください。

●この本では、料理《りょうり》のつくり方をいくつか紹介《しょうかい》しています。料理《りょうり》をつくるときは、下に紹介《しょうかい》した「料理《りょうり》をつくる前に」を読んでからはじめてください。

●つくり方を紹介《しょうかい》した料理《りょうり》について、エネルギー量《りょう》とおもな栄養素《えいようそ》の数値《すうち》を巻末《かんまつ》に記しました。料理《りょうり》のエネルギーや栄養素《えいようそ》の量《りょう》を確認《かくにん》したいときは、巻末《かんまつ》を見てください。
なお、それぞれの数値《すうち》は、文部科学省《もんぶかがくしょう》「五訂増補《ていぞうほ》日本食品標準成分《ひょうじゅんせいぶん》表」に準《じゅん》じています。

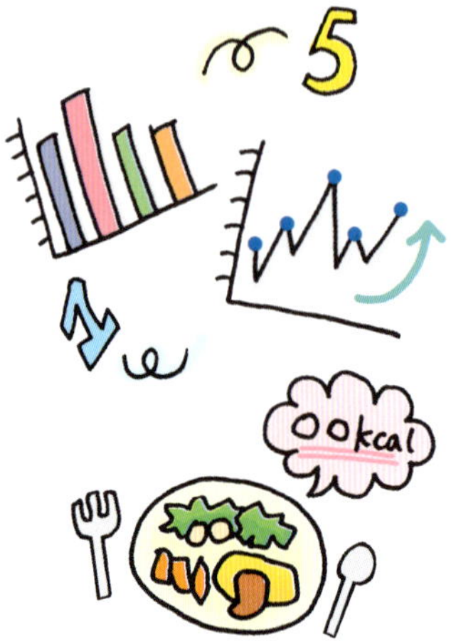


## 料理《りょうり》をつくる前に

この本で紹介《しょうかい》している料理《りょうり》は、家の人だけでなく、みなさんでも比較的《ひかくてき》かんたんにつくれるような料理《りょうり》です。家の人といっしょにつくったり、自分だけでも料理《りょうり》に挑戦《ちょうせん》してみてください。

料理《りょうり》をつくるときには、包丁《ほうちょう》をつかったり、ガスや高温の油、熱湯《ねっとう》をつかったりします。料理《りょうり》は約束《やくそく》を守って行えば、危険《きけん》なことではありませんが、ふざけると大けがをすることがあります。十分気をつけましょう。

料理《りょうり》をするときは、かならずおとなの許可《きょか》をもらってからやりましょう。

## 料理《りょうり》をはじめる前に

●身だしなみを清潔《せいけつ》に整えよう。

・つめは短く切りそろえ、髪《かみ》の毛の長い人はむすんでおこう。

・エプロン、三角巾《さんかくきん》を用意しよう。

●調理をする前には手をよく洗《あら》おう。

## 料理《りょうり》をつくるときの注意

●よそ見をしたりふざけたりしないようにしよう。

●包丁《ほうちょう》は正しくつかおう。

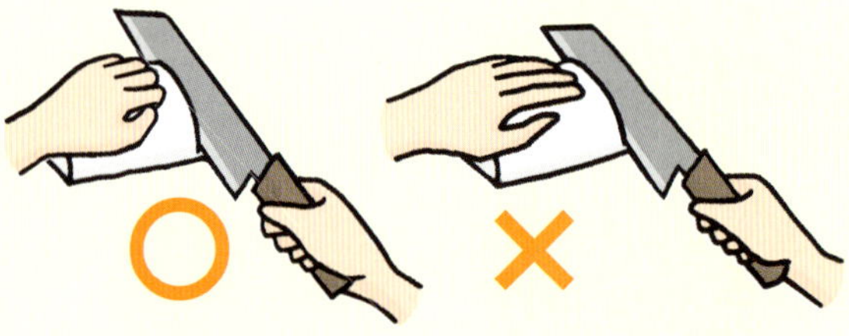


食材《しょくざい》をおさえる手は、指を中に入れる。

●熱《あつ》い物をあつかうときは、十分に注意しよう。火にかけた鍋《なべ》やフライパン、やかんなどは熱《あつ》くなっているので、直接《ちょくせつ》手でさわったりしない。

●火をつかうときは、火がちゃんとついているかどうか、火をつかい終わったら、止まっているかどうか、かならず見て確認《かくにん》しよう。

●もしやけどをしてしまったら、ヒリヒリしなくなるまで流水《りゅうすい》で冷やし、おとなにいって手当を受けよう。

**1章**

# わたしたちの食生活

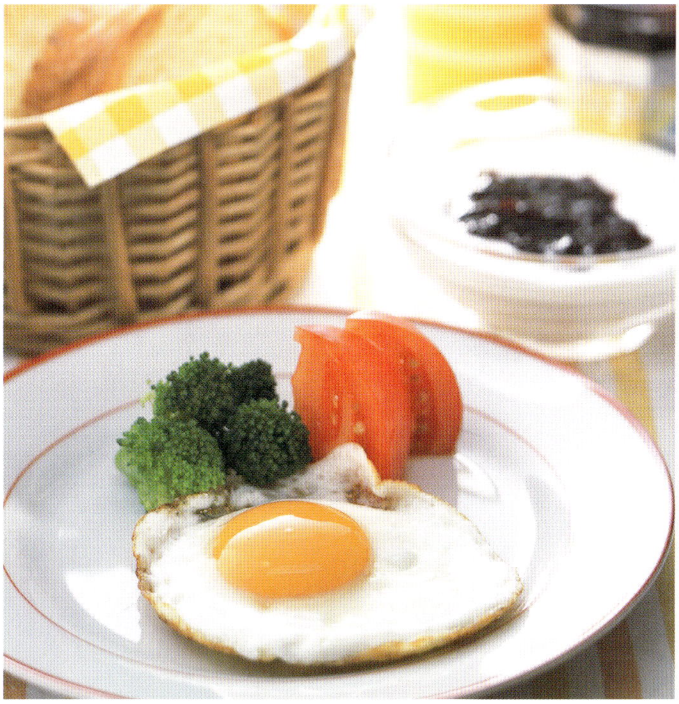

# わたしたちの食生活をふり返ろう

わたしたちのまわりには、食べ物がたくさんあふれ、いつでも食べたいものを食べることができます。しかし、そんな豊《ゆた》かな生活の中で、「食」に関《かか》わるいろいろな問題が起きています。

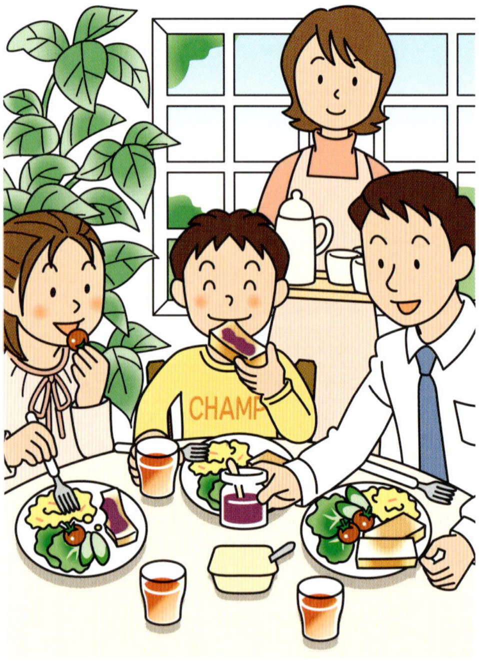

## 子どもたちがかかえる食の問題

近ごろ、朝起きても食欲《しょくよく》がなかったり、午前中の授業《じゅぎょう》に集中できなかったり、なんとなく体のつかれがとれなかったりする子どもたちが増《ふ》えています。

また、すぐにイライラしたり、行動に落ち着きがなかったり、体力がなくなっている子ども、肥満《ひまん》の子どもややせ過《す》ぎの子どもも増《ふ》えています。

このような変化《へんか》がわたしたちの体に起きているのは、なぜでしょう？　その大きな原因《げんいん》のひとつと考えられているのが、食生活のみだれです。

現代《げんだい》の日本では、いつでも、どこでもおいしい食べ物が手に入るので、豊《ゆた》かな食生活を送っているように思えます。

▼わたしたちはあたりまえのように日々《ひび》食事をしています。日頃《ひごろ》の食生活をふり返って、あらためて「食」について考えてみましょう。

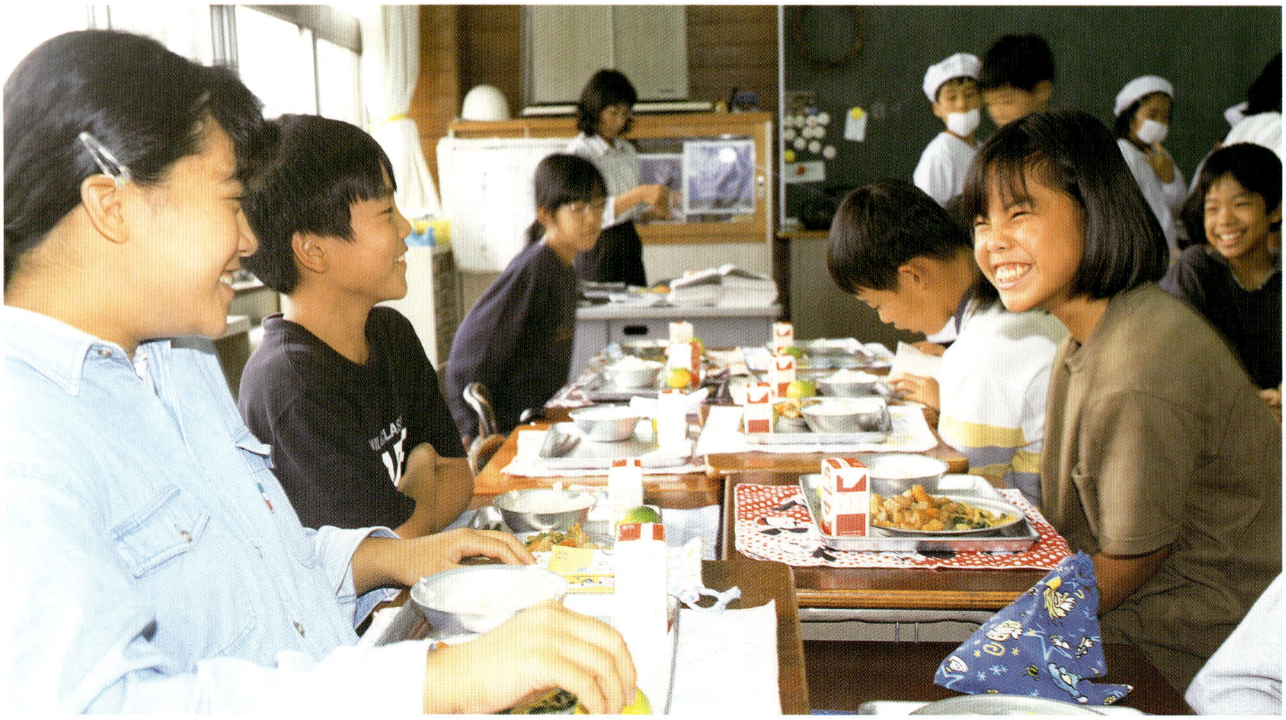

ところが、共働《ともばたら》きの家庭が増《ふ》え、学校から帰るとすぐに塾《じゅく》や習い事に通う子どもも多くなったことで、ひとりで食事をする子どもが増《ふ》えました。その結果《けっか》、朝食を食べずに登校したり、食事のバランスが悪くなったり、すきなものだけすきなときに食べたりといった食生活を送る子どもが増《ふ》え、成長期《せいちょうき》にある子どもたちの心と体に、さまざまな問題が起きているのです。

朝起きて、ごはんを食べることがどうして大切なのか、夕ごはんをコンビニエンスストアなどで買って、ひとりで食べるとどんな問題があるのか、すきなおかずだけ食べているとどうなるのか……。

心も体も健康《けんこう》に生きていくために、ふだんそれほど気にとめていない「食」について、あらためて考え、きちんと向きあってみましょう。

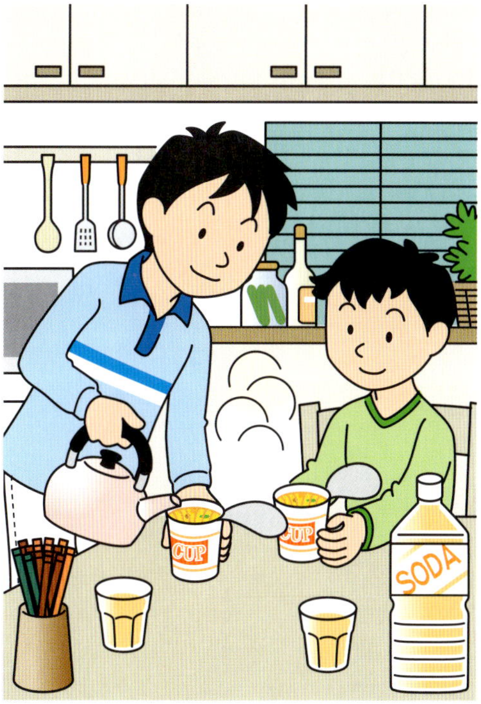


## 子どもたちに今起きている問題

あなたにもあてはまりますか？

### 1 ライフスタイルの変化《へんか》

・外で遊ばない子どもの増加《ぞうか》
・部屋《へや》にこもってゲームに熱《ねっ》中《ちゅう》する
・夕方から夜に塾《じゅく》や習い事に通う
・生活が夜型《よるがた》化している
・朝なかなか起きられない

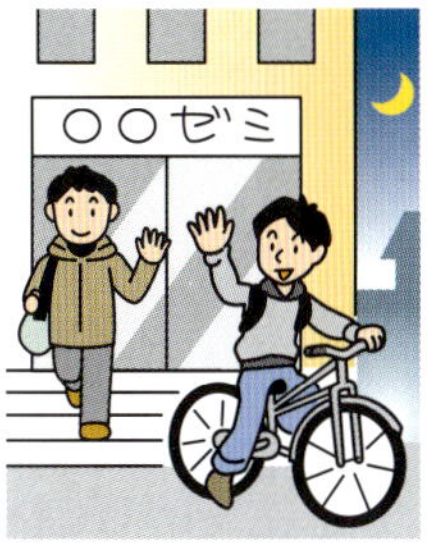


### 2 子どもの体の変化《へんか》

・体力の低下《ていか》
・低体温《ていたいおん》の子どもの増加《ぞうか》
・アレルギー体質《たいしつ》の子どもの増加《ぞうか》
・肥満《ひまん》の子どもの増加《ぞうか》
・やせ過《す》ぎの子どもの増加《ぞうか》
・お菓子《かし》やあまいデザートは食べるのに、食事を食べないダイエットをし、体調をくずす

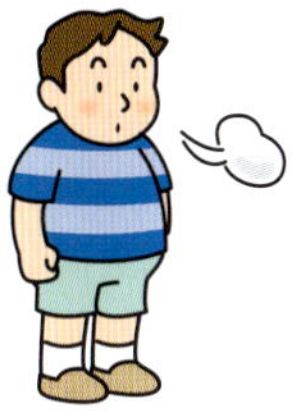

### 3 食生活の変化《へんか》

・食事時間が決まっていない
・朝ごはんを食べない
・夕ごはんの時間がおそい
・おやつや夜食を食べ過《す》ぎる
・ファストフード店を利用《りよう》することが多い
・食事の洋風化
・家族がそれぞれすきな時間にすきなものを食べる
・ひとりで食事をする子どもの増加《ぞうか》
・気に入るとおなじものばかり食べる
・きらいなものは食べない
・外食する家庭の増加《ぞうか》
・栄養素《えいようそ》バランスの悪い食事

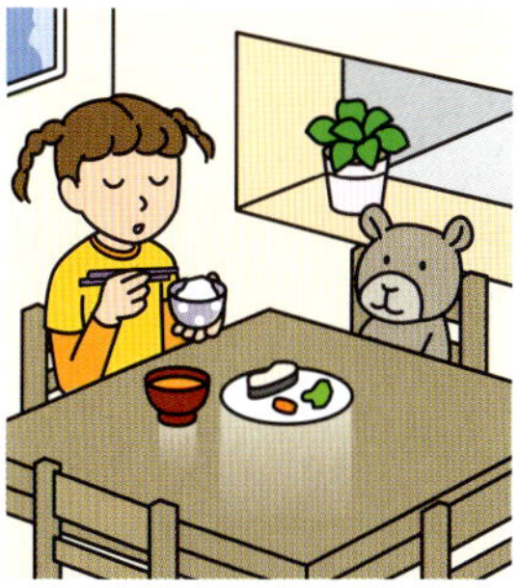

# 朝ごはんが食べられない

最近《さいきん》「朝ねぼうして時間がない」、「朝は食欲《しょくよく》がない」という理由で朝ごはんを食べない人が増《ふ》えています。ふだんなにげなく食べている朝ごはんから、食の大切さについて考えてみましょう。

■朝ごはんを食べない児童《じどう》・生徒の割合《わりあい》

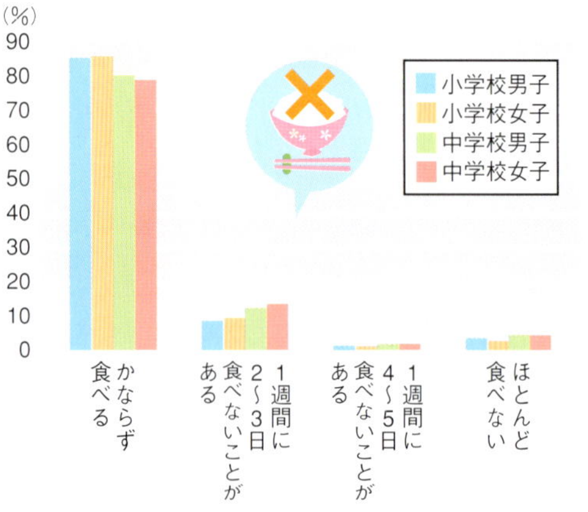


▲毎日朝ごはんを食べている子どもは、中学生のほうが小学生より少なくなっています。

資料《しりょう》：日本スポーツ振興《しんこう》センター「児童生徒《じどうせいと》の食生活等実態調査《じったいちょうさ》」平成12年度

## 朝ごはん、食べている？

わたしたちは朝起きると朝ごはんを食べます。みなさんは今日、朝ごはんを食べてきましたか？

全国の小学５年生と中学２年生にアンケート調査《ちょうさ》をした結果《けっか》、約《やく》８割《わり》の人が、毎日しっかり朝ごはんを食べていました（左のグラフ参照《さんしょう》）。

しかし、のこりの２割《わり》の人たち、つまり、およそ５～６人に１人は、毎日しっかり朝ごはんを食べていない（欠食《けっしょく》している）ということになります。

また、５年前のおなじ調査《ちょうさ》の結果《けっか》とくらべると、小学生（５年生）の朝食の欠食《けっしょく》は13.3%から15.6%に、中学生（２年生）の朝食の欠食《けっしょく》は、18.9%から19.9%に増《ふ》えています。

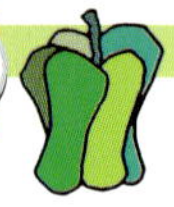

知ってる?

## 若《わか》い世代に多い朝食の欠食習慣《けっしょくしゅうかん》

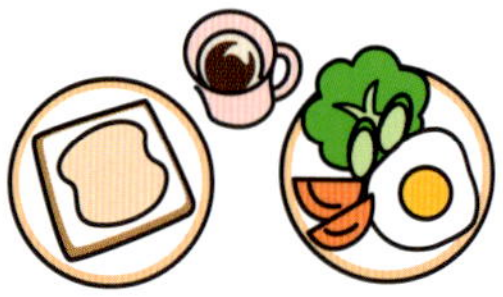

朝食の欠食率《けっしょくりつ》について年代別《べつ》に調《ちょう》査《さ》したところ、若《わか》い世代の欠食率《けっしょくりつ》が高いことがわかりました（右グラフ参照《さんしょう》）。また、ここ20年の調査結果《ちょうさけっか》を比較《ひかく》すると、朝食を欠食《けっしょく》する人は、年々増加傾向《ぞうかけいこう》にあり、男女別《べつ》では男《だん》性《せい》ののびが、年齢別《ねんれいべつ》では20代ののびが目立ちます。

※この調査《ちょうさ》での「欠食《けっしょく》」とは、朝食についての回答が「お菓子《かし》や果物などのみ」、「錠剤《じょうざい》などのみ」、「何も食べない」に該当《がいとう》した場合です。

■年代別《べつ》の朝食欠食率《けっしょくりつ》

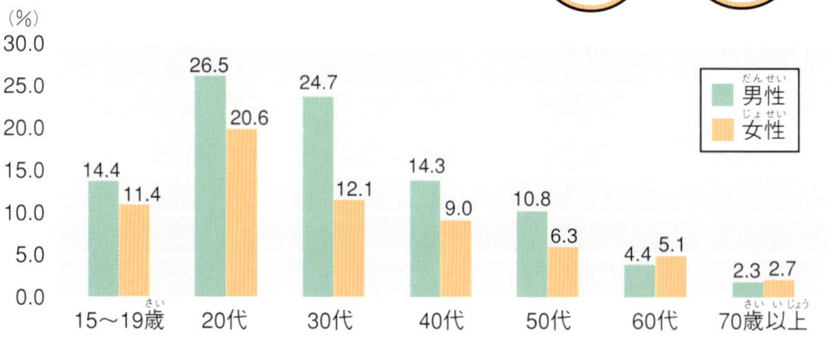


▲朝食欠食《けっしょく》が習慣化《しゅうかんか》している20代の人に、いつごろから習慣化《しゅうかんか》してきたのか聞いたところ、「小学生から」と回答した人が4.6%、「中学・高校生ころから」と回答した人が28.1%でした。成長期《せいちょうき》の食習慣《しょくしゅうかん》が成人《せいじん》してからも影響《えいきょう》していることがわかります。

資料《しりょう》：厚生労働省《こうせいろうどうしょう》「国民栄養調査《こくみんえいようちょうさ》」平成14年

## どうして食べないの？

アンケート調査《ちょうさ》で「朝ごはんを食べないことがある」と答えた人にその理由を聞くと、答えは「時間がないから」がトップで、次に「食欲《しょくよく》がないから」が続《つづ》いていました。

朝、時間がなくなる原因《げんいん》の多くが、夜おそくまで起きているという夜型《よるがた》の生活です。ねるのがおそいため朝起きられず、食事をする時間がなくなってしまうのです。

おなじ調査《ちょうさ》で、朝起きたときにすっきり目覚《めざ》めることができたかどうかを調べたところ、「すっきりと目覚《めざ》めた」と回答した人は、小学生で約《やく》18%、中学生で約《やく》11%。反対に「ねむくてなかなか起きられなかった」と回答した人は、小学生で約《やく》26%、中学生で約《やく》40%でした。

子どもたちの生活が、夜型《よるがた》になっていることがうかがえます。

■朝ごはんを食べない理由

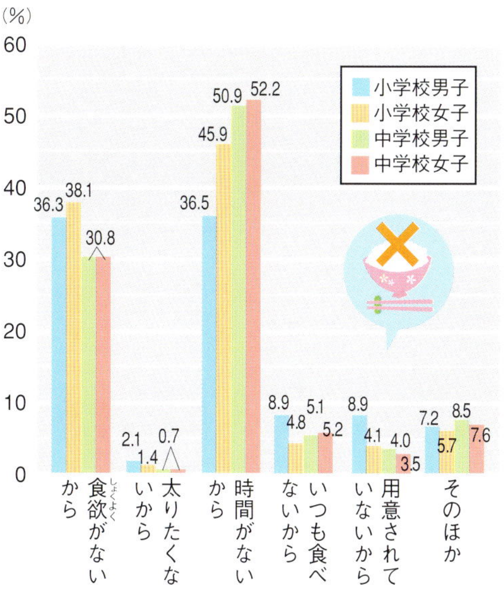


資料《しりょう》：日本スポーツ振興《しんこう》センター「児童生徒《じどうせいと》の食生活等実態調査《じったいちょうさ》」平成12年度

## おしえて！ 朝、食欲《しょくよく》がないのはどうして？

朝ごはんを食べない理由として、食欲《しょくよく》がないという人が多いのは、なぜでしょう。

わたしたちが食べたものは胃《い》に送られ、消化《しょうか》(88ページ参照《さんしょう》) されます。胃《い》がからになると、胃《い》からホルモン*が分泌《ぶんぴつ》され、食べはじめるよう、脳《のう》に信号《しんごう》を送ります。前日の夕食がおそかったり、消化《しょうか》の悪いものをたくさん食べたりすると、朝までに完全《かんぜん》に消化《しょうか》しきれず、朝、食欲《しょくよく》がわかなくなるのです。

また、出かける時間ギリギリまでねていることも、朝に食欲《しょくよく》がわかない原因《げんいん》のひとつです。わたしたちの体は、目覚《めざ》めてすぐに活発に活動できるわけではありません。胃《い》や腸《ちょう》も、朝起きて体を動かしていくうちに、だんだんと日中のように活動しはじめるため、一定の時間がたってからようやくおなかがすいたと感じることができるのです。

*ホルモン　体の中の特定《とくてい》の器官《きかん》や組織《そしき》でつくられている化学物質《ぶっしつ》。ほんのわずかな量《りょう》で、そのホルモンが作用する別の器官《きかん》や組織《そしき》にさまざまな信号《しんごう》を送り、その機能《きのう》を調整します。

■食欲《しょくよく》が起こるのはどんなとき？

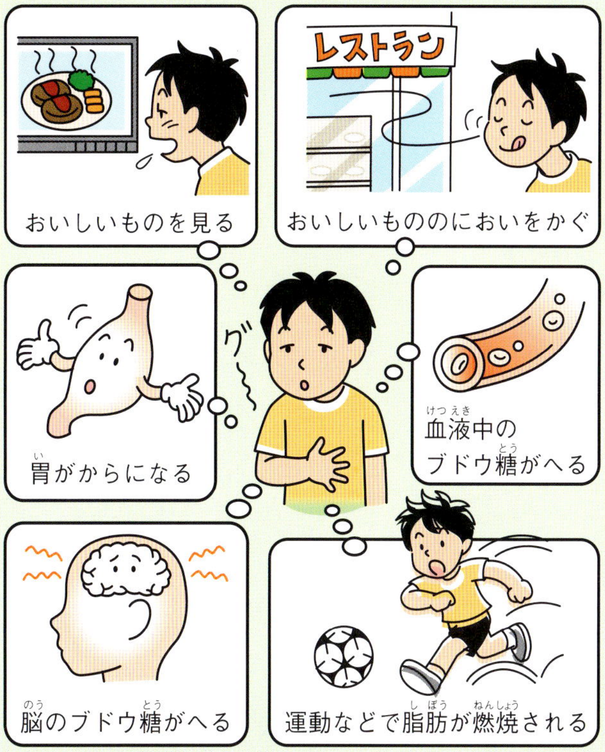

レストラン
おいしいものを見る
おいしいもののにおいをかぐ
グ〜
胃《い》がからになる
血液《けつえき》中のブドウ糖《とう》がへる
脳《のう》のブドウ糖《とう》がへる
運動などで脂肪《しぼう》が燃焼《ねんしょう》される

# 朝ごはんはどうして大切？

朝ごはんはどうして大切なのでしょう。その理由を考えたことがありますか？　「食べないと、おなかがすくから」ということ以外《いがい》にも、さまざまな理由がありそうです。

## チェックしよう

### 体のリズムをチェック！

あなたの体は、リズムが整っていますか？　下のリストに○が多い人ほど、体のリズムが整っています。

□朝からごはんがおいしく食べられる
□午前中の授業《じゅぎょう》も集中できる
□給食がおいしく食べられる
□毎日スポーツで汗《あせ》を流す
□毎日おふろに入る
□夜はなるべく10時までにふとんに入る
□夜、ぐっすりねむれる

## 朝ごはんは体のリズムをつくる

わたしたちは朝になると目を覚《さ》まし、夜になるとねむります。体温は、朝低《ひく》く、昼過《す》ぎになると高くなります。このように、わたしたちの体は、毎日おおよそ決まったタイミングで変化《へんか》するリズムをもっています。

この体のリズムを規則《きそく》正しくたもっていくことは、健康《けんこう》な毎日を過《す》ごすためにとても重要《じゅうよう》なことです。しかし、夜《よる》型《がた》の生活で睡眠不足《すいみんぶそく》になったり、朝ごはんが食べられなくなったりすると、このリズムはくずれてしまいます。

朝ごはんを食べると、体に栄養分《えいようぶん》がいきわたり、体が目を覚《さ》まして一日をスタートする準備《じゅんび》を整えます。朝ごはんは、体にスイッチを入れるような役割《やくわり》を果《は》たすのです。

## おしえて！　朝ごはんを食べれば夜ふかしをしてもいい？

夜ねている間に、体の中ではいろいろなホルモンが分泌《ぶんぴつ》されて、その日の体のつかれをとってくれます。

ところが生活が夜型《よるがた》になっていると、体のリズムがみだれ、これらのホルモンの分泌《ぶんぴつ》もみだれて、つかれが十分にとれなくなります。

なかでも、わたしたちが成長《せいちょう》するために必《ひつ》要《よう》な「成長《せいちょう》ホルモン」は、夜の11時～2時くらいの間に多く分泌《ぶんぴつ》されます。夜型《よるがた》の生活をしているとこの時間に熟睡《じゅくすい》できないため、成長《せいちょう》ホルモンの分泌《ぶんぴつ》がへってしまい、体の成《せい》長《ちょう》に影響《えいきょう》してしまうのです。できるだけ10時ごろまでにねるようにし、朝起きたら、ごはんを食べるようにしましょう。

■ ねている間に何が起こっている？

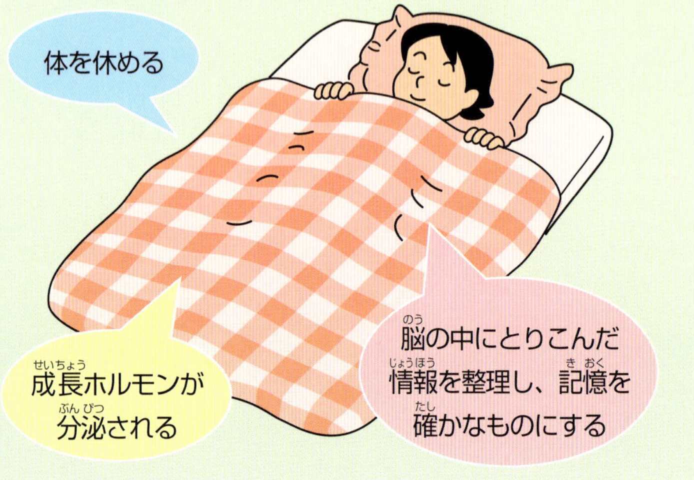

体を休める
成長《せいちょう》ホルモンが分泌《ぶんぴつ》される
脳《のう》の中にとりこんだ情報《じょうほう》を整理し、記憶《きおく》を確《たし》かなものにする

## 朝ごはんは体温を上げる

朝ごはんは、ねている間に下がっている体温を上げ、一日を活動的《てき》に過《す》ごせるようにしてくれる役割《やくわり》もあります。

体と脳《のう》が活動的《てき》なのは、体温がすこし高いときだとされています。ねむっている間に体温は下がっていますので、起きてすぐは体温が低《ひく》い状態《じょうたい》です。

朝ごはんを食べると、体と脳《のう》に栄養分《えいようぶん》がいきわたり、体温が上昇《じょうしょう》して、体がシャキッとします。一方、朝ごはんを食べないと、体温の上昇《じょうしょう》がおそくなり、なかなか体が目覚《めざ》めません。

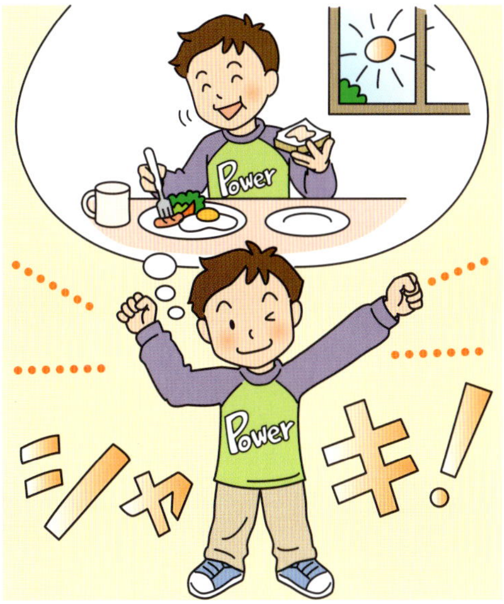


## 朝食を食べた人と食べない人とではこんなにちがう！

子どもの平熱《へいねつ》はふつう36.5度から37度の間ぐらいですが、ねているときはそれよりもすこし低《ひく》い状態《じょうたい》にあります。

朝ごはんを食べた人は、朝起きてすぐに体温が上昇《じょうしょう》し、日中もそれが持続《じぞく》します。しかし、朝ごはんを食べない人は、なかなか体温が上がりません。また、一度上がっても、午前中の授業《じゅぎょう》のとちゅうで下がってくるなど、体温が不安定《ふあんてい》になります。

■ 朝ごはんを食べた人と食べない人の体温上昇《じょうしょう》の比較《ひかく》

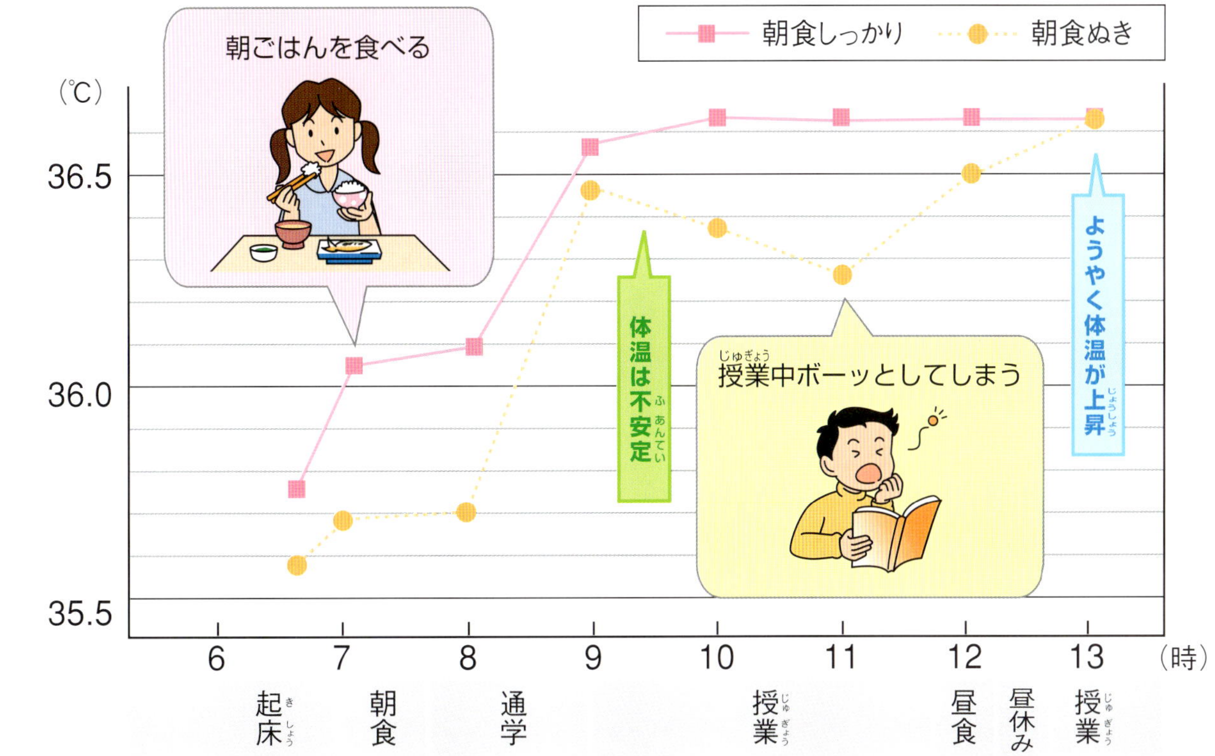


資料《しりょう》：筑波《つくば》大学鈴木正成《すずきまさしげ》監修《かんしゅう》『ジュニアスポーツ選手《せんしゅ》の栄養管理法《えいようかんりほう》』平成12年度

# 朝ごはんでエネルギー補給《ほきゅう》

わたしたちはエネルギーを消費《しょうひ》して生きています。朝食は、体のリズムを整えたり体温を上げたりするとともに、エネルギー補給《ほきゅう》の役割《やくわり》もあります。エネルギーについて正しく理解《りかい》し、朝食のエネルギー補給《ほきゅう》について考えましょう。

### メモ エネルギーとカロリー

熱量《ねつりょう》（エネルギー）をあらわす単位《たんい》を「カロリー」(cal) といいます。

１カロリーは１gの水の温度を１気圧《きあつ》のもとで１℃上げるのに必要《ひつよう》なエネルギーの量《りょう》です。食べ物が生み出すエネルギーや、わたしたちの体で消費《しょうひ》されるエネルギーは１カロリーの1000倍《ばい》の１キロカロリー(kcal)を単位《たんい》としてあらわされますが、通《つう》常《じょう》「カロリー」とよばれています。また、エネルギーの高い食べ物を「高《こう》カロリー」、低《ひく》い食べ物を「低《てい》カロリー」などというように、エネルギーとおなじ意味でつかわれることもあります。

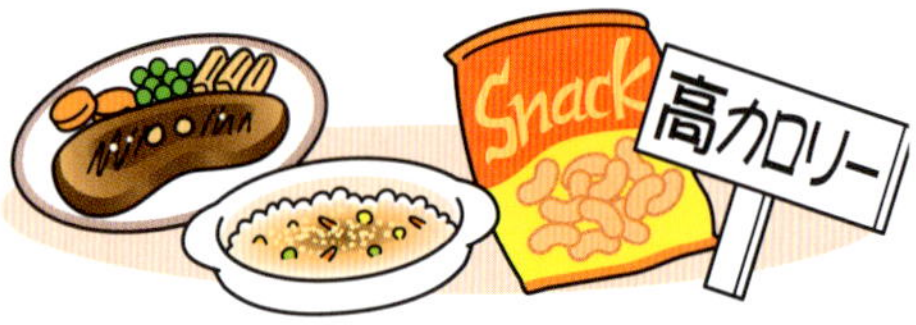


## エネルギーとエネルギー源《げん》

「エネルギー」という言葉を聞いたことがありますか？エネルギーのもともとの意味は、「物体の状態《じょうたい》を変化《へんか》させる能力《のうりょく》」です。物体を動かしたりあたためたりする力がそれにあたります。

たとえば、自動車を動かすためにはガソリンが必要《ひつよう》です。ガソリンは自動車にとってエネルギーのもと（エネルギー源《げん》）です。わたしたちの体もおなじです。自動車にとってのガソリンが、わたしたちの体にとっては食べ物です。わたしたちは体に食べ物をとり入れて、生きていくために必《ひつ》要《よう》なエネルギーをつくり出しているのです。朝ごはんは、一日を元気に過《す》ごすために必要《ひつよう》なエネルギー源《げん》なのです。

このように、食べ物をとり入れてつくり出すエネルギーを「摂取《せっしゅ》エネルギー」といいます。それに対して、体が活動するときに消費《しょうひ》するエネルギーを「消費《しょうひ》エネルギー」といいます（右ページ参照《さんしょう》）。

### ■エネルギーが不足《ふそく》するとどうなる？

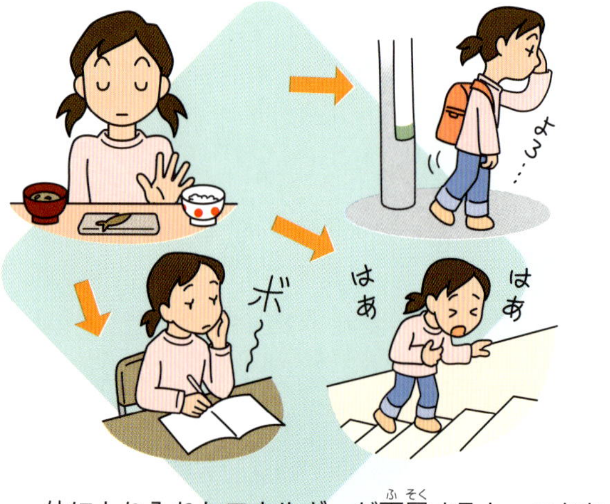


体にとり入れたエネルギーが不足《ふそく》すると、つかれや体の機能低下《きのうていか》などを引き起こします。子どもの場合は体の発達《はったつ》のさまたげになることがあります。

### ■エネルギーがあまるとどうなる？

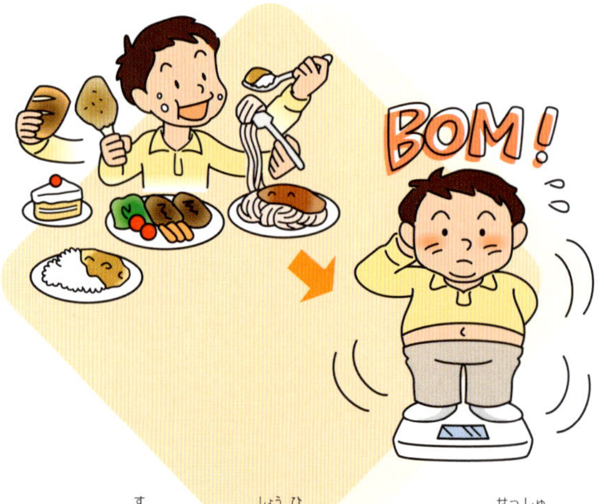


食べ過《す》ぎなどで消費《しょうひ》エネルギーより摂取《せっしゅ》エネルギーのほうが多くなると、あまったエネルギーが体の中に脂肪《しぼう》としてたくわえられ、太ります。

## 3つに分けられる消費《しょうひ》エネルギー

わたしたちの体は、動いているときだけでなく、ねている間も、呼吸《こきゅう》をしたり、心臓《しんぞう》が動いたりと、活動を続《つづ》けています。このように体の活動に必要《ひつよう》なすべてのエネルギーが消費《しょうひ》エネルギーです。消費《しょうひ》エネルギーは、生きるために最低限必要《さいていげんひつよう》なエネルギー（基礎代謝《きそたいしゃ》）と、歩いたり運動したりといった活動のためにつかわれるエネルギー（生活活動代謝《たいしゃ》）、食べ物を食べているときや食べた後などにつかわれるエネルギー（食事誘導性熱代謝《ゆうどうせいねつたいしゃ》）の、大きく3つに分けられます。なかでももっとも消費《しょうひ》エネルギー量《りょう》が高いのが基礎代謝《きそたいしゃ》で、一日につかわれるエネルギー全体の約《やく》60～70%をしめています。

※そのほかに成長期《せいちょうき》の子どもたちは、身長がのびたり、体重が増《ふ》えたりするときにもエネルギーを消費《しょうひ》しています。

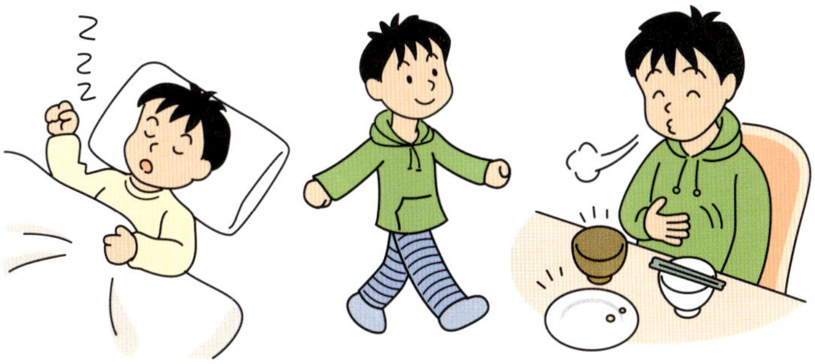

### ■ 一日の消費《しょうひ》エネルギー量《りょう》のうちわけ

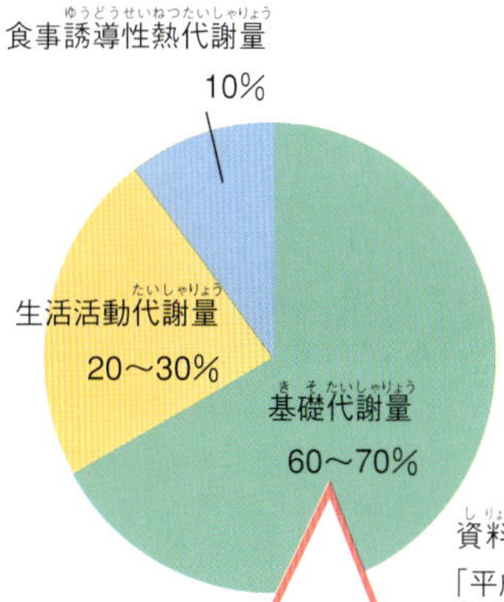


資料《しりょう》：厚生労働省《こうせいろうどうしょう》「平成16年 日本人の栄養所要量《えいようしょようりょう》」より

### ■ 基礎代謝《きそたいしゃ》がつかわれる体の部位《ぶい》

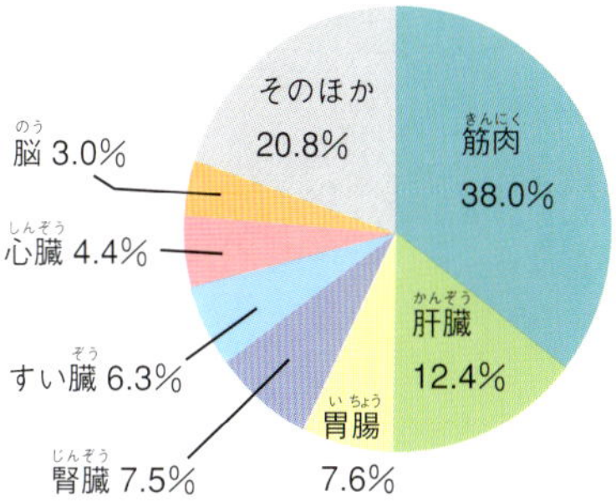


▲基礎代謝《きそたいしゃ》の3分の1以上《いじょう》が、筋肉《きんにく》でつかわれています。そのため、筋肉《きんにく》の量《りょう》が多い人ほど、基礎代謝《きそたいしゃ》がよいといえます。

資料《しりょう》：技報堂《ぎほうどう》『栄養学《えいようがく》ハンドブック』より

## 3つの消費《しょうひ》エネルギー

### 基礎代謝《きそたいしゃ》

**生きるために最低限必要《さいていげんひつよう》なエネルギー**

呼吸《こきゅう》をしたり、内臓《ないぞう》を動かしたりするほかにも、体温を一定にたもったり血液《けつえき》を体中に循環《じゅんかん》させたりするのに必要《ひつよう》なエネルギーです。基礎代謝《きそたいしゃ》は、自分の意思でエネルギーの消費量《しょうひりょう》を増《ふ》やしたりへらしたりすることはできません。

人間の一日の消費《しょうひ》エネルギー全体の約《やく》60～70%をしめます。

### 生活活動代謝《たいしゃ》

**活動のために必要《ひつよう》なエネルギー**

日常《にちじょう》の生活や運動をするときに必要《ひつよう》なエネルギーです。スポーツなどで体をはげしく動かせば、そのぶんエネルギーの消費《しょうひ》が多くなります。基礎代謝《きそたいしゃ》とちがって、自分の意思でエネルギーの消費量《しょうひりょう》を増《ふ》やしたりへらしたりできます。

人間の一日の消費《しょうひ》エネルギー全体の約《やく》20～30%をしめます。

### 食事誘導性熱代謝《ゆうどうせいねつたいしゃ》

**食べ物をとりこむのに必要《ひつよう》なエネルギー**

食べ物を食べた後、体がすこしあたたまった感じがするという経験《けいけん》があると思います。食べ物をかんだり、消化《しょうか》・吸収《きゅうしゅう》したりと、食事をすることでもエネルギーは消費《しょうひ》されるのです。

人間の一日の消費《しょうひ》エネルギー全体の約《やく》10%をしめます。

## 脳《のう》にエネルギーを補給《ほきゅう》する朝ごはん

朝ごはんは体だけではなく、脳《のう》にエネルギーを補給《ほきゅう》する役割《やくわり》もあります。

脳《のう》はねている間も、起きているときとおなじくらいの量《りょう》のエネルギーを消費《しょうひ》します。脳《のう》を動かすエネルギー源《げん》は、「ブドウ糖《とう》」という成分《せいぶん》です。このブドウ糖《とう》は少量《しょうりょう》しか体の中にたくわえておけないため、ねている間にからになってしまいます。朝ごはんぬきで、ブドウ糖《とう》が不足《ふそく》したままだと、次の食事まで、脳《のう》がエネルギー不足《ぶそく》でうまく働きません。

ブドウ糖《とう》はごはんやパンなどの穀物《こくもつ》や、じゃがいもやさつまいもなどのいも類《るい》に多くふくまれています（40ページ参照《さんしょう》）。朝の食事でこれらを食べると、ブドウ糖《とう》が補給《ほきゅう》されて、脳《のう》に必要《ひつよう》なエネルギーがいき、脳《のう》も体も活発に動き出すのです。

朝からしっかり勉強したり運動したりするためには、朝食が欠《か》かせないということがわかります。

### ■朝食欠食《けっしょく》と「イライラ」の関係《かんけい》

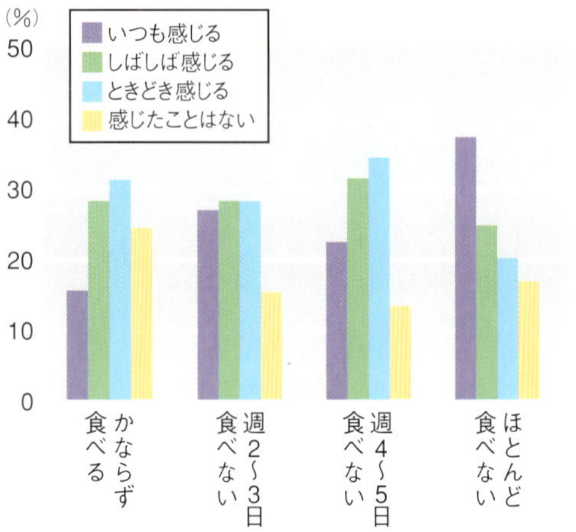


▲小学校５年生を対象《たいしょう》としたアンケートによると、朝食をかならず食べる児童《じどう》は「イライラを感じたことはない」割合《わりあい》が高く、逆《ぎゃく》に、ほとんど食べない児童《じどう》は、「いつもイライラを感じる」割合《わりあい》がとくに高くなっています。

資料《しりょう》：日本スポーツ振興《しんこう》センター「児童生徒《じどうせいと》の食生活等実態調査《じったいちょうさ》」平成12年度

## 知ってる？

### 子どもとおとなでは脳《のう》のエネルギー消費率《しょうひりつ》がちがう

「お父さんはほとんど朝ごはんを食べないで会社に行くから、ぼくも食べなくていいんじゃない？」そんなことを思っている人はいませんか？

体全体が消費《しょうひ》しているエネルギーのうち、脳《のう》が消費《しょうひ》しているエネルギーの割合《わりあい》を、「脳《のう》のエネルギー消費率《しょうひりつ》」といいます。

成人男性《せいじんだんせい》の脳《のう》のエネルギー消費率《しょうひりつ》は約《やく》18%ですが、脳《のう》の機能《きのう》の基礎《きそ》ができる12歳《さい》くらいまでの子どもはそれより高く、生まれたばかりの赤ちゃんは、全エネルギーの約《やく》50%を脳《のう》で消費《しょうひ》しています。

脳《のう》の機能《きのう》の成長途中《せいちょうとちゅう》である子どもは、朝食をしっかりとって、ブドウ糖《とう》を補給《ほきゅう》し、脳《のう》にエネルギーを運ぶことが、おとな以上《いじょう》にとても大切なのです。

### ■成人男性《せいじんだんせい》の脳《のう》のエネルギー消費率《しょうひりつ》(じっとしているとき)

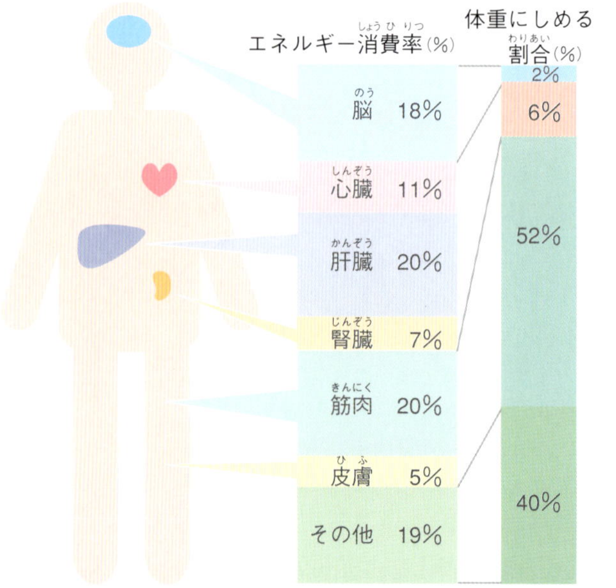


▲成人男性《せいじんだんせい》の脳《のう》の重さは、平均《へいきん》して体重の約《やく》2%です。その2%の重さしかない脳《のう》が、体全体のエネルギー消費量《しょうひりょう》の約《やく》18%をしめています。脳《のう》がいかに多くのエネルギーを消費《しょうひ》しているかがわかります。 J.Aschoff and R.Wever, 1985より

## 朝ごはんを食べないとどうなる？

### 1 元気が出ない

体にエネルギーがいきわたらないので、ねむくなったり、だるくなったりして、元気が出ません。

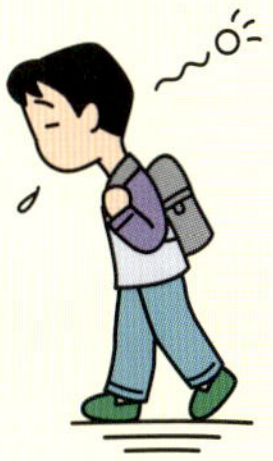

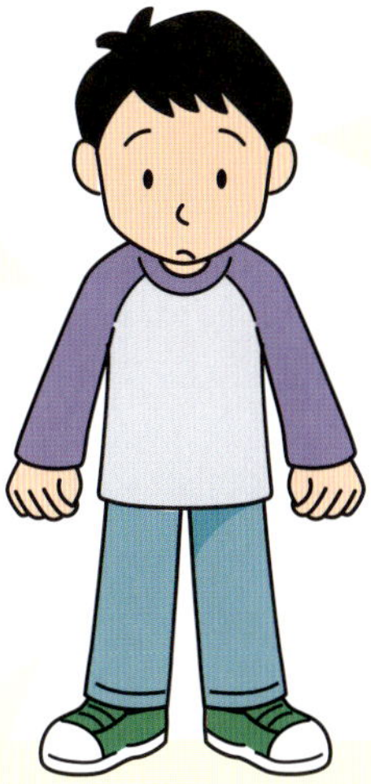

### 2 脳《のう》が働かない

前日の夕食から次の昼食まで15時間以上《いじょう》も食事をしないと、脳《のう》のエネルギー源《げん》のブドウ糖《とう》が不足《ふそく》し、集中力や記憶力《きおくりょく》などがうまく働きません。

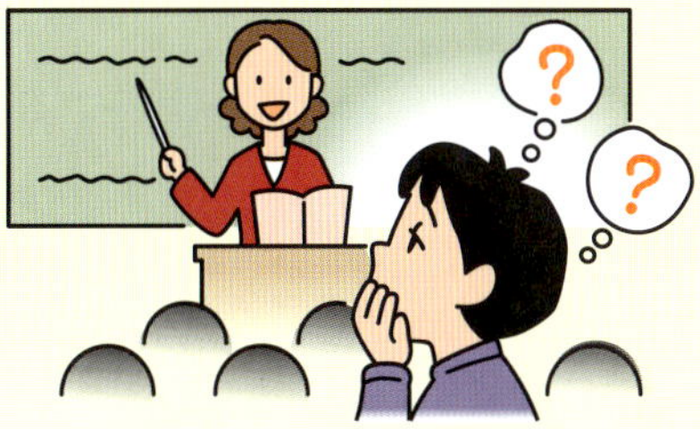

ぼんやりして、午前中の授業《じゅぎょう》の内容《ないよう》が頭に入らない。

### 3 イライラしやすくなる

栄養《えいよう》不足《ふそく》や空腹《くうふく》からイライラしやすくなったり、ストレスを受けやすくなったりと、心が不安定《ふあんてい》になります。

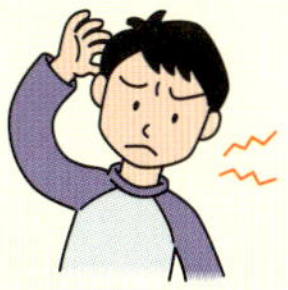

## 朝ごはんを食べると…

### 1 元気はつらつ！

体温が上がるとともに、体に必要《ひつよう》な栄養素《えいようそ》（38ページ参照《さんしょう》）が補給《ほきゅう》できて、元気が出ます。そのほか、朝に時間のゆとりがあると、気持ちにもゆとりが出てきます。

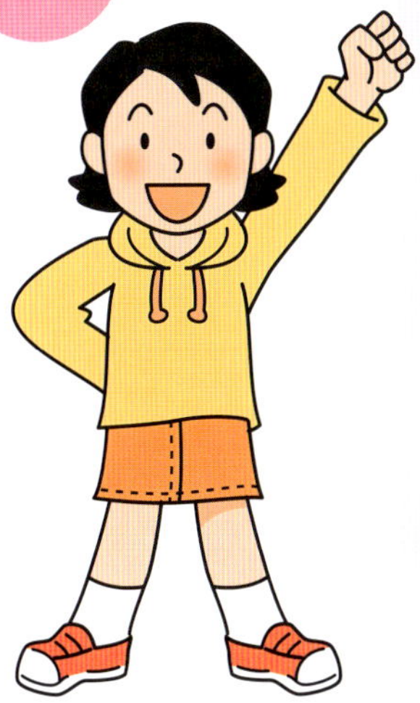

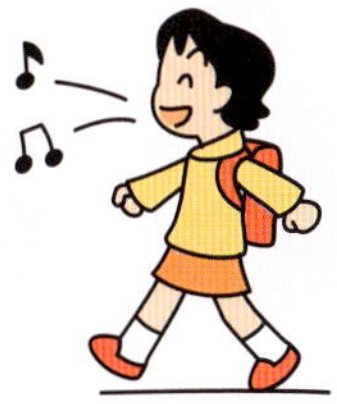

### 2 成績《せいせき》アップ？

脳《のう》にエネルギーがとどき、活発に活動しはじめます。集中力や記憶力《きおくりょく》が高まり、午前中の学習能力《のうりょく》がアップします。

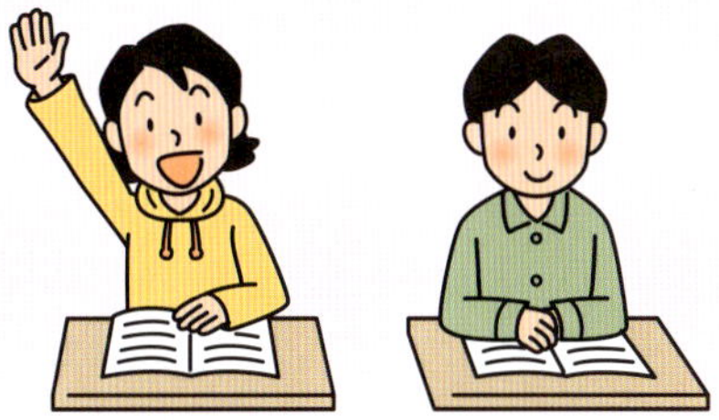

### 3 肌《はだ》がきれいになる

胃《い》や腸《ちょう》が刺激《しげき》され、排便《はいべん》をうながします。便秘《べんぴ》が解消《かいしょう》され、それにともなって起こっていた肌《はだ》あれも解消《かいしょう》していきます。

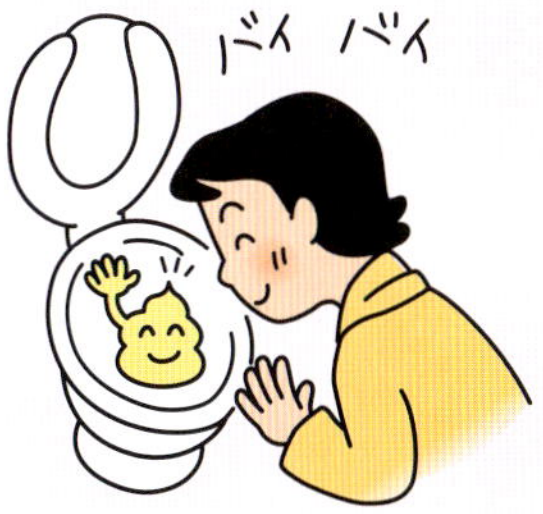


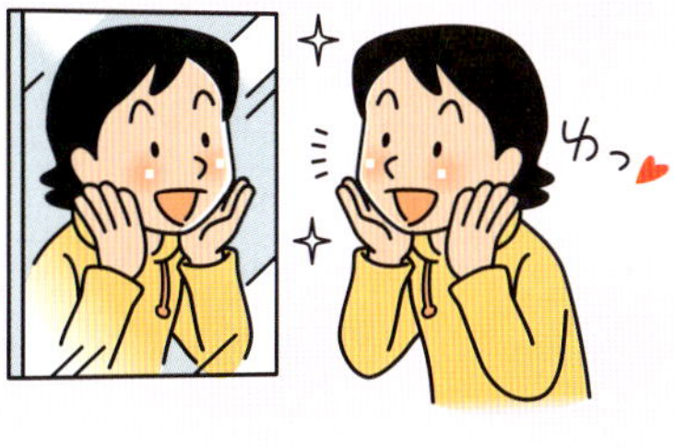

# 変《へん》化《か》してきたわたしたちの食事

食生活の変化は、朝食欠食率《けっしょくりつ》の増加《ぞうか》ばかりではありません。この50～60年でくらしの変化《へんか》にともなって食生活も変《か》わり、さまざまな問題が起きています。

■平日の家事労働《ろうどう》時間の推移《すいい》

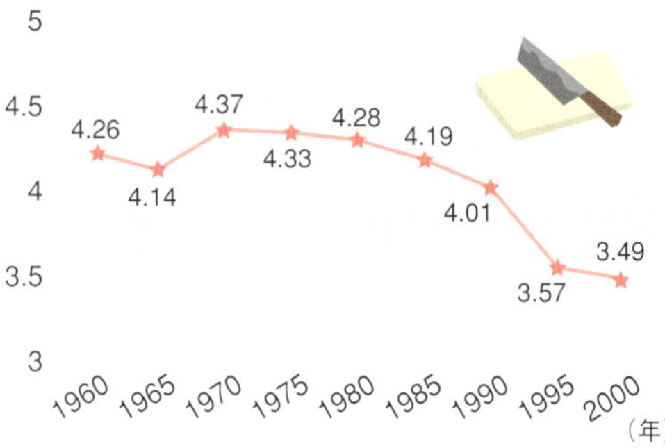


▲1960～1980年ころにかけて、台所用家電製品《せいひん》が急速《きゅうそく》に普及《ふきゅう》し、家事労働《ろうどう》の負担《ふたん》は大きく軽減《けいげん》しました。

資料《しりょう》：NHK出版《エヌエイチケイしゅっぱん》『日本人の生活時間2000』より

## 便利《べんり》になった台所

もし、電気炊飯器《すいはんき》がなかったらどうしますか？　冷蔵庫《れいぞうこ》がない生活は考えられますか？　現在《げんざい》あたりまえのようにつかっている台所用家電製品《せいひん》ですが、炊飯器《すいはんき》や冷蔵庫《れいぞうこ》などは、50年以上《いじょう》前までは、まだありませんでした。

自動でごはんが炊《た》きあがる電気炊飯器《すいはんき》が普及《ふきゅう》しはじめたのは、1950年代後半のことです。それまでは「かまど」で薪《まき》を燃《も》やし「羽釜《はがま》」にお米と水を入れて炊《た》いていたので、火の番をして火加減《かげん》を調節《ちょうせつ》するのがたいへんでした。

電気冷蔵庫《れいぞうこ》が日本で発売されたのは、1930（昭和《しょうわ》5）年です。冷蔵庫《れいぞうこ》が普及《ふきゅう》するまでは、氷を入れてつかう冷蔵庫《れいぞうこ》で食べ物を冷《ひ》やしていました。

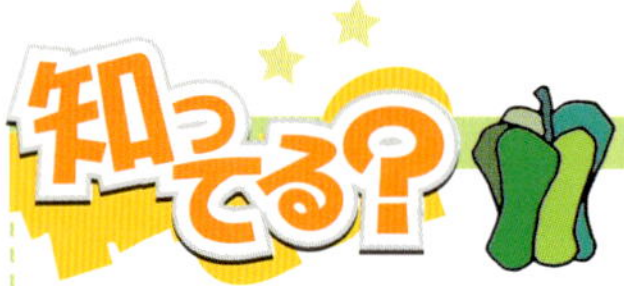


## 電子レンジが広まったのはいつ？

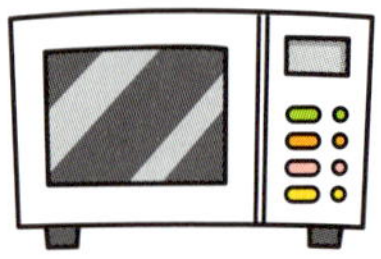

家庭用電子レンジが日本で発売されたのは、1965（昭和《しょうわ》40）年です。値段《ねだん》が高かったことや便利《べんり》さが理解《りかい》されなかったこともあり、当時はあまり普及《ふきゅう》しませんでした。みなさんのお父さん、お母さんの子どものころは、電子レンジのない家庭のほうが多かったのです。

しかし、昭和《しょうわ》の後半から平成のはじめごろにかけてその便利《べんり》さが広まり、冷凍食品《れいとうしょくひん》などレンジ用の食品も次つぎに開発されると、電子レンジは急速《きゅうそく》に一般化《いっぱんか》していきました。

現在《げんざい》、2人以上《いじょう》の世帯《せたい》での電子レンジ普及《ふきゅう》率《りつ》は、95%をこえるほどになっています。

■おもな家電製品《せいひん》の普及率《ふきゅうりつ》の推移《すいい》

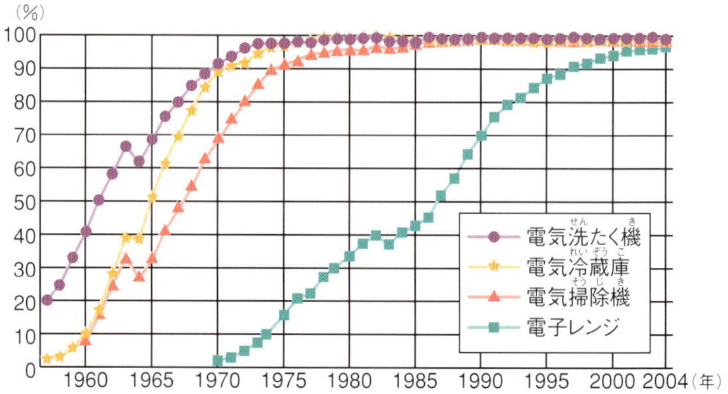


▲電子レンジはほかの家電製品《せいひん》にくらべるとおくれて普及《ふきゅう》しましたが、現《げん》在《ざい》ではほとんどの家庭がもつようになりました。1960年代からの家電製《せい》品《ひん》の普及《ふきゅう》は、家事労働《ろうどう》にかかる時間を大きくへらしました。

資料《しりょう》：内閣府《ないかくふ》「消費動向調査《しょうひどうこうちょうさ》（2004年3月）」

氷屋さんから大きなかたまりの氷を、毎日配達《はいたつ》してもらってつかっていたので、今の冷蔵庫《れいぞうこ》のように長時間食べ物を冷《ひ》やすことはできませんでした。

こうした家電製品《せいひん》の普及《ふきゅう》により、食事をつくる手間と時間は大きく軽減《けいげん》されていきました。

## 食事スタイルの変化《へんか》

昭和《しょうわ》20年代くらいまでは、日本の産業《さんぎょう》は農業《のうぎょう》が中心で、三世代、四世代がいっしょにくらす大家族がふつうでした。食事は家族全員がそろってとっていたため、食べ物の知識《ちしき》や食事のマナーなどは、祖父母《そふぼ》や親から、自然《しぜん》に子どもへと伝《つた》えられていったのです。

昭和《しょうわ》30年代になると、経済《けいざい》の発展《はってん》とともにサラリーマン世帯《せたい》が増《ふ》えはじめ、両親と子どもだけの核《かく》家族化が進みました。都市部で集合住宅《じゅうたく》に住む人が増《ふ》え、台所と食事をする場所がひとつになったダイニングキッチンで、いすとテーブルをつかって食事をする洋風のスタイルが広まりました。家に帰るのがおそい父親をまたずに、母と子だけで夕食を食べることが多くなったのもこのころです。

そして現在《げんざい》では、父親も母親も仕事をしていたり、子どもも塾《じゅく》や習い事などでいそがしかったりして、家族全員がそろって食事をすることができない家族が増《ふ》えてきました。その結果《けっか》、夕ごはんに自分のすきなものだけを買ってひとりで食べる偏食《へんしょく》の子どもが増《ふ》えたり、家族で話をする機会《きかい》がへることで、心が通じあわなくなったり、食事のマナーがみだれたりという問題が起きています。

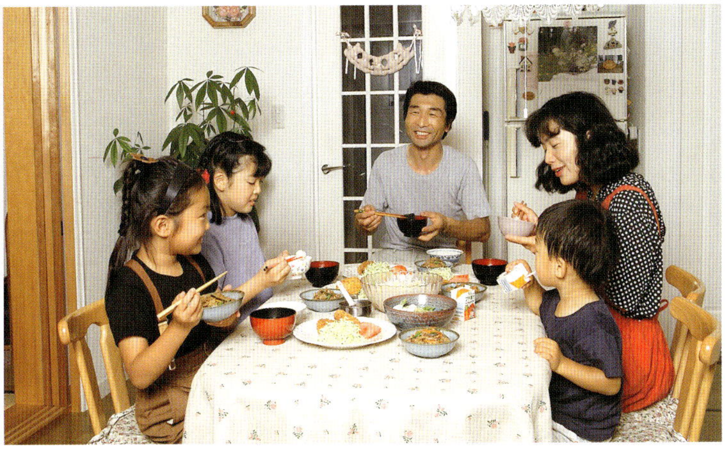

▲家族がそろう食事の時間は、食べ物の知識《ちしき》や食事のマナーを伝《つた》えるだけでなく、一日の出来事を話すなど、家族のコミュニケーションをとる大切な時間でもあります。

## 日本の食生活に関《かん》する年表

（第二次世界大戦後～）

| 年 | 食に関《かん》する出来事 |
|---|---|
| 1947 | 全国の都市の児童《じどう》に学校給食を開始 |
| 1952 | 学校給食が全国の小学校に拡大《かくだい》される |
| 1958 | 日清食品《にっしんしょくひん》がインスタントラーメン発売 |
| | 自動炊飯器《すいはんき》が普及《ふきゅう》しはじめる |
| 1962 | スーパーマーケットが増《ふ》えはじめる |
| 1963 | スナック菓子《がし》の大量生産《たいりょうせいさん》はじまる |
| 1965 | レトルト包装《ほうそう》食品第1号発売 |
| | 家庭用電子レンジ発売 |
| | 2ドア冷凍冷蔵庫《れいとうれいぞうこ》発売 |
| | 立ち食いそば屋登場 |
| 1966 | 外食産業《さんぎょう》市場規模《きぼ》　1兆《ちょう》1730億《おく》円 |
| 1967 | そばなどの軽食スタンド増《ふ》える |
| 1968 | ボンカレーなどのレトルト食品ブーム |
| 1970 | すかいらーくの1号店開店 |
| 1971 | カップヌードル登場 |
| | 冷凍《れいとう》食品、レトルト食品産業急成長《さんぎょうきゅうせいちょう》 |
| 1972 | ジャー兼用《けんよう》電気釜《がま》発売 |
| | 電子自動オーブン発売 |
| 1974 | インスタントみそ汁《しる》発売 |
| 1975 | コンビニエンスストア登場 |
| 1976 | ほっかほっか亭《てい》1号店登場・持ち帰り弁当《べんとう》ブーム |
| | 外食産業《さんぎょう》市場規模《きぼ》6兆《ちょう》8085億《おく》円台突破《とっぱ》 |
| 1977 | 外食産業《さんぎょう》市場規模《きぼ》11兆《ちょう》円台突破《とっぱ》 |
| 1985 | ハウス食品《しょくひん》が電子レンジ用食品発売 |
| | 宅配《たくはい》ピザはじまる |
| 1987 | 電子レンジ用食品増《ふ》える |
| 1989 | 外食産業《さんぎょう》市場規模《きぼ》20兆《ちょう》円台突破《とっぱ》 |
| 1997 | 外食産業《さんぎょう》市場規模《きぼ》30兆《ちょう》円台にせまる |
| 2004 | 2003年12月からＢＳＥ騒動《ビーエスイーそうどう》（187ページ参照《さんしょう》) |

## 米があまり食べられなくなった？

かつては、主食といえば「ごはん」のことでした。ごはんのいいところは「おかず」がかならずつくところです。おかずはおもに、魚や海藻《かいそう》、野菜、納豆《なっとう》や豆腐《とうふ》などの大豆製品《せいひん》が中心でした。

しかし、食事が洋風化するにしたがって、だんだんと、主食がごはんだけでなくなり、パンやめん類《るい》も多くなってきました。ごはんを主食とした食事がへることで、それまでごはんといっしょにとっていた日本食のおかずが、このまれなくなっていったのです。また、パンやパスタを主食にすると、マーガリンやバター、チーズなど、あぶらっこい食品をいっしょにとることが多くなります。おかずも、ベーコンエッグやサラダのドレッシング、マリネなど、あぶらをたくさんつかう料理《りょうり》がこのまれるようになりました。

### ■国民《こくみん》一人一年あたりの米消費量《しょうひりょう》の変化《へんか》

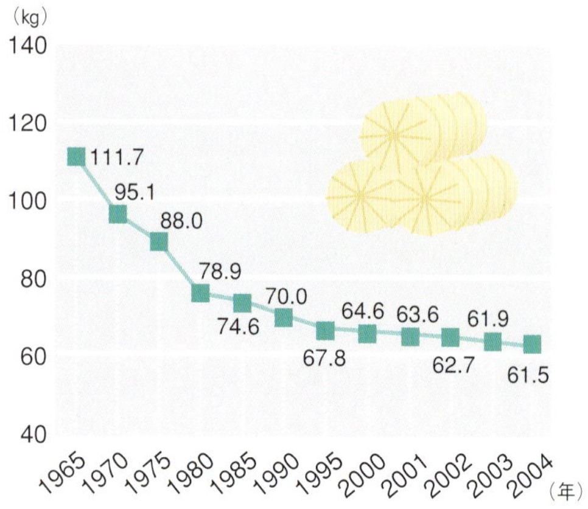


▲グラフから、国民《こくみん》一人が食べる一日あたりの米の量《りょう》を算出すると、1965年には6.1杯《ばい》（1合《ごう》の米でお茶わん3杯《ばい》分と考える）でしたが、2004年は3.3杯《ばい》となり、約《やく》半分の量《りょう》にへっています。

資料《しりょう》：農林水産省《のうりんすいさんしょう》「平成16年度食料需給表《しょくりょうじゅきゅうひょう》」

## 知ってる？

### 昔の食事と今の食事のちがい

みなさんのお父さんやお母さんが子どものころの食事と、今の食事の内容《ないよう》は、どう変化《へんか》しているでしょう。

昭和《しょうわ》50年代中ごろに家庭でよく食べられていた夕食と、今、家庭の夕食によく出て、子どもたちが大すきな夕食の献立《こんだて》を比較《ひかく》してみましょう。

#### ●昭和《しょうわ》50年代の夕食の例《れい》

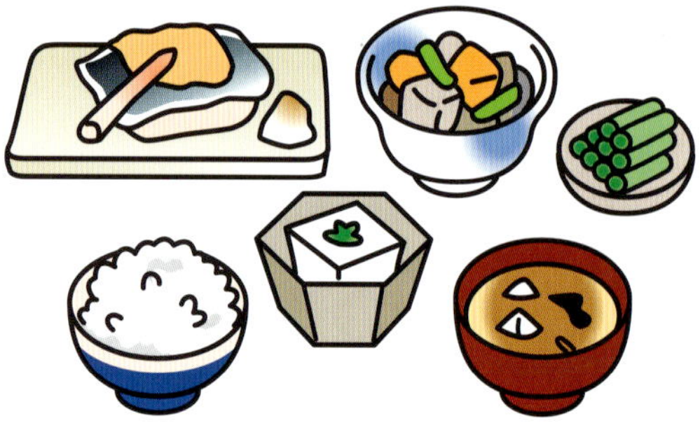

▲ごはん、豆腐《とうふ》とわかめのみそ汁《しる》、さばのみそ煮《に》、野菜の煮物《にもの》、冷《ひ》ややっこ、浅漬《あさづ》け。ごはんを中心に、野菜・豆類《るい》・海藻《かいそう》・魚介類《ぎょかいるい》と、さまざまな食品をバランスよくとることができます。

#### ●今、みんなに人気の夕食の例《れい》

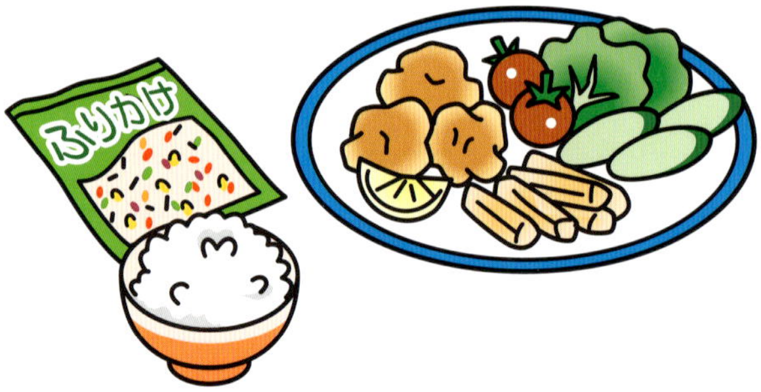


▲ごはんにふりかけ、鶏《とり》のからあげのつけあわせには、フライドポテトと生《なま》野菜のサラダ。よくみかける献立《こんだて》です。食品の数は少なくて、あぶらっこい食品が多くなっています。

## 食事内容《ないよう》の変化《へんか》にとまどう体

　日本には四季《しき》があり、米や野菜など、さまざまな食べ物が収穫《しゅうかく》できます。また、四方を海にかこまれているため、新鮮《しんせん》な魚や貝類《るい》、海藻類《かいそうるい》も手に入ります。わたしたちの祖《そ》先《せん》は長い間、自分の住んでいる場所の近くでとれるものを食べてきました。そうして長い年月をかけて、日本食の栄《えい》養素《ようそ》をとり入れやすい体に、じょじょに順応《じゅんのう》してきました。

　ところが、ここ20〜30年で、魚介類《ぎょかいるい》と野菜、豆類《るい》をたくさんとっていた日本人の食事が急速《きゅうそく》に洋風化し、食肉加工《かこう》品《ひん》や乳製品《にゅうせいひん》、卵《たまご》など、動物性《せい》食品をとる機会《きかい》が増《ふ》えてきました。そうしたことも原因《げんいん》のひとつとなって、アレルギーや生活習慣病《しゅうかんびょう》など、昔はあまりなかった症状《しょうじょう》をうったえる子どもが増《ふ》えてきています（４章参照《さんしょう》）。日本人の体がとまどいはじめているのです。

■国民《こくみん》一人一年あたりの供給食料《きょうきゅうしょくりょう》

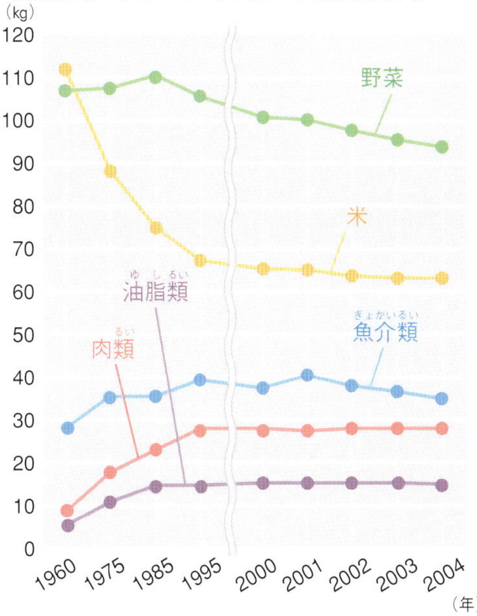


▲米・野菜の消費《しょうひ》がへっていく一方で、肉類《るい》の消《しょう》費《ひ》が増加《ぞうか》しています。

資料《しりょう》：農林水産省《のうりんすいさんしょう》「平成16年度食料需給表《しょくりょうじゅきゅうひょう》」

### おしえて！　どうして日本人には日本食がいいの？

　なぜ、日本人には洋食より日本食がいいのでしょう？　日本人と欧米《おうべい》人の長年の食生活のちがいによる体のちがいを見てみましょう。

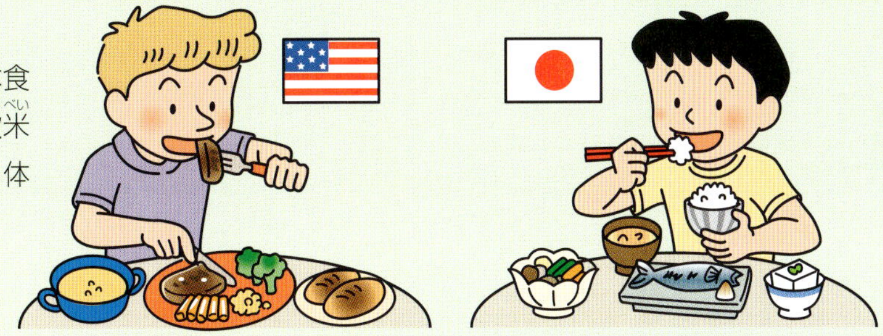

#### 欧《おう》　米《べい》　人
#### 遊牧民族《ゆうぼくみんぞく》が先祖《せんぞ》

●肉など、タンパク質《しつ》や脂肪《しぼう》が多い動物性《せい》の食品を多くとってきた。
●動物性《せい》食品を消化《しょうか》・吸収《きゅうしゅう》するため、胃《い》で食べ物をとかす液《えき》（胃酸《いさん》）の分泌《ぶんぴつ》がさかんで、胃《い》そのものもじょうぶ。
●タンパク質《しつ》を分解《ぶんかい》する際《さい》につくられる有害《ゆうがい》物質《ぶっしつ》を早く体外に排出《はいしゅつ》するため、腸《ちょう》が短い。

#### 日　本　人
#### 農耕民族《のうこうみんぞく》が先祖《せんぞ》

●気候《きこう》や土壌《どじょう》の特色《とくしょく》として穀類《こくるい》がよく育つため、米などを主食としてきた。仏教伝来《ぶっきょうでんらい》によって、長い間肉食は禁止《きんし》され、野菜など、食物繊維《しょくもつせんい》が豊富《ほうふ》な食品を多くとってきた。
●胃酸《いさん》の分泌《ぶんぴつ》が少ないため、胃《い》は欧米《おうべい》人より弱い。
●食物繊維《しょくもつせんい》の多い食べ物を吸収《きゅうしゅう》するには、時間が長くかかるため、腸《ちょう》が長い。

# 便《べん》利《り》になった食事

手軽で便利《べんり》な食品が増《ふ》えたことも、わたしたちの食事が変化《へんか》してきた理由のひとつです。生活スタイルが多様化し、それに合わせたいろいろな食品やサービスが誕生《たんじょう》しました。

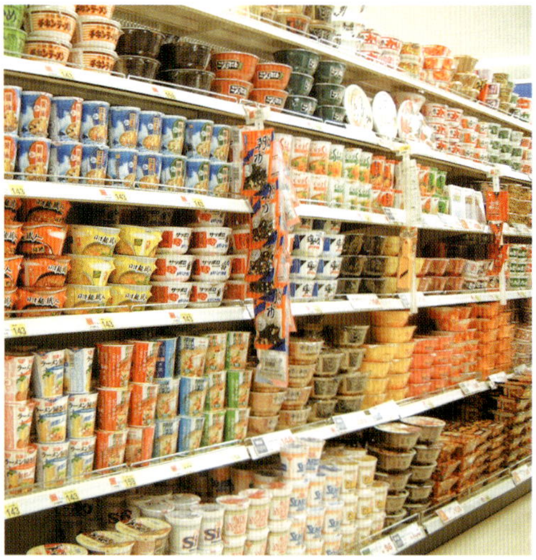

▲スーパーにならぶインスタント食品。食品メーカーはつぎつぎと新商品を出し、それにともなって売り場のスペースも増《ふ》えています。

## 食事がどんどんお手軽に？

だれもが「おいしいものを食べたい」と思います。でも、おいしい料理《りょうり》をつくるには、手間と時間がかかります。

30年くらい前までは、商店やスーパーなどで食材《しょくざい》を買い、家庭で調理して食事をするのが一般的《いっぱんてき》でした。しかし生活スタイルの変化《へんか》にともなって、おとなも子どももいそがしくなり、料理《りょうり》に時間と手間をかけられない、かけたくないという人が増《ふ》えてきました。

そんな中、手軽な調理済《ず》みの食品やインスタント食品が普及《ふきゅう》し、たくさんの人に利用《りよう》されるようになったのです。

このことによって、食事の準備《じゅんび》をする手間と時間はへりましたが、料理《りょうり》をつくるという人間だけがもち合わせている食の文化が、くずれはじめているのです。

## 知ってる？

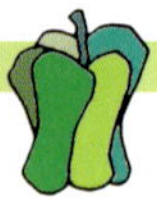

### 外食と内食《うちしょく》と中食《なかしょく》

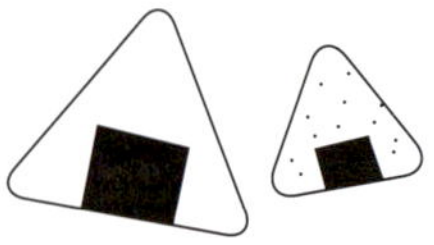

飲食店やレストランなど、外で食事をすることを「外食《がいしょく》」といいます。それに対して食材《しょくざい》を購入《こうにゅう》し、家で食事をつくって食べることを「内食《うちしょく》」といいます。もともと食事といえば、どこの家庭も内食《うちしょく》があたりまえでした。しかし、生活水準《すいじゅん》の向上《こうじょう》や生活スタイルの変化《へんか》にともなって、次第に外食をする人が増《ふ》え、外食産業《さんぎょう》が発展《はってん》してきました。

そして新しく普及《ふきゅう》したスタイルが、「中食《なかしょく》」です。中食《なかしょく》とは、お弁当《べんとう》やお惣菜《そうざい》など、そのまま食べることができる調理済《ず》みの食品を買ってきて、家で食べることです。宅配《たくはい》ピザなど出前をとることもふくみます。

今、外食と内食《うちしょく》との中間に位置《いち》する中食《なかしょく》の市場は急速《きゅうそく》に拡大《かくだい》し、利用者《りようしゃ》も増《ふ》えています。

■年齢《ねんれい》ごとの外食の利用頻度《りようひんど》

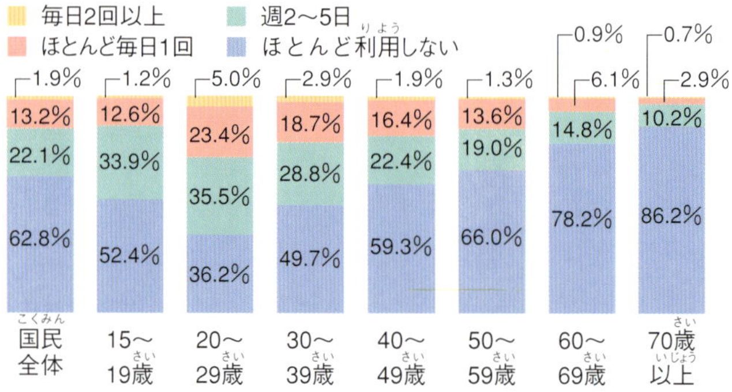


▲年齢別《ねんれいべつ》の調査《ちょうさ》では、いちばん利用頻度《りようひんど》が高いのが20代で、6割《わり》以上《いじょう》の人が週に2日以上利用《いじょうりよう》しています。また、国民《こくみん》全体で見ると、10人に1人以上《いじょう》が、ほとんど毎日利用《りよう》しています。

※この調査《ちょうさ》では、市販《しはん》の弁当《べんとう》も外食にふくめています。

資料《しりょう》：厚生労働省《こうせいろうどうしょう》「国民栄養《こくみんえいよう》の現状《げんじょう》」2002年版《ばん》

# 手軽な食品の例《れい》

## ◆自宅《じたく》で食べるもの

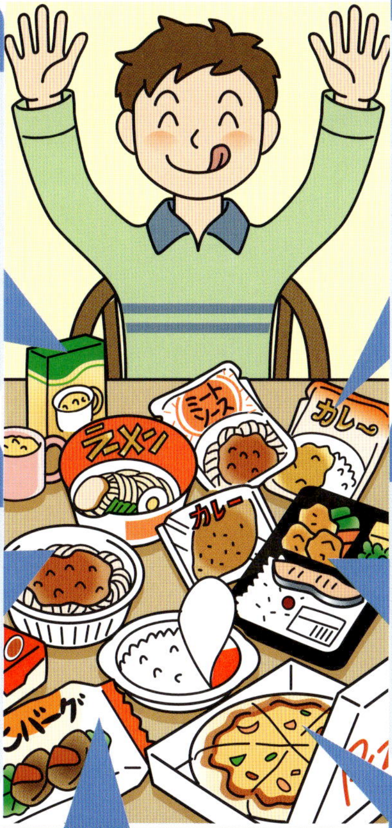


### インスタント食品

お湯をそそぐだけのカップめんのように、ごくかんたんな手順《てじゅん》で食べられるものがほとんどです。

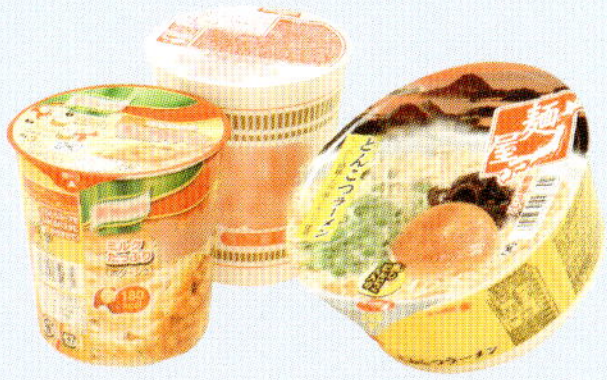

### 電子レンジ専用《せんよう》食品

電子レンジで加熱《かねつ》・調理するもので、常温《じょうおん》で保存《ほぞん》ができます。ごはんやスパゲティなどいろいろあります。

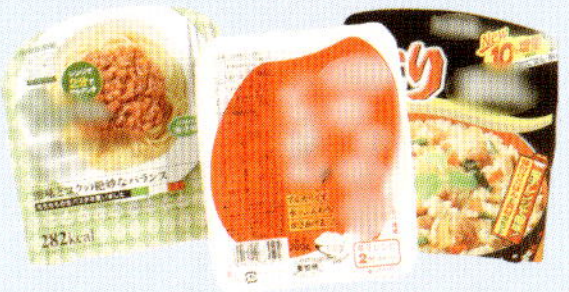

### レトルト食品

食品をプラスチックのふくろに密閉《みっぺい》し、高温高圧《こうおんこうあつ》で殺菌《さっきん》したもので、カレー、牛丼《ぎゅうどん》の具、ミートソースなどいろいろあります。レトルトパウチ食品ともいいます。

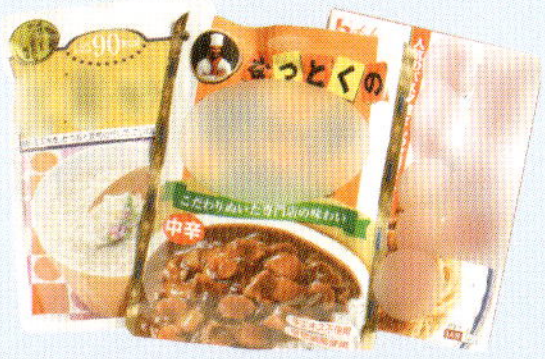

### 弁当類《べんとうるい》

すぐに食べられる状態《じょうたい》で販売《はんばい》しているもの。お惣菜《そうざい》（おかず）、弁当《べんとう》、おにぎりなどがあります。

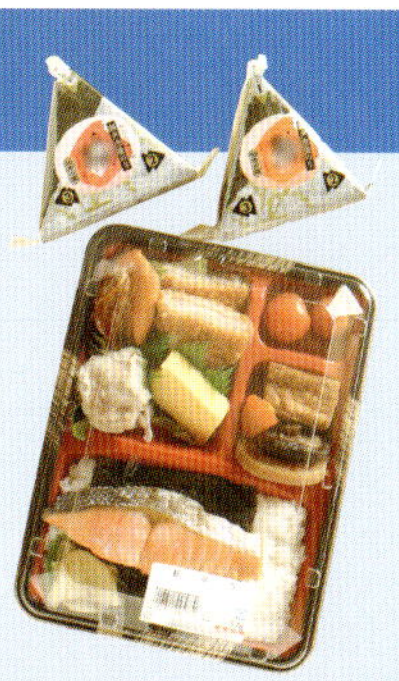

### 冷凍《れいとう》食品

調理済《ず》みの食品を冷凍《れいとう》したものは、電子レンジなどであたためるだけで食べられます。料理《りょうり》につかうための、下ごしらえ済《ず》みの素材《そざい》をこおらせた冷凍《れいとう》食品もあります。

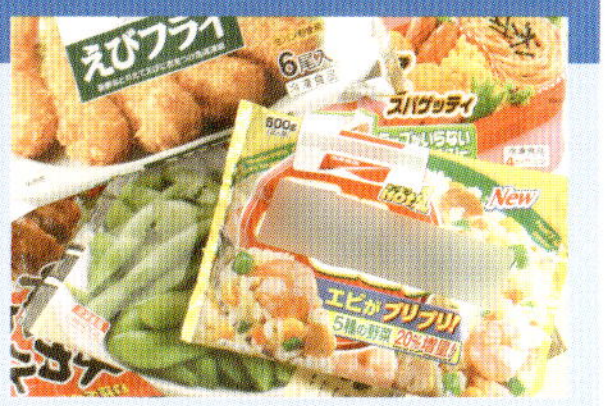


### 宅配《たくはい》

ピザや弁当《べんとう》のデリバリーなどがあります。昔から、そばやすしは出前がありました。

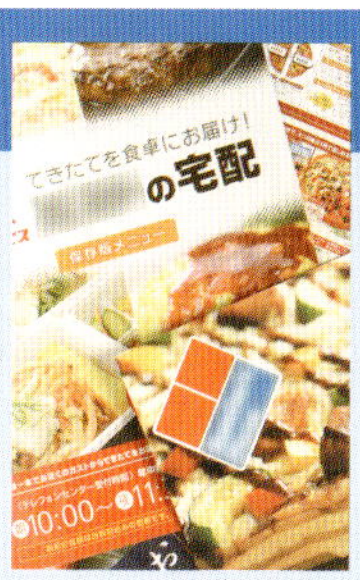


## ◆自宅《じたく》外での食事

### ファミリーレストラン

品数が豊富《ほうふ》で、家族みんながそれぞれ別《べつ》べつのメニューを食べられます。ハンバーグやスパゲティなど、子どもの大すきなメニューが多くあります。

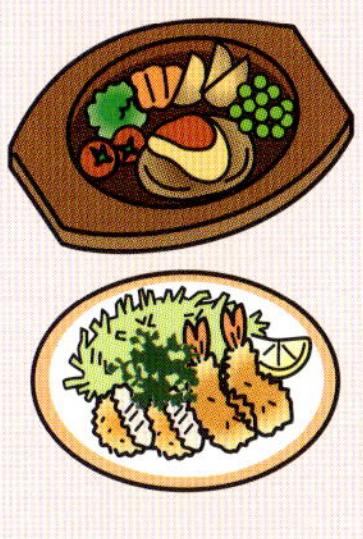

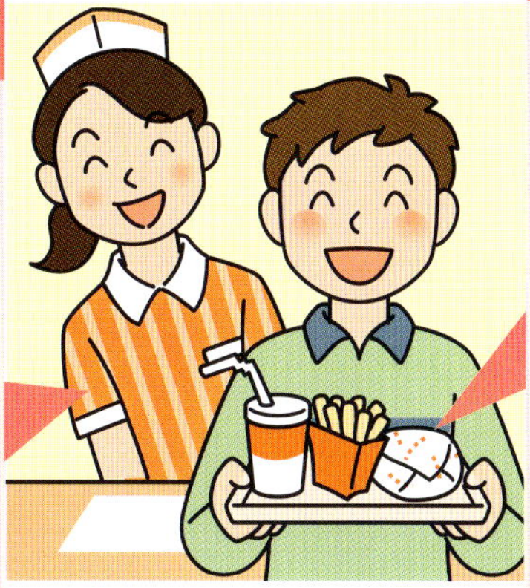

### ファストフード

ハンバーガーショップのほか、牛丼《ぎゅうどん》やカレーなどを専門《せんもん》にあつかう店もあります。注文したらすぐに食事ができるのが利点《りてん》です。

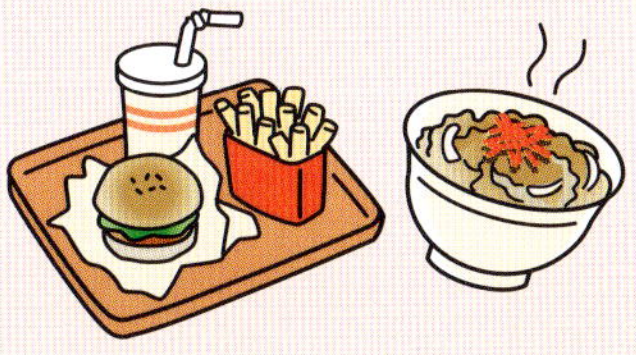

# 便利《べんり》な食品をじょうずに利用《りよう》しよう

便利《べんり》な食品や食事スタイルは、わたしたちの食生活と切りはなせない面もたしかにあります。手軽な食品ばかり利用《りよう》することはいけないことなのでしょうか？

■調理済《ず》みの食品を利用《りよう》する理由(複数《ふくすう》回答)

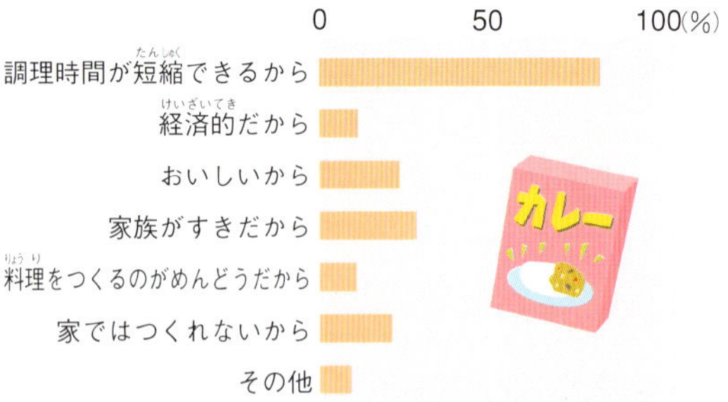


▲調理済《ず》みの食品を利用《りよう》する理由は、調理の手間をはぶくためだけではなく、家族のこのみによる利用《りよう》も多いことがわかります。

資料《しりょう》：日本スポーツ振興《しんこう》センター「児童生徒《じどうせいと》の食生活等実態調査《じったいちょうさ》」平成12年度

※グラフは児童《じどう》・生徒《せいと》の保護者《ほごしゃ》に行った調査結果《ちょうさけっか》

## 調理済《ず》み食品・外食メニューの問題点

調理済《ず》み食品や外食は、時間がないときや家族がそろわないため少量《しょうりょう》の食事を用意したいときなどに、とても便利《べんり》です。最近《さいきん》では、安全性《せい》や保存性《ほぞんせい》、経済性《けいざいせい》なども向上《こうじょう》し、それぞれの家庭の多様なニーズにこたえる商品も増《ふ》えています。

しかし、だからといってそればかり利用《りよう》し続《つづ》けていると、料理《りょうり》という文化をうしなうばかりか、人としての心までうしないかねません。また、栄養《えいよう》面でも問題が出てきます。以下《いか》に栄養《えいよう》面の問題点をあげ、利用《りよう》のしかたを考えてみましょう。

### 問　題　点

### 利用《りよう》し続《つづ》けていると…

#### ①栄養素《えいようそ》がかたよりやすい

調理済《ず》み食品は、加工《かこう》の過程《かてい》で栄養素《えいようそ》がこわれてしまいやすいため、人工的《じんこうてき》に栄養素《えいようそ》をたしていることが多いのです。つまり人《じん》工的《こうてき》につくることのできない一部の栄養素《えいようそ》は、決してとることができません。

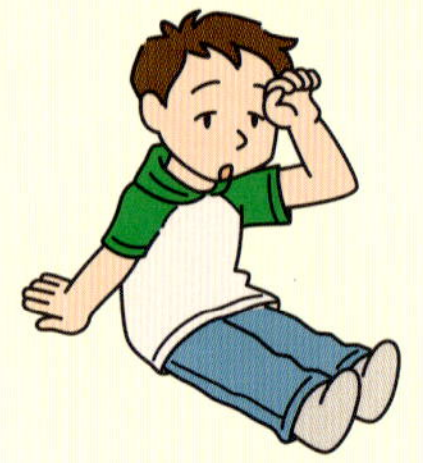

つかれやすくなる
太りやすくなる

#### ②塩分《えんぶん》のとり過《す》ぎになりやすい

調理済《ず》み食品・外食メニューは、濃《こ》い味つけのものが多いので、塩分《えんぶん》のとり過《す》ぎになります。

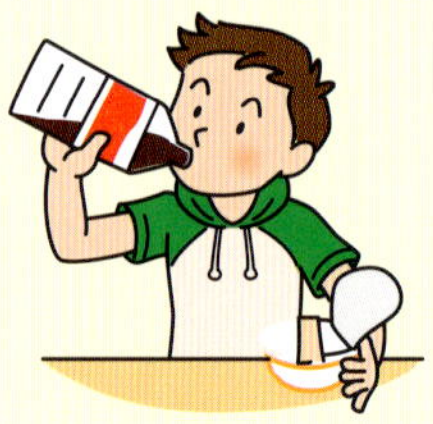

太りやすくなる
のどがかわく

#### ③添加物《てんかぶつ》のとり過《す》ぎになりやすい

調理済《ず》みの食品や外食メニューには、料理《りょうり》の見栄《みば》えや味をよくしたり、長期保存《ほぞん》を可能《かのう》とするために、食品添加物《てんかぶつ》がつかわれています（176ページ参照《さんしょう》）。食品添加物《てんかぶつ》は食べても害《がい》はないとされるものばかりですが、歴史《れきし》が浅《あさ》いので、長い間食べ続《つづ》けることで人体にどんな影響《えいきょう》があるのか、実証《じっしょう》されているわけではありません。

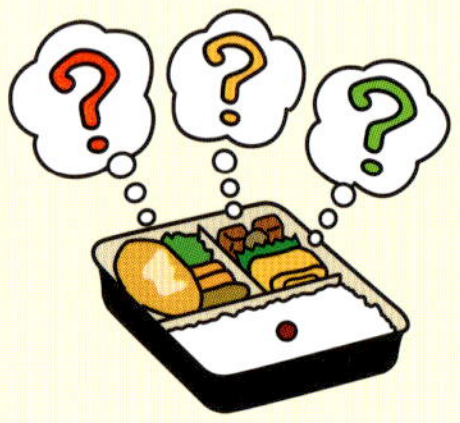

どんな影響《えいきょう》があるか謎《なぞ》の部分も…

## 調理済《ず》み食品・外食メニューを食べるときは…

便利《べんり》な食品や外食メニューを利用《りよう》し続《つづ》けることはよくないということがわかったと思います。でも、時間がないときなど、調理済《ず》み食品や外食メニューを利用《りよう》したいときもあるでしょう。そこで、これらの食品をすこしでも健康的《けんこうてき》に食べるコツを知っておきましょう。

### 1 野菜のサイドメニューをつける

外食すると、野菜が不足《ふそく》しがちなので、サラダやおひたしなど、野菜メニューも意識《いしき》して食べましょう。

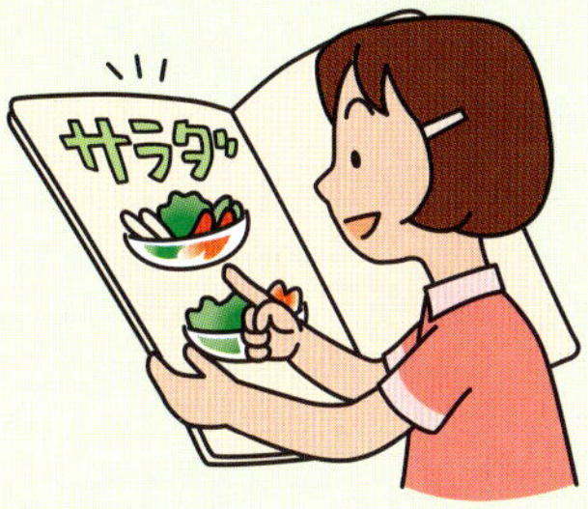


### 2 ドリンクはあまくないもの

コーラなどの炭酸飲料《たんさんいんりょう》や清涼《せいりょう》飲料水《いんりょうすい》は砂糖《さとう》が多くふくまれています。牛乳《ぎゅうにゅう》や麦茶など、あまくない飲み物にしましょう。

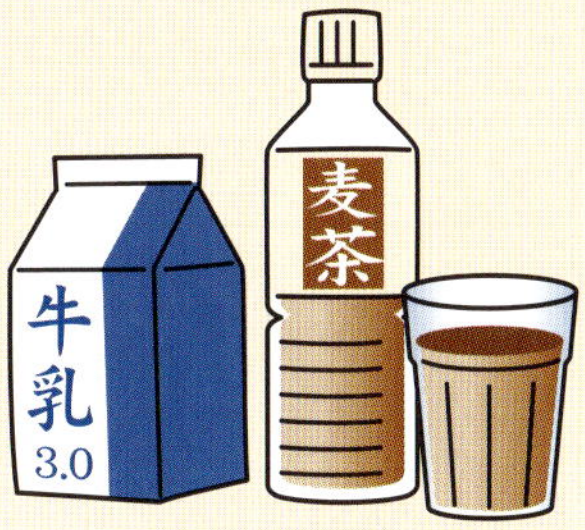


### 3 味つけはうすめに

ソースやたれを少なめにすることで、塩分《えんぶん》をへらすことができます。

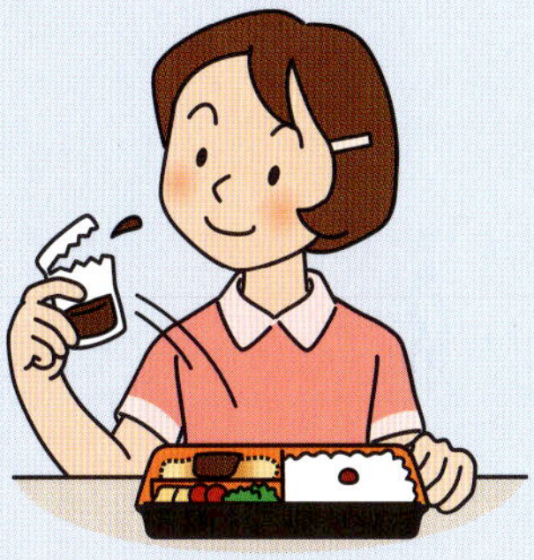

### 4 デザートにはフルーツを

食事でカロリーをとり過《す》ぎになりがちなので、デザートは、エネルギーの高いケーキやチョコレートなどより、新鮮《しんせん》なフルーツがおすすめです。

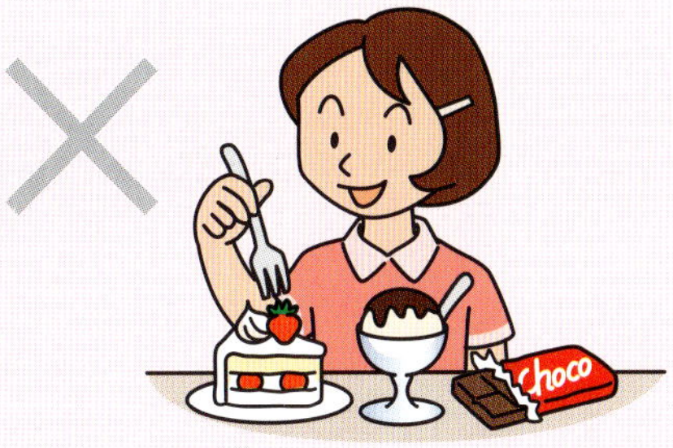


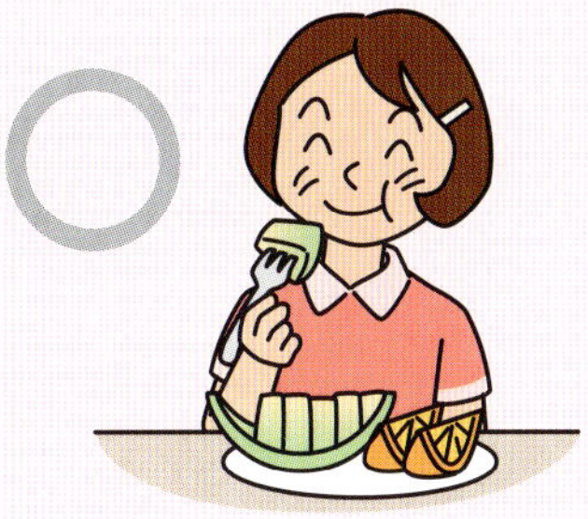

### 知ってる?

## 便利《べんり》食品の落としあな

外食メニューやインスタント食品などには、人工的《じんこうてき》につくられたうま味調味料《みちょうみりょう》が多くふくまれています。うま味調味料《みちょうみりょう》そのものは無害《むがい》だとされていますが、子どものころから習慣《しゅうかん》的《てき》に食べていると、舌《した》が、こくのある強いうま味《み》になれてしまい、食材《しょくざい》のもつ自然《しぜん》な味をおいしいと感じられなくなってしまうおそれがあります（81ページ参照《さんしょう》）。

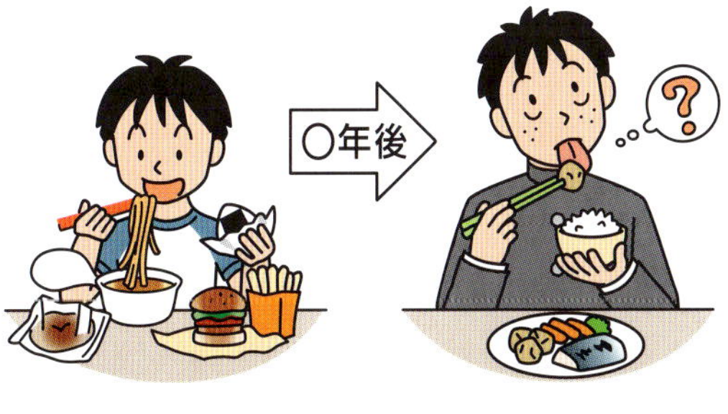

# サプリメントで栄《えい》養《よう》補《ほ》給《きゅう》できる？

便利《べんり》な食品というと、「サプリメント」を思いうかべる人もいるのではないでしょうか？　サプリメントは、食事でとりきれないビタミンやカルシウムなどの栄養素《えいようそ》を補給《ほきゅう》するためのものです。

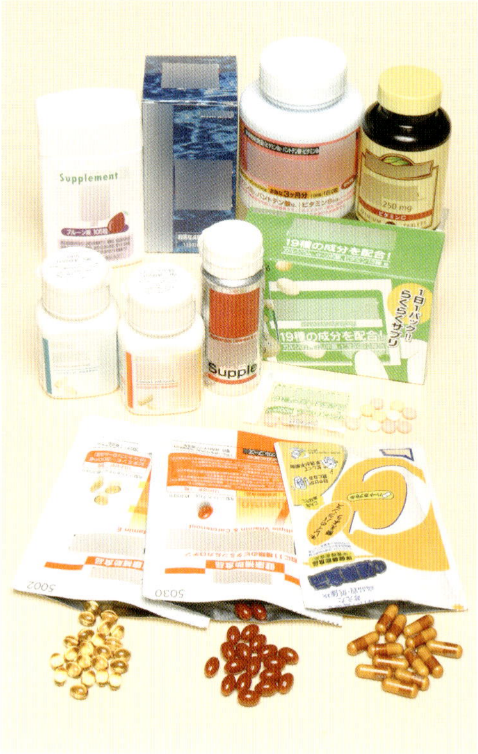


▲いろいろなサプリメント。スーパーやコンビニエンスストアなどでも販売《はんばい》されています。厚生労働省《こうせいろうどうしょう》の審査《しんさ》を通って販売《はんばい》される医薬品とちがい、サプリメントをとることによる効果《こうか》・効能《こうのう》をパッケージなどに表示《ひょうじ》することはできません。

## サプリメントは食品

サプリメントは、ビタミンやカルシウムなど特定《とくてい》の栄養《えいよう》素《そ》をおもな成分《せいぶん》とした食品です。錠剤《じょうざい》やカプセルに入っているものが多く、薬局やドラッグストアで売っています。そのため、サプリメントを薬と思っている人も多いのですが、サプリメントは、病気を治《なお》す医薬品ではありません。一般《いっぱん》の食品とちがう「栄養補助《えいようほじょ》食品」「健康補助《けんこうほじょ》食品」などとよばれる食品です。しかし、サプリメントに特別《とくべつ》に定められた定義《ていぎ》はなく、その実態《じったい》はさまざまです。

不規則《ふきそく》な生活習慣《しゅうかん》や、栄養素《えいようそ》バランスのくずれた食事が多いため、たりない栄養素《えいようそ》を手軽にとろうというおとなが増《ふ》えました。そのため現代《げんだい》の社会に急速《きゅうそく》に広まったのです。

## サプリメントと食事とのちがい

「すきなものを食べて、たりない栄養素《えいようそ》だけサプリメントでとればいいんじゃない？」と思う人もいるかもしれません。本当にそうでしょうか？

もともとサプリメントは、医師《いし》が患者《かんじゃ》の治療《ちりょう》の一環《いっかん》として使用する目的《もくてき》でつくられていたものです。健康《けんこう》な人が長い年月飲み続《つづ》けていくことの安全性《せい》も、危険性《きけんせい》も、じつはまだ実証《じっしょう》されていません。

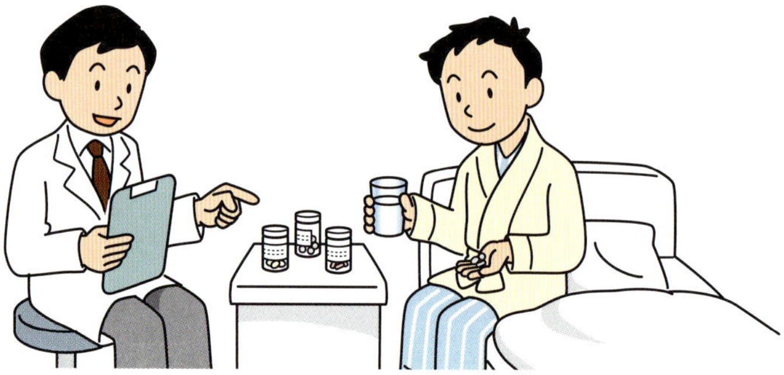

### サプリメントが必要《ひつよう》なとき

病気などで、特定《とくてい》の栄養素《えいようそ》がたりなくなり、食品以外《いがい》から栄養素《えいようそ》をとらなくてはいけなくなることがあります。こういった場合には、サプリメントは必要《ひつよう》です。医師《いし》と相談してじょうずに利用《りよう》すれば、わたしたちの健康《けんこう》を助ける働きをしてくれます。

また、多くの食べ物には、まだ解明《かいめい》されていない成分《せいぶん》がふくまれています。その解明《かいめい》されていない微量《びりょう》な成分《せいぶん》が積《つ》み重なって、わたしたちの健康《けんこう》に役立っている可能性《かのうせい》があります。サプリメントでは、この微量《びりょう》な成分《せいぶん》をとることができないという難点《なんてん》もあるのです。

| サプリメントの特徴《とくちょう》 | 食事の特徴《とくちょう》 |
| --- | --- |
| 化学的《てき》につくられた特定《とくてい》の栄養《えいよう》素《そ》だけしかとれない。 | まだ解明《かいめい》されていない微量《びりょう》な成《せい》分《ぶん》もふくまれている。 |
| 買ってくるだけなので、手軽・スピーディー。 | つくるのに手間と時間がかかる。 |
| 飲むだけなので、五感をつかって味わうことがない。 | 食材《しょくざい》の味や色や香《かお》り、食感などもふくめ、五感で味わうことができる。 |

食事は、たんに栄養素《えいようそ》を摂取《せっしゅ》するだけではなく、食材《しょくざい》を選《えら》んで料理《りょうり》したり、食《しょっ》器《き》を吟味《ぎんみ》したり、色や香《かお》り、食感を味わったり、食べる間の会話を楽しんだりといった、さまざまな面があります。生きていくために必要《ひつよう》な栄養素《えいようそ》（38ページ参照《さんしょう》）は、食事からとるようにしたいものです。

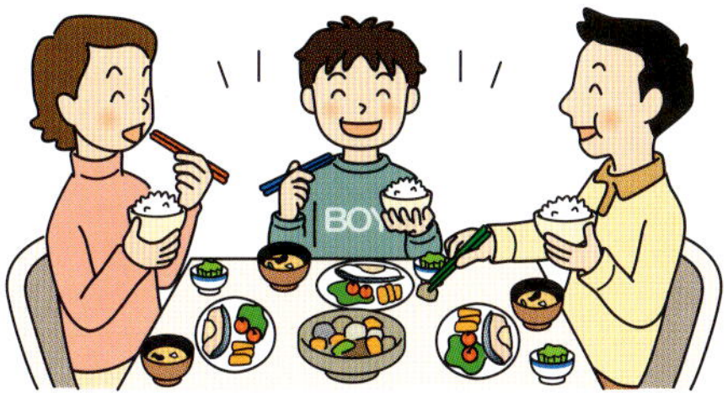

## 知ってる?

### 子どもにはサプリメントは向かない！

みなさんの中に、「サプリメントを毎日飲んでいる」という人はいませんか？　子どもがサプリメントを利用《りよう》するとどうなるかを見ていきましょう。

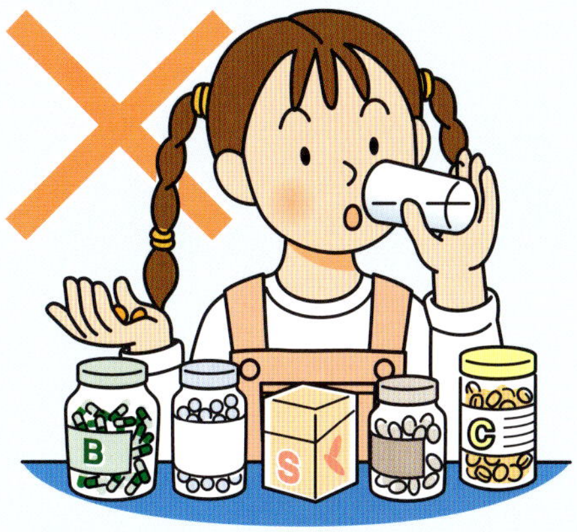


**○特定《とくてい》の栄養素《えいようそ》をとり過《す》ぎてしまう**

成長期《せいちょうき》の子どもの体は、おとなの体とちがうため、おとな用につくられたサプリメントを飲むと、特定《とくてい》の栄養素《えいようそ》をとり過《す》ぎてしまうおそれがあります。

たとえばビタミンA《エー》を多くとり過《す》ぎると、疲労感《ひろうかん》、吐《は》き気《け》、下痢《げり》を起こすことがあります。また鉄分も、とり過《す》ぎると吐《は》き気《け》や下痢《げり》などを起こすことがあります。

**○味覚《みかく》が発達《はったつ》しないおそれがある**

野菜など自然《しぜん》の食材《しょくざい》には、器械《きかい》などでは計測《けいそく》できない微妙《びみょう》な味わいがあります。サプリメントにたよって栄養素《えいようそ》をとっていると、たくさんの種類《しゅるい》の食材《しょくざい》を食べることで味覚《みかく》をとぎすませる訓練《くんれん》ができません。

サプリメントは、錠剤《じょうざい》やカプセルなどでかんたんにとることができるため、本来の食事ではとうていとれないような分量《ぶんりょう》の栄養素《えいようそ》を知らない間にとってしまう危険《きけん》もあります。これでは健康《けんこう》になるどころか、健康《けんこう》に害《がい》が出てしまいます。

将来《しょうらい》のために正しい食習慣《しゅうかん》をつけなければならない成長期《せいちょうき》に、サプリメントにたよった食生活はやめましょう。

# 朝ごはんにチャレンジ！！

一日のはじまりの朝ごはんをしっかりとることが大事だとわかりました。「そうはいってもなかなか…」という人のために、朝食の献立《こんだて》をかんたんな順《じゅん》に紹介《しょうかい》します。自分のレベルに合わせて取り組み、少しずつ朝食ぬきの習慣《しゅうかん》を克服《こくふく》していきましょう。

## レベル1 時間がなくて食べられない人

朝、時間がなくておなかもすかない人は、まず体のリズムを整えることからはじめます。30分早くねて、30分早く起きてみましょう。

この生活になれてきたら、レベル2へ

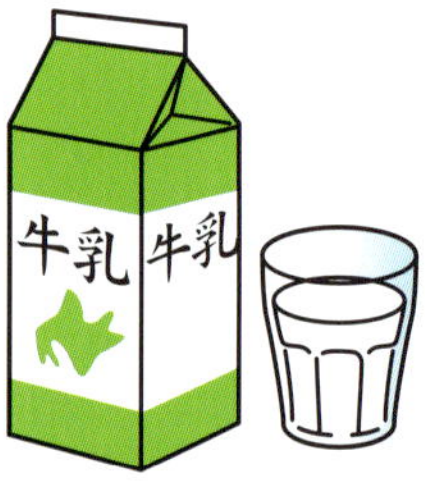


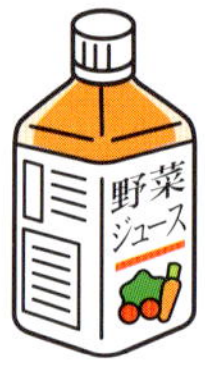


朝の時間にゆとりをもち、牛乳《ぎゅうにゅう》や野菜ジュースなどを飲んでから出かけるようにしましょう。

## レベル2 朝は食欲《しょくよく》がない人

朝、食欲《しょくよく》がない人は、前日の夜ごはんを8時までにとりましょう。それでもおなかがすかない人は、とりあえず少しでも食べ物を口に入れて、エネルギー補給《ほきゅう》をしましょう。

この生活になれてきたら、レベル3へ

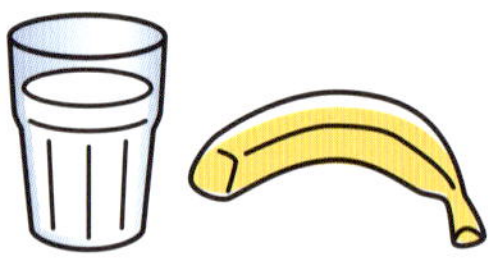
バナナ＋牛乳《ぎゅうにゅう》

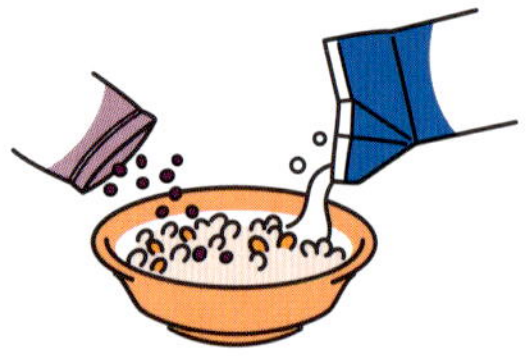
シリアル＋レーズン＋牛乳《ぎゅうにゅう》

生卵《なまたまご》かけごはん

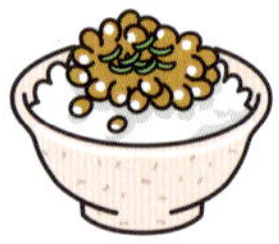
納豆《なっとう》かけごはん

## レベル3 とりあえずは何か食べている人

とりあえず何かを食べるという人は、それを「ごはん＋みそ汁《しる》」または「パン＋スープ」にしてみましょう。食べやすく、具の栄養《えいよう》素《そ》もスープごととることができます。かんたんにできるみそ汁《しる》とスープのつくり方を紹介《しょうかい》しますので、時間にゆとりのあるときは、自分でつくってみてもいいでしょう。

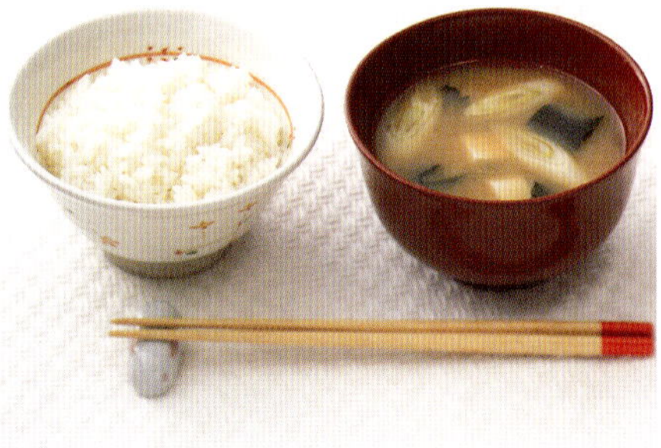

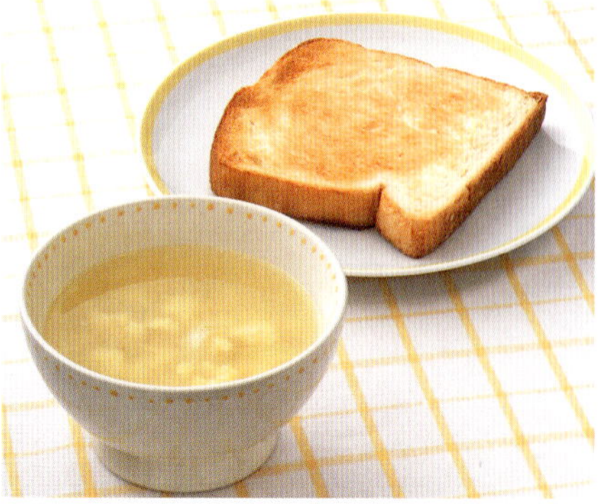

# 和食 みそ汁《しる》のつくり方

※材料《ざいりょう》はすべて4人分です。

レベル 3

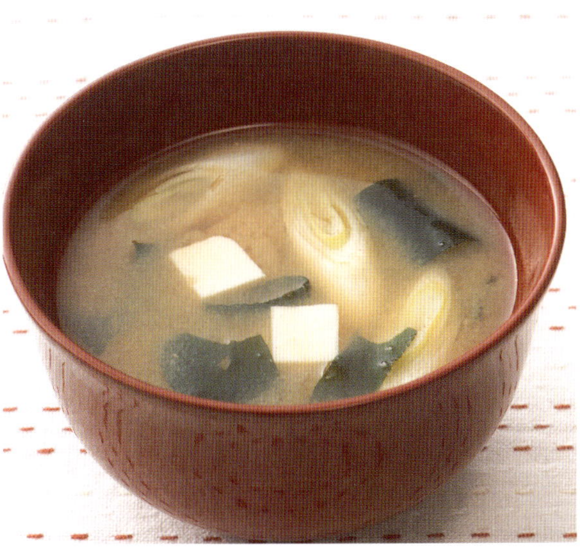

## 豆腐《とうふ》とわかめとねぎのみそ汁《しる》

●材料《ざいりょう》●（4人分）

豆腐《とうふ》…………………1/2丁
乾燥《かんそう》わかめ …………3g
ねぎ…………………1/3本
だし汁《じる》…………5カップ
みそ……………大さじ4

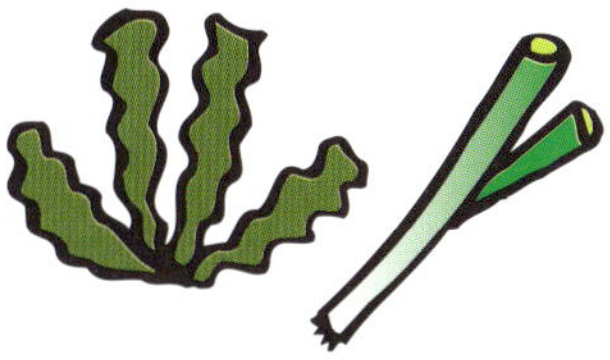

●つくり方●

①ねぎをななめ切りにする。
②だし汁《じる》を鍋《なべ》に煮立《にた》てる。
③豆腐《とうふ》を一口大に切ってくわえ、豆《とう》腐《ふ》がゆらゆらしてきたら乾燥《かんそう》わかめと①のねぎをくわえる。
④ふたたび煮立《にた》ったら、みそをとかし入れて、ふっとう直前で火を止めてできあがり。

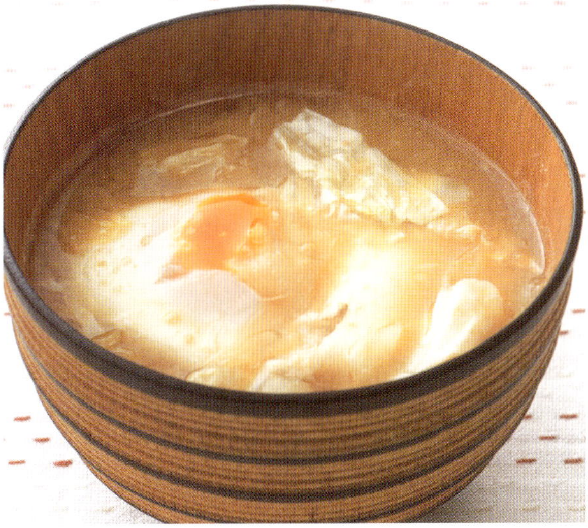

## キャベツと落とし卵《たまご》のみそ汁《しる》

●材料《ざいりょう》●（4人分）

キャベツの葉……3まい
卵《たまご》…………………………4個《こ》
だし汁《じる》…………5カップ
みそ……………大さじ4

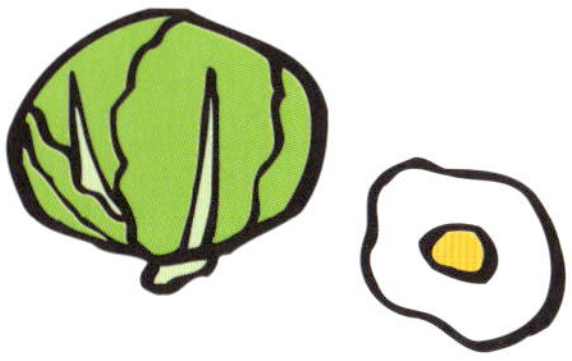

●つくり方●

①キャベツを食べやすく切り、だし汁《じる》といっしょに鍋《なべ》に入れて、やわらかくなるまで煮《に》る。
②①にみそをとかし入れて、ふっとう直前に卵《たまご》を１つずつ割《わ》り入れる。
③卵《たまご》がこのみのかたさになったら火を止めてできあがり。

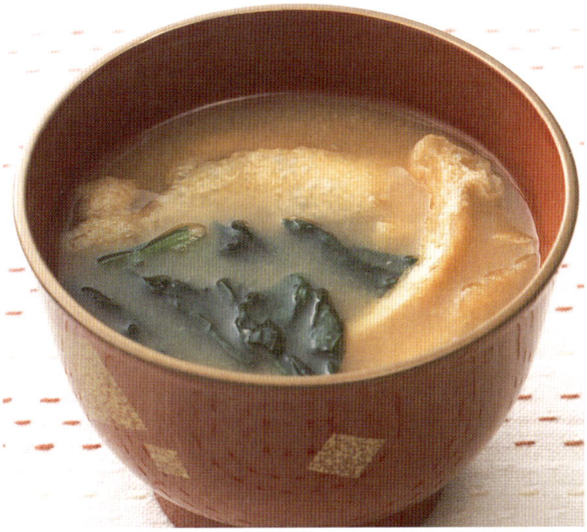

## 油あげと小松菜《こまつな》のみそ汁《しる》

●材料《ざいりょう》●（4人分）

小松菜《こまつな》……………1/3把《わ》
塩《しお》 ……………………少々
油あげ……………1まい
だし汁《じる》…………5カップ
みそ……………大さじ4

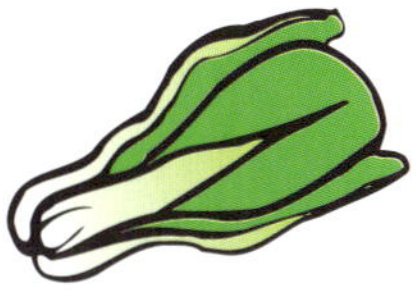

●つくり方●

①鍋《なべ》にたっぷりのお湯をふっとうさせ、塩《しお》少々と小松菜《こまつな》を入れて小松菜《こまつな》の色があざやかになるまでゆでる。
②①をたっぷりの水にとり、水をとりかえてさます。冷《つめ》たくなったら軽くしぼって4cmの長さに切る。
③油あげを1cmはばに切り、だし汁《じる》といっしょに鍋《なべ》に入れて煮《に》る。
④③にみそをとかし入れ、②の小松《こまつ》菜《な》をくわえ、煮立《にた》つ直前に火を止めてできあがり。

洋食

# スープのつくり方

※材料《ざいりょう》はすべて4人分です。

レベル3

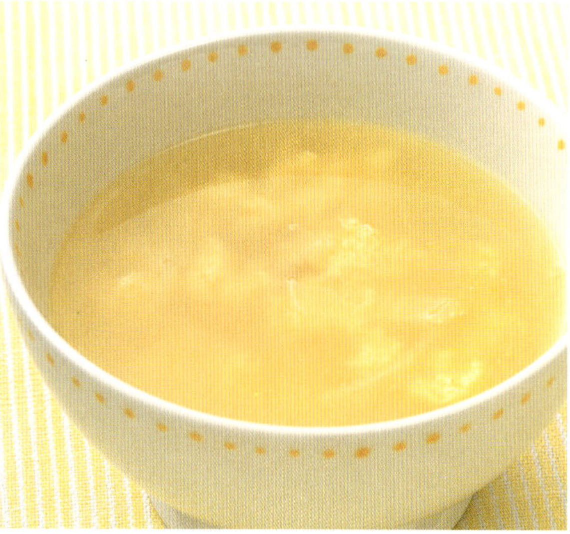

## チーズとたまねぎ・卵《たまご》のスープ

●材料《ざいりょう》●（4人分）

スープ …………5カップ
バター …………大さじ1
たまねぎ…………1/2個《こ》
卵《たまご》 ………………………1個《こ》
粉《こな》チーズ ………大さじ3
塩《しお》、こしょう …各《かく》少々

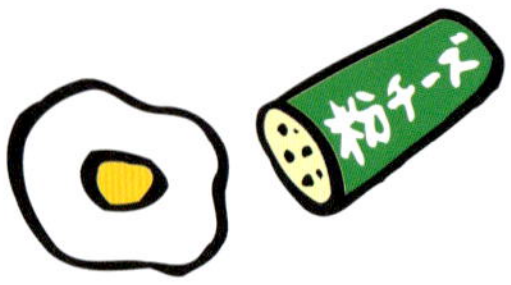


●つくり方●

①たまねぎを食べやすい大きさに切り、鍋《なべ》にバターを入れてたまねぎをいためる。
②①がしんなりしたらスープを入れて煮《に》る。
③ボウルに卵《たまご》をといて、粉《こな》チーズを入れよくまぜる。
④③を②のスープにくわえ、いきおいよくかきまぜる。卵《たまご》がふわっと浮《う》いてきたら、塩《しお》、こしょうで味をととのえてできあがり。

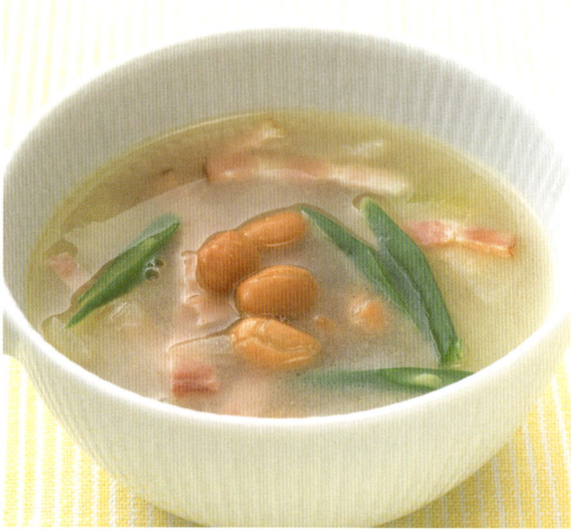

## ベーコンと豆のスープ

●材料《ざいりょう》●（4人分）

スープ …………5カップ
バター …………大さじ1
ベーコン …………2まい
このみの豆(水煮《みずに》の缶詰《かんづ》め)
…小1缶《かん》（100gくらい）
いんげん ……………4本
たまねぎ…………1/2個《こ》
塩《しお》……………小さじ1/3
こしょう …………少々

●つくり方●

①いんげんはふっとうした湯で１分くらいゆでて、ざるにあげておく。
②ベーコンとたまねぎと①のいんげんを食べやすい大きさに切る。
③鍋《なべ》にバターを入れ、②のベーコンとたまねぎを中火でいためる。
④③に豆をくわえ、スープを入れて煮《に》る。
⑤たまねぎがやわらかくなったらいんげんを入れ、塩、こしょうで味をととのえてできあがり。

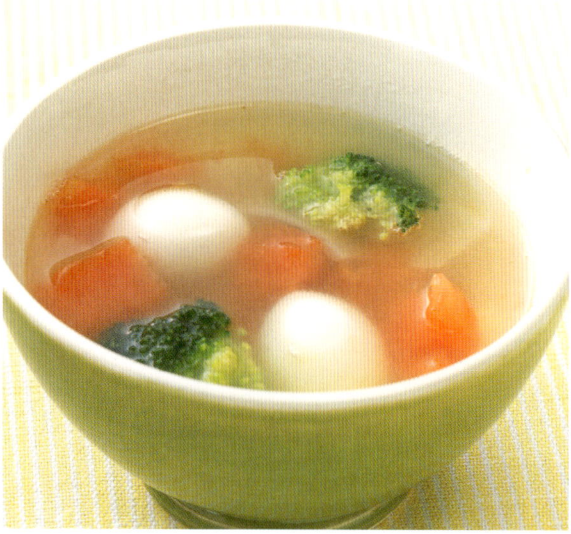

## うずらの卵《たまご》とトマトのスープ

●材料《ざいりょう》●（4人分）

スープ …………5カップ
バター …………大さじ1
たまねぎ…………1/2個《こ》
トマト ………………1個《こ》
ブロッコリー ……1/2株《かぶ》
うずらの卵《たまご》（水煮《みずに》）…8個《こ》
塩《しお》……………小さじ1/2
こしょう …………少々

●つくり方●

①ブロッコリーは小房《こふさ》に分けてから、ふっとうした湯で１分くらいゆでる。たまねぎは食べやすい大きさに切り、バターでいためる。
②たまねぎとスープを鍋《なべ》に入れ、たまねぎがやわらかくなるまで中火で煮《に》る。
③食べやすく切ったトマトとうずらの卵《たまご》を②にくわえる。
④煮立《にた》ったらブロッコリーをくわえ塩、こしょうで味をととのえてできあがり。

レベル4

# ごはん＋みそ汁《しる》だけなら食べている人

とりあえずごはんとみそ汁《しる》（パン＋スープ）は食べている人。栄養素《えいようそ》バランスをさらに高めるために、できればあと1品増《ふ》やしてもらいましょう。平日は時間がなくてレベル3まで…という人は、休日だけでも家の人といっしょにつくってみましょう。

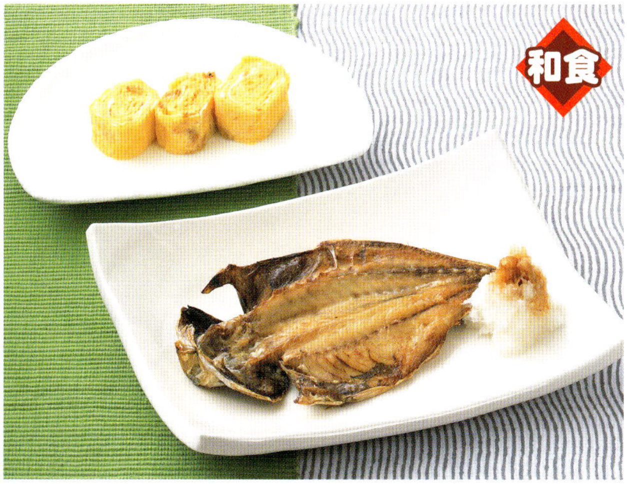


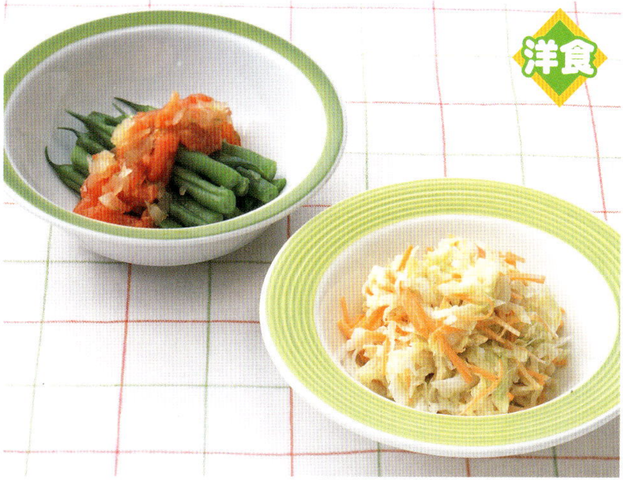


## 桜《さくら》エビ入り卵焼《たまごや》き（2人分）

●材料《ざいりょう》●

| | |
|---|---|
| 桜《さくら》エビ …………大さじ2 | 酒 ………………小さじ1 |
| 卵《たまご》 ……………………2個《こ》 | 塩《しお》 …………ひとつまみ |
| だし汁《じる》 …………大さじ1 | サラダ油……小さじ1/2 |

●つくり方●

①ボウルに卵《たまご》をとき、サラダ油以外《いがい》の材料《ざいりょう》を入れる。

②卵焼《たまごや》き用フライパンをよく熱《ねっ》してからサラダ油をしき、①の卵液《たまごえき》を1/3くらい入れて、さいばしで大きくかきまぜる。

③卵《たまご》の外側《そとがわ》がかたまってきたら、奥《おく》から手前にくるくると巻《ま》き、巻《ま》き終わったらフライパンの奥《おく》によせて、のこりの卵《たまご》をすこし入れ、フライパン全体にうすくしく。火加減《かげん》は中火よりやや強火で。

④③の作業を卵《たまご》がなくなるまでくり返し、焼《や》き終わったらキッチンペーパーにとり出して、包《つつ》んで形を整える。

⑤④がさめたら食べやすい大きさに切ってできあがり。

## アジの干物《ひもの》と大根おろし

●材料《ざいりょう》●（1人分）

| | |
|---|---|
| アジの干物《ひもの》 …………1尾《び》 | 大根 ………………3cm |

●つくり方●

①アジの干物《ひもの》を焼《や》く。

②大根は皮をむき、おろし金でおろして、ざるにあげて軽く水気を切る。

③①が焼《や》けたら、②をそえてできあがり。

## いんげんとトマトのサラダ（4人分）

●材料《ざいりょう》●

| | |
|---|---|
| いんげん …1把《わ》（約《やく》80g） | サラダ油 ………小さじ1 |
| トマト ………………1個《こ》 | 水 ………………大さじ3 |
| たまねぎ…………1/4個《こ》 | 塩《しお》 ……………………少々 |

●つくり方●

①たまねぎをみじん切りにし、鍋《なべ》にサラダ油を入れて、たまねぎをいためる。

②いんげんを食べやすい大きさに切り、水といっしょに小《こ》鍋《なべ》に入れて、水が蒸発《じょうはつ》しないように、弱火で2分間くらい煮《に》る。

③食べやすく切ったトマトと塩《しお》を①にくわえ、しばらくおいてから、いんげんといっしょに器《うつわ》に盛《も》ってできあがり。

## コールスローサラダ（2人分）

| ●材料《ざいりょう》● | ドレッシング |
|---|---|
| キャベツの葉 ……4まい | マヨネーズ …大さじ1 |
| にんじん……………30g | サラダ油、酢《す》 各《かく》大さじ1 |
| たまねぎ…………1/6個《こ》 | 塩《しお》…………小さじ3/4 |

●つくり方●

①キャベツ、にんじん、たまねぎを千切りにし、塩《しお》小さじ1/2（ドレッシングでつかう塩《しお》とは別《べつ》）をかけてよくもむ。

②ドレッシングの材料《ざいりょう》をボウルにまぜあわせる。

③①がしんなりしたら、②のドレッシングであえてできあがり。

## レベル5 ごはん＋みそ汁《しる》＋1品をしっかりとってます！

レベル4のように、ごはんと野菜のみそ汁《しる》に1品、パンと野菜スープに1品が、理想《りそう》の朝食です。そのような朝食をしっかりとっているレベル5の朝食上級者なら、自分で朝食をつくってみてもよいでしょう。かんたんにできる朝食を紹介《しょうかい》しますので、ぜひ挑戦《ちょうせん》してみましょう。

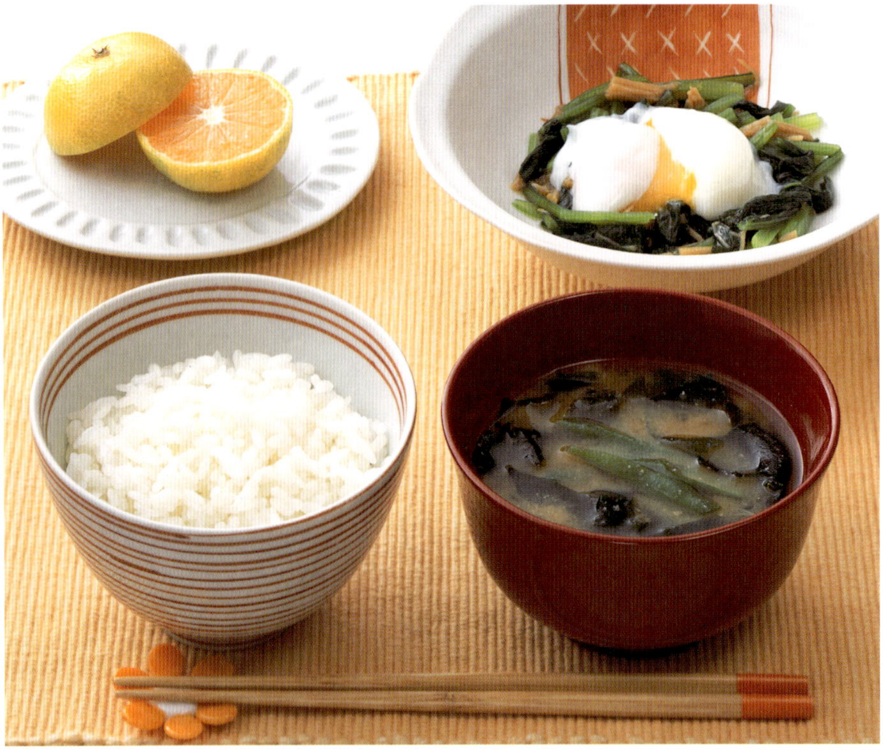

**和食**

☆ごはん
☆小松菜《こまつな》とじゃこのなめたけあえ温泉卵《おんせんたまご》のせ
☆わかめといんげんのみそ汁《しる》
☆みかん

**●材料《ざいりょう》（1人分）●**

| | | |
|---|---|---|
| ごはん ………茶わん1杯《ぱい》 | 温泉卵《おんせんたまご》 ………………1個《こ》 | みそ …………大さじ1 |
| 小松菜《こまつな》 ………………2株《かぶ》 | 乾燥《かんそう》わかめ ……小さじ1 | みかん ………………1個《こ》 |
| なめたけ ………大さじ1 | いんげん ……………1本 | |
| じゃこ ………大さじ1/2 | だし汁《じる》 ………1.5カップ | |

### 小松菜《こまつな》とじゃこのなめたけあえ温泉卵《おんせんたまご》のせ

①小松菜《こまつな》を29ページ同様にゆでて、4cmくらいに切っておく。
②なめたけとじゃこをまぜる。
③①と②をかるくまぜて器《うつわ》に盛《も》り、上に温泉卵《おんせんたまご》をしずかに割《わ》り入れる。
※黄身《きみ》をくずしながら、からめて食べるとおいしいです。味がたりなければしょうゆをすこしたしましょう。

### わかめといんげんのみそ汁《しる》

①いんげんを食べやすく切り、だし汁《じる》といっしょに鍋《なべ》に入れ、煮立《にた》たせる。
②いんげんがやわらかくなったら、乾燥《かんそう》わかめを入れる。
③わかめがひらいたらみそをとき入れて、煮立《にた》つ直前で火を止める。
※わかめは、入れるとすぐにひらくので、すぐにみそを入れられるように準備《じゅんび》をしておきましょう。

### だし汁《しる》ってどうやってつくるの？

汁物《しるもの》などのうま味《み》（153ページ参照《さんしょう》）を出すもとになるものを「だし」といいます。汁物《しるもの》でつかわれるだしは、一番だしといい、一番上等なだしです。ここではかつおぶしとこんぶのだしのつくり方（4人分）を紹介《しょうかい》します。

①1.5cm×15cmくらいのこんぶの表面をサッとふき、水5.5カップといっしょに鍋《なべ》に入れて火にかける。
②こんぶが広がってきたらとり出して、かつおぶし15gを入れてすぐに火を消す。
③1分ほどさまし、別《べつ》の鍋《なべ》の上にざる、ふきんの順《じゅん》にのせ、しずかに汁《しる》を入れてかつおぶしをこしとる（汁《しる》を入れた後、ふきんをしぼらない）。

レベル5

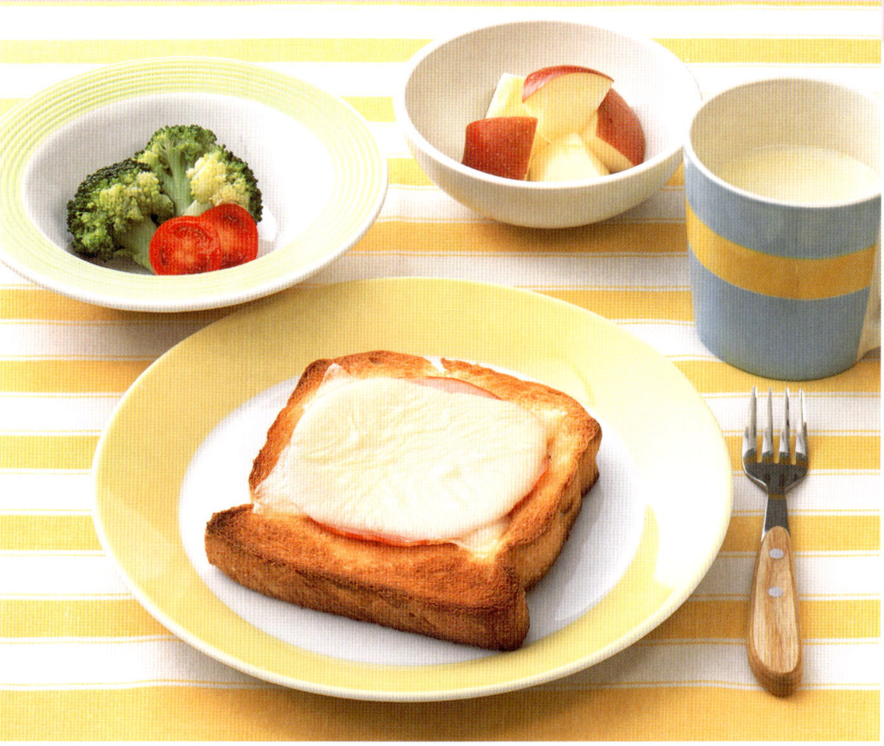

## 洋食

☆ハムとチーズのせトースト
☆ゆで野菜（季節《きせつ》の野菜）
☆かんたんコーンスープ
☆りんご

●材料《ざいりょう》（1人分）●

パン …6まい切り1まい
ハム ……………………1まい
スライスチーズ …1まい
バター ………………少々
ブロッコリー …小房《こふさ》2株《かぶ》
ミニトマト …………1個《こ》
クリームコーンの缶《かん》づめ ……………………大さじ3
とりがらスープ…1カップ
エバミルク ……大さじ1
塩《しお》……………小さじ1/5
こしょう …………少々
りんご ……………1/6個《こ》

### ハムとチーズのせトースト

①パンをトースターで軽く焼《や》き、バターをぬる。
②ハムとチーズをのせてもう１度トースターで焼《や》く。
③チーズがとけたらとり出して皿に盛《も》ってできあがり。

### ゆで野菜（季節《きせつ》の野菜）

①鍋《なべ》にお湯をふっとうさせる。
②①に塩《しお》をひとつまみ入れて、ブロッコリーをゆでる。
③40秒くらいゆでたら、ざるにあげてさます。
④ミニトマトを半分に切り、③のブロッコリーといっしょに皿に盛《も》ってできあがり。

### かんたんコーンスープ

①クリームコーンととりがらスープを鍋《なべ》に入れ、火にかけてまぜる。
②①が煮立《にた》ちはじめたら、弱火で2〜3分煮《に》つめて、エバミルクをくわえる。
③②に塩《しお》、こしょうを入れて味をととのえ、できあがり。
※煮過《にす》ぎると牛乳《ぎゅうにゅう》が分離《ぶんり》してしまうので、気をつけましょう。

### スープってどうやってつくるの？

洋食にも日本料理《りょうり》でいうだし汁《じる》はあります。スープやブイヨンがそれです。ここでは、とりがらスープのとり方を紹《しょう》介《かい》しましょう。

①とりがらは、血などのよごれをよく洗《あら》い流し、熱湯《ねっとう》に入れて、一度お湯をすてます。
②こんどは深鍋《ふかなべ》に水をたっぷり入れて、①のとりがらを入れ、沸騰寸前《ふっとうすんぜん》に弱火にしてコトコト煮《に》ます。
③１時間くらいするとスープがとれるので、ザルなどでこしてできあがりです。
※冷ましてから製氷皿《せいひょうざら》などに入れて、冷凍庫《れいとうこ》で保存《ほぞん》しましょう。いそがしい朝でも、必《ひつ》要《よう》な分だけとり出してつかえます。

家の人におねがいしよう！ 朝食の材料《ざいりょう》を用意しておいてもらいましょう。

知って
いますか？

# 食生活指針《ししん》10カ条《じょう》

さまざまな食べ物があふれる中で、子どももおとなも食生活のみだれが大きな問題となっています。

また、以前《いぜん》はおとなの病気といわれていた「糖尿《とうにょう》病《びょう》」などの、生活習慣病《しゅうかんびょう》にかかる子どもも増《ふ》えています（120ページ参照《さんしょう》）。このような生活習慣病《しゅうかんびょう》の予防《よぼう》のためにも、健康的《けんこうてき》な食生活をすることの重要《じゅうよう》性《せい》がますます注目されるようになりました。

そのほかにも、食料《しょくりょう》の多くを輸入《ゆにゅう》にたよっていることや、食べのこしによる廃棄《はいき》の増加《ぞうか》など、食をめぐるさまざまな問題も生じています。

そこで、2000（平成12）年に、農林水産省《のうりんすいさんしょう》と、厚《こう》生省《せいしょう》、文部省《もんぶしょう》（今の厚生労働省《こうせいろうどうしょう》、文部科学省《もんぶかがくしょう》）の三省《しょう》が合同で、生活の中で具体的《ぐたいてき》に実践《じっせん》できる目標《もくひょう》として、10項目《こうもく》からなる「食生活指針《ししん》」をつくりました。

「食生活指針《ししん》」には、わたしたちが健康《けんこう》に生きていくための食事の基本《きほん》が示《しめ》されています。以下《いか》はその抜粋《ばっすい》です。

## 1 食事を楽しみましょう

食事を味わい、毎日の食事で健《けん》康寿命《こうじゅみょう》をのばしましょう。家族団《だん》らんや人との交流を大切にし、食事づくりに参加《さんか》しましょう。

## 2 一日の食事のリズムから、すこやかな生活リズムを

朝食で、いきいきした一日をはじめましょう。夜食や間食はほどほどに。

## 3 主食・主菜・副菜を基本《きほん》に、食事のバランスを

多様な食品を組み合わせ、調理《ちょうり》法《ほう》がかたよらないように。手づくりと外食や加工《かこう》食品・調理《ちょうり》食品をじょうずに組み合わせましょう。

## 4 ごはんなどの穀類《こくるい》をしっかりと

穀類《こくるい》を毎食とり、糖質《とうしつ》からのエネルギー摂取《せっしゅ》を適正《てきせい》にたもち、日本の気候《きこう》・風土《ふうど》に適《てき》している米などの穀類《こくるい》を利用《りよう》しましょう。

## 5 野菜・果物、牛乳《ぎゅうにゅう》などを組み合わせて

野菜と果物で、ビタミン、ミネラル、食物繊維《しょくもつせんい》を、牛乳《ぎゅうにゅう》・乳製品《にゅうせいひん》、緑黄色野菜《りょくおうしょくやさい》、豆類《るい》、小魚などからカルシウムを十分にとりましょう。

## 6 食塩《しょくえん》や脂肪《しぼう》はひかえめに

食塩《しょくえん》は一日10g未満《みまん》に。脂肪《しぼう》をとり過《す》ぎず、動物、植物、魚の脂肪《しぼう》をバランスよくとりましょう。栄養成分表示《えいようせいぶんひょうじ》を見る習慣《しゅうかん》を。

## 7 適正《てきせい》体重を知り、活動に見合った食事量《りょう》を

体重をはかりましょう。ふだんから意識《いしき》して体を動かしましょう。無理《むり》なダイエットはやめ、しっかりかんで、ゆっくり食べましょう。

## 8 食文化や地域《ちいき》の産物《さんぶつ》をいかそう

地域《ちいき》の産物《さんぶつ》や旬《しゅん》の素材《そざい》、行事食をとり入れ、自然《しぜん》のめぐみや四季《しき》の変化《へんか》を楽しみましょう。食材《しょくざい》の知識《ちしき》や料理技術《りょうりぎじゅつ》を身につけましょう。

## 9 調理や保存《ほぞん》をじょうずにしてむだやごみを少なく

食べのこしのない適量《てきりょう》を心がけ、賞味期限《しょうみきげん》や消費期限《しょうひきげん》を考えましょう。定期的《てき》に家庭内の食材《しょくざい》を点検《てんけん》し、献立《こんだて》を工夫しましょう。

## 10 自分の食生活を見直そう

自分の健康目標《けんこうもくひょう》をつくり、食生活を点検《てんけん》する習慣《しゅうかん》をつけましょう。家族や仲間《なかま》と、食生活を考え、話し合いましょう。子どものころから、食生活を大切にしましょう。

また、これらの食生活指針《ししん》を行動にむすびつけるものとして、2005（平成17）年に、厚生労働省《こうせいろうどうしょう》と農林《のうりん》水産省《すいさんしょう》が「食事バランスガイド」を発表しました。バランスのよい食事をするために一日に何をどれだけ食べたらよいかが示《しめ》されています（64ページ参照《さんしょう》）。

# 2章

# バランスのよい食事を考える

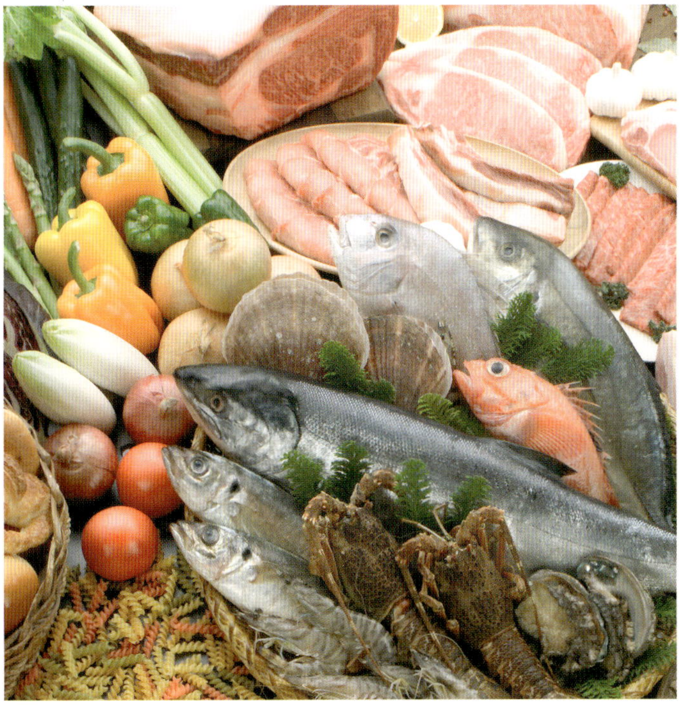

# どうして食事をするの？

わたしたちは毎日食事をします。いったいなんのために食べるのでしょうか？　おなかがすいていなかったら食べなくてもよいのでしょうか？　食べることの意味を考えてみましょう。

■あなたが食事をする理由はなんですか？

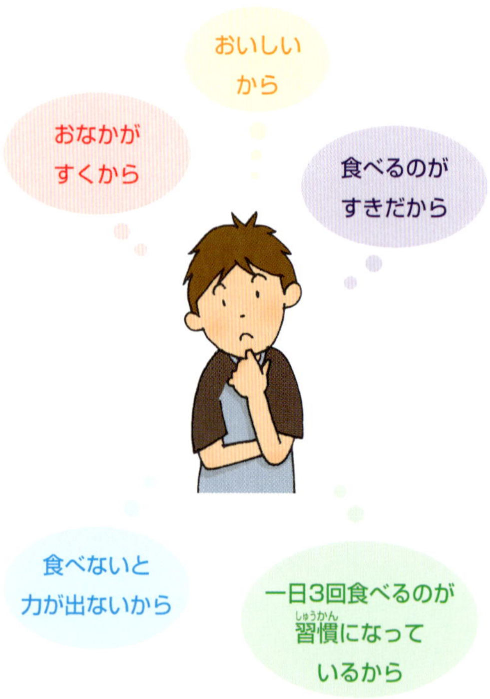
おいしいから
おなかがすくから
食べるのがすきだから
食べないと力が出ないから
一日3回食べるのが習慣《しゅうかん》になっているから

## 食事をする理由を考えよう

わたしたちは、なぜ毎日食事をするのでしょう。

わたしたち人間の体は、約《やく》60兆個《ちょうこ》の細胞《さいぼう》からできています。細胞《さいぼう》は分裂《ぶんれつ》をくり返しながら、新しい細胞《さいぼう》に変《か》わっています。細胞分裂《さいぼうぶんれつ》は体をつくり、生きていくために欠《か》かせない働きです。

また、体には、心臓《しんぞう》や肺《はい》、胃腸《いちょう》、骨《ほね》などいろいろな器官《きかん》があります。心臓《しんぞう》は、血液《けつえき》を体中に送るポンプの役目をし、肺《はい》は呼吸《こきゅう》によってすいこんだ酸素《さんそ》を体中に送っています。このように体の中のさまざまな器官《きかん》は、起きているときもねているときも、休まずに働いています。

体がこれらの活動をするためには、エネルギー（14ページ参照《さんしょう》）が必要《ひつよう》です。このエネルギーのもとになるのが、毎日の食事です。

「栄養《えいよう》」ということばがありますが、このことばは本来、食べ物に入っているいろいろな「栄養素《えいようそ》」を、体の中にとり入れ、生きていくために必要《ひつよう》な成分《せいぶん》に変《か》えることをさします。

## 知ってる？

### 人間が一生に食べる食事の量《りょう》はどれくらい？

人間が一日生きていくためには、どれくらいの水や食料《しょくりょう》が必要《ひつよう》なのでしょうか？

水は3077g、食料《しょくりょう》は618gというデータがあります（NASA《ナサ》 1982年のデータより）。80歳《さい》まで生きるとすると、１年は365日なので、

水は3077g×365×80=8万9848.4kg

食料《しょくりょう》は618g×365×80＝1万8045.6kg

生きている間に8万9848.4kgの水を飲み、1万8045.6kgの食べ物を食べることになります。

そして食事の回数はというと、なんと8万7600回にもなります。人間の一生で、日々の食事がいかに大きな存在《そんざい》であるかがよくわかります。

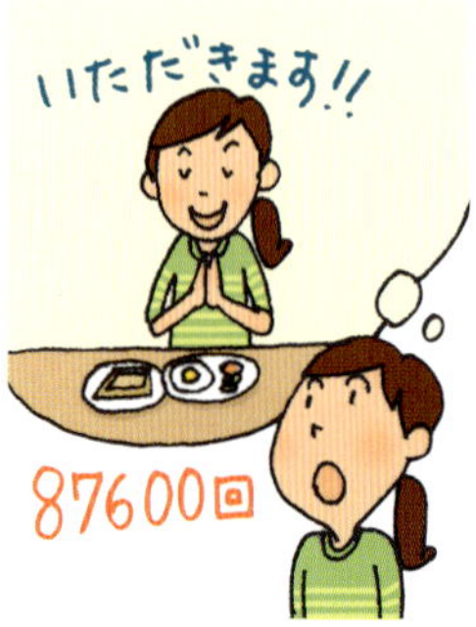

## 食事にはいろいろな楽しみがある

食事は、人間にとって必要《ひつよう》なものであるとともに、たくさんの楽しみをあたえてくれます。おいしそうな食材《しょくざい》や料《りょう》理《り》を目で見たり、味わったり、香《かお》りをかいだりと、視覚《しかく》、味覚《みかく》、嗅覚《きゅうかく》、聴覚《ちょうかく》、触覚《しょっかく》の五感をつかって楽しむことができます。食材《しょくざい》の買い物に行ったり、かんたんな調理を手伝《てつだ》って、いっしょに食事をつくったりすると、さらに食べることへの興味《きょうみ》がわいてくるでしょう。

どんな食材《しょくざい》をどんな組み合わせで、どんな味つけをして料理《りょうり》してあるのかを味わってみるのも楽しいはずです。季《き》節《せつ》ごとのおいしい食べ物や地方によってちがう料理《りょうり》を味わってみるのもおもしろいでしょう。

また、食事は一人で食べるより、家族や友だちといっしょに食べるほうが、楽しい会話の輪《わ》が広がりおいしく感じます。食事は、人の心や体を幸せにしてくれるのです。

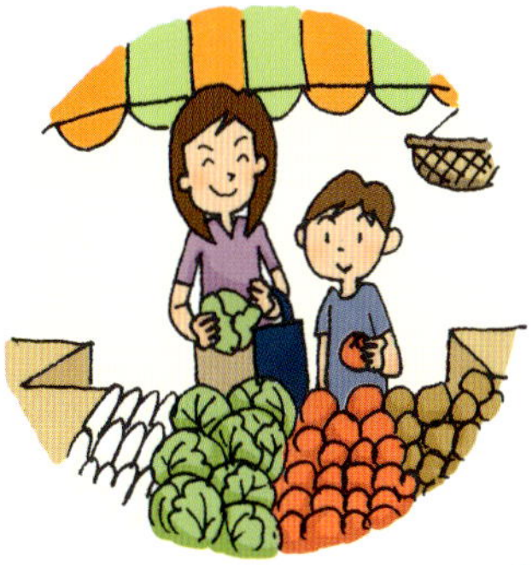

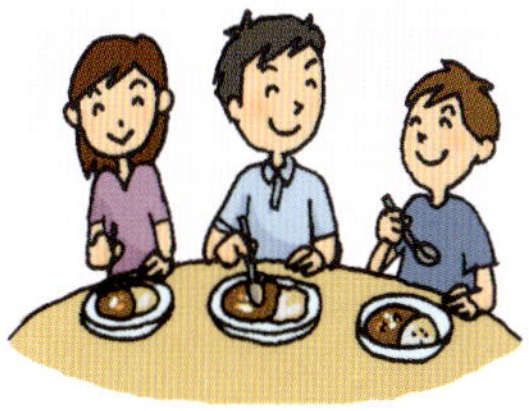

### チェックしよう

## こんな食事をしていると…

あなたは毎日どんな食事をしていますか？　おなかがすいたとき、すきなものをすきなだけ食べ続《つづ》けていると、体はどうなってしまうでしょう。

### ■こんな人いない？

□毎日カレーライスやスパゲッティを食べていたい。

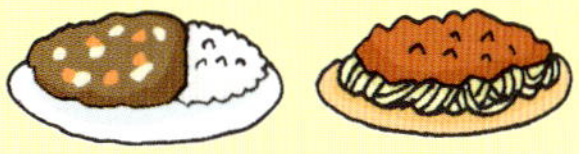

□ダイエットしているから夕食は食べない。

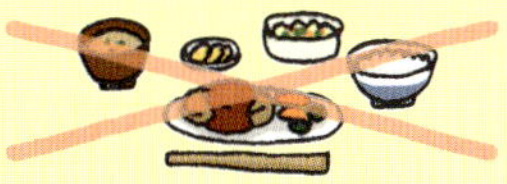

□野菜はきらい。おかずは肉だけでいい。

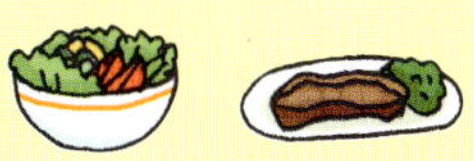

### ●体にこんな症状《しょうじょう》があらわれるかも●

やわらかいものばかり食べていると、かむ回数がへり、だ液《えき》の量《りょう》も少なくなるため、虫歯などになりやすくなります（84ページ参照《さんしょう》）。あごの骨《ほね》や筋肉《きんにく》も発達《はったつ》しません。

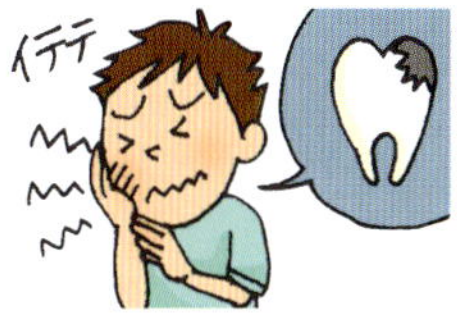


成長期《せいちょうき》にダイエットをすると、エネルギーが不《ふ》足《そく》して頭の働きが悪くなります。骨《ほね》や筋肉《きんにく》の成長《せいちょう》をさまたげ、肌《はだ》あれ、便秘《べんぴ》、貧血《ひんけつ》などの症状《しょうじょう》が出ることもあります（123ページ参照《さんしょう》）。

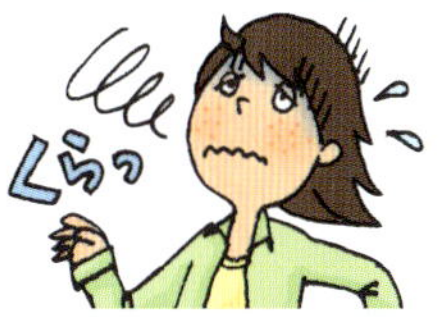


食事はいろいろなものをバランスよく食べることが大切です（54ページ参照《さんしょう》）。かたよった食事を続《つづ》けると、しだいに体が弱くなって、病気にかかりやすくなります。

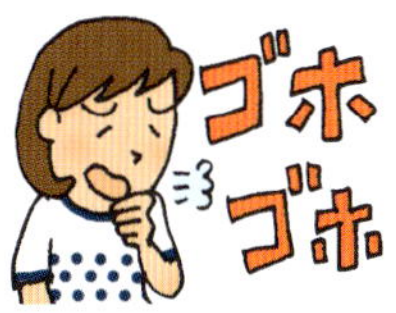

# 体をつくり、動かす栄養素《えいようそ》

わたしたちが生きていくためには、食事が必要《ひつよう》です。食材《しょくざい》にふくまれる栄養素《えいようそ》が、体をつくり、動かしているのです。食事について考える前に、まずは食材《しょくざい》にふくまれる栄養素《えいようそ》について知っておきましょう。

### ■じょうぶな体をつくる3つの柱

じょうぶな体をつくるには、栄養素《えいようそ》バランスのよい食事のほかに、適度《てきど》な運動と十分な睡眠《すいみん》が必要《ひつよう》です（125ページ参照《さんしょう》）。

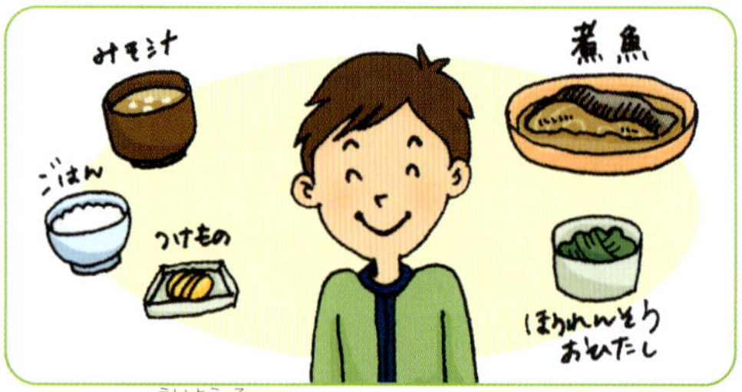

栄養素《えいようそ》バランスを考えた食事

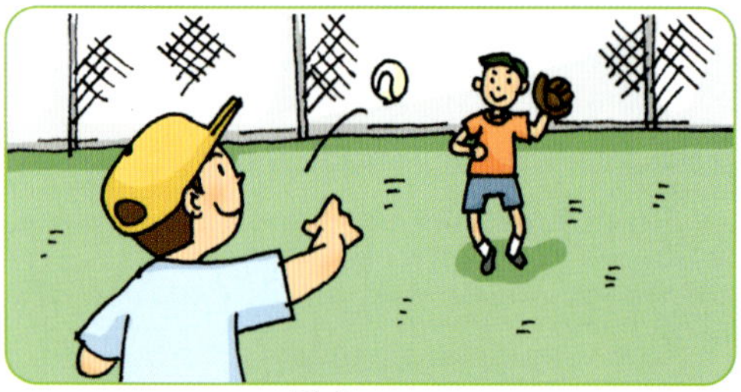
適度《てきど》な運動

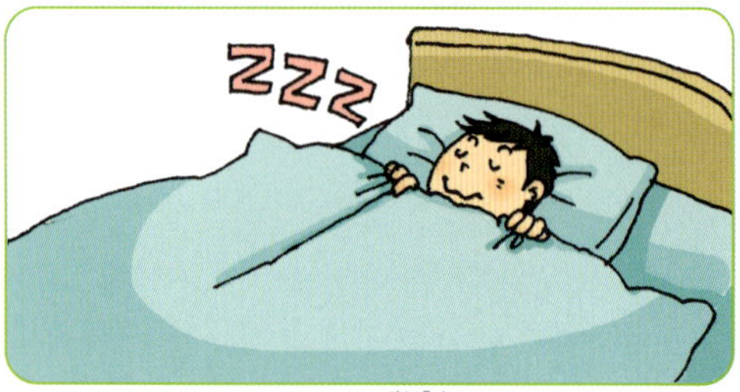

十分な睡眠《すいみん》

### メモ 食事摂取基準《せっしゅきじゅん》

健康《けんこう》な生活を送るために、どんな栄養素《えいようそ》をどのくらいとることがのぞましいのかを示《しめ》した数値《すうち》を「食事摂取基準《せっしゅきじゅん》」といいます。性別《せいべつ》、年齢《ねんれい》、身長、体重を基準《きじゅん》にして算出されためやす量《りょう》で、5年に一度、厚生労働《こうせいろうどう》省《しょう》が発表します（60ページ参照《さんしょう》）。

## 栄養素《えいようそ》ってなんだろう？

栄養素《えいようそ》とは「食材《しょくざい》にふくまれている、生物の生命維持《いじ》に欠《か》かせない成分《せいぶん》」です。栄養素《えいようそ》はその働きによって、大きく3つに分けられます。

1. 体を動かすエネルギー源《げん》になるもの
2. 筋肉《きんにく》や骨《ほね》や内臓《ないぞう》など体をつくるもの
3. 体温調節《ちょうせつ》など体の調子を整えるもの

体を動かすエネルギー源《げん》になる栄養素《えいようそ》には、「炭水化物《たんすいかぶつ》」「脂質《ししつ》」「タンパク質《しつ》」があります。この3つを、三大栄養《えいよう》素《そ》といいます。これに「ビタミン」と「ミネラル（無機質《むきしつ》）」をくわえて、五大栄養素《えいようそ》というときもあります。

「タンパク質《しつ》」「脂質《ししつ》」「ミネラル」は体をつくり、「ビタミン」と「ミネラル」は体の調子を整えます。これらの栄《えい》養素《ようそ》は、体の中でおたがいに助け合って、チームワークを組んで働いています。たとえば、炭水化物《たんすいかぶつ》やタンパク質《しつ》が働くときには、ビタミンB《ビー》の仲間《なかま》が助けています。

栄養素《えいようそ》は多くとり過《す》ぎても、たりなくても、体に影響《えいきょう》をあたえます。バランスのよい食事とは、これらの栄養素《えいようそ》をそれぞれ必要《ひつよう》な量《りょう》だけとることができる食事のことです。

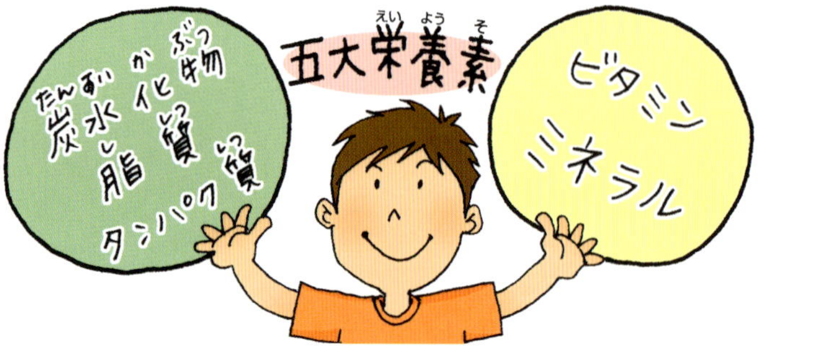

# 五大栄養素《えいようそ》のおもな働き

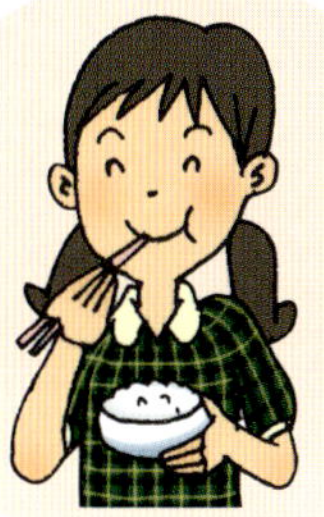

## 三大栄養素《えいようそ》

### 炭水化物《たんすいかぶつ》(40ページ)

体を動かすエネルギー源《げん》となる三大栄《えい》養素《ようそ》の中で、もっとも重要《じゅうよう》な栄養素《えいようそ》。米を中心とした一《いっ》般的《ぱんてき》な日本食では、一日に必要《ひつよう》なエネルギーの約《やく》60%を炭水《たんすい》化物《かぶつ》でとっています。

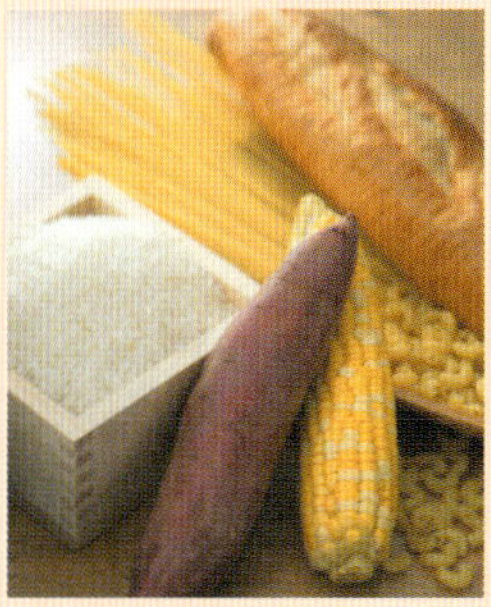

### 脂質《ししつ》(42ページ)

炭水化物《たんすいかぶつ》とおなじく、体のエネルギー源《げん》となる栄養素《えいようそ》。血液《けつえき》や脳《のう》、神経《しんけい》などの細胞《さいぼう》の成分《せいぶん》にもなります。エネルギーとしてすぐにつかわれない分は、脂肪《しぼう》として体にたくわえられます。

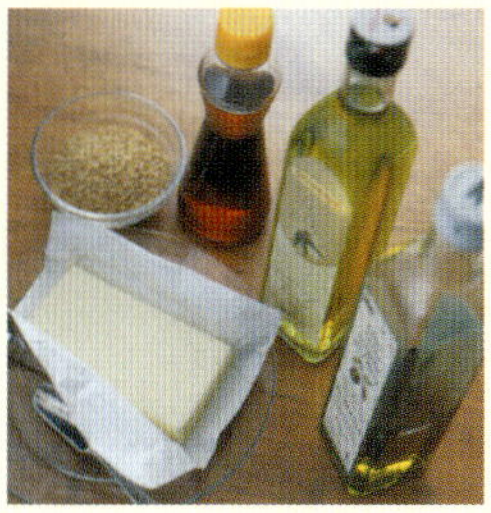

### タンパク質《しつ》(44ページ)

筋肉《きんにく》や骨《ほね》、血液《けつえき》、臓器《ぞうき》、皮膚《ひふ》など、体をつくるすべての細胞《さいぼう》の成分《せいぶん》となる栄養《えいよう》素《そ》。炭水化物《たんすいかぶつ》や脂質《ししつ》がたりなくなると、分解《ぶんかい》されてエネルギー源《げん》にもなります。

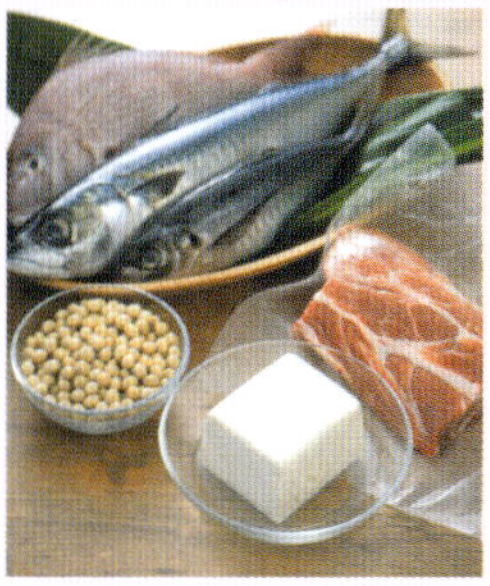

1 体を動かすエネルギー源《げん》になるもの

2 筋肉《きんにく》や骨《ほね》や内臓《ないぞう》など体をつくるもの

3 体温調節《ちょうせつ》など体の調子を整えるもの

### ミネラル(無機質《むきしつ》)(48ページ)

体を構成《こうせい》する成分《せいぶん》となったり、体の調子を整えたりする栄《えい》養素《ようそ》。骨《ほね》や歯の成分《せいぶん》になるほか、筋肉《きんにく》や神経《しんけい》の働きを調整し、体の状態《じょうたい》を一定にたもつ働きもしています。

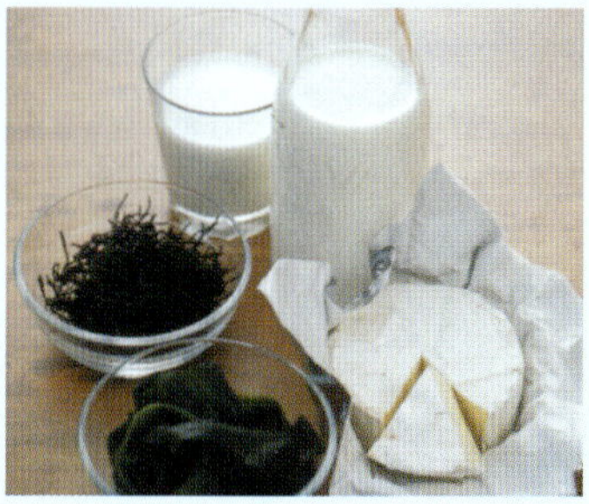

### ビタミン(46ページ)

体の調子を整える栄養素《えいようそ》。体温調節《ちょうせつ》をしたり、体の中で三大《さんだい》栄養素《えいようそ》の働きを助けたりします。血管《けっかん》や粘膜《ねんまく》、骨《ほね》などを健康《けんこう》にたもつ働きもしています。

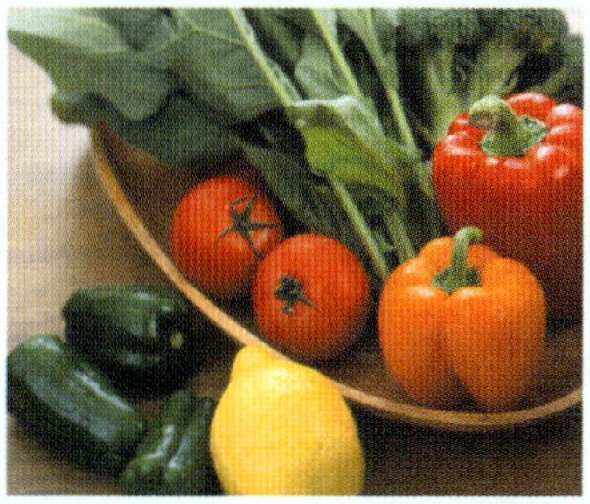

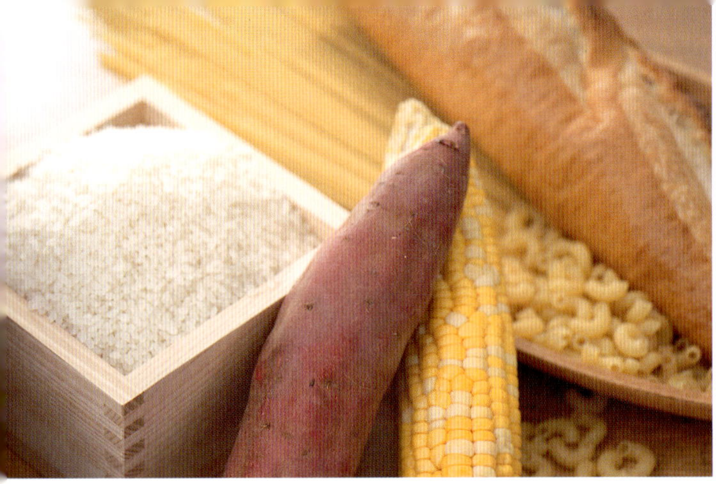

# 炭《たん》水《すい》化《か》物《ぶつ》（糖《とう》質《しつ》）の働き

炭水化物《たんすいかぶつ》はおもに、体を動かすためのエネルギー源《げん》となる栄養素《えいようそ》です。体に入ると「糖質《とうしつ》」に変《か》わり、消化吸《しょうかきゅう》収《しゅう》されます。ここでは糖質《とうしつ》について見ていきましょう。

### ■10～11歳《さい》が一日に必要《ひつよう》とするエネルギーの食事摂取基準量《せっしゅきじゅんりょう》

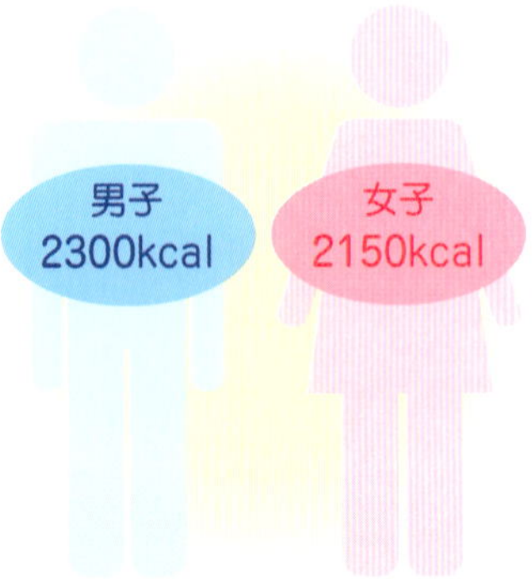


▲お米を中心とした日本の一般的《いっぱんてき》な食事をしていると、一日に必要《ひつよう》なエネルギーの60％前後を糖質《とうしつ》から得《え》ることができます。

※数値《すうち》は、厚生労働省《こうせいろうどうしょう》「日本人の食事摂取基準《せっしゅきじゅん》（2005年版《ばん》）」（60ページ参照《さんしょう》）に基《もと》づいています。

### ■糖質《とうしつ》の種類《しゅるい》

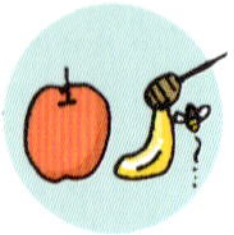

**単糖類《たんとうるい》**

・ブドウ糖《とう》（グルコース）
体の中でエネルギーのもとになる。

・果糖《かとう》
果物やはちみつにふくまれている。

・ガラクトース
母乳《ぼにゅう》に多くふくまれている。

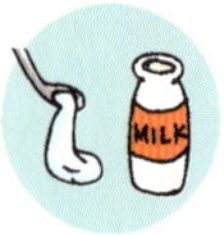

**二糖類《にとうるい》**

・ショ糖《とう》
砂糖《さとう》の主成分《しゅせいぶん》。

・麦芽糖《ばくがとう》
水あめなどにふくまれている。

・乳糖《にゅうとう》
牛乳《ぎゅうにゅう》などにふくまれている。

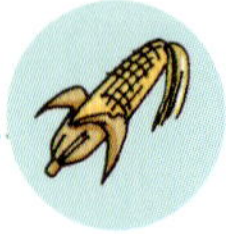

**多糖類《たとうるい》**

・デンプン
米や麦、とうもろこしなどにふくまれている。

## エネルギー源《げん》になる

炭水化物《たんすいかぶつ》の中でも、消化吸収《しょうかきゅうしゅう》（88ページ参照《さんしょう》）されてエネルギー源《げん》になるものを糖質《とうしつ》、消化《しょうか》されないものを食物繊《しょくもつせん》維《い》といいます（50ページ参照《さんしょう》）。

糖質《とうしつ》のおもな働きは、ブドウ糖《とう》（グルコース）に分解《ぶんかい》されて体中に運ばれ、体を動かすエネルギー源《げん》になることです。とくに脳《のう》は、ブドウ糖《とう》だけをエネルギー源《げん》にしているので、たくさんのブドウ糖《とう》を必要《ひつよう》とします（16ページ参照《さんしょう》）。

血液《けつえき》の中には、体を動かすためにいつもおなじくらいの量《りょう》のブドウ糖《とう》が必要《ひつよう》です。血液《けつえき》中のブドウ糖《とう》の濃度《のうど》（濃《こ》さ）を「血糖値《けっとうち》」といい、いつも一定にたもたれるように調節《ちょうせつ》されています。

血液《けつえき》中のブドウ糖《とう》の量《りょう》がへり、血糖値《けっとうち》が下がると、脳《のう》がエネルギー不足《ぶそく》になり、思考力が下がったり、疲労感《ひろうかん》が出たりします。一方、多くとり過《す》ぎてしまうと、体脂肪《たいしぼう》となって体にたくわえられるので、太る原因《げんいん》になります。

## 種類《しゅるい》によって吸収《きゅうしゅう》のはやさがちがう

糖質《とうしつ》は、単糖類《たんとうるい》、二糖類《にとうるい》、多糖類《たとうるい》の３種類《しゅるい》に分けられます（左参照《さんしょう》）。単糖類《たんとうるい》は糖質《とうしつ》の最小単位《さいしょうたんい》で、糖質《とうしつ》が体に吸《きゅう》収《しゅう》されるときはすべてこの状態《じょうたい》に分解《ぶんかい》されます。二糖類《にとうるい》は単糖類《たんとうるい》が２個結合《こけつごう》したもので、多糖類《たとうるい》はたくさんの単糖類《たんとうるい》が結合《けつごう》したものです。

単糖類《たんとうるい》は分解《ぶんかい》する必要《ひつよう》がないので、体への吸収《きゅうしゅう》がはやく、結合《けつごう》の多い多糖類《たとうるい》は、分解《ぶんかい》するのに時間がかかるため、体への吸収《きゅうしゅう》にも時間がかかります。つまり、食べてすぐにエネルギーになるのではなく、ゆっくりとエネルギーになるため、血糖値《けっとうち》が急激《きゅうげき》に上昇《じょうしょう》せず、一定にたもつことができるのです。

## 多くの食べ物にふくまれる糖質《とうしつ》

糖質《とうしつ》というと、砂糖《さとう》やケーキ、果物などあまいものだけにふくまれていると思ってしまうかもしれません。しかし、米やパンにふくまれるデンプンや、牛乳《ぎゅうにゅう》にふくまれる乳糖《にゅうとう》など、多くの食べ物にふくまれています。

糖質《とうしつ》は脳《のう》をはじめ、体の多くの部分でエネルギー源《げん》としてつかわれるので、食事でしっかりと必要《ひつよう》な量《りょう》をとることが大切です。１回の食事で体の中にたくわえられる糖質《とうしつ》の量《りょう》は、およそ12時間分といわれています。

また、糖質《とうしつ》がエネルギーに変《か》わるためには、ビタミンB《ビー》$_1$（47ページ参照《さんしょう》）の助けが必要《ひつよう》です。糖質《とうしつ》をとるときには、豚肉《ぶたにく》やうなぎ、ごまなどビタミンB《ビー》$_1$をふくむ食べ物もいっしょに食べると、体への吸収《きゅうしゅう》がよくなります。

### ■糖質《とうしつ》とビタミンB《ビー》$_1$を両方ふくむ食材《しょくざい》

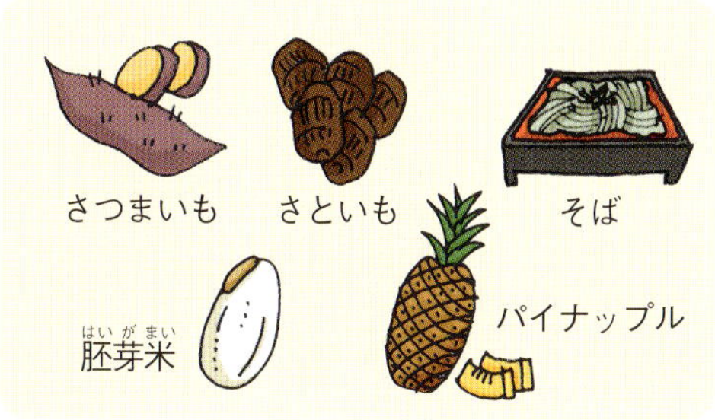
さつまいも
さといも
そば
胚芽米《はいがまい》
パイナップル

### ■糖質《とうしつ》とビタミンB《ビー》$_1$を両方ふくむメニュー

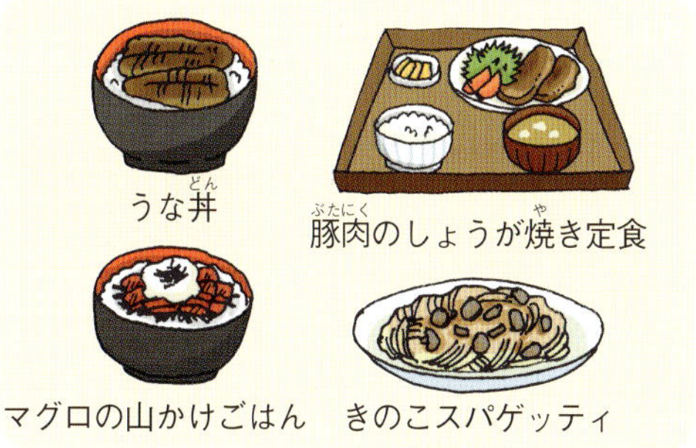
うな丼《どん》
豚肉《ぶたにく》のしょうが焼《や》き定食
マグロの山かけごはん
きのこスパゲッティ

## 知ってる？

## お菓子《かし》や果物に入っている糖質《とうしつ》はどのくらい？

ケーキやジュースにはたくさんの糖《とう》分《ぶん》がふくまれています。どのくらい入っているか知っていますか？

ショートケーキ100g（1と3分の1個《こ》）には糖質《とうしつ》が約《やく》47g、オレンジ果《か》汁《じゅう》100%ジュース100mlには、約《やく》10gも入っています。

ケーキやジュースだけでも、たくさんの糖分《とうぶん》をとってしまうことになるのです。

砂糖《さとう》には、ショ糖《とう》という糖質《とうしつ》が多くふくまれています。ショ糖《とう》は、脂肪《しぼう》に変《か》わりやすい性質《せいしつ》があるため、とり過《す》ぎると肝臓《かんぞう》にたくわえられて、脂肪《しぼう》を増《ふ》やす原因《げんいん》となります。

糖質《とうしつ》は、すぐに分解《ぶんかい》されるケーキやジュースなどからばかりでなく、分解《ぶんかい》するのに時間がかかる穀物《こくもつ》やいも類《るい》などから、バランスよくとることが大切なのです。

### ■食品100g中にふくまれる炭水化物《たんすいかぶつ》（糖質《とうしつ》）量《りょう》の比較《ひかく》

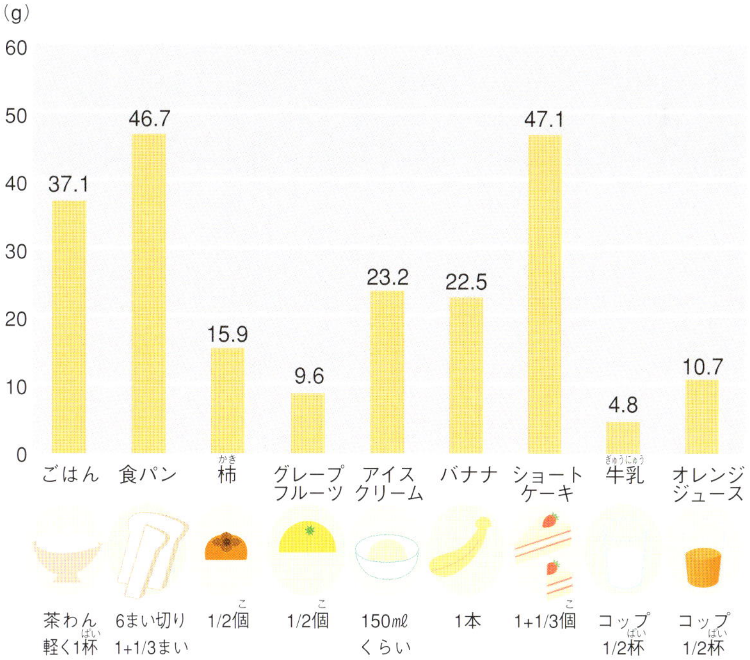


▲ショートケーキを１個《こ》食べると、ごはんを１杯《ぱい》食べたのとおなじくらいの糖《とう》質《しつ》をとったことになります。

資料《しりょう》：文部科学省《もんぶかがくしょう》「五訂増補《ていぞうほ》日本食品標準成分表《ひょうじゅんせいぶんひょう》」

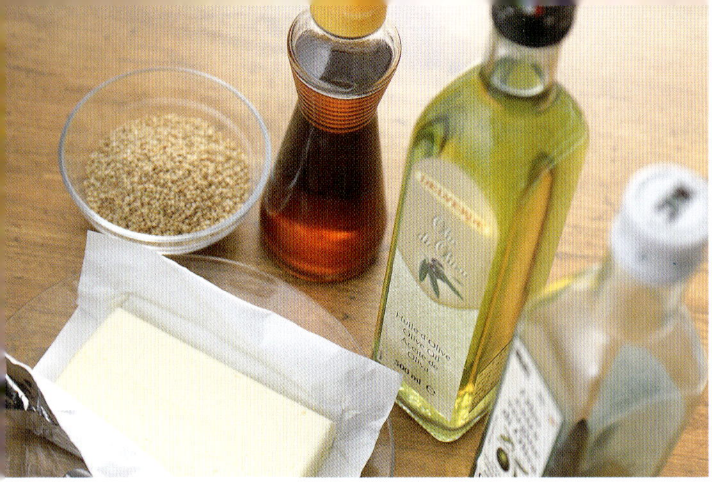

# 脂質《ししつ》の働き

脂質《ししつ》は、糖質《とうしつ》やタンパク質《しつ》にくらべると、少量《しょうりょう》で大きなエネルギーとなる栄養素《えいようそ》です。その分、とり過《す》ぎると肥満《ひまん》の原因《げんいん》にもなります。脂質《ししつ》の働きとじょうずなとり方を考えていきましょう。

## エネルギー効率《こうりつ》がよい

バターやサラダ油、牛や豚《ぶた》の脂《あぶら》など、食品にふくまれている脂質《ししつ》の多くは、一般《いっぱん》に「脂肪《しぼう》」とよばれる中性脂肪《ちゅうせいしぼう》です。体に入ると脂肪酸《しぼうさん》とグリセロール（グリセリン）に分解《ぶんかい》され、エネルギー源《げん》となります。

脂質《ししつ》は、糖質《とうしつ》同様エネルギー源《げん》になりますが、おなじ重さの糖質《とうしつ》やタンパク質《しつ》とくらべると、２倍以上《いじょう》のエネルギーを生み出す効率《こうりつ》のよいエネルギー源《げん》です（左参照《さんしょう》）。

エネルギーとしてつかわれなかった脂質《ししつ》は、肝臓《かんぞう》や脂肪細胞《しぼうさいぼう》にたくわえられ、エネルギーが必要《ひつよう》になったときにふたたび分解《ぶんかい》されて、体の働きを助けます。

脂質《ししつ》は、体内の構成成分《こうせいせいぶん》としても重要《じゅうよう》な役割《やくわり》をもっています。体内での脂質《ししつ》には、中性脂肪《ちゅうせいしぼう》と脂肪酸《しぼうさん》のほかに、細胞《さいぼう》の外側《そとがわ》にある膜《まく》（細胞膜《さいぼうまく》）をつくる材料《ざいりょう》になるリン脂質《ししつ》、脳《のう》や神経《しんけい》の細胞膜《さいぼうまく》や、血管《けっかん》の構成成分《こうせいせいぶん》になるコレステロールなどがあります。

そのほか、脂溶性《しようせい》ビタミン（46ページ参照《さんしょう》）のビタミンA《エー》、D《ディー》、E《イー》、K《ケー》の吸収《きゅうしゅう》を助ける働きもあります。

### ■効率《こうりつ》のよいエネルギー

糖質《とうしつ》、脂質《ししつ》、タンパク質《しつ》が生み出すエネルギー量《りょう》は、

○糖質《とうしつ》１gで4kcal
○脂質《ししつ》１gで9kcal
○タンパク質《しつ》１gで4kcal

と、脂質《ししつ》がいちばん効率《こうりつ》よくエネルギーを生み出します。

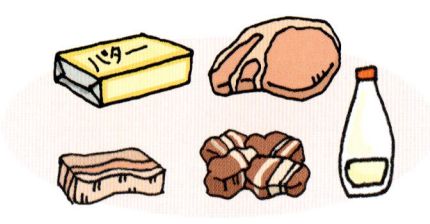

## 脂質《ししつ》の種類《しゅるい》と体内での働き

脂質《ししつ》は、とり過《す》ぎると太る原因《げんいん》になるため、きらわれ者あつかいされることが多いのですが、体のいろいろな部分で大切な働きをしてくれる栄養素《えいようそ》です。脂質《ししつ》が不足《ふそく》すると、血管《けっかん》が弱くなったり、肌《はだ》あれの原因《げんいん》となったりします。

**中性脂肪《ちゅうせいしぼう》**

90％が脂肪酸《しぼうさん》で構成《こうせい》されている。体内に入ると肝臓《かんぞう》などでたくわえられ、エネルギー源《げん》になる。糖質《とうしつ》同様、とり過《す》ぎに注意が必要《ひつよう》。

**リン脂質《ししつ》、糖脂質《とうししつ》**

細胞膜《さいぼうまく》の構成成分《こうせいせいぶん》になる。また、体内で水にとけない物質《ぶっしつ》を吸収《きゅうしゅう》しやすくするために、水になじませる働きもある。

**コレステロール**

脳《のう》や神経《しんけい》の細胞膜《さいぼうまく》や血管《けっかん》の構成成分《こうせいせいぶん》になる。多くが体内でつくられるが、食品からも摂取《せっしゅ》するため、とり過《す》ぎると生活習慣病《しゅうかんびょう》（120ページ参照《さんしょう》）の原因《げんいん》になる。

# 脂質《ししつ》のじょうずなとり方

　脂質《ししつ》は、成長《せいちょう》や健康《けんこう》をたもつために大切な栄養素《えいようそ》です。体の中でつくることができない脂肪《しぼう》を必須脂肪酸《ひっすしぼうさん》といいます。必須脂肪酸《ひっすしぼうさん》は、食べ物からとることが必要《ひつよう》ですが、毎日いろいろなものを食べていれば知らないうちにとれています。脂質《ししつ》はたりない心配をするよりも、むしろとり過《す》ぎが心配な栄養素《えいようそ》なのです。

　脂質《ししつ》は、肉類《るい》の脂《あぶら》などにふくまれる動物性《せい》の脂質《ししつ》、サラダ油やオリーブオイルなどに多くふくまれる植物性《せい》の脂《し》質《しつ》、魚などにふくまれる魚類《るい》の脂質《ししつ》と、大きく３つに分けられます。

　一日に動物性《せい》の脂質《ししつ》と植物性《せい》の脂質《ししつ》、魚類《るい》の脂質《ししつ》を、下のバランスでとるのがよいとされています。

**動物性《せい》の脂質《ししつ》３ ： 植物性《せい》の脂質《ししつ》４ ： 魚類《るい》の脂質《ししつ》３**

## ■10～11歳《さい》が一日に必要《ひつよう》とする脂質《ししつ》の目標量《もくひょうりょう》

　厚生労働省《こうせいろうどうしょう》が定めた食事摂取基準《せっしゅきじゅん》（60ページ参照《さんしょう》）では、脂質《ししつ》をとり過《す》ぎないために、一日に必要《ひつよう》なエネルギーのうち、どれだけ脂《し》質《しつ》から摂取《せっしゅ》すればよいか、その比率《ひりつ》の目標量《もくひょうりょう》が設定《せってい》されています。

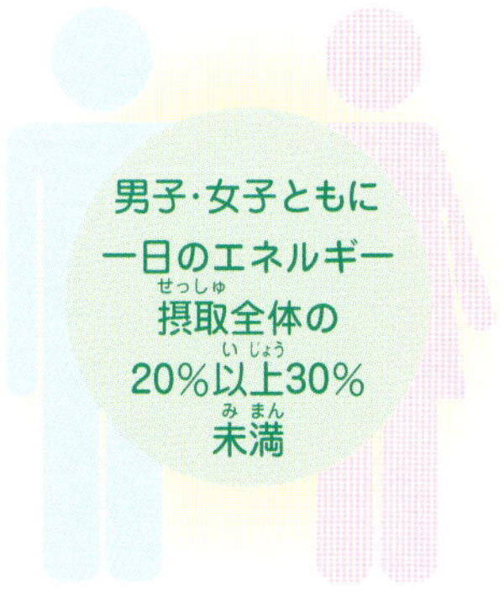
男子･女子ともに
一日のエネルギー
摂取《せっしゅ》全体の
20%以上《いじょう》30%
未満《みまん》

資料《しりょう》：厚生労働省《こうせいろうどうしょう》「日本人の食事摂取基準《せっしゅきじゅん》（2005年版《ばん》）」

## おしえて! 脂質《ししつ》をとり過《す》ぎるとどうして太るの？

　脂質《ししつ》は、糖質《とうしつ》やタンパク質《しつ》にくらべて2倍のエネルギー、つまりカロリーを生み出します。運動などで体を動かしたとき、まず最初《さいしょ》につかわれるのは糖質《とうしつ》のエネルギーで、だんだんと脂質《ししつ》のエネルギーがつかわれはじめます。

　つまり、食事から効率《こうりつ》よくエネルギーをとることができるわりに、体を動かしてもそのエネルギーは消費《しょうひ》されにくいのです。そのため、とり過《す》ぎるとそのままたくわえられて、太ることになります。

### ■脂質《ししつ》を多くふくむ食品（100gあたり）

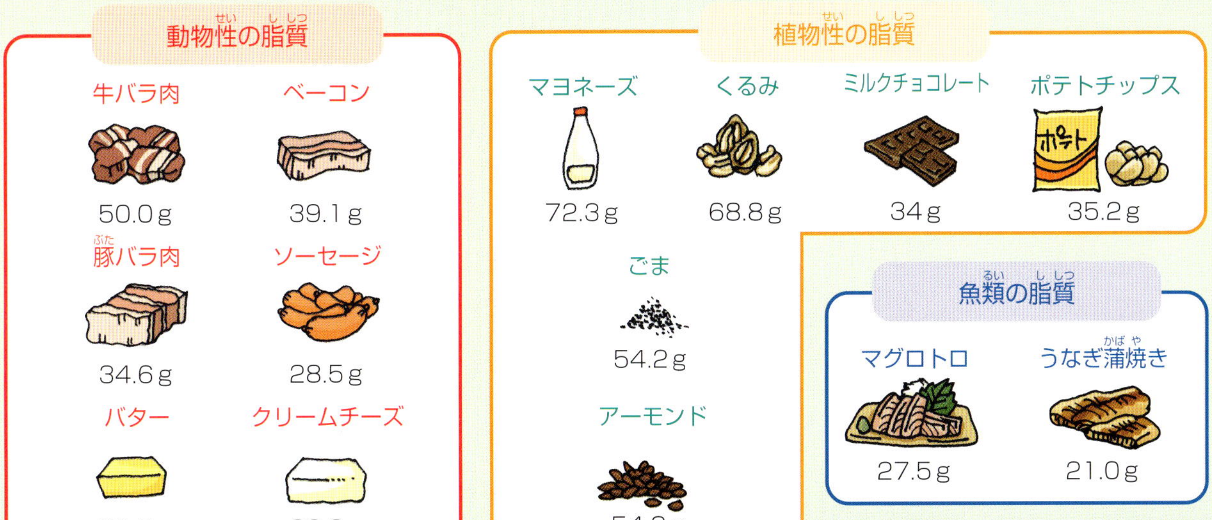
動物性《せい》の脂質《ししつ》
牛バラ肉
50.0g
ベーコン
39.1g
豚《ぶた》バラ肉
34.6g
ソーセージ
28.5g
バター
81.0g
クリームチーズ
33.0g
植物性《せい》の脂質《ししつ》
マヨネーズ
72.3g
くるみ
68.8g
ミルクチョコレート
34g
ポテトチップス
35.2g
ごま
54.2g
アーモンド
54.2g
魚類《るい》の脂質《ししつ》
マグロトロ
27.5g
うなぎ蒲焼《かばや》き
21.0g

資料《しりょう》：文部科学省《もんぶかがくしょう》「五訂増補《ていぞうほ》日本食品標準成分表《ひょうじゅんせいぶんひょう》」

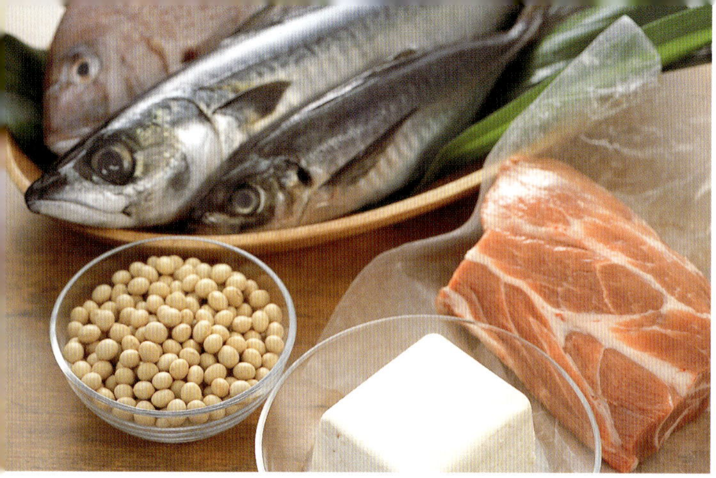

# タンパク質《しつ》の働き

タンパク質《しつ》は、筋肉《きんにく》や臓器《ぞうき》など体をつくる細胞《さいぼう》の成分《せいぶん》となります。タンパク質《しつ》が不足《ふそく》すると、体力がおちてしまいます。成長期《せいちょうき》の子どもにとっては、とくにしっかりとりたい栄養素《えいようそ》です。

メモ

### アミノ酸《さん》

わたしたちの体をつくっているタンパク質《しつ》は、約《やく》20種類《しゅるい》のアミノ酸《さん》からつくられています。その中で、体の中でつくることができず、食べ物からとらなければならないアミノ酸《さん》は９種類《しゅるい》あり、これを「必須《ひっす》アミノ酸《さん》」といいます。

■9種類《しゅるい》の必須《ひっす》アミノ酸《さん》

トリプトファン、メチオニン、リジン、フェニルアラニン、ロイシン、イソロイシン、バリン、スレオニン、ヒスチジン

## 細胞《さいぼう》をつくり変《か》える

タンパク質《しつ》の多くは、体の中で消化吸収《しょうかきゅうしゅう》され、筋肉《きんにく》や骨《ほね》、髪《かみ》の毛や皮膚《ひふ》、臓器《ぞうき》、血液《けつえき》など、体の組織《そしき》をつくる成分《せいぶん》になります。また、脳《のう》が働いたり、血液《けつえき》の中にふくまれている栄養素《えいようそ》が運ばれたりといった、体の中で起こるいろいろな働きを助けています。体の中で糖質《とうしつ》がたりなくなると、エネルギーをつくり出したりもします。

タンパク質《しつ》は「アミノ酸《さん》」という物質《ぶっしつ》でつくられています。消化吸収《しょうかきゅうしゅう》されると、一度アミノ酸《さん》に分解《ぶんかい》されますが、ふたたびアミノ酸《さん》を組み合わせて合成《ごうせい》し、タンパク質《しつ》をつくり体の細胞《さいぼう》の成分《せいぶん》になります。

古くなった体の細胞《さいぼう》を分解《ぶんかい》して、つねに新しいものにつくり変《か》えてくれるタンパク質《しつ》は、成長期《せいちょうき》の子どもにはとくに重要《じゅうよう》な栄養素《えいようそ》なのです。

知ってる？

## タンパク質《しつ》には成績表《せいせきひょう》がある!?

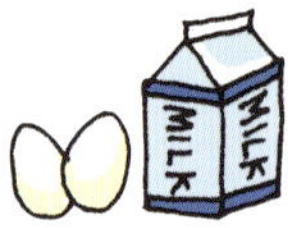


タンパク質《しつ》は、20種類《しゅるい》のアミノ酸《さん》の組み合わせによって現在約《げんざいやく》10万種類《しゅるい》あるといわれています。このさまざまなタンパク質《しつ》について、人間の体に理想的《てき》なタンパク質《しつ》のつくりを基準《きじゅん》として、それに近いかどうかを判定《はんてい》した数値《すうち》を「アミノ酸《さん》スコア」といいます。必須《ひっす》アミノ酸《さん》をバランスよくふくんでいる「良質《りょうしつ》のタンパク質《しつ》」ほど、アミノ酸《さん》スコアが最高値《さいこうち》の100に近くなります。

■アミノ酸《さん》スコア

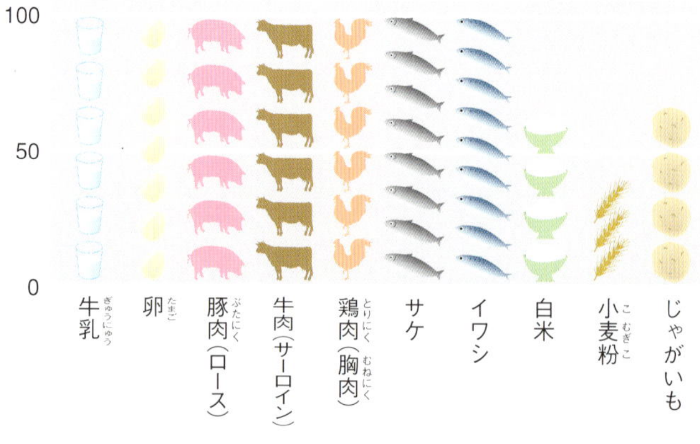
100
50
0
牛乳《ぎゅうにゅう》
卵《たまご》
豚肉《ぶたにく》(ロース)
牛肉(サーロイン)
鶏肉《とりにく》(胸肉《むねにく》)
サケ
イワシ
白米
小麦粉《こむぎこ》
じゃがいも

# タンパク質《しつ》の分類《ぶんるい》

タンパク質《しつ》は、肉や魚介類《ぎょかいるい》にふくまれる動物性《せい》タンパク質《しつ》と大豆製品《せいひん》などにふくまれる植物性《せい》タンパク質《しつ》に分類《ぶんるい》できます。必須《ひっす》アミノ酸《さん》をバランスよくふくみ、スムーズに消化《しょうか》吸収《きゅうしゅう》されるタンパク質《しつ》ほど「良質《りょうしつ》」と考えられ、良質《りょうしつ》のタンパク質《しつ》といわれています。肉、牛乳《ぎゅうにゅう》、チーズ、卵《たまご》などの動物性《せい》食品は必須《ひっす》アミノ酸《さん》をバランスよくふくむ、良質《りょうしつ》のタンパク質《しつ》です。

しかし、動物性《せい》食品だけでタンパク質《しつ》をとろうとすると、脂質《ししつ》などの栄養素《えいようそ》をとり過《す》ぎてしまいます。タンパク質《しつ》は動物性《せい》食品だけでなく、穀物《こくもつ》や大豆製品《せいひん》など植物性《せい》食品と組み合わせてとることによって、ほかの栄養素《えいようそ》もバランスよくとることができるのです。

## ■10〜11歳《さい》が一日に必要《ひつよう》とするタンパク質《しつ》の食事摂取基準量《せっしゅきじゅんりょう》

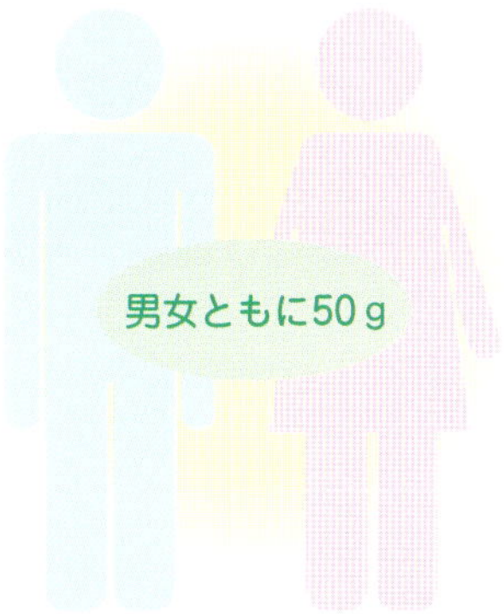


※数値《すうち》は、厚生労働省《こうせいろうどうしょう》「日本人の食事摂取基準《せっしゅきじゅん》（2005年版《ばん》）」（60ページ参照《さんしょう》）に基《もと》づいています。

## タンパク質《しつ》を多くふくむ食品（100g中）

どんな食べ物にタンパク質《しつ》がたくさんふくまれているのでしょうか。

### 魚介類《ぎょかいるい》（動物性《せい》タンパク質《しつ》）

マグロ赤身

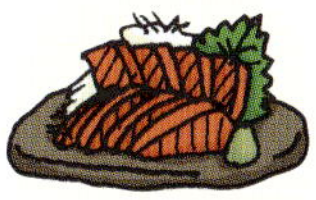

26.4g

カツオ

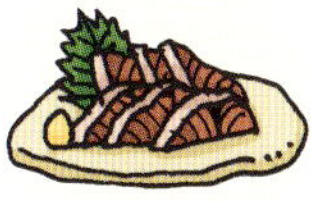

25.8g

車エビ

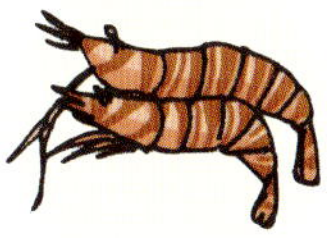

21.6g

サバ

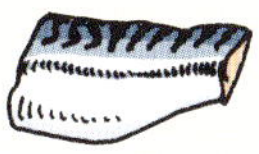

20.7g

サケ

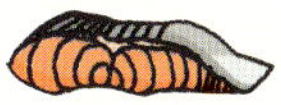

19.6g

サンマ

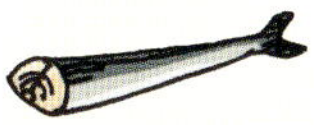

18.5g

### 肉類《るい》（動物性《せい》タンパク質《しつ》）

鶏《とり》ささみ肉

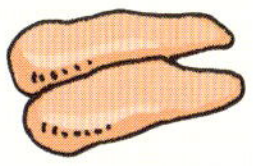

24.6g

鶏《とり》皮なし胸《むね》肉

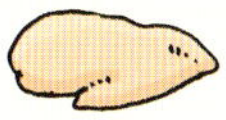

24.4g

豚《ぶた》ヒレ肉

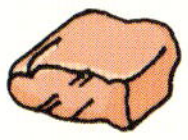

22.8g

牛ヒレ肉

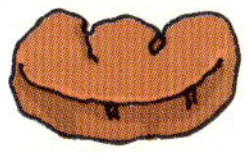

19.1g

牛もも肉

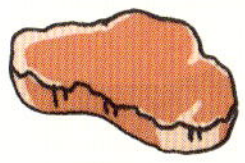

18.9g

### 乳製品《にゅうせいひん》（動物性《せい》タンパク質《しつ》）

チーズ

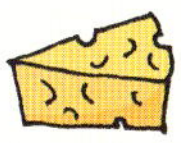

22.7g

ヨーグルト

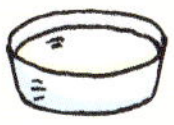

3.6g

牛乳《ぎゅうにゅう》

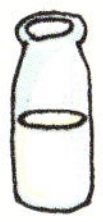

3.3g

### 大豆製品《せいひん》（植物性《せい》タンパク質《しつ》）

生揚《なまあ》げ

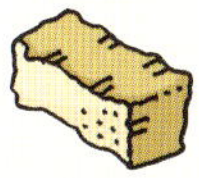

10.7g

納豆《なっとう》

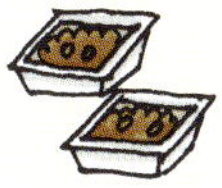

16.5g

木綿豆腐《もめんどうふ》

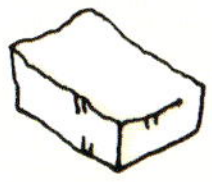

6.6g

### その他（動物性《せい》タンパク質《しつ》）

卵《たまご》

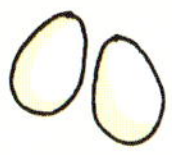

12.3g

資料《しりょう》：文部科学省《もんぶかがくしょう》「五訂増補《ていぞうほ》日本食品標準成分表《ひょうじゅんせいぶんひょう》」

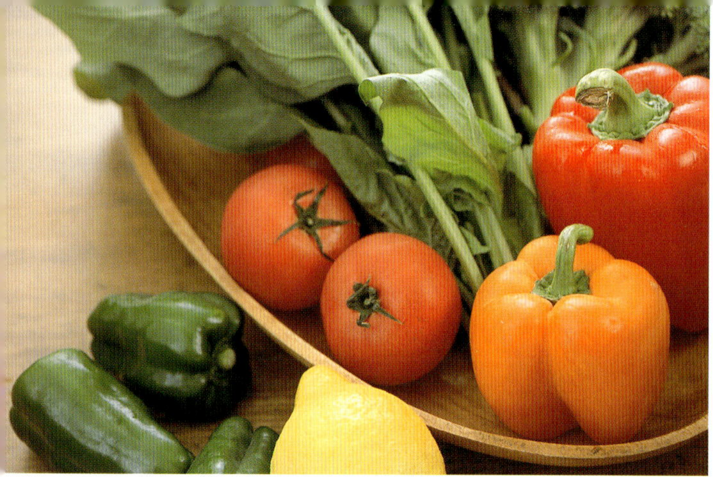

# ビタミンの働き

ビタミンは、体の調子を整える栄養素《えいようそ》です。どのようなビタミンがどのような働きをするのか、見ていきましょう。

メモ

### 酵素《こうそ》

細胞《さいぼう》の中でつくられ、消化《しょうか》や吸収《きゅうしゅう》など体内で行われる化学反応《かがくはんのう》のほとんどすべての働きを助ける物質《ぶっしつ》。いろいろな種類《しゅるい》がある。

### ■10〜11歳《さい》が一日に必要《ひつよう》とするおもなビタミンの食事摂取基準量《せっしゅきじゅんりょう》

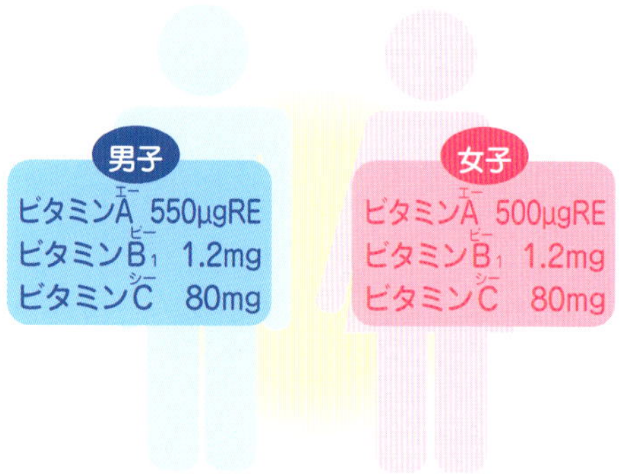


※数値《すうち》は、厚生労働省《こうせいろうどうしょう》「日本人の食事摂取基準《せっしゅきじゅん》（2005年版《ばん》）」（60ページ参照《さんしょう》）に基《もと》づいています。

## 知ってる？

### ビタミンC《シー》は空気と水に弱い！

ほうれんそうにふくまれるビタミンC《シー》は、空気中の酸素《さんそ》にふれると酸化《さんか》が起き、時間がたつにつれてへってしまいます。

熱《ねつ》でうしなわれるビタミンC《シー》の量《りょう》はすこしですが、ゆでたあと水にひたしているうちに、ビタミンC《シー》は、水にとけ出してしまいます。ゆでたあとは、さっと水にくぐらせるだけにしましょう。

## 体に欠《か》かせない13種類《しゅるい》のビタミン

ビタミンはミネラル（48ページ参照《さんしょう》）とともに、体の中で三大栄養素《えいようそ》（糖質《とうしつ》や脂質《ししつ》、タンパク質《しつ》）の消化吸収《しょうかきゅうしゅう》をうながす「酵素《こうそ》」の働きを助けています。また血管《けっかん》や粘膜《ねんまく》、骨《ほね》などを健康《けんこう》にたもち、細胞《さいぼう》を新しくする働きにも関《かか》わっています。

体に必要《ひつよう》とされるビタミンは現在《げんざい》13種類《しゅるい》あります。どれも必要《ひつよう》とする量《りょう》はごくわずかですが、不足《ふそく》すると食欲《しょくよく》がなくなる、つかれやすくなるなど、いろいろな症状《しょうじょう》があらわれます。

13種類《しゅるい》のビタミンの中で、ビタミンB《ビー》とつくビタミンは、一つひとつの働きがにているため、まとめて「ビタミンB《ビー》群《ぐん》」とよばれています。ビタミンB群《ビーぐん》は、体の中ではおたがいに助け合って働いています。

## 水溶性《すいようせい》と脂溶性《しようせい》がある

ビタミンには、水にとける性質《せいしつ》の水溶性《すいようせい》ビタミンと、水にとけずに油にとける脂溶性《しようせい》ビタミンがあります。

ビタミンB群《ビーぐん》、ビタミンC《シー》などの水溶性《すいようせい》ビタミンは体にたくわえられずに、必要《ひつよう》のない分は体から排泄《はいせつ》されます。とりだめすることができないため、必要《ひつよう》な量《りょう》を毎日とることが大切です。

一方、脂溶性《しようせい》のビタミンA《エー》、ビタミンD《ディー》、ビタミンE《イー》、ビタミンK《ケー》はあまった分が体にたくわえられます。そのため、サプリメント（26ページ参照《さんしょう》）などで1つのビタミンを一度に大量《たいりょう》にとると、頭痛《ずつう》や吐《は》き気《け》などが起きることがありますので、とり過《す》ぎないように注意する必要《ひつよう》があります。

# 13種類《しゅるい》のビタミンとそのおもな働き

## ●脂溶性《しようせい》のビタミン

### ビタミンA《エー》

皮膚《ひふ》や目の網膜《もうまく》を健康《けんこう》にたもつ。
動物性《せい》食品にふくまれている。

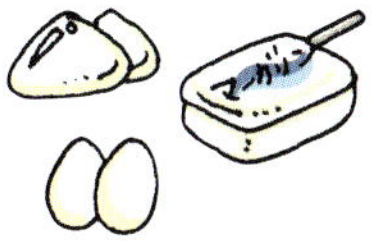

レバー　マーガリン　チーズ
牛乳《ぎゅうにゅう》　卵《たまご》　など。

**※ベータカロテン**

緑黄色野菜《りょくおうしょくやさい》などにふくまれているベータカロテンは、体の中で必要《ひつよう》な分だけビタミンA《エー》に変《か》わる。

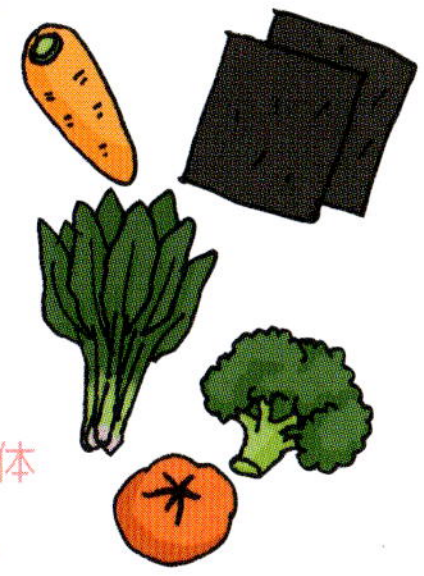

焼《や》きのり　にんじん　春菊《しゅんぎく》
ほうれんそう　にら
チンゲンサイ　びわ
ブロッコリー　など。

※油をつかって調理すると、体の中での吸収《きゅうしゅう》がよくなります。

### ビタミンD《ディー》

カルシウムとリンの吸収《きゅうしゅう》を助け、じょうぶな骨《ほね》をつくる。血液《けつえき》中のカルシウムの濃度《のうど》を一定にする。

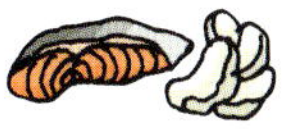

アンコウ　サケ　サンマ　イサキ
イワシ丸干《ぼ》し　白きくらげ　など。

### ビタミンE《イー》

細胞《さいぼう》の老化《ろうか》をふせぐ。血行をよくする。

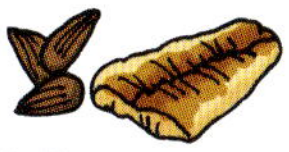

うなぎ　かぼちゃ　アーモンド　小麦胚芽《はいが》　など。

### ビタミンK《ケー》

骨《ほね》を強くする。出血を止める。

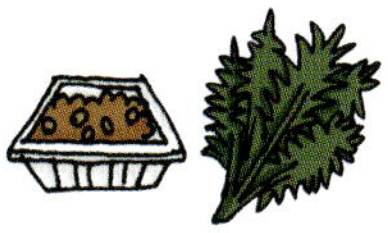

納豆《なっとう》　あしたば　春菊《しゅんぎく》
かぶの葉　大根の葉　など。

## ●水溶性《すいようせい》のビタミン

### ビタミン$B_1$《ビー》

糖質《とうしつ》を分解《ぶんかい》する。ストレスをやわらげ、疲労回復《ひろうかいふく》に役立つ。

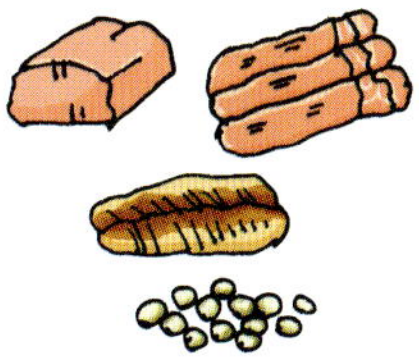

豚《ぶた》ヒレ肉　豚《ぶた》もも肉
うなぎ　大豆　玄米《げんまい》ごはん
そば　など。

### ビタミン$B_2$《ビー》

脂質《ししつ》や糖質《とうしつ》、タンパク質《しつ》がエネルギーになる働きを助ける。健康《けんこう》な肌《はだ》をつくったり生活習慣病《しゅうかんびょう》をふせいだりする。

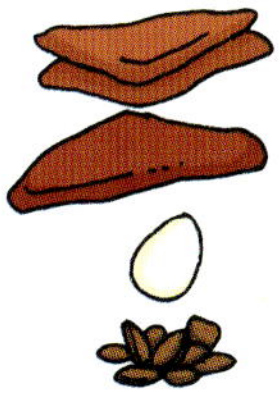

豚《ぶた》レバー　牛レバー　鶏《とり》レバー
うなぎ　卵《たまご》　イワシ　アーモンド
干ししいたけ　など。

### ビタミン$B_6$《ビー》

アミノ酸《さん》がタンパク質《しつ》に再合成《さいごうせい》される働きを助ける。分解《ぶんかい》された脂質《ししつ》の働きを助ける。

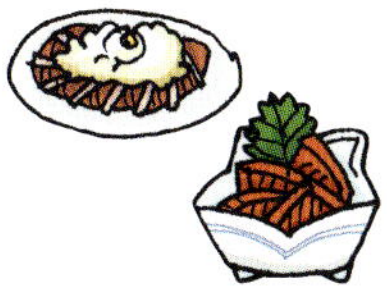

カツオ　マグロ　サケ
サンマ　サバ　など。

### ビタミン$B_{12}$《ビー》

血液《けつえき》の赤血球《せっけっきゅう》※をつくる。

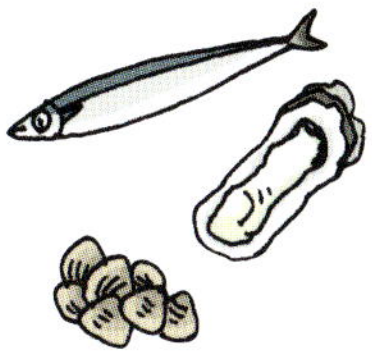

牛レバー　鶏《とり》レバー
カキ　サンマ
アサリ　など。

※赤血球《せっけっきゅう》：血液《けつえき》の主成分《しゅせいぶん》のひとつで、酸素《さんそ》を運ぶ働きをしている。

**■そのほかのビタミンB《ビー》のなかま**

ニコチン酸《さん》（ナイアシン）　葉酸《ようさん》
ビオチン　パントテン酸《さん》

### ビタミンC《シー》

ウイルスに抵抗《ていこう》する力を強める。皮膚《ひふ》の生成《せいせい》を助ける。ストレスをおさえる。

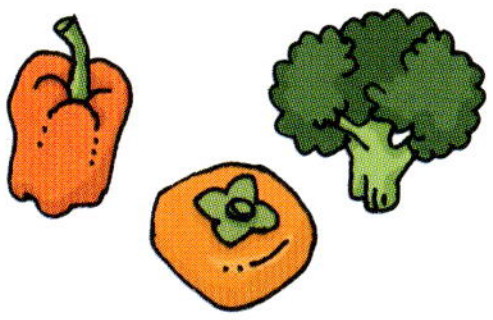

菜《な》の花　柿《かき》　赤ピーマン
ブロッコリー　オレンジ　など。

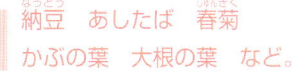

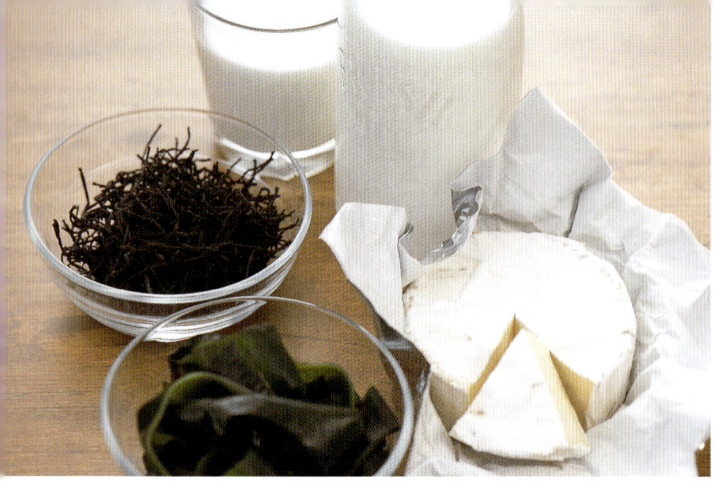

# ミネラルの働き

ミネラルは、「鉱物《こうぶつ》」を意味する言葉で、無機質《むきしつ》ともいいます。いろいろな栄養素《えいようそ》がありますが、どれも体の働きをスムーズにするために欠《か》かせない栄養素《えいようそ》です。

## 体の働きを調節《ちょうせつ》するミネラル

ミネラルは、いろいろな栄養素《えいようそ》を助けて、さまざまな働きをしています。栄養素《えいようそ》としてかならず必要《ひつよう》とされているミネラルは、カルシウムや鉄、ナトリウムなど16種類《しゅるい》あります。これを「必須《ひっす》ミネラル」といいます。

すべてのミネラルは、体の中ではつくれない栄養素《えいようそ》なので、食べ物からとる必要《ひつよう》があります。海からとれる食べ物や種実類《しゅじつるい》などは、とくにミネラルの宝庫《ほうこ》です。ただ、サプリメント（26ページ参照《さんしょう》）などでミネラルをとり過《す》ぎると、体に不調《ふちょう》があらわれることもあるので注意が必要《ひつよう》です。

### ■10～11歳《さい》が一日に必要《ひつよう》とするおもなミネラルの食事摂取基準量《せっしゅきじゅんりょう》

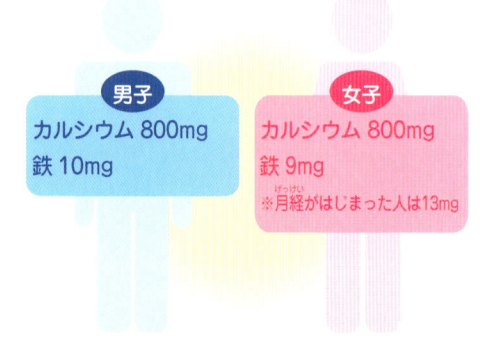

**男子**
カルシウム 800mg
鉄 10mg

**女子**
カルシウム 800mg
鉄 9mg
※月経《げっけい》がはじまった人は13mg

※数値《すうち》は、厚生労働省《こうせいろうどうしょう》「日本人の食事摂取基準《せっしゅきじゅん》（2005年版《ばん》）」（60ページ参照《さんしょう》）に基《もと》づいています。

## ミネラルのおもな働き

ミネラルは、体の中で、大きく分けると５つの働きをしています。

### 骨《ほね》や歯などの体の組織《そしき》のもととなる

カルシウム、リン、
マグネシウムなど

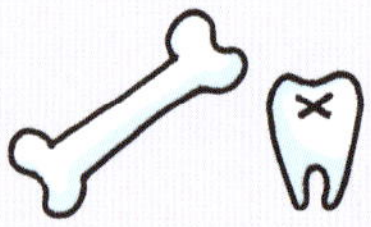

### 酵素《こうそ》(46ページのメモ参照《さんしょう》)の成分《せいぶん》になる

カルシウム、ナトリウム、カリウム、
塩素《えんそ》、リン、マグネシウムなど

### 血液《けつえき》の中の酸素《さんそ》を体中に運ぶ

鉄

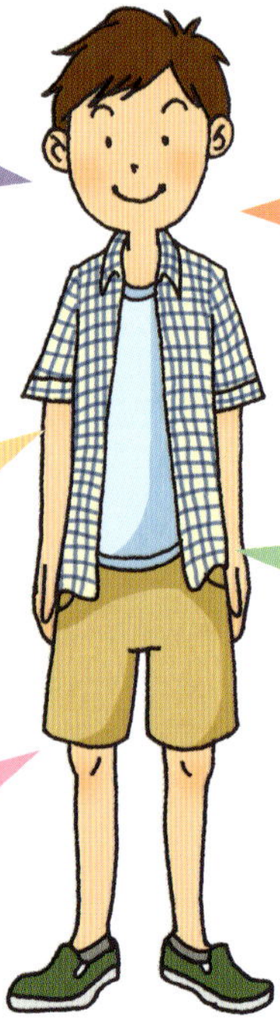

### 体液《たいえき》にとけて、体液《たいえき》の濃《こ》さの調節《ちょうせつ》などをする

カルシウム、ナトリウム、カリウム、
塩素《えんそ》、リン、マグネシウムなど

※体液《たいえき》…人の体を満《み》たしている液体《えきたい》のこと。
血液《けつえき》、リンパ液《えき》、組織液《そしきえき》に分けられる。

### 神経《しんけい》や筋肉《きんにく》の興奮《こうふん》をおさえる

カルシウムなど

### そのほかのミネラル

銅《どう》、イオウ、フッ素《そ》、マンガン、クロム、
コバルト、セレン、モリブデンなど

## カルシウムの働き

カルシウムは骨《ほね》や歯などのおもな成分《せいぶん》として体をささえています。体内にあるカルシウムの99%以上《いじょう》は骨《ほね》や歯の中にふくまれています。のこりの１%は、血液《けつえき》や筋肉《きんにく》、神経《しんけい》などにふくまれて、体の機能《きのう》を調節《ちょうせつ》しています。体内にふくまれる量《りょう》はミネラルの中でいちばん多く、体重の約《やく》１～２%あると考えられています。

カルシウムが不足《ふそく》すると、骨《ほね》から血液《けつえき》へとカルシウムが流れ出るため、骨《ほね》のカルシウム量《りょう》がへり、骨《ほね》が発達《はったつ》しにくくなります。また、骨折《こっせつ》しやすくなったり、骨折《こっせつ》がなおりにくくなったりします。

カルシウムは、筋肉《きんにく》の収縮《しゅうしゅく》を調整する働きにも関《かか》わっており、カルシウムが不足《ふそく》すると、筋肉《きんにく》にけいれんやふるえが起きます。また、精神的《せいしんてき》にイライラしたり、おこりっぽくなったりすることもあります。

## 鉄の働き

鉄は、血液《けつえき》中で赤血球《せっけっきゅう》のタンパク質《しつ》などの中にふくまれ、全身に酸素《さんそ》を送る働きをしています。

レバーや牛肉にふくまれる鉄は、そのままで吸収《きゅうしゅう》されやすいのですが、青菜類《あおなるい》やひじきにふくまれる鉄は、体に吸収《きゅうしゅう》されにくい性質《せいしつ》をもっています。ビタミンC《シー》やタンパク質《しつ》をふくむ食品といっしょに食べると、吸収《きゅうしゅう》されやすくなります。

## 知ってる？

### カルシウム不足《ぶそく》の日本人

日本人は、三大栄養素《えいようそ》は一日に必要《ひつよう》とされる量《りょう》を十分にとっていますが、カルシウムは不足《ふそく》しています。厚生労働省《こうせいろうどうしょう》が行っている国民栄養調査《こくみんえいようちょうさ》でも、カルシウム不足《ぶそく》が毎回指摘《してき》されています。

### ■カルシウムのじょうずなとり方

カルシウムは、タンパク質《しつ》、ビタミンD《ディー》、ビタミンK《ケー》といっしょにとると、腸《ちょう》での吸収《きゅうしゅう》がよくなります。

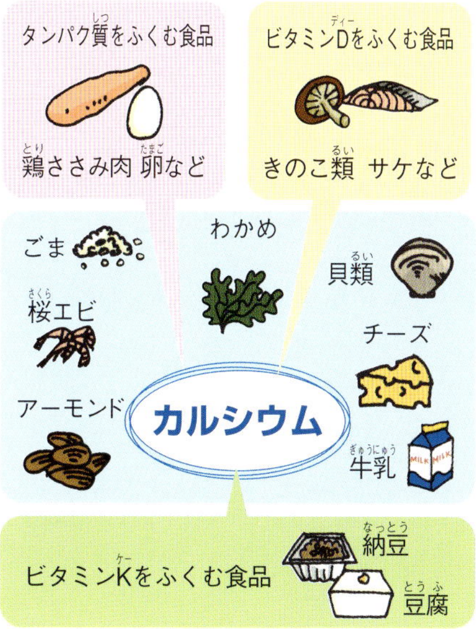
タンパク質《しつ》をふくむ食品
鶏《とり》ささみ肉 卵《たまご》など
ビタミンD《ディー》をふくむ食品
きのこ類《るい》 サケなど
ごま
わかめ
貝類《るい》
桜《さくら》エビ
チーズ
アーモンド
カルシウム
牛乳《ぎゅうにゅう》
ビタミンK《ケー》をふくむ食品
納豆《なっとう》
豆腐《とうふ》

## おしえて！ ミネラルが多くふくまれている食品ってどんな食品？

ミネラルには、たくさんの成分《せいぶん》があり、いろいろな食べ物にすこしずつふくまれています。右にミネラルが多くふくまれている食品を紹介《しょうかい》します。毎日いろいろな食品からミネラルをとるように心がけましょう。

**カルシウム**

小魚類《るい》、牛乳《ぎゅうにゅう》、乳製品《にゅうせいひん》、小松菜《こまつな》、ひじき、ナッツ類《るい》

**鉄**

レバー、卵《たまご》、煮干《にぼ》し、のり、ゆば、肉類《るい》、緑黄色野菜《りょくおうしょくやさい》、ひじき、きな粉《こ》

**マグネシウム**

ひじき、ナッツ類《るい》、納豆《なっとう》、イカ、こんぶ、魚介類《ぎょかいるい》、バナナ、りんご、ほうれんそう

**カリウム**

こんぶ、わかめ、ひじき、枝豆《えだまめ》、ほうれんそう、らっかせい、さといも、くるみ　など

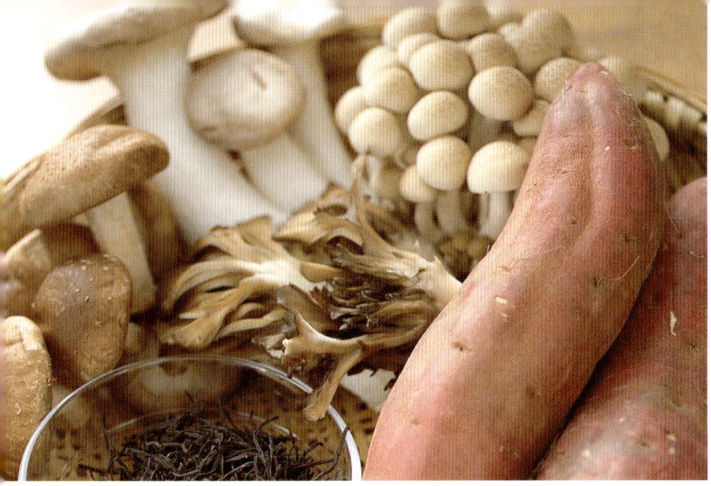

# 食物繊維《しょくもつせんい》の働き

食物繊維《しょくもつせんい》は炭水化物《たんすいかぶつ》ですが、消化《しょうか》されず、体のエネルギー源《げん》にはなりません。しかし、腸《ちょう》の働きを活発にするため、最近《さいきん》では五大栄養素《えいようそ》に続《つづ》く、6番目の栄養素《えいようそ》として注目されています。

## ■食物繊維《しょくもつせんい》の働き

### ●食物繊維《しょくもつせんい》をたくさんとると…

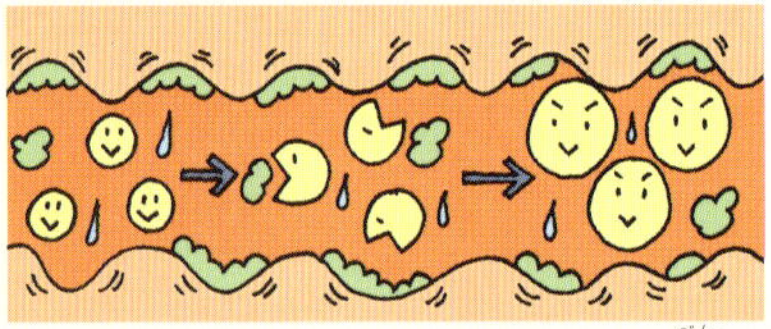

▲水分や食べ物のカスをとりこんで便《べん》のかさを増《ま》し、体の外へ。

### ●食物繊維《しょくもつせんい》がたりないと…

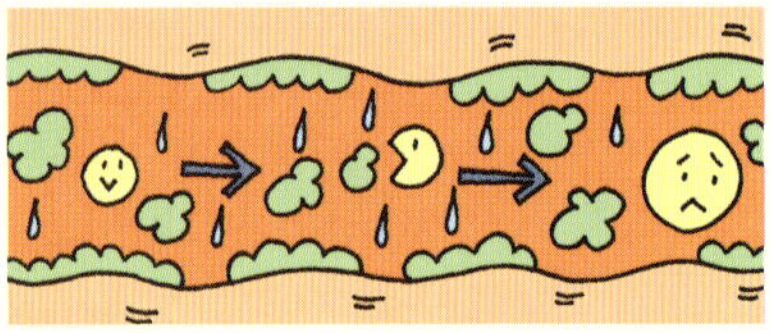

▲水分や食べ物のカスを十分にとりこめず、便《べん》のかさも増《ふ》えないので、なかなか外へ出ない。

## 腸《ちょう》の中のそうじ屋さん

食物繊維《しょくもつせんい》は、大腸《だいちょう》に送られると大腸《だいちょう》の働きを刺激《しげき》し、大腸《だいちょう》に送られてくる食べ物のカスや、体に必要《ひつよう》でなくなった水分を吸収《きゅうしゅう》して便《べん》を増《ふ》やし、やわらかくします。大きくなった便《べん》は、大腸《だいちょう》の壁《かべ》を刺激《しげき》して、腸《ちょう》の活動を活発にし、排便《はいべん》をスムーズにさせます。

食物繊維《しょくもつせんい》が少ないと、便《べん》が増《ふ》えず、食べ物のカスが大腸《だいちょう》に長時間とどまります。すると、それが大腸《だいちょう》の中で変化《へんか》を起こして有害物質《ゆうがいぶっしつ》をつくり、その有害物質《ゆうがいぶっしつ》がふたたび体内に吸収《きゅうしゅう》されてしまうのです。

そのほかにも食物繊維《しょくもつせんい》は、血液《けつえき》中のグルコース（ブドウ糖《とう》）の吸収《きゅうしゅう》をおだやかにするので、血糖値《けっとうち》（血液《けつえき》中のブドウ糖《とう》の割合《わりあい》）が上がるのをおさえます。また、血液《けつえき》中のコレステロール（42ページ参照《さんしょう》）の量《りょう》の調節《ちょうせつ》なども行います。

知ってる?

## 昔は食物繊維《しょくもつせんい》は食べ物のカスといわれていた

食物繊維《しょくもつせんい》は、エネルギー源《げん》にならないため、もともとは役に立たない成分《せいぶん》と考えられていました。ところが食物繊維《しょくもつせんい》を多くとるアフリカ人に大腸《だいちょう》がんが少ないことから、1970年代から研究がはじまり、1990年代には生活習慣《しゅうかん》病《びょう》（120ページ参照《さんしょう》）を予防《よぼう》する栄養素《えいようそ》として注目されるようになりました。
また研究が進むにつれて炭水化物《たんすいかぶつ》だけでなく、海藻《かいそう》やきのこ類《るい》などにもふくまれることがわかってきました。

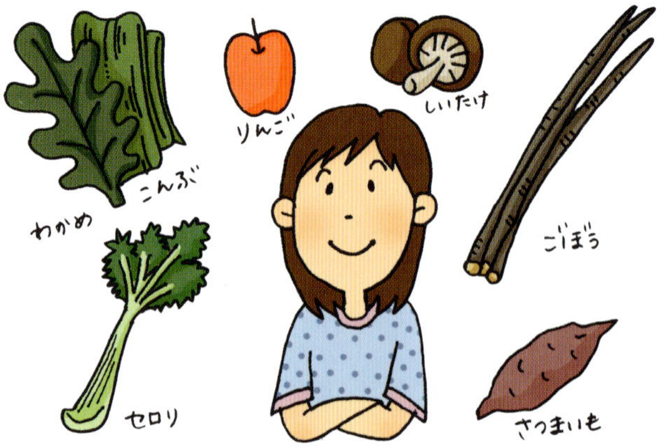

# 日本人は昔からとっていた

食物繊維《しょくもつせんい》は、穀類《こくるい》やいも、海藻《かいそう》や豆類《るい》などに多くふくまれています。これらの食品は、主食の米を食べるために、そのおかずとして日本人が昔からとっていた食品です。

しかし、食生活の洋風化にともなって、穀類《こくるい》やいも類《るい》、海藻類《かいそうるい》などの摂取《せっしゅ》がへり、かわりに肉類《るい》などの摂取《せっしゅ》が増《ふ》えてきました。そのため、食べ物のカスが大腸《だいちょう》内にのこりやすくなり、便秘《べんぴ》になやむ人が増《ふ》えています。

## ■一日にとりたい食物繊維《しょくもつせんい》の量《りょう》

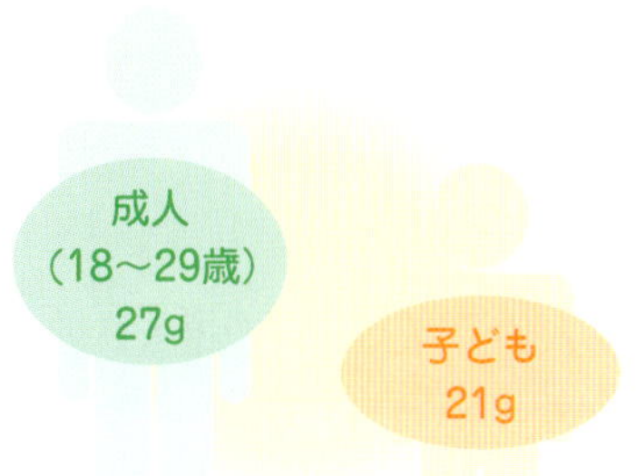


資料《しりょう》：厚生労働省《こうせいろうどうしょう》「日本人の食事摂取基準《せっしゅきじゅん》（2005年版《ばん》）」
文部科学省《もんぶかがくしょう》「学校給食実施基準別表《じっしきじゅんべっぴょう》」

## 食物繊維《しょくもつせんい》を多くふくむ食品

食物繊維《しょくもつせんい》には、水にとけるもの（水溶性《すいようせい》）と水にとけないもの（不溶性《ふようせい》）とがあります。天然《てんねん》の食《しょく》材《ざい》にふくまれる食物繊維《しょくもつせんい》のほとんどは、水溶性《すいようせい》と不溶性《ふようせい》の両方がふくまれています。

### 水にとけない食物繊維《しょくもつせんい》が多い食品

不溶性《ふようせい》の食物繊維《しょくもつせんい》は、腸《ちょう》の働きを活発にし、便《べん》のかさを増《ふ》やして、腸内《ちょうない》の有害物質《ゆうがいぶっしつ》を外に出す働きが強い。

1 ほし柿《がき》
50g中6.4g

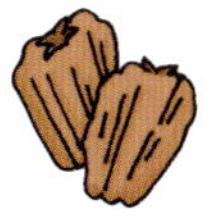

2 いんげん豆（ゆで）
50g中5.9g

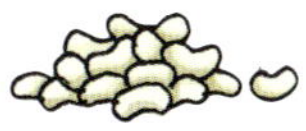

3 ひよこ豆（フライ）
30g中6.0g

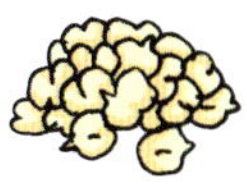

4 あずき（ゆで）
50g中5.5g

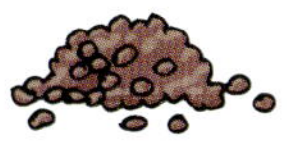

5 オートミール
50g中3.1g

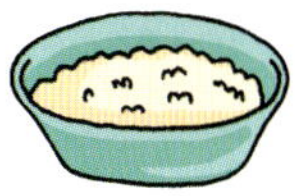

6 そら豆（フライ）
30g中4.2g

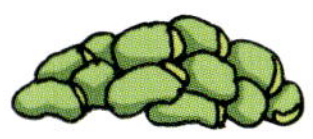

7 甘栗《あまぐり》
50g中3.8g

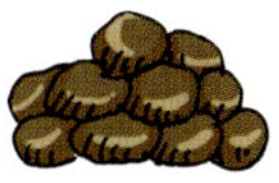

### 水にとける食物繊維《しょくもつせんい》が多い食品

水溶性《すいようせい》の食物繊維《しょくもつせんい》は、糖《とう》の吸収《きゅうしゅう》をおだやかにしたり、血中のコレステロールの量《りょう》をへらす働きがある。また、大腸内《だいちょうない》の水分を吸収《きゅうしゅう》するため、便《べん》がやわらかくなり、排便《はいべん》がスムーズになる。

1 エシャロット
30g中2.8g

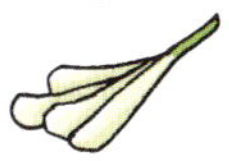

2 オートミール
50g中1.6g

3 干《ほ》しあんず
30g中1.3g

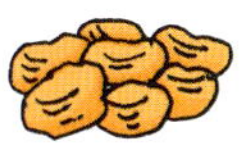

4 さつまいも（干《ほ》しいも）
50g中1.2g

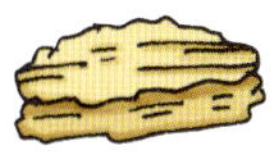

5 納豆
50g中1.2g

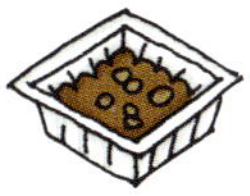

6 ごぼう
50g中1.2g

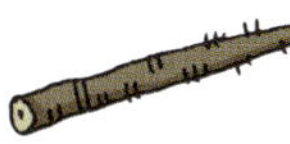

7 プルーン
30g中1.0g

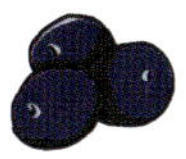

8 金時《きんとき》にんじん
50g中1.0g

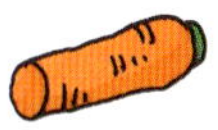

そのほか、玄米《げんまい》、押《お》し麦などの穀類《こくるい》、いも類《るい》、野菜類《るい》、きのこ類《るい》、ひじきなどの海藻類《かいそうるい》にもふくまれています。

資料《しりょう》：文部科学省《もんぶかがくしょう》「五訂増補《ていぞうほ》日本食品標準成分表《ひょうじゅんせいぶんひょう》」

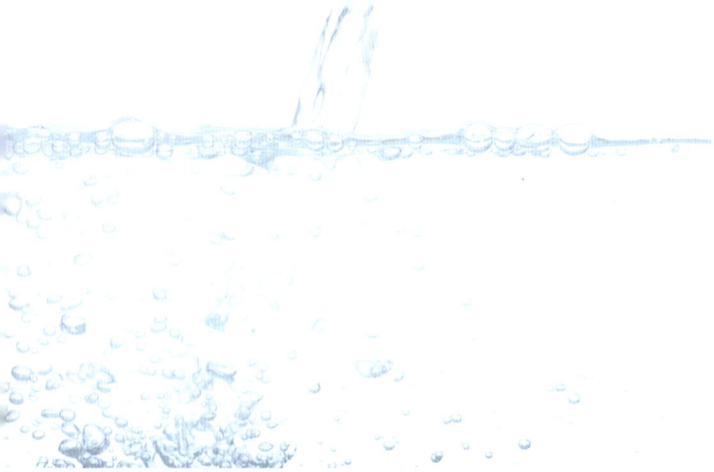

# 水分の働き

人の体には、水分がたくさんふくまれています。水分は栄養素《えいようそ》としては数えられていませんが、人が生きていくためにいちばん欠《か》かせないものです。

■一日に体でつかわれる水分の量《りょう》（成人《せいじん》）

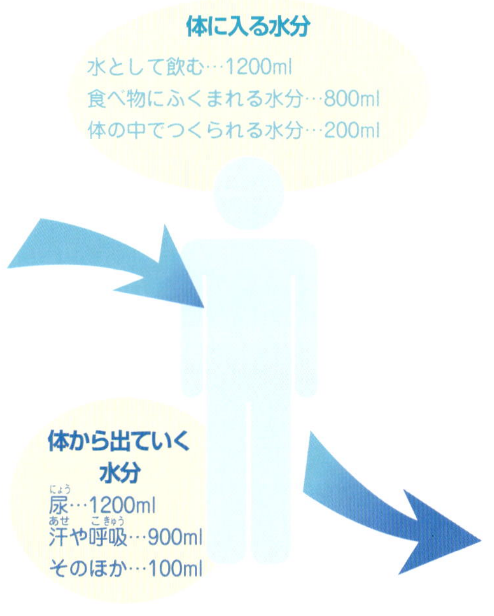


資料《しりょう》：南江堂《なんこうどう》『シンプル生化学』より

## 水は命をささえる働き者

水分は、体液《たいえき》として、筋肉《きんにく》、臓器《ぞうき》、骨《ほね》、皮膚《ひふ》、髪《かみ》の毛など体中の細胞《さいぼう》にふくまれています。血液《けつえき》の80%も水分でできています。

そのほかにも水分は、体の中で起こるさまざまな働きを助けています。まず栄養素《えいようそ》が消化吸収《しょうかきゅうしゅう》されるとき必要《ひつよう》になります。分解《ぶんかい》され、吸収《きゅうしゅう》された栄養素《えいようそ》は、血液《けつえき》やリンパ液《えき》によって体中に運ばれます。各器官《かくきかん》に運ばれた栄養素《えいようそ》は、体液《たいえき》にとけて細胞《さいぼう》の中に入り、細胞《さいぼう》に栄養素《えいようそ》をとどけます。細胞《さいぼう》でいらなくなったものは、血液《けつえき》やリンパ液《えき》によって運ばれますが、このときにも水分がくわわり、尿《にょう》や便《べん》として、体の外に排泄《はいせつ》されます。血液《けつえき》や体液《たいえき》の濃度《のうど》を調節《ちょうせつ》するためにも水分は必要《ひつよう》です。水はまさに、人の命をささえてくれる大切なものなのです。

## 人の体の水分の割合《わりあい》

おとなの体は約《やく》60%が水分でできています。水分の割合《わりあい》は、赤ちゃんがいちばん多く、80%が水分です。成長《せいちょう》するにつれて水分の割合《わりあい》は少なくなっていき、高齢者《こうれいしゃ》になると50%くらいになります。女性《じょせい》の体は男性《だんせい》よりすこし脂肪《しぼう》が多いため、男性《だんせい》よりも水分の割合《わりあい》が少なくなっています。

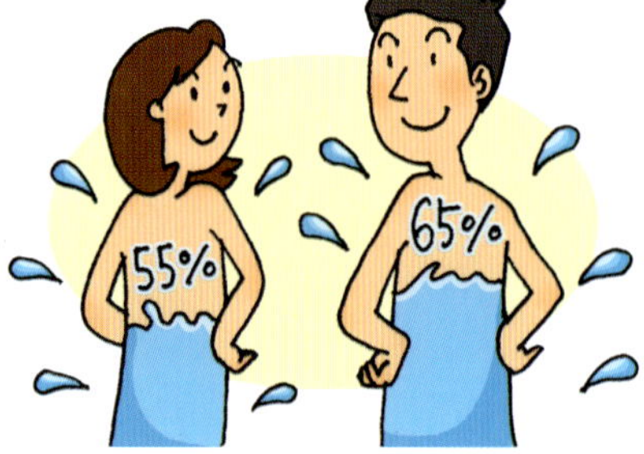


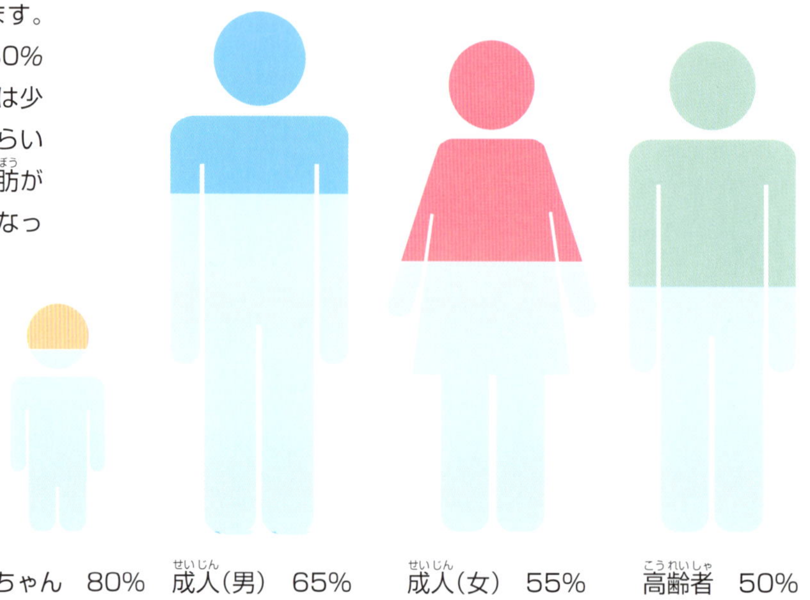

また、水分は汗《あせ》となって皮膚《ひふ》の表面からよぶんな熱《ねつ》を出し、体温を調節《ちょうせつ》する働きもしています。汗《あせ》をかくと熱《ねつ》がうばわれて、体温が下がるのです。汗《あせ》をたくさんかくと、尿《にょう》の量《りょう》がへったりして、体の水分は、いつもおなじくらいにたもたれています。

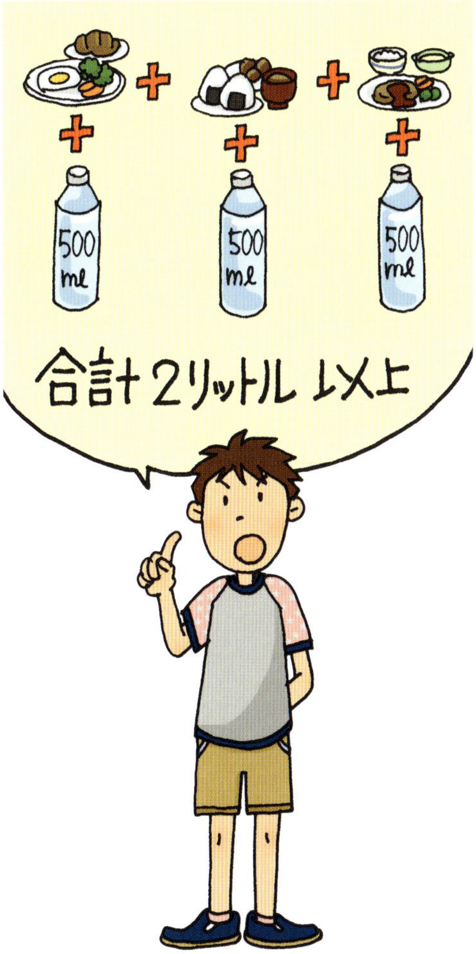


## 水がないと生きられないってほんと？

水分は、栄養素《えいようそ》としては数えられていませんが、生きていくためにいちばん欠《か》かせないものです。人は何も食べなくても水さえあれば１か月くらいは生きられますが、水分をとらないと１週間で命が危険《きけん》な状態《じょうたい》になります。

体内の水分は、汗《あせ》や尿《にょう》や便《べん》で排泄《はいせつ》されて少なくなるので、食べ物や飲み物からおぎなってあげなくてはなりません。

一日に必要《ひつよう》な水分量《りょう》は、年齢《ねんれい》や体重によって変《か》わります。体重が30kgの子どもでは、１日２リットル（2000mℓ）以《い》上《じょう》の水分が必要《ひつよう》です。食事などからも水分はとれるので、飲み物としてとるのは、1日800～1500mℓくらいと考えられています。ただ、ジュースや炭酸飲料《たんさんいんりょう》は糖分《とうぶん》のとり過《す》ぎになるので、水やお茶などでとるようにしましょう。

## おしえて！ 脱水症《だっすいしょう》ってどのくらい水分をうしなうと起こるの？

汗《あせ》をたくさんかいたり、下痢《げり》をしたりして水分が多量《たりょう》にうしなわれると、頭痛《ずつう》や食欲不振《しょくよくふしん》、吐《は》き気《け》などが起きることがあります。これを、「脱水症《だっすいしょう》」といいます。

のどがかわいたと感じるときは、だいたい体重の１％の水がうしなわれたときです。体重の10％がうしなわれると、筋肉《きんにく》がけいれんしたり、意識《いしき》が混乱《こんらん》したり、腎臓《じんぞう》の機能《きのう》がうしなわれてしまいます。体重の20％以上《いじょう》の水がうしなわれると、命に関《かか》わります。

脱水症《だっすいしょう》にならないために、多量《たりょう》に汗《あせ》をかいたら、水分の補給《ほきゅう》をわすれないようにしましょう。

### ■ 脱水症《だっすいしょう》のおもな症状《しょうじょう》

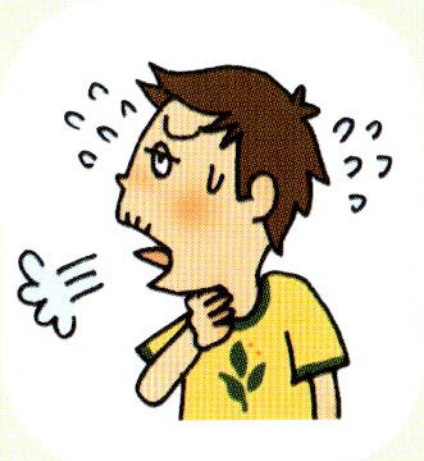
のどがかわく

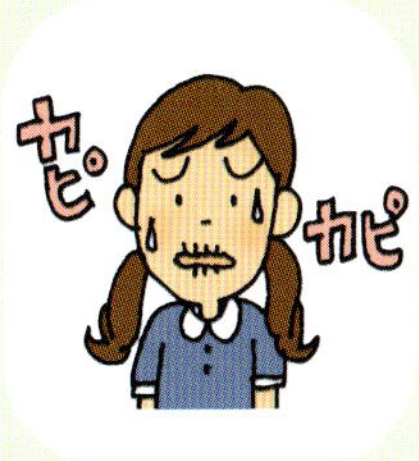

口がかわく

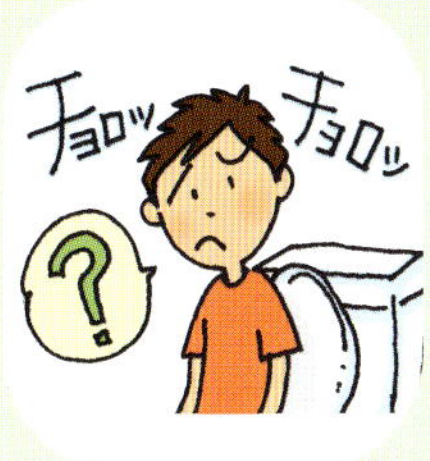

尿《にょう》の量《りょう》がへる

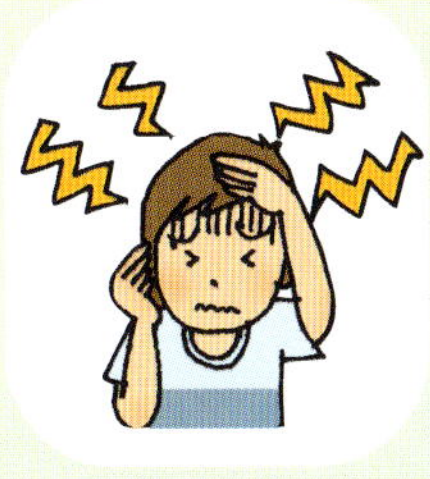
頭痛《ずつう》がする

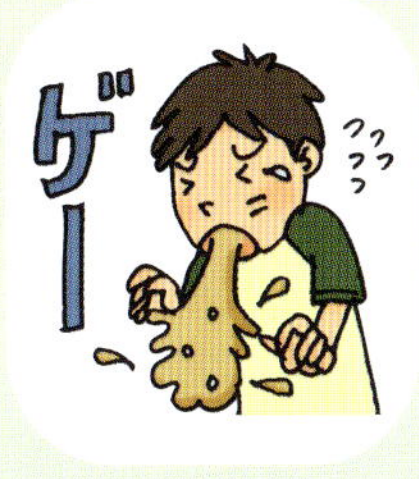

吐《は》き気《け》がする

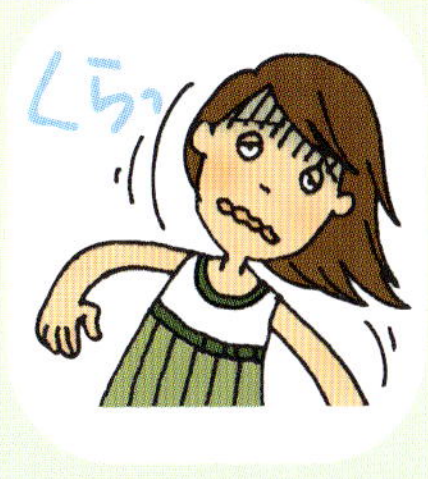

立ちくらみがする

# 栄養素《えいようそ》のバランスを考えた食事

わたしたちの体は、食事をすることで必要《ひつよう》な栄養素《えいようそ》をとりこんでいます。栄養素《えいようそ》をバランスよくとるには、どのような食事をとるように心がければよいのでしょう。栄養素《えいようそ》のバランスについて考えてみましょう。

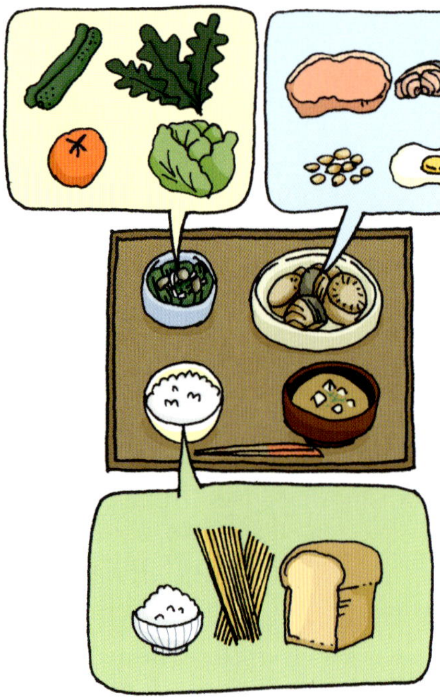

## バランスのよい食事って？

食べ物にふくまれている栄養素《えいようそ》は、体に消化吸収《しょうかきゅうしゅう》（88ページ参照《さんしょう》）されて、いろいろな働きをします。栄養素《えいようそ》はそれぞれべつべつに働くのではなく、体の中でほかの栄養素《えいようそ》と助け合いながら働いています。そのため、おなじ栄養素《えいようそ》ばかりでなく、必要《ひつよう》な栄養素《えいようそ》がバランスよくとれる食事が大切になります。

体を動かすエネルギーになる炭水化物《たんすいかぶつ》や脂質《ししつ》、血液《けつえき》や筋《きん》肉《にく》になるタンパク質《しつ》、体の調子を整えるビタミンやミネラル、腸《ちょう》の働きを活発にする食物繊維《しょくもつせんい》など、これらの栄養素《えいようそ》を必要《ひつよう》なだけとれる食事が、バランスのよい食事なのです。バランスを考えずにかたよった食事をしていると、体に必《ひつ》要《よう》な栄養素《えいようそ》がとれず、体のあちこちに支障《ししょう》が出てきます。

## バランスのよい食事

日本には古くから、米を主食にして、野菜、魚、海藻《かいそう》、豆類《るい》を、主《しゅ》菜《さい》や副菜《ふくさい》としてたっぷりとる食事の習慣《しゅうかん》があります。これは、炭水化《たんすいか》物《ぶつ》、脂質《ししつ》、タンパク質《しつ》、ビタミン、ミネラルが理想的《てき》にとれる食事です。この食事の形式が世界一の長寿国《ちょうじゅこく》、日本をささえてきたのです。

**副菜《ふくさい》**

主食や主菜《しゅさい》で不足《ふそく》しがちな野菜や海藻類《かいそうるい》が中心のおかずです。食事にいろどりをそえます。

**主食**

食事の中心として、体を動かすエネルギーのもとになる食べ物です。

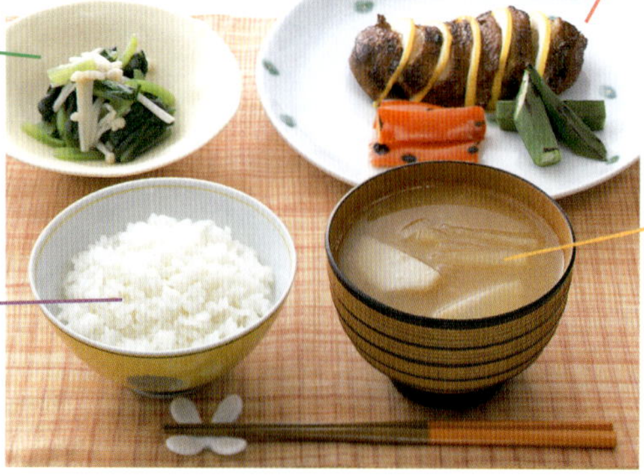

**主菜《しゅさい》**

食事の中心となるおかずで、食事全体のエネルギーの量《りょう》や栄養素《えいようそ》のバランスに大きく関《かか》わります。

**汁《しる》**

みそ汁《しる》やすまし汁《じる》などの汁物《しるもの》のこと。野菜や豆類《るい》などの具を、煮《に》た汁《しる》ごと食べるので、さらに多くの栄養素《えいようそ》をとることができます。

## ふだんの食事のバランスを考えよう

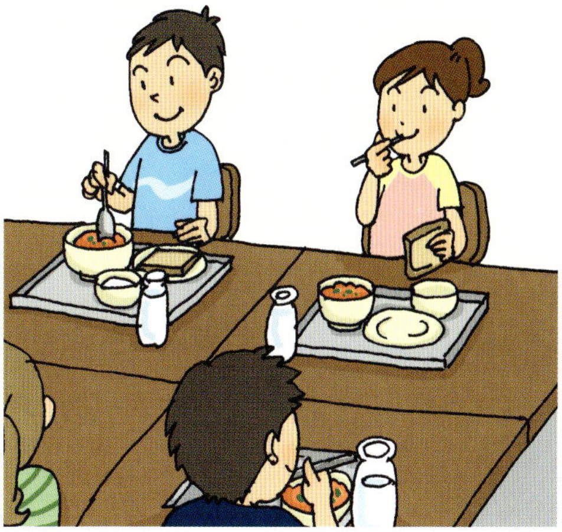

日ごろ、学校で食べている給食は、年齢《ねんれい》に合わせて、1食に必要《ひつよう》ないろいろな栄養素《えいようそ》を計算してつくられているため、とてもバランスのよい食事です。

では、自宅《じたく》の食事はどうでしょう。バランスのよい食事とは、どのように考えていけばよいのでしょう？

栄養素《えいようそ》一つひとつの数値《すうち》を考えるのではなく、かんたんにバランスを見ることができる方法《ほうほう》を以下《いか》に紹介《しょうかい》します。

## あなたの食事のバランスは？

バランスを考えるには、おべんとう箱をつかって考えるとわかりやすいです。

おべんとう箱は600ml入るものを用意してください。バランスのよい食事とは、食事例《れい》2の写真のように、ごはんとおかずが半分ずつ入り、おかずのなかで、肉や魚、卵《たまご》、大豆製品《せいひん》などのタンパク質《しつ》が3分の1、野菜が3分の2入った食事です。この割合《わりあい》の食事ならば、1回の食事に必要《ひつよう》なエネルギーや栄養素《えいようそ》を、バランスよくとることができます。あなたがふだん食べている食事でためしてみてください。

### ○食事例《れい》1

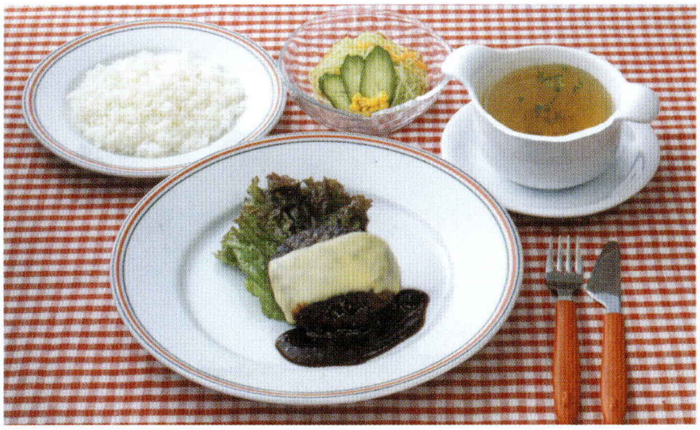

▲一見バランスよく食べているようですが…

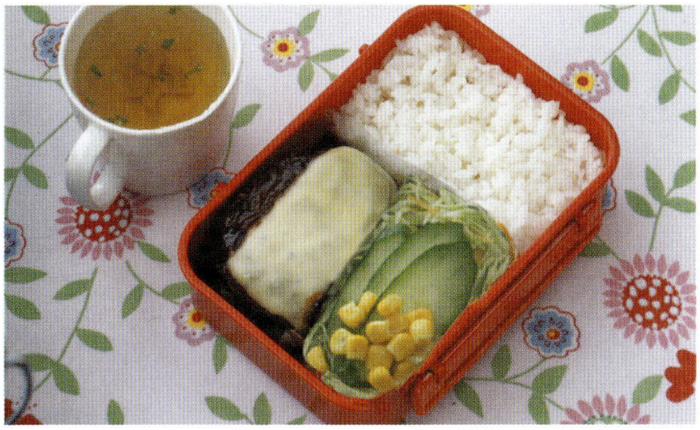

▲全体量《りょう》にくらべてごはんが少なく、肉と野菜のバランスは逆《ぎゃく》になっています。

### ○食事例《れい》2

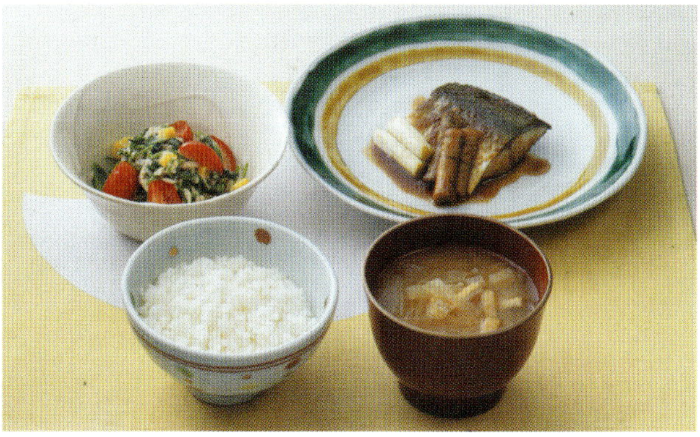

▲こんな献立《こんだて》だと…

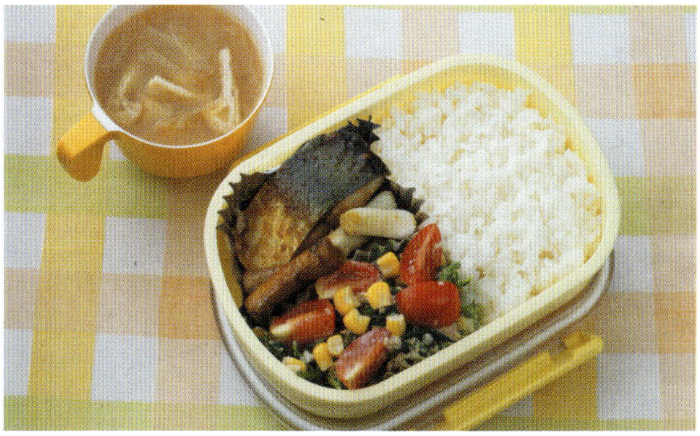

▲ごはんとおかずの割合《わりあい》がちょうどよく、魚と野菜のバランスもしっかりとれています。

# 主食・主《しゅ》菜《さい》・副《ふく》菜《さい》を知る

日本食のバランスをささえてきた主食や主菜《しゅさい》、副菜《ふくさい》には、それぞれどんな役割《やくわり》があるのでしょうか。主食や主菜《しゅさい》、副菜《ふくさい》のそろったバランスのよい食事について、もうすこしくわしく見ていきましょう。

**メモ**

### 米を主食にする国

米を主食として食べているのは、日本や中国、インド、タイなどアジアが中心で、世界の人口の約《やく》40%、約《やく》25億《おく》人といわれています。

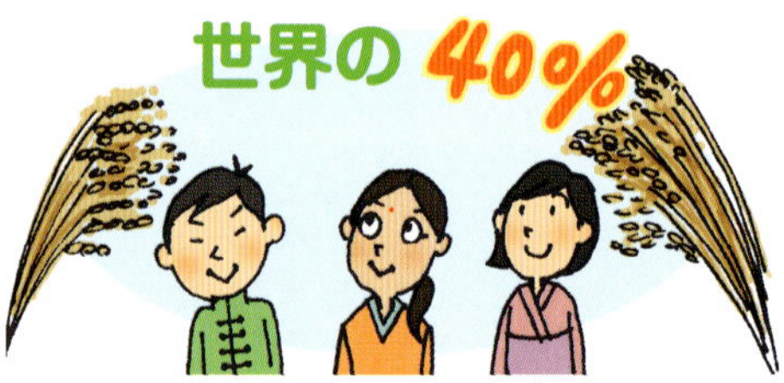
世界の 40%

## 主食を決めてから、主菜《しゅさい》と副菜《ふくさい》を決める

主食は、炭水化物《たんすいかぶつ》が多くふくまれていて、食事の中心になるものです。献立《こんだて》を考えるときにも、まず主食を何にするか決めてから、主菜《しゅさい》や副菜《ふくさい》を決めていきます。

日本では、米が主食として食べられていますが、世界の国では米のほかに、小麦、とうもろこしなどの穀物《こくもつ》、じゃがいもなどのいも類《るい》など、さまざまなものが主食となっています。

どの国も、その国の土地で栽培《さいばい》しやすい作物が主食となっています。

## 主食として食べるもの

家での食事や学校給食で、どんなメニューが主食になっていますか？

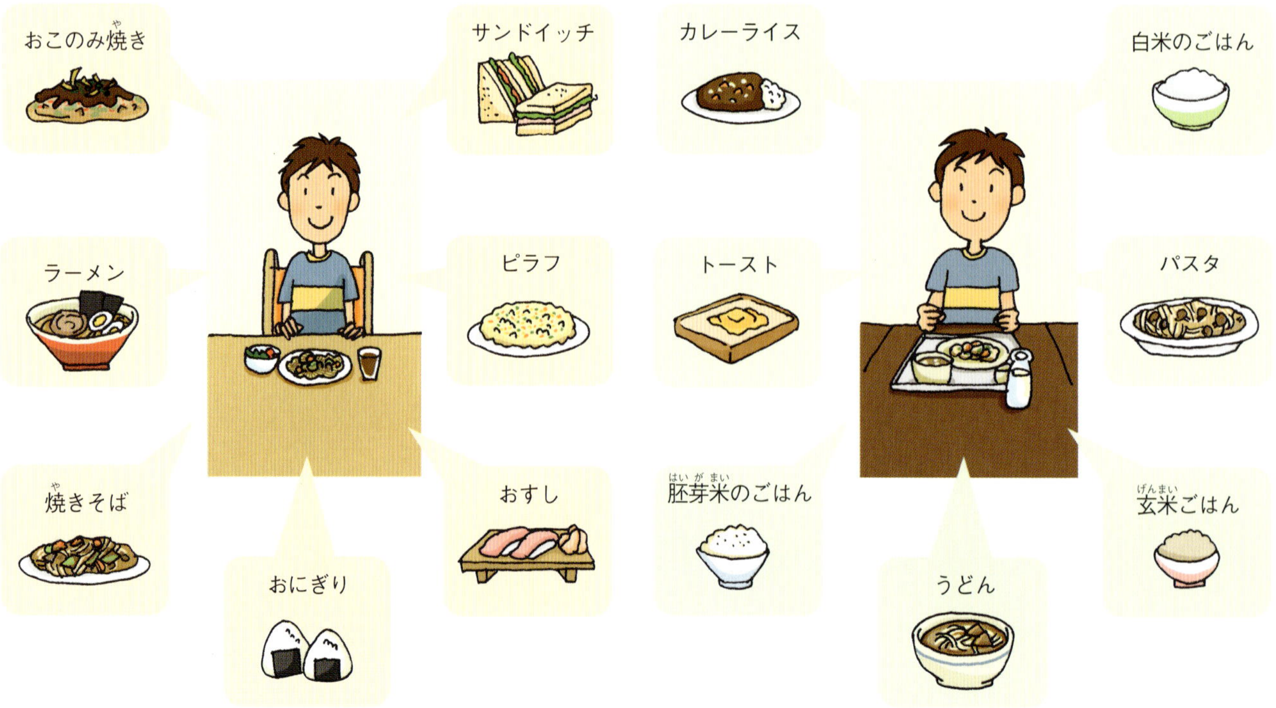
おこのみ焼《や》き
サンドイッチ
カレーライス
白米のごはん
ラーメン
ピラフ
トースト
パスタ
焼《や》きそば
おすし
胚芽米《はいがまい》のごはん
玄米《げんまい》ごはん
おにぎり
うどん

## 主菜《しゅさい》はおかずの主役

主菜《しゅさい》は、おかずの中でも中心となるおかずのことをいいます。主菜《しゅさい》としてつかうのは、肉や魚、卵《たまご》、豆腐《とうふ》などの大豆製品《せいひん》など、タンパク質《しつ》が多くふくまれている食べ物です。

タンパク質《しつ》には、牛肉、豚肉《ぶたにく》、鶏肉《とりにく》などにふくまれている動物性《せい》タンパク質《しつ》と、大豆などにふくまれている植物性《せい》タンパク質《しつ》があります（45ページ参照《さんしょう》）。一日の食事では、動物性《せい》タンパク質《しつ》と植物性《せい》タンパク質《しつ》の両方をおなじくらいとると、栄養素《えいようそ》のバランスがよいとされています。

## 副菜《ふくさい》は食事にいろどりをそえる

主食や主菜《しゅさい》とあわせて食べる副菜《ふくさい》も、食事になくてはならないおかずです。

主菜《しゅさい》はタンパク質《しつ》を多くふくんだ食べ物が中心ですが、副菜《ふくさい》では、ビタミンやミネラルなど体の調子を整える働きをする栄養素《えいようそ》をふくんだものがつかわれます。

副菜《ふくさい》としてつかう食材《しょくざい》は、緑黄色野菜《りょくおうしょくやさい》やそのほかの野菜類《るい》、いも類《るい》、海藻類《かいそうるい》、牛乳《ぎゅうにゅう》、チーズなど牛乳《ぎゅうにゅう》の加工品《かこうひん》、果物など、たくさんあります。こういったものからバランスを考えて組み合わせます。ハンバーグのお皿にレタスやトマトをそえるときなど、副菜《ふくさい》を主菜《しゅさい》のつけ合わせとして考えてもよいでしょう。

### おしえて！ 味つけや調理法《ほう》も考える

献立《こんだて》を考えるときには、主食、主菜《しゅさい》と副菜《ふくさい》の味つけや調理法《ほう》も考えます。主食にしょうゆ味がついている場合は、主菜《しゅさい》は味のうすいものにしたり、主菜《しゅさい》がさっぱりしたおかずのときは、副菜《ふくさい》は油をつかったカレー味のいため物にしたりするなど、味つけのバランスも考えると、さらにおいしい食事になります。

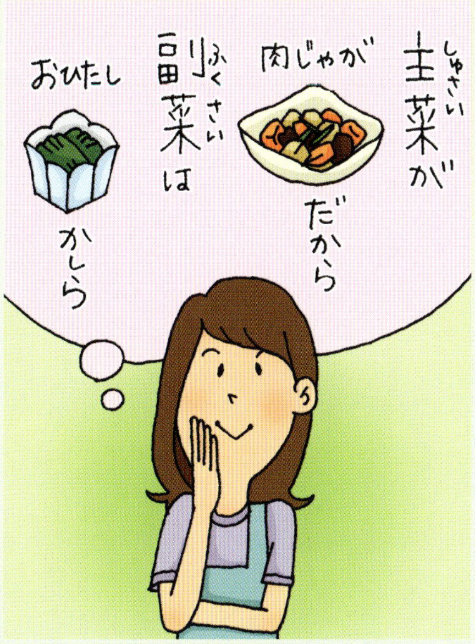
主菜《しゅさい》が
肉じゃが
だから
副菜《ふくさい》は
おひたし
かしら

### 知ってる？ 1品に主食も主菜《しゅさい》も副菜《ふくさい》も入っている食事

カレーライスやオムライス、ピザ、親子丼《どん》、焼《や》きそばなど、子どもに人気の料《りょう》理《り》には、主食となるごはんやパン、めん類《るい》に、主菜《しゅさい》となる肉類《るい》や卵《たまご》、副菜《ふくさい》となる野菜などが全部入っています。

でも、これ1品で栄養《えいよう》バランスはとれているでしょうか。1品料理《りょうり》の場合、野菜が不足《ふそく》しがちなので、もう1品副菜《ふくさい》をいっしょに食べるようにしましょう。

▼カレーライス

主菜《しゅさい》：カレーの中にふくまれる肉など

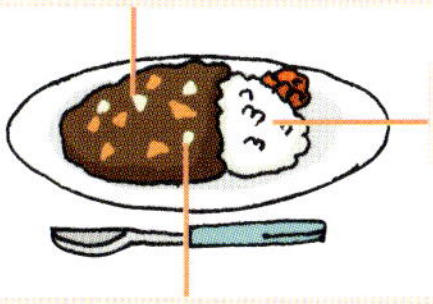

主食：ごはん

副菜《ふくさい》：カレーの中にふくまれる野菜類《るい》など

▼

野菜が少な過《す》ぎる

▼ラーメン

主菜《しゅさい》：ラーメンの具の卵《たまご》や焼《や》き豚《ぶた》

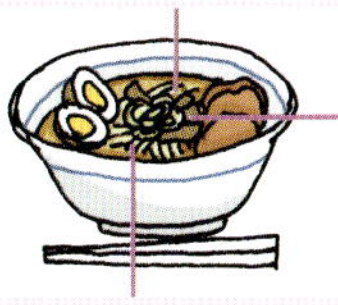

主食：中華《ちゅうか》めん

副菜《ふくさい》：ラーメンの具の野菜類《るい》

▼

野菜が少な過《す》ぎる

# 成長期《せいちょうき》に必要《ひつよう》な食事の量《りょう》とは

栄養素《えいようそ》のバランスを考えて食べることが、健康《けんこう》に生きていくために大切だとわかりました。では、成長途中《せいちょうとちゅう》のわたしたちは、毎日の3回の食事でどれくらいの量《りょう》を食べたらよいのでしょうか。

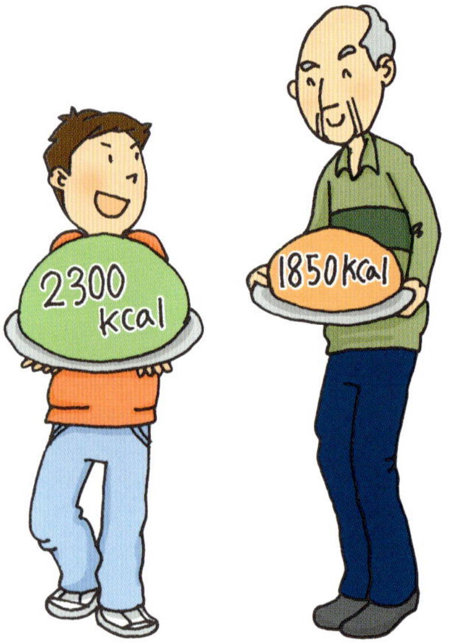

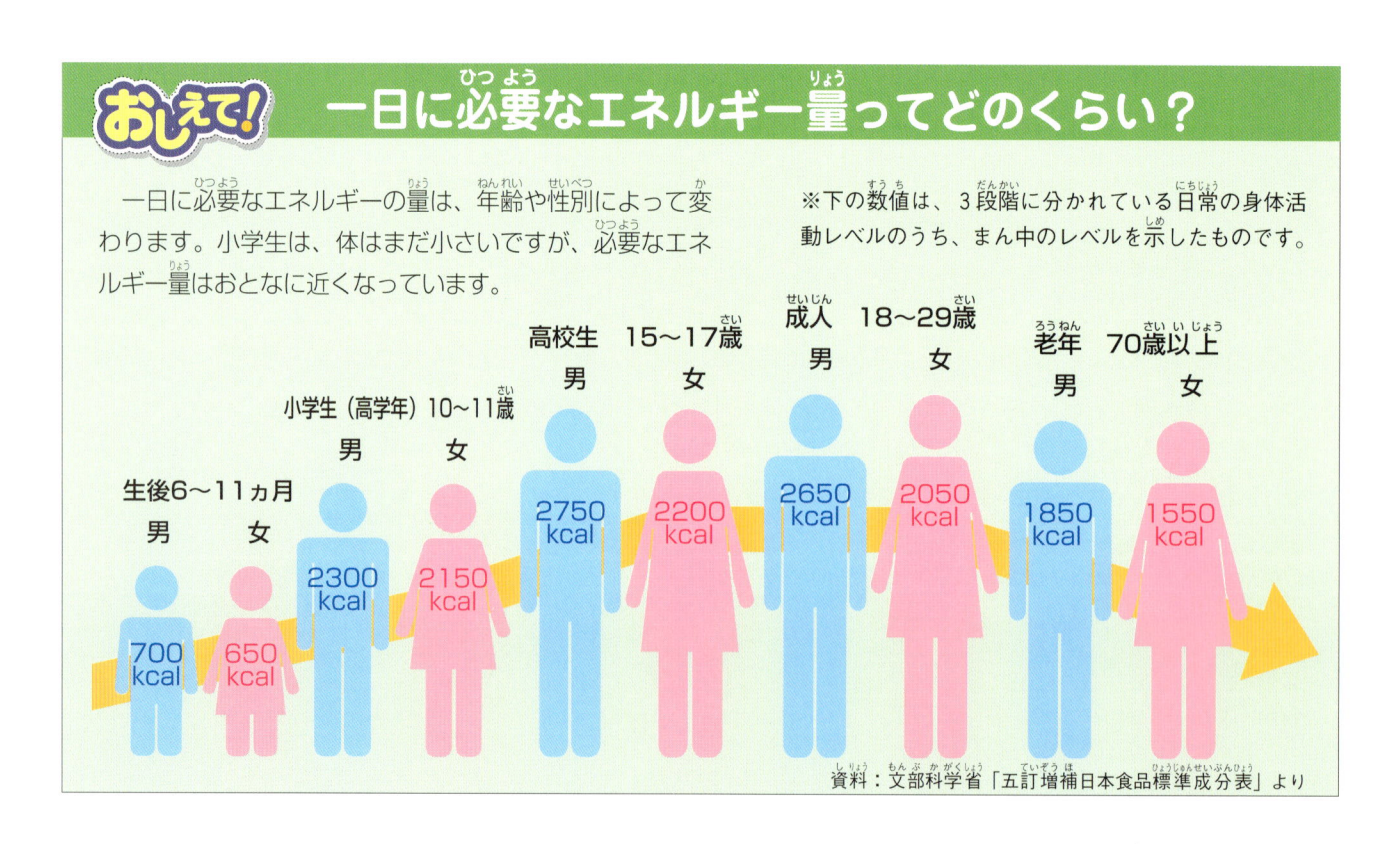


## 年齢《ねんれい》によってちがう食事の適量《てきりょう》

わたしたちが必要《ひつよう》とするエネルギーや栄養素《えいようそ》は、年齢《ねんれい》によって変《か》わっていきます。

赤ちゃんから幼児《ようじ》の時期は一生のうちでいちばん成長《せいちょう》する時期なので、多くのエネルギーや栄養素《えいようそ》が必要《ひつよう》です。小学生の時期は、発育のスピードはすこしゆっくりになりますが、成長《せいちょう》が続《つづ》いているので、おとなに近い量《りょう》のエネルギーや栄養素《えいようそ》をとる必要《ひつよう》があります。中学生になると、必要《ひつよう》なエネルギーや栄養素《えいようそ》の量《りょう》に男女の差《さ》が大きくなります。

成人《せいじん》になると体の成長《せいちょう》が止まるため、食事の目的《もくてき》は、病気をしないで健康《けんこう》に過《す》ごしていくことになります。高齢期《こうれいき》になると体の機能《きのう》が活発でなくなるので、体に必要《ひつよう》なエネルギーは栄養不足《えいようぶそく》にならない程度《ていど》に少なくなります。

## おしえて！ 一日に必要《ひつよう》なエネルギー量《りょう》ってどのくらい？

一日に必要《ひつよう》なエネルギーの量《りょう》は、年齢《ねんれい》や性別《せいべつ》によって変《か》わります。小学生は、体はまだ小さいですが、必要《ひつよう》なエネルギー量《りょう》はおとなに近くなっています。

※下の数値《すうち》は、3段階《だんかい》に分かれている日常《にちじょう》の身体活動レベルのうち、まん中のレベルを示《しめ》したものです。

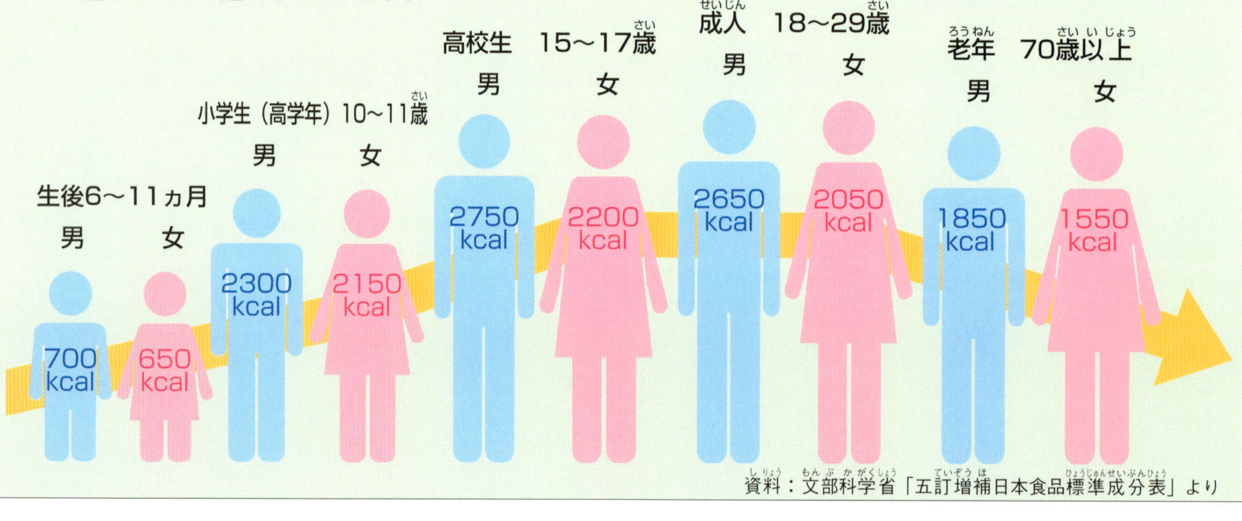


資料《しりょう》：文部科学省《もんぶかがくしょう》「五訂増補《ていぞうほ》日本食品標準成分表《ひょうじゅんせいぶんひょう》」より

## 成長期《せいちょうき》の食事が大切な理由

小学生の時期は、体が大きく成長《せいちょう》する時期です。じょうぶな体をつくって体力をつける時期なので、多くの栄養素《えいようそ》が必要《ひつよう》です。

成長期《せいちょうき》にはとくに、体の組織《そしき》をつくるタンパク質《しつ》や、骨《ほね》や歯のもととなるカルシウム、エネルギーのもととなる糖《とう》質《しつ》や脂質《ししつ》をきちんととることが必要《ひつよう》です。

54ページでも述《の》べた通り、食事に主食、主菜《しゅさい》、副菜《ふくさい》を食べる理由は、いろいろな食べ物から栄養素《えいようそ》をとる必要《ひつよう》があるからです。

人間は、自分の体の中ではつくれない栄養素《えいようそ》を食べ物からとり入れています。この時期に、すきなものばかり食べたり、きらいなものはまったく食べなかったりするかたよった食事を続《つづ》けていると、必要《ひつよう》なエネルギーや栄養素《えいようそ》が不《ふ》足《そく》し、体の発達《はったつ》をさまたげることになるのです。

### こんな食事のとり方は要《よう》注意！

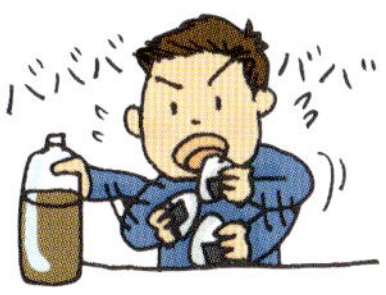


早食いによる**食べ過《す》ぎ**

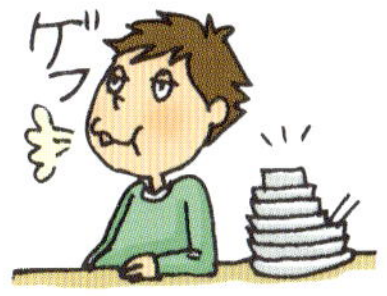


一食に大量《たいりょう》に食べる**集中食べ**

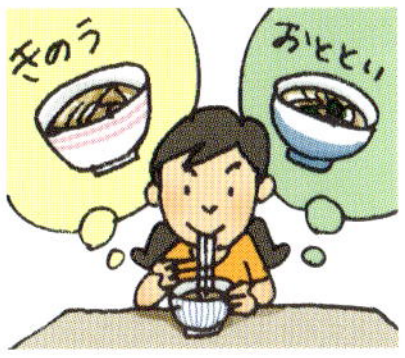


おなじものばかり食べている**偏食《へんしょく》**

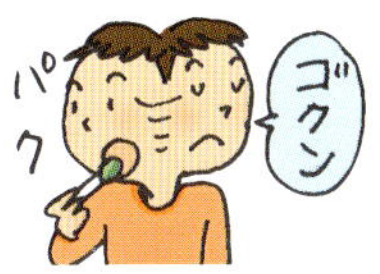


あまりかまずに飲みこむ**丸飲み**

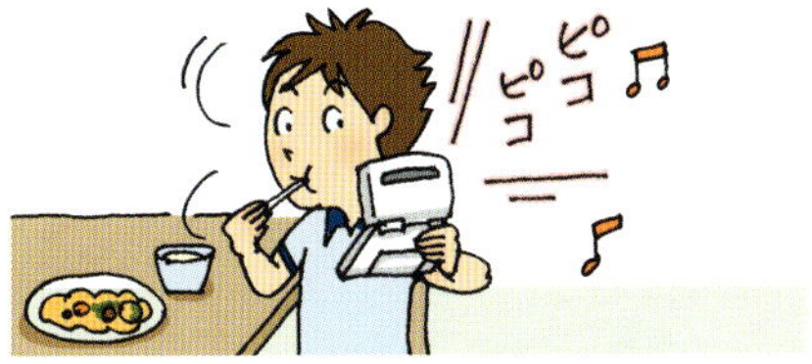


何かしながら食べる**ながら食べ**

## 知ってる？

## 学校給食の栄養素《えいようそ》の量《りょう》

学校給食は、基本的《きほんてき》に一日に必要《ひつよう》とされている栄養素《えいようそ》の3分の1（33%）を摂取《せっしゅ》することになっています（文部科学省《もんぶかがくしょう》より）。ただ、日本人に不足《ふそく》しがちなカルシウムやタンパク質《しつ》、ビタミンB《ビー》$_1$、B《ビー》$_2$などは、きちんとおぎなえるように、すこし多めに設定《せってい》されています。

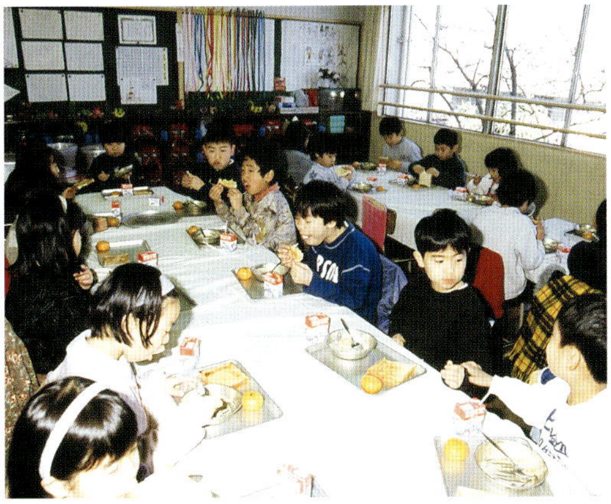

▲学校給食をのこさずに食べていると、一日に必要《ひつよう》な栄養素《えいようそ》の3分の1がとれます。

### 小学校高学年（10～11歳《さい》）の学校給食での栄養素《えいようそ》の基準量《きじゅんりょう》（一食分）

| | |
|---|---|
| エネルギー（kcal） | 730 |
| タンパク質《しつ》（g） | 28 |
| 脂肪《しぼう》（%） | 学校給食による摂取《せっしゅ》エネルギー全体の25～30% |
| カルシウム（mg） | 350 |
| 鉄（mg） | 3 |
| ビタミンA《エー》（IU《アイユー》※1） | 150 |
| ビタミンB《ビー》$_1$（mg） | 0.4 |
| ビタミンB《ビー》$_2$（mg） | 0.4 |
| ビタミンC《シー》（mg） | 25 |
| 食物繊維《しょくもつせんい》（g） | 7 |

### 目標値《もくひょうち》※2

| | |
|---|---|
| マグネシウム（mg） | 80 |
| 亜鉛《あえん》（mg） | 2 |

※1 ビタミンA《エー》の国際単位《こくさいたんい》。厚生労働省《こうせいろうどうしょう》「日本人の食事摂取基準《せっしゅきじゅん》」では、μgRE（マイクログラムレチノール当量《とうりょう》）という単位《たんい》が使用されている。3.33IU=1μgRE。

※2 目標値《もくひょうち》とは、摂取《せっしゅ》することを配慮《はいりょ》するように定められている栄養素《えいようそ》の量《りょう》

資料《しりょう》：文部科学省《もんぶかがくしょう》「学校給食実施基準別表《じっしきじゅんべっぴょう》」

# 自分の栄養素《えいようそ》の量《りょう》を知ろう

成長期《せいちょうき》には、とくに栄養素《えいようそ》のバランスのとれた食事が大切なことはわかりました。でも「何」を「どのくらい」食べたらよいのでしょうか？　自分に必要《ひつよう》な栄養素《えいようそ》の量《りょう》を考えていきましょう。

## ■小学生の食事摂取基準《せっしゅきじゅん》

| 年齢《ねんれい》 | 基準《きじゅん》身長 | 基準《きじゅん》体重 | 推定《すいてい》エネルギー必要量《ひつようりょう》 |
|---|---|---|---|
| 6~7歳《さい》男子 | 119.6cm | 23.0kg | 1650kcal |
| 6~7歳《さい》女子 | 118.0cm | 21.6kg | 1450kcal |
| 8~9歳《さい》男子 | 130.7cm | 28.0kg | 1950kcal |
| 8~9歳《さい》女子 | 130.0cm | 27.2kg | 1800kcal |
| 10~11歳《さい》男子 | 141.2cm | 35.5kg | 2300kcal |
| 10~11歳《さい》女子 | 144.0cm | 35.7kg | 2150kcal |
| 12~14歳《さい》男子 | 160.0cm | 50.0kg | 2650kcal |
| 12~14歳《さい》女子 | 154.8cm | 45.6kg | 2300kcal |

▲推定《すいてい》エネルギー必要量《ひつようりょう》の数値《すうち》は、それぞれの年《ねん》齢《れい》に必要《ひつよう》とされるエネルギー量《りょう》です。各年齢《かくねんれい》・性《せい》別《べつ》ごとに、表中の身長と体重を基準値《きじゅんち》として計算しています。また、この数値《すうち》は、日常《にちじょう》の身体活動レベルによって3段階《だんかい》に分かれます。上記の表はまん中のレベルの数値《すうち》です。

資料《しりょう》：厚生労働省《こうせいろうどうしょう》「日本人の食事摂取基準《せっしゅきじゅん》（2005年版《ばん》）」

メモ

### 日本食品標準成分表《ひょうじゅんせいぶんひょう》

科学技術庁《かがくぎじゅつちょう》が発表していたデータで、食品（食べられる部分のみ）100g中に、どの栄養素《えいようそ》がどのくらいふくまれているのかを記したもの。2000（平成12）年に「五訂《てい》」まで出たが、その後文部科学省《もんぶかがくしょう》が調査《ちょうさ》を引きつぎ、5年ごとに改訂版《かいていばん》が発表されている。

## 人によってちがう栄養素《えいようそ》の必要量《ひつようりょう》

健康《けんこう》で十分な活動をするために一日にとることがのぞましい栄養素《えいようそ》の摂取量《せっしゅりょう》の基準《きじゅん》を「食事摂取基準《せっしゅきじゅん》」といいます。5年に一度、厚生労働省《こうせいろうどうしょう》が発表します。これまでは「栄養《えいよう》所要量《しょようりょう》」とよばれていましたが、2004(平成16)年度に発表されたものから、「日本人の食事摂取基準《せっしゅきじゅん》」という名称《めいしょう》になりました。2005(平成17)年度から学校給食の献立《こんだて》づくりや、食事をとる量《りょう》などのめやすとされています。

この中では、年齢《ねんれい》や性別《せいべつ》、日常《にちじょう》の活動レベルごとに、必《ひつ》要《よう》なエネルギーの量《りょう》や栄養素《えいようそ》の量《りょう》が定められています。栄《えい》養素《ようそ》は、「推定平均必要量《すいていへいきんひつようりょう》」「推奨量《すいしょうりょう》」「目安量《めやすりょう》」「目標量《もくひょうりょう》」「上限量《じょうげんりょう》」の5つの指標《しひょう》があり、健康《けんこう》な体を維持《いじ》したり、欠乏症《けつぼうしょう》を予防《よぼう》したり、過剰摂取《かじょうせっしゅ》による健康障害《けんこうしょうがい》を予防《よぼう》したりする目的《もくてき》で、各栄養素《かくえいようそ》に必要《ひつよう》な項目《こうもく》が設定《せってい》されています。

## 食品を6つのグループに分けて考える

毎日の食事から必要《ひつよう》な栄養素《えいようそ》をバランスよくとるためには、どんな食材《しょくざい》にどのくらいの栄養素《えいようそ》がふくまれているのかを知る必要《ひつよう》があります。食材《しょくざい》の栄養成分《えいようせいぶん》は、「日本食品標準成分表《ひょうじゅんせいぶんひょう》」で調べることができます。ただ、料理《りょうり》でつかっている食材《しょくざい》の栄養素《えいようそ》を一つひとつ考えながら献立《こんだて》を決めるのは、とてもむずかしく、時間がかかります。

そこで、にた栄養成分《えいようせいぶん》をふくむ食品ごとに6つのグループに分け、それぞれの食品群《ぐん》の中から決められた分だけ食べることで、一日に必要《ひつよう》な栄養素《えいようそ》をバランスよくとることができるという考え方があります。

まずは、6つのグループの分け方とおもな食品を見てみましょう。

# 6つの食品群《ぐん》とその働き

## 3群《ぐん》

### 緑黄色野菜《りょくおうしょくやさい》

にんじんやほうれんそう、かぼちゃなど、色の濃《こ》い野菜。体内でビタミンA《エー》に変《か》わるベータカロテンを多くふくんでいる。ビタミンC《シー》やカルシウム、食物繊維《しょくもつせんい》もふくまれている。

## 1群《ぐん》

### 肉類《るい》、卵《たまご》、大豆製品《せいひん》、魚類《るい》

血や肉、骨《ほね》や皮膚《ひふ》などをつくるタンパク質《しつ》を多くふくむ食品。肉類《るい》、卵《たまご》、魚介類《ぎょかいるい》などの動物性《せい》食品と、大豆製品《せいひん》などの植物性《せい》食品がある。

## 2群《ぐん》

### 牛乳《ぎゅうにゅう》、小魚類《るい》、海藻類《かいそうるい》

骨《ほね》や歯をつくり、体の調子を整えるカルシウムなどのミネラル（無機質《むきしつ》）を多くふくむ食品。牛乳《ぎゅうにゅう》、乳製品《にゅうせいひん》や小魚、海藻《かいそう》など。

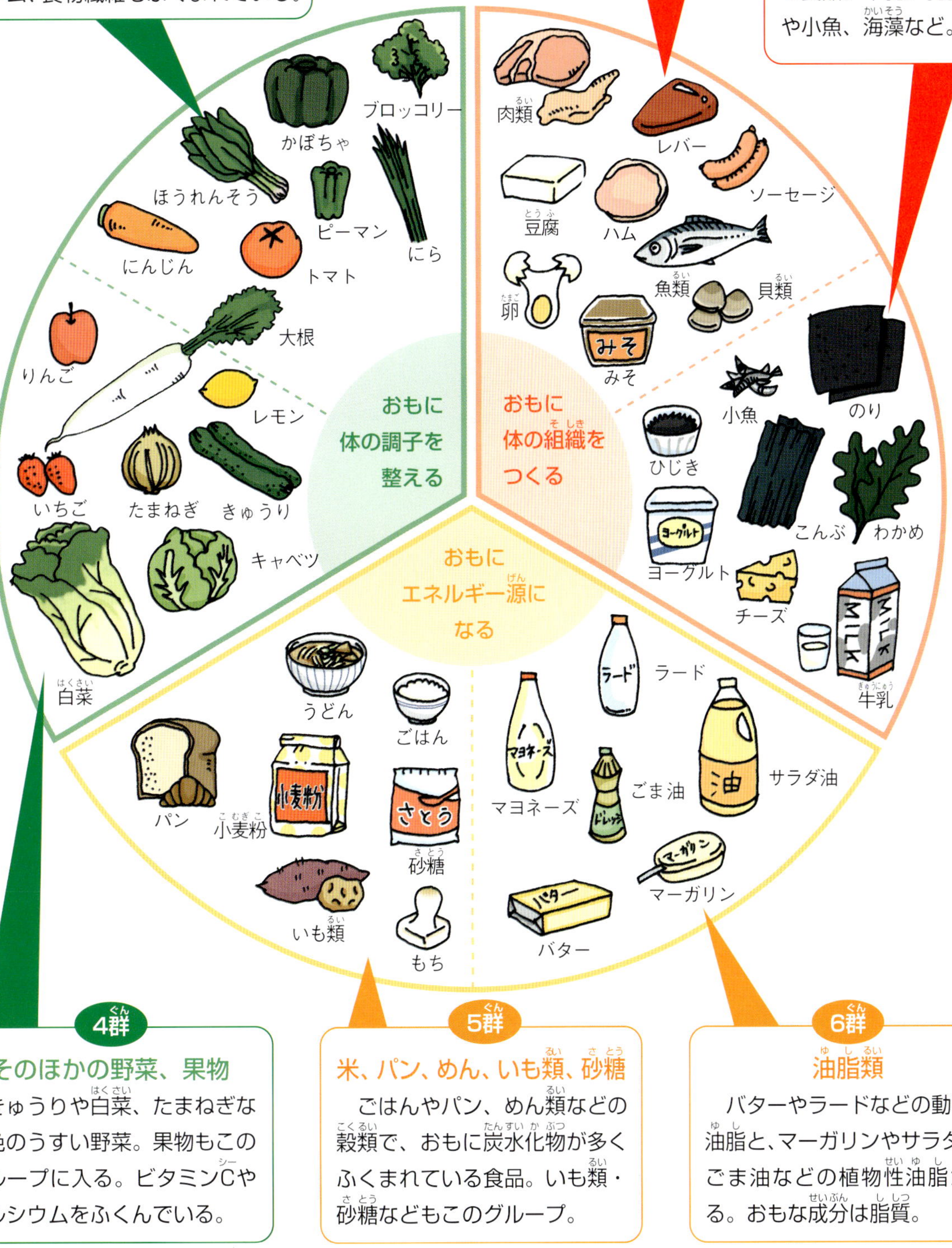


## 4群《ぐん》

### そのほかの野菜、果物

きゅうりや白菜《はくさい》、たまねぎなど色のうすい野菜。果物もこのグループに入る。ビタミンC《シー》やカルシウムをふくんでいる。

## 5群《ぐん》

### 米、パン、めん、いも類《るい》、砂糖《さとう》

ごはんやパン、めん類《るい》などの穀類《こくるい》で、おもに炭水化物《たんすいかぶつ》が多くふくまれている食品。いも類《るい》・砂糖《さとう》などもこのグループ。

## 6群《ぐん》

### 油脂類《ゆしるい》

バターやラードなどの動物性《せい》油脂《ゆし》と、マーガリンやサラダ油、ごま油などの植物性油脂《せいゆし》がある。おもな成分《せいぶん》は脂質《ししつ》。

# 一日に食べる食品の量《りょう》を考えよう

6つの食品群《ぐん》をピラミッドのようにした図があります。これは、わたしたちが健康《けんこう》に生きていくために、一日に食べたい食品のバランスをあらわしたものです。

各《かく》グループごとに点数（ポイント数）が決まっていて、毎日の食事でどんなものをどれくらい食べればよいのかを、ポイント数で見ることができます。一番下の面積《めんせき》が広いグループほどたくさん食べ、一番上の食品群《ぐん》はなるべくひかえるようにしましょう。

## ★食品群《ぐん》ピラミッド〈小学校高学年用〉★

**一日の合計が 35〜36ポイントでOK《オーケー》！**

### 6群《ぐん》
油脂類《ゆしるい》・砂糖《さとう》・食塩《しょくえん》＊

6ポイント以下《いか》

#### おもな食品の１ポイントの量《りょう》

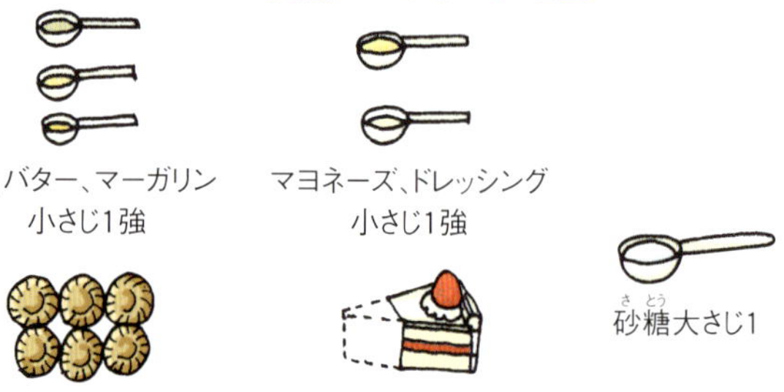

油、バター、マーガリン 小さじ1強

マヨネーズ、ドレッシング 小さじ1強

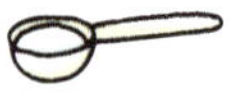

砂糖《さとう》大さじ1

ビスケット6〜8まい

ケーキ2/3個《こ》

＊6つの食品群《ぐん》の中では5群《ぐん》に入っている砂糖《さとう》と食塩《しょくえん》は、なるべくひかえたほうがよいため、ここでは6群《ぐん》に入っています。

### 2群《ぐん》
牛乳《ぎゅうにゅう》、小魚類《るい》

8ポイント

#### おもな食品の１ポイントの量《りょう》

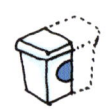

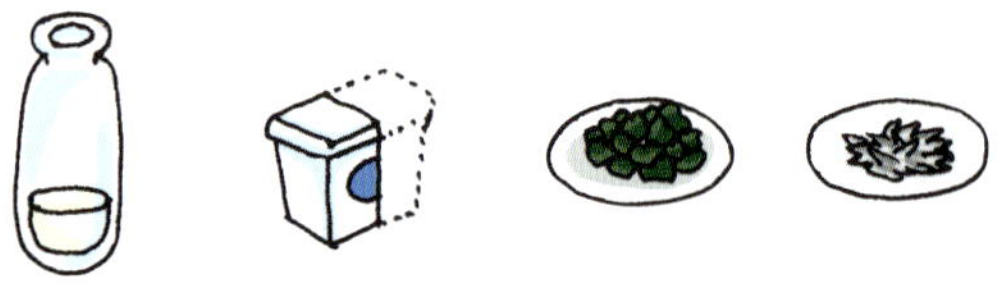

牛乳《ぎゅうにゅう》1/4本　ヨーグルト1/2個《こ》　干《ほ》しわかめ5g　しらす10g

### 1群《ぐん》
肉類《るい》、卵《たまご》、大豆製品《せいひん》

5ポイント

魚類《るい》

#### おもな食品の１ポイントの量《りょう》

●卵《たまご》や肉類《るい》

卵《たまご》1個《こ》、豚肉《ぶたにく》ロース肉80g

ハム3〜4まい、ウインナソーセージ4〜5本

●大豆製品《せいひん》

豆腐《とうふ》1/8丁、納豆《なっとう》1パック、みそ大さじ1

●魚類《るい》

アジ1尾《び》、イワシ1/2尾《び》、サンマ1/2尾《び》、サケ1切れ

### 3群《ぐん》
緑黄色野菜《りょくおうしょくやさい》

4ポイント

25gで1ポイント

#### おもな食品の１ポイントの量《りょう》

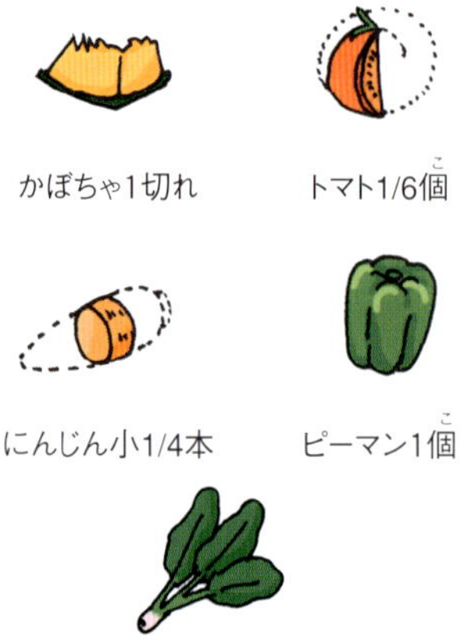

かぼちゃ1切れ　トマト1/6個《こ》

にんじん小1/4本　ピーマン1個《こ》

ほうれんそう1株《かぶ》

### 4群《ぐん》
そのほかの野菜、果物

8ポイント

50gで1ポイント

#### おもな食品の１ポイントの量《りょう》

野菜4ポイント＋果物4ポイントが理想

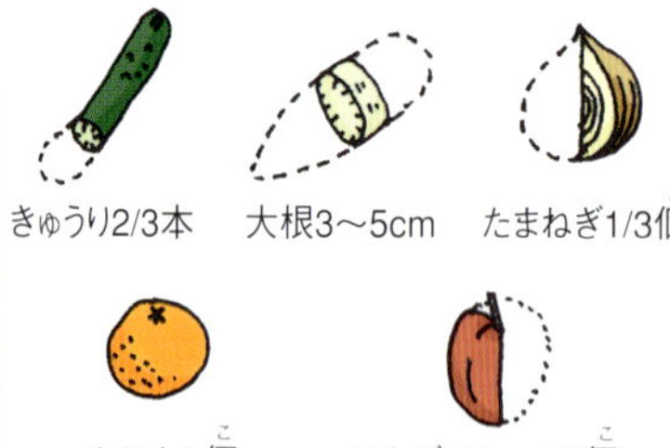

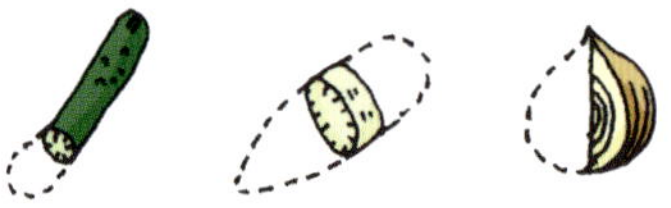

きゅうり2/3本　大根3〜5cm　たまねぎ1/3個《こ》

みかん1個《こ》　りんご1/4〜1/3個《こ》

### 5群《ぐん》
米・パン・めん・いも類《るい》

5〜6ポイント

#### おもな食品の１ポイントの量《りょう》

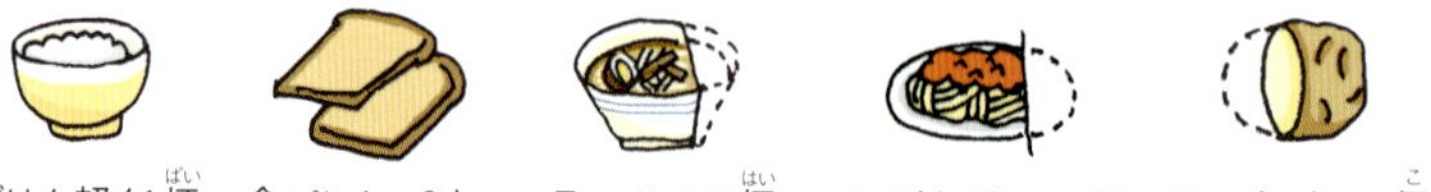

ごはん軽く1杯《ぱい》　食パン1〜2まい　ラーメン2/3杯《はい》　スパゲッティ2/3皿　じゃがいも1/2個《こ》

資料提供《しりょうていきょう》：静岡《しずおか》大学教育学部栄養《えいよう》学研究室

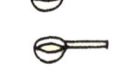

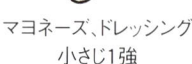

# ふだんの食事のバランスをみてみよう！

毎日食べている食事には、6つの食品群《ぐん》がどのくらいの割合《わりあい》でふくまれているのでしょうか？　以下《いか》の6つの献立《こんだて》を例《れい》に、一食あたりの各《かく》食品群《ぐん》のポイント数をみてみましょう。ここでは、ポイントの数値《すうち》を棒《ぼう》グラフにしました。それぞれの食品群《ぐん》の棒《ぼう》のうち、点線部分が一日にとりたい分量《ぶんりょう》です。棒《ぼう》に色がぬってあるところが、その食事でとれるポイント数です。
（5群《ぐん》は6ポイントで計算しています。）

## 献立例《こんだてれい》①　サケの照《て》り焼《や》き＋きんぴらごぼう＋ごはん＋豆腐《とうふ》のみそ汁《しる》

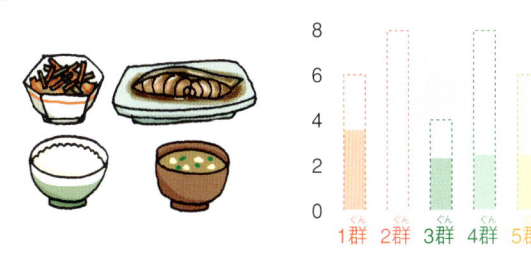

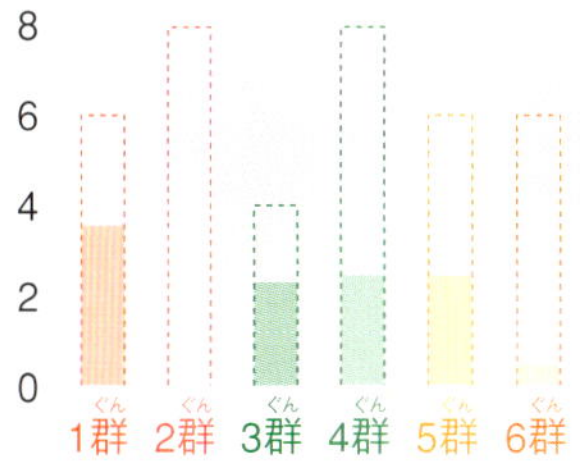


**ポイントをチェック！**

2群《ぐん》がとれていないので、みそ汁《しる》の具で海藻《かいそう》をとるか、のこりの2食でとるように心がけましょう。

## 献立例《こんだてれい》②　チャーハン

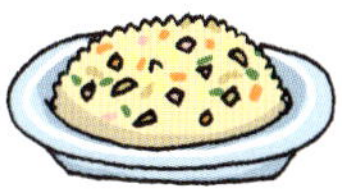

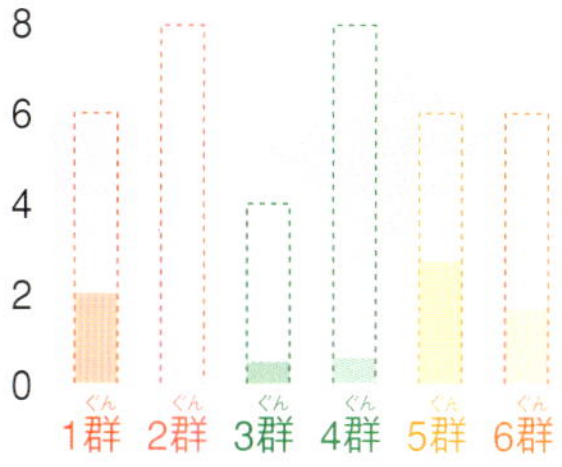


**ポイントをチェック！**

2群《ぐん》がとれていないのと、野菜不足《ふそく》が気になります。野菜のスープをつけ、デザートにヨーグルトを食べましょう。

## 献立例《こんだてれい》③　カレーライス＋生《なま》野菜サラダ＋ヨーグルト

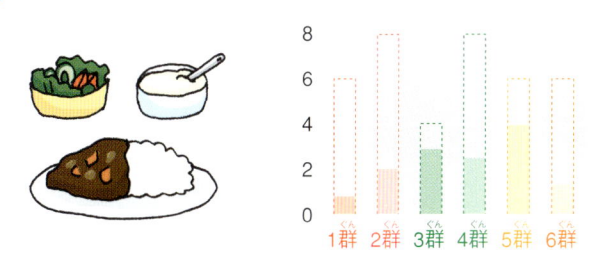

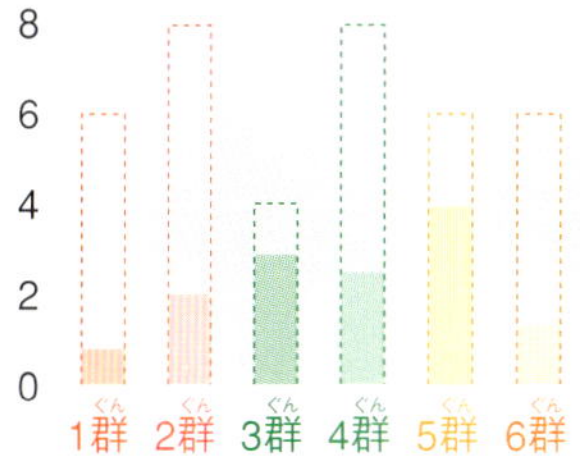


**ポイントをチェック！**

生《なま》野菜サラダとヨーグルトをつけることで、バランスがよくなっています。

## 献立例《こんだてれい》④　ハンバーグ、ロールパン、さやいんげんのソテー＋にんじんのバター煮《に》

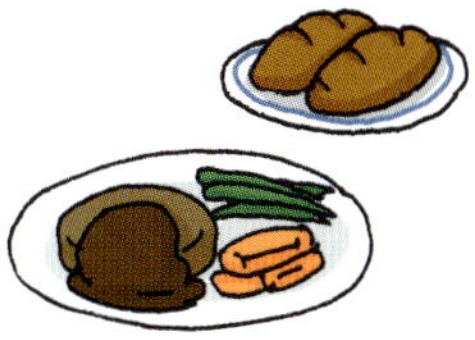

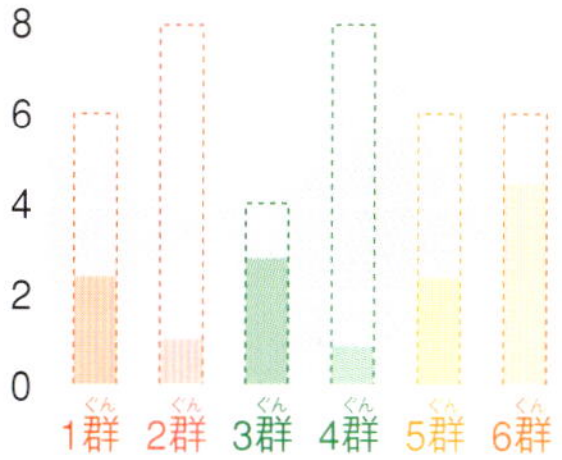


**ポイントをチェック！**

1群《ぐん》が肉類《るい》からだけなので、のこりの2食で魚をとるようにしましょう。

## 献立例《こんだてれい》⑤　オムレツ＋ロールパン＋トマトとかいわれ菜《な》のサラダ

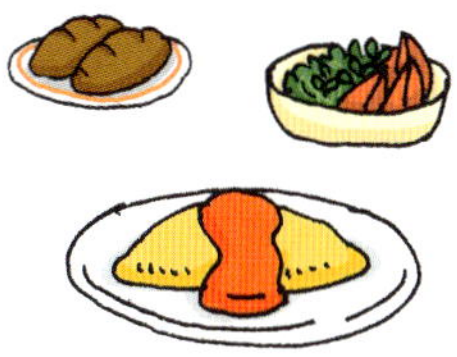

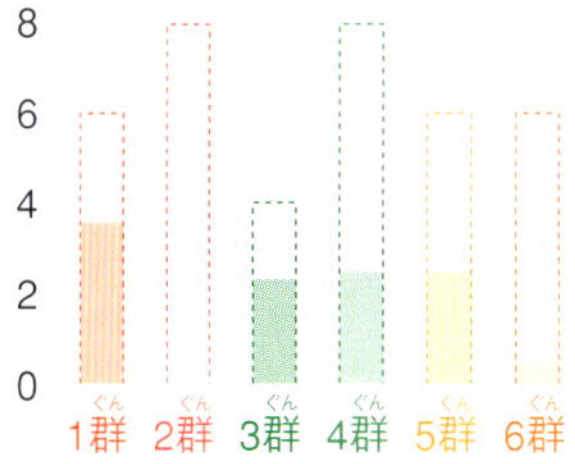


**ポイントをチェック！**

3群《ぐん》は十分ですが、4群《ぐん》が少なめです。1群《ぐん》も肉類《るい》だけしかとっていないので、のこりの食事で魚をとるようにしましょう。

## 献立例《こんだてれい》⑥　スパゲッティミートソース

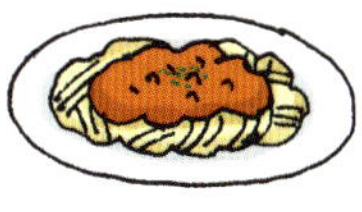

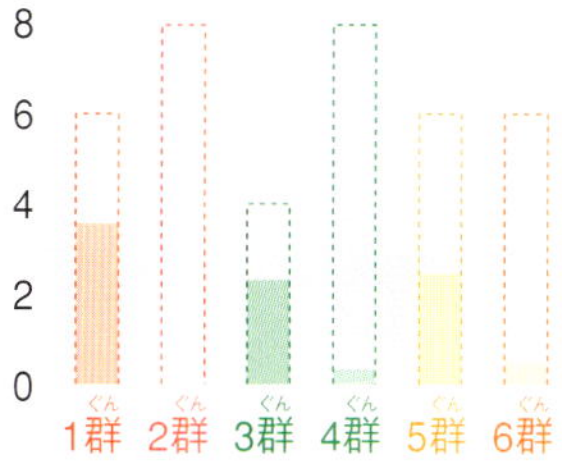


**ポイントをチェック！**

牛乳《ぎゅうにゅう》をつけたり、デザートにヨーグルトを食べたりすると、2群《ぐん》がおぎなえます。のこりの2食では魚を食べましょう。

資料提供《しりょうていきょう》：静岡《しずおか》大学教育学部栄養《えいよう》学研究室ホームページ「毎日イキイキおいしくごはん」を一部修正《しゅうせい》

# 食事バランスガイド

前ページで紹介《しょうかい》した食品群《ぐん》ピラミッドは、一日の食事バランスを栄養素《えいようそ》ごとに6つの食品群《ぐん》に分けて考えていますが、主食、主菜《しゅさい》、副菜《ふくさい》に分けて考える方法《ほうほう》もあります。

食生活指針《ししん》（34ページ参照《さんしょう》）を受けて、厚生労働省《こうせいろうどうしょう》、農林水産省《のうりんすいさんしょう》によって2005（平成17）年6月に発表された「食事バランスガイド」です。

食事バランスガイドについても、くわしく見ていきましょう。

## こまがあらわす食事のバランス

食事バランスガイドは、「こま」で表現《ひょうげん》されています。こまの形は「一日の食事バランス」を、こまの軸《じく》は「一日に必要《ひつよう》な水分」をあらわしています。こまを回転させるためには、「適度《てきど》な運動」が必要《ひつよう》です。お菓子《かし》やジュース類《るい》は、楽しく適度《てきど》にとるものとして、こまを回すひもとしてあらわされています。

こまはバランスがくずれると、すぐにたおれてしまいます。この食事バランスのこまは、バランスのよい食事と水分、適度《てきど》な運動によって安定して回転し、かたよった食事をとっていたり、運動をしなかったりするとうまく回らなくなります。わたしたちが健康《けんこう》に生きていくことを、こまが回ることにたとえているのです。

### ■食事バランスガイドの見方

- ●料理《りょうり》は、「主食」「主菜《しゅさい》」「副菜《ふくさい》」「牛乳《ぎゅうにゅう》・乳製品《にゅうせいひん》」「果物」の5つのグループに分けられています。
- ●たくさんとる必要《ひつよう》がある食品グループが上の段《だん》に入っています。
- ●こまの中にえがかれているのは、おとなが一日にとりたい食品の種類《しゅるい》と量《りょう》です。
- ●一日に食べる量《りょう》のめやすが、わかりやすい料理《りょうり》の例《れい》になっています。

### ■食事をあらわす単位《たんい》と数え方

たとえば主食の場合、おにぎり1個《こ》は「1つ」と数えます。ごはん小盛《も》り1杯《ぱい》、食パン1まいも１つ分です。牛乳《ぎゅうにゅう》・乳製品《にゅうせいひん》は、牛乳《ぎゅうにゅう》コップ半分とスライスチーズ1まい、ヨーグルト1パックがそれぞれ1つ分、牛乳《ぎゅうにゅう》びん1本分は「2つ」になります。

「1つ」は「1ＳＶ《エスブイ》」ともあらわされます。ＳＶ《エスブイ》は英語の「サービング」の略《りゃく》で、料理《りょうり》の1回あたりの標準量《ひょうじゅんりょう》をあらわしています。

食事バランスガイド
あなたの食事は大丈夫《だいじょうぶ》？
運動
水・お茶
菓子《かし》・嗜好飲料《しこういんりょう》
楽しく適度《てきど》に
厚生労働省《こうせいろうどうしょう》・農林水産省《のうりんすいさんしょう》決定

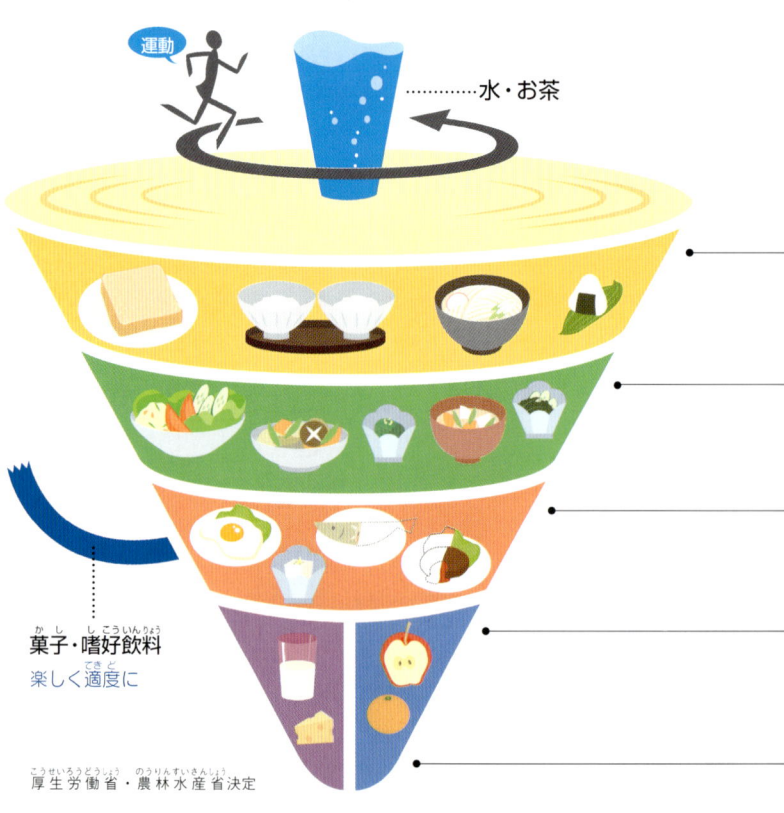

## 料理《りょうり》を表示《ひょうじ》してわかりやすく

食事バランスガイドは、一日に必要《ひつよう》な食事のめやすの量《りょう》を「食材《しょくざい》の量《りょう》」ではなく、「料理《りょうり》」であらわし、1つ2つと数えられるようになっています。家庭によって料理《りょうり》のつくり方がちがうため、正確《せいかく》な分量《ぶんりょう》や数値《すうち》はわかりませんが、絵を見ただけで、一日の食事で何がたりないのか、何を食べ過《す》ぎているのかがおおまかにわかるように工夫《くふう》されています。

たとえば、副菜《ふくさい》と主菜《しゅさい》の量《りょう》をくらべてみると、肉や魚などの「主菜《しゅさい》」よりも、野菜などの「副菜《ふくさい》」をたくさん食べる必要があることがわかります。

一日に必要《ひつよう》な食事の量《りょう》は、年齢《ねんれい》や性別《せいべつ》、活動する量《りょう》によってちがいます。まず、自分に必要《ひつよう》なエネルギー量《りょう》を知っておくことが大切です。このこまにえがかれている量《りょう》はおとな向けにつくられたものですが、10歳《さい》から17歳《さい》までは、活動する量《りょう》がふつうであれば、男女ともにおとなとおなじ、下の図にある基本《きほん》の形にあてはまります。

### ●10〜11歳《さい》の男子が一日に必要《ひつよう》なカロリー（2300kcal）の場合

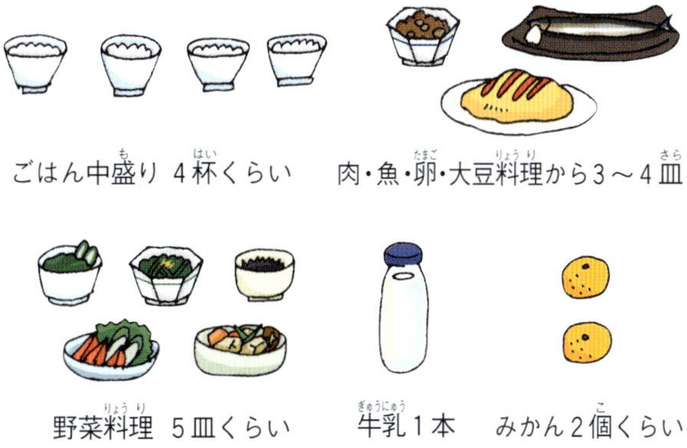
ごはん中盛《も》り 4杯《はい》くらい
肉・魚・卵《たまご》・大豆料理《りょうり》から3〜4皿《さら》
野菜料理《りょうり》 5皿くらい
牛乳《ぎゅうにゅう》1本
みかん2個《こ》くらい

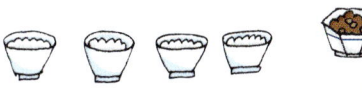

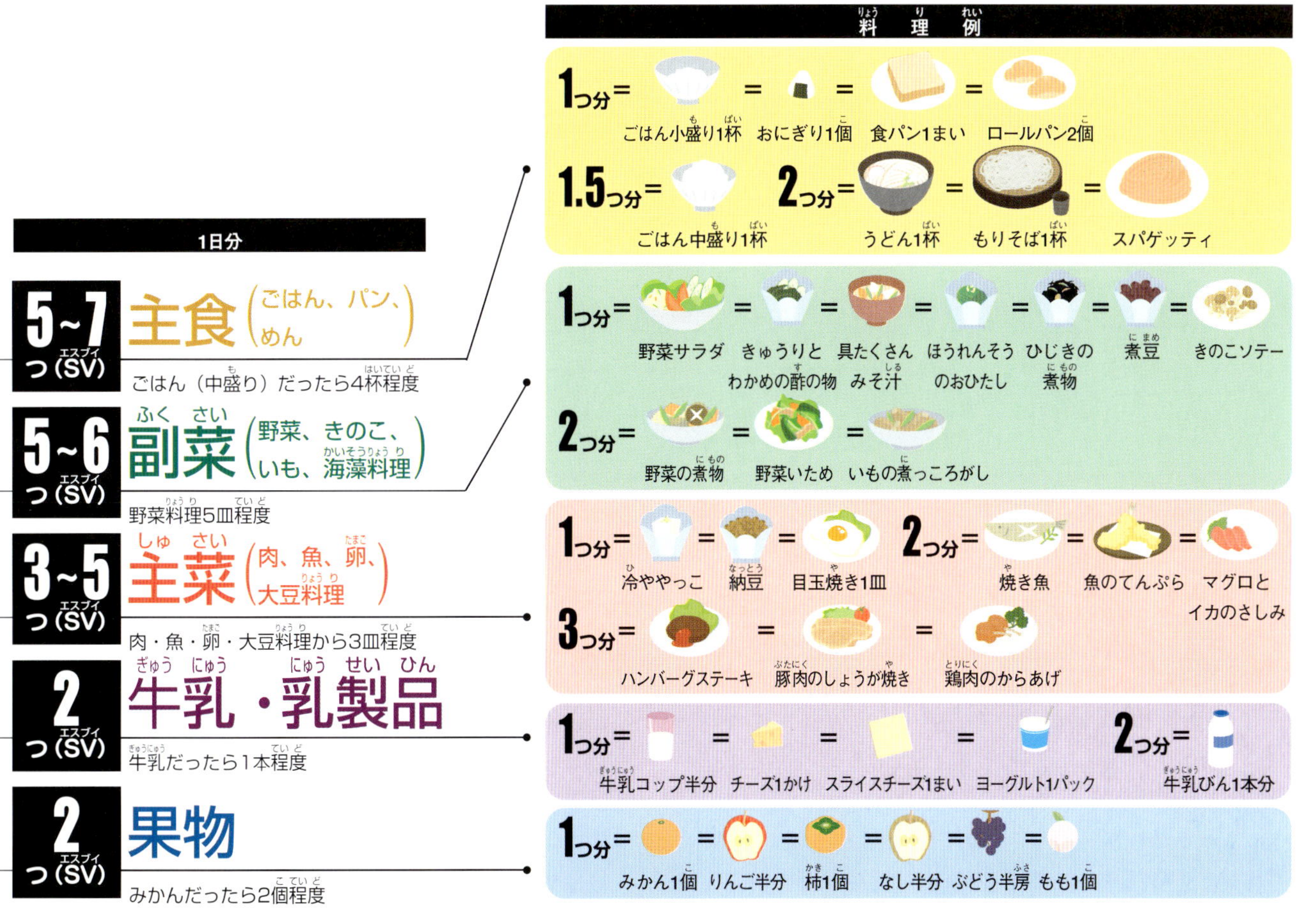

# 食材選《しょくざいえら》びも大切

日本には四季《しき》があり、昔からその季節《きせつ》に収穫《しゅうかく》されたおいしい食べ物を食べてきました。旬《しゅん》の食材《しょくざい》は味がよいだけでなく、栄養価《えいようか》も高いのです。そんな旬《しゅん》の食材《しょくざい》について考えていきましょう。

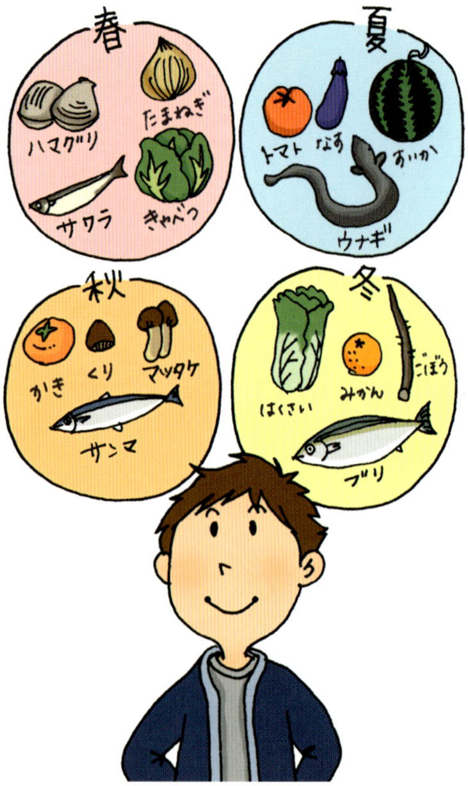


## 食べ物の「旬《しゅん》」って何？

秋に収穫《しゅうかく》されたとれたてのお米は、「新米《しんまい》」といって水分を多くふくみ、とてもおいしいものです。また、トマトやなすなどは、春に苗《なえ》を植え、実が熟《じゅく》するのは夏になってからです。遠足などでさつまいもを掘《ほ》りに行くのは秋です。

このように自然《しぜん》の中で育てられたお米や野菜、果物などがもっとも多く出回る時期を「旬《しゅん》」といいます。大昔から人間はその土地でできる旬《しゅん》のものを食べてきました。

旬《しゅん》の時期は、魚にもあります。魚の旬《しゅん》は、産卵期《さんらんき》をむかえてエサを多く食べ、脂《あぶら》ののった時期で、カツオは秋、ブリは冬など種類《しゅるい》によってちがいます。

しかし最近《さいきん》では、野菜も魚も、栽培技術《さいばいぎじゅつ》や養殖《ようしょく》する技術《ぎじゅつ》、冷凍技術《れいとうぎじゅつ》が進歩して、海外からも運ばれてくるため、一年中出回るようになりました。それによって、食べ物の旬《しゅん》の時期がわかりにくくなっています。

## おしえて！ ハウス栽培《さいばい》をする理由

ここ数十年で、ハウス栽培《さいばい》は急激《きゅうげき》に増《ふ》えています。ハウス栽培《さいばい》の利点《りてん》は以下《いか》のようなものです。

・天候《てんこう》にあまり左右されない

暑さや台風、雪などの天候《てんこう》に左右されずに野菜を育てられます。

・野菜をきれいな形に育てられる

天候《てんこう》に影響《えいきょう》されず、鳥や動物などに食べられることもないため、野菜をきれいに育てることができます。

ハウス栽培《さいばい》が増《ふ》えて、一年中いろいろな食べ物が食べられるようになりましたが、旬《しゅん》とそれ以外《いがい》の時期とでは、まったく味がちがうものも多くあります。食材《しょくざい》の旬《しゅん》を知り、意識《いしき》して食べるようにしてみましょう。

### ■全国のハウス栽培《さいばい》の土地面積《めんせき》

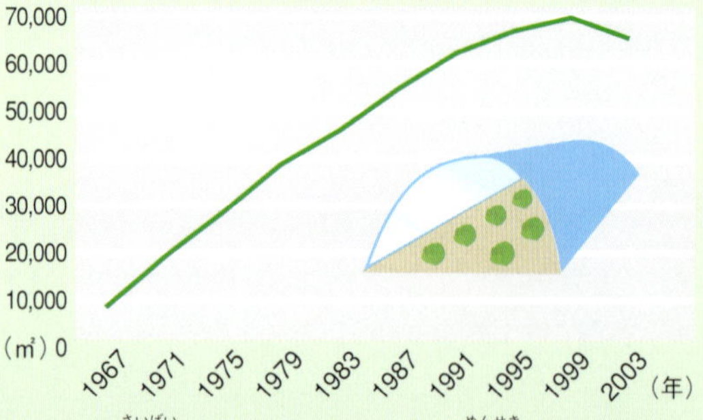


▲ハウス栽培《さいばい》が行われている土地の面積《めんせき》は、35年前にくらべて5倍に増《ふ》えています。

資料《しりょう》：農林水産省《のうりんすいさんしょう》「園芸《えんげい》用ガラス室ハウス等の設置状況《せっちじょうきょう》」

# 旬《しゅん》の 食べ物がおいしい理由

夏と冬のトマトを食べくらべてみると、どちらがおいしく感じるでしょうか？　日光をたっぷり浴《あ》びて実った夏のトマトのほうが、あま味があってみずみずしく、おいしいと感じませんか。最近《さいきん》ではトマトは１年を通して手に入りますが、トマトの旬《しゅん》は夏です。野菜は、栽培《さいばい》に適《てき》した時期と気候《きこう》の中で育つと、本来もっている香《かお》りやあま味、酸味《さんみ》や苦味《にがみ》などを味わうことができるのです。

また、旬《しゅん》の野菜は、栄養価《えいようか》が高いというデータもあります。品種《ひんしゅ》や産地《さんち》によってもちがいますが、旬《しゅん》のトマトのベータカロテンは、ほかの時期の3倍、旬《しゅん》のじゃがいものビタミンC《シー》は4.75倍あるといいます。旬《しゅん》の食べ物はおいしいうえに、健康《けんこう》にもよいのです。

## 季節《きせつ》ごとの旬《しゅん》の食材《しょくざい》

季節《きせつ》によって旬《しゅん》をむかえる野菜や果物、魚を見てみましょう。みなさんはどれくらい知っていますか？

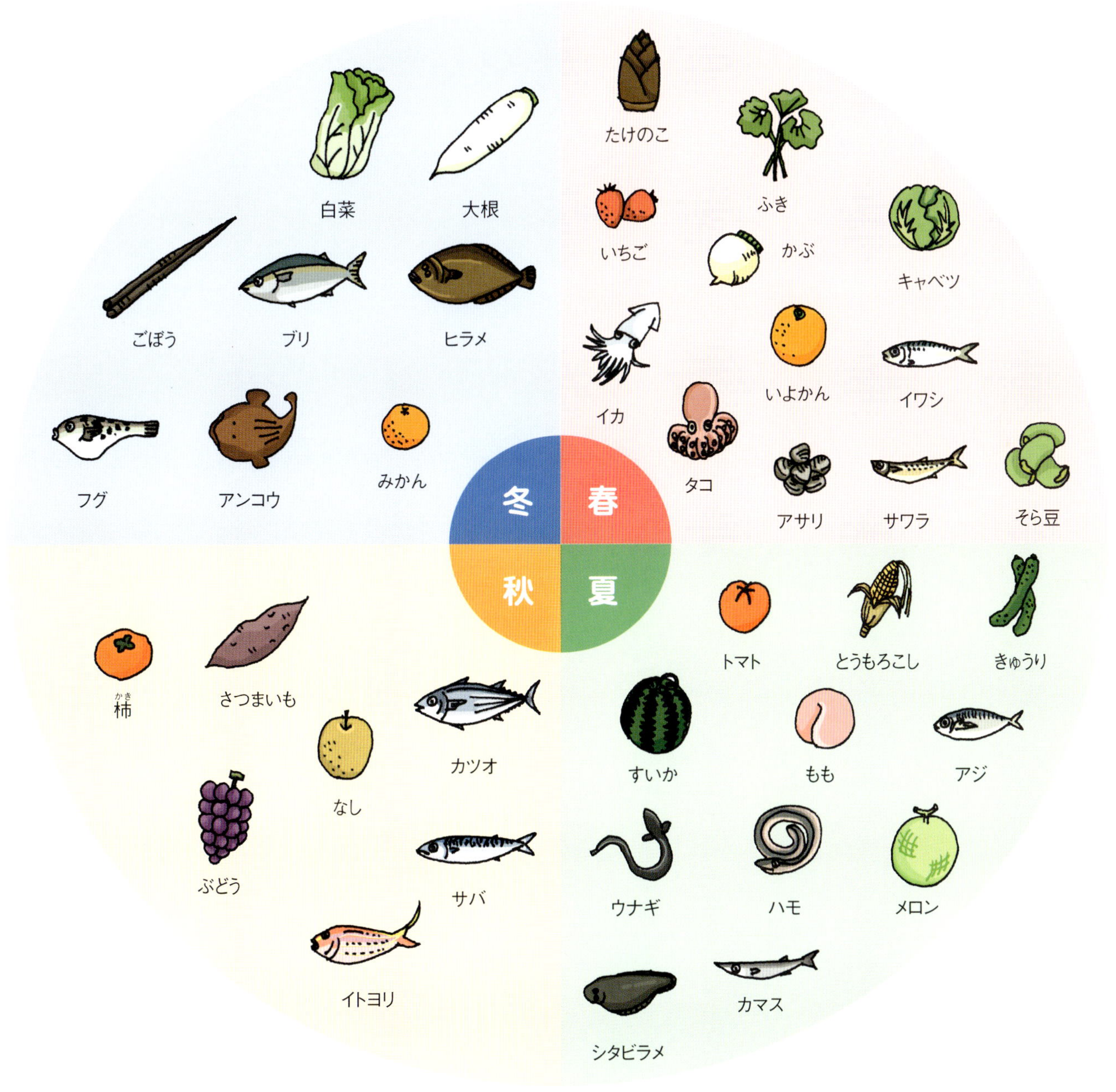

# 間食の役《やく》割《わり》を考えよう

「間食はやめたほうがいい」「おやつの食べ過《す》ぎはよくない」といわれたことはありませんか？　間食は成長期《せいちょうき》のわたしたちにとって必要《ひつよう》なものなのでしょうか？

### ■子どもに人気のおやつベスト10

1位《い》　スナック菓子《がし》
2位《い》　チョコレート
3位《い》　ビスケット・クッキー
4位《い》　アイスクリーム
5位《い》　あめ
6位《い》　米菓子《がし》（せんべいなど）
7位《い》　駄菓子《だがし》
8位《い》　カステラ・ケーキ
9位《い》　寄《よ》せ物（ようかんなど）
10位《い》　そのほかの菓子類《かしるい》

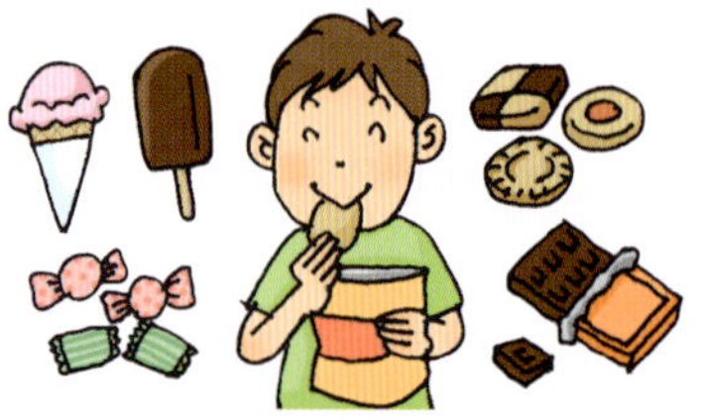

資料《しりょう》：日本スポーツ振興《しんこう》センター「児童生徒《じどうせいと》の食生活等実態調査《じったいちょうさ》」平成12年度

## 間食って何？

間食は、一日3回の食事の間にとる軽い食べ物のことをいいます。みなさんが大すきな「おやつ」や、夕食の後に食べる「夜食」もふくまれます。

間食の本来の目的《もくてき》は、一日3回の食事でとりきれないエネルギーや栄養素《えいようそ》をおぎなうことです。体をつかった仕事をする人や、はげしい練習をするスポーツ選手《せんしゅ》、また成長《せいちょう》期《き》の子どもなどは、消費《しょうひ》エネルギーの量《りょう》が多いため、間食で栄養補給《えいようほきゅう》するのです。

エネルギーの消費量《しょうひりょう》には個人差《こじんさ》があります。それぞれの人の活動に合った量《りょう》のエネルギーや栄養素《えいようそ》を補給《ほきゅう》できる間食が必要《ひつよう》です。一般的《いっぱんてき》には、一日に必要《ひつよう》なエネルギー量《りょう》（60ページ参照《さんしょう》）の10〜20％くらいが適当《てきとう》とされています。

また間食には、つかれたときなどにほっとする、気分転《てん》換《かん》の役割《やくわり》もあります。

## 親が子どもにあたえるおやつの種類《しゅるい》

小学校4〜6年生の子どもをもつ保護者《ほごしゃ》に、子どもにどんなおやつをあたえているか聞いたところ、1位《い》がスナック菓子《がし》、2位《い》がビスケット・せんべい類《るい》、3位《い》は菓子《かし》パン・ケーキ類《るい》でした。

この調査《ちょうさ》から、子どもたちの間食が、本来の栄養補《えいようほ》給《きゅう》を目的《もくてき》としたものではなく、子どものこのみに左右されている間食であることがわかります。間食の役割《やくわり》をしっかり理解《りかい》して、親子で話し合ってみましょう。

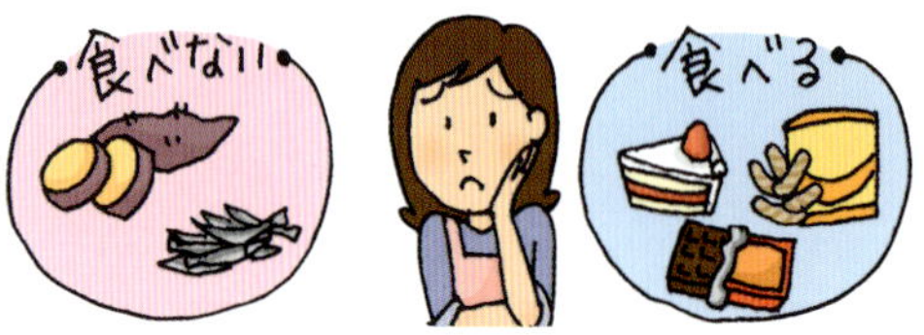


### ■子どもにあたえるおやつの種類《しゅるい》

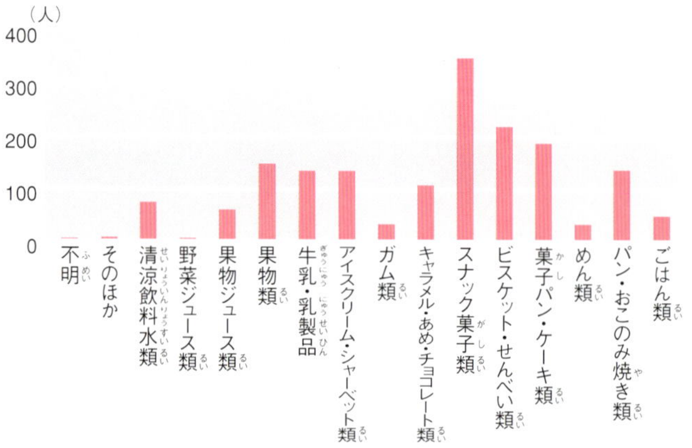


資料《しりょう》：厚生労働省《こうせいろうどうしょう》「国民栄養《こくみんえいよう》の現状《げんじょう》」平成7年度版《ばん》

## おやつの食べ過《す》ぎは体に悪い？

正しくとれば、たりない栄養素《えいようそ》の補給《ほきゅう》ができる間食ですが、食べ過《す》ぎは体によくありません。

みなさんがよく食べるスナック菓子《がし》には、油脂《ゆし》や塩分《えんぶん》、化学調味料《ちょうみりょう》が多くふくまれています。また、あまいお菓子《かし》や清涼飲料水《せいりょういんりょうすい》には、多くの糖分《とうぶん》が入っています。

こうしたおやつを時間も量《りょう》も気にせずに食べると、おなかがいっぱいになって、食事が食べられなくなったり、エネルギーのとり過《す》ぎになったりします。また食事が食べられなくなったことで、必要《ひつよう》な栄養素《えいようそ》が不足《ふそく》してしまいます。

おやつを食べるときは、食べる量《りょう》と食べる時間に気をつける必要《ひつよう》があるのです。

### ■スナック菓子《がし》の油を見てみよう！

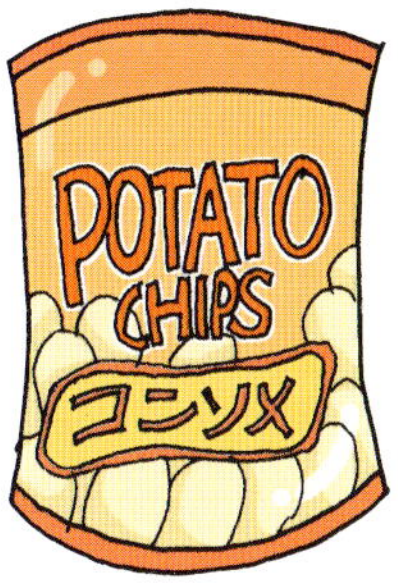


ポテトチップス
1ふくろ（90g）

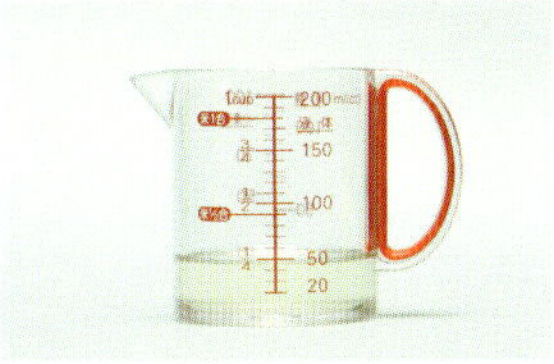

左のスナック菓子《がし》の油の量《りょう》を、液体《えきたい》の油で見てみると……。
約《やく》35g（50mℓ）の油が入っています。

### ■正しいおやつの食べ方

**1 おやつは1日1回にしよう**
昼間のおやつは、体を動かしているうちにエネルギーとして消費《しょうひ》されます。

**2 ダラダラ食べはやめよう**
時間を決めずに食べると、口の中にいつも食べ物のカスがのこり、虫歯の原因《げんいん》にもなります。

**3 お皿に入れて食べよう**
どれくらい食べるのかわかるので、食べ過《す》ぎをふせぎます。

**4 歯ごたえのあるものを選《えら》ぼう**
よくかんで食べると、すこしの量《りょう》でも満足《まんぞく》できます。

**5 昔のおやつも食べてみよう**
やきいも、だんご、くずもちなど、あまさがひかえめで、かつエネルギー源《げん》の炭水化物《たんすいかぶつ》がしっかりとれるものもあります。

**6 就寝《しゅうしん》前2時間は間食をやめよう**
ねる前に食べると、安眠《あんみん》をさまたげ、翌朝《よく》の食欲《しょくよく》もなくなります。

## おすすめのおやつの組み合わせ

**小学生がおやつでとるエネルギー量《りょう》のめやす**

**200kcal**

おやつは、カルシウムやビタミン、食物繊維《しょくもつせんい》などがふくまれたものを中心にしましょう。いもやごはんの糖質《とうしつ》は分解《ぶんかい》されるのに時間がかかるため、体にゆっくり吸収《きゅうしゅう》され、エネルギーが持続《じぞく》します。チョコレートやケーキは、おなじ糖質《とうしつ》でもすぐに体に吸収《きゅうしゅう》されるため、体にたくわえきれなくなったエネルギーが体脂肪《たいしぼう》として蓄積《ちくせき》されます（40ページ参照《さんしょう》）。

### 手づくりの例《れい》

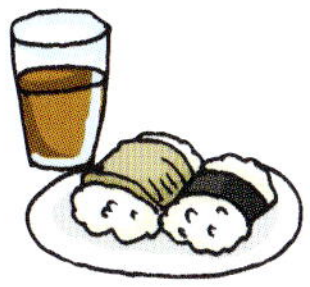

プチおにぎり
＋
麦茶

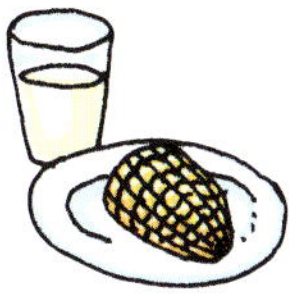

とうもろこし
＋
牛乳《ぎゅうにゅう》

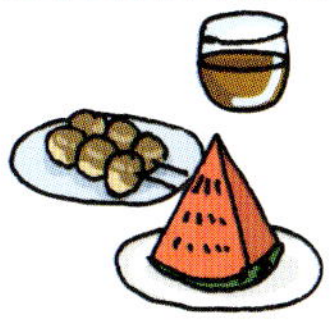

みたらしだんご
＋
スイカ＋麦茶

### 市販品《しはん》の例《れい》

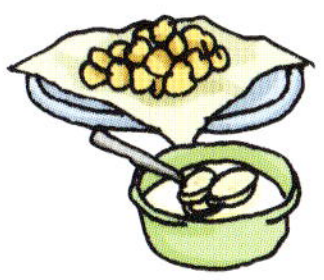

ポップコーン
＋
ヨーグルト＋バナナ

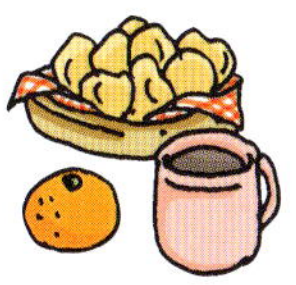

ポテトチップス
＋
ココア＋みかん

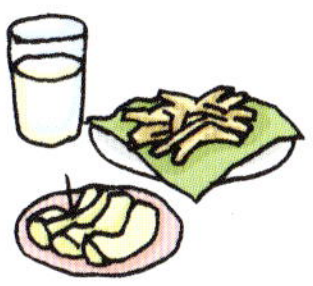

フライドポテト
＋
牛乳《ぎゅうにゅう》＋りんご

# 苦手な食べ物は食べなくていい？

だれにでも苦手な食べ物はあるでしょう。苦手なものを食べなさいといわれても、なかなか食べられないものです。食べ物のすききらいは、いけないことなのでしょうか。

### ■子どものすきな料理《りょうり》ベスト10

東京近郊在住《きんこうざいじゅう》の小学４年から中学３年の男女400人を対象《たいしょう》にアンケート調《ちょう》査《さ》を行った結果《けっか》、人気のあった料理《りょうり》は、あまりかまずに食べられるものや、骨《ほね》をとる手間のないものばかりでした。

| | |
|---|---|
| 1位《い》 | ハンバーグ |
| 2位《い》 | カレーライス |
| 3位《い》 | ギョウザ |
| 4位《い》 | スパゲッティ |
| 5位《い》 | 鶏《とり》のからあげ |
| 6位《い》 | シチュー |
| 7位《い》 | 焼《や》き肉 |
| 8位《い》 | コロッケ、ステーキ |
| 10位《い》 | 肉じゃが |

資料《しりょう》：農林中央金庫《のうりんちゅうおうきんこ》「親から継《つ》ぐ『食』、育てる『食』」（2005年２月調べ）より

## すききらいは生まれつき？

すききらいを生まれつきだと思っている人も多いかもしれませんが、すききらいはけっして生まれつきではありません。

すききらいをする理由を考えると、味、かみごたえ、舌《した》ざわりなどが関係《かんけい》しているようです。５つの味覚《みかく》のうち、あま味と塩味《しおあじ》、うま味は赤ちゃんのころからすきな味ですが、酸味《さんみ》や苦味《にがみ》はいろいろな食べ物を食べる経験《けいけん》を重ねながらすきになっていく味です。

子どもにきらわれる食べ物の代表は、野菜です。野菜のもつ苦味《にがみ》や酸味《さんみ》が子どもにきらわれる理由のようです。

また、においの強いものがすきになれないこともあります。かむことがめんどうだからかたいものは食べたくない、骨《ほね》をとるのがめんどうだから魚はきらい、という子どもも増《ふ》えています。

## おしえて！　苦手な食べ物、みんなどうしてる？

食べ物のすききらいは「絶対《ぜったい》にダメ」ということはいえません。しかし、なんでもおいしく食べられるほうが、食事の楽しみが広がります。

苦手な食べ物でも、今まで食べたことがない調理法《ほう》や味つけにすることで、食べられるようになることもあります（72～77ページ参照《さんしょう》）。いろいろな工夫《くふう》をして、食べられるものの幅《はば》を広げていきましょう。

### ■苦手な食べ物、どうしてる？

1位《い》

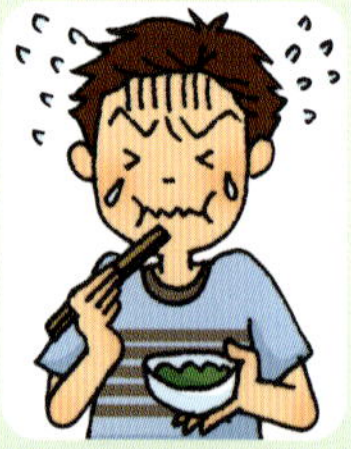

がまんして食べる

2位《い》

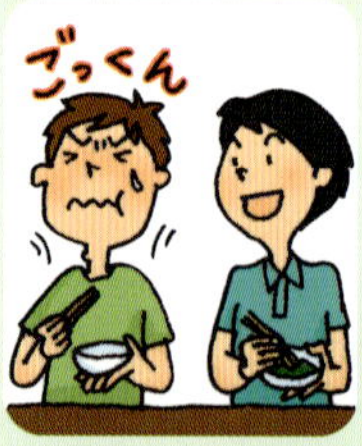


学校では食べるが家では食べない

3位《い》

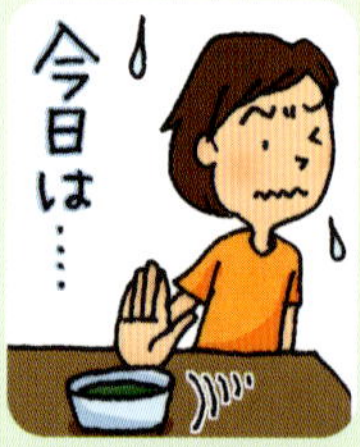


ときどき食べる

4位《い》

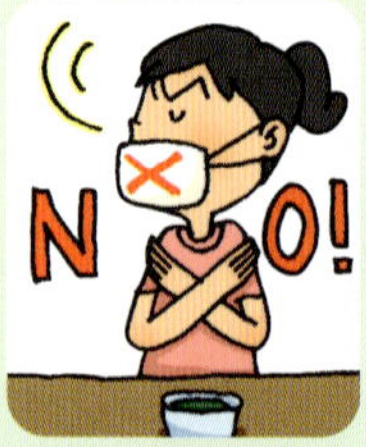


食べない

資料《しりょう》：日本スポーツ振興《しんこう》センター「児童生徒《じどうせいと》の食生活等実態調査《じったいちょうさ》」平成12年度

そのほかにも「とてもからくて食べられない体験《たいけん》をした」「無理強《むりじ》いされた」など、食べ物がきらいになるにはなんらかの体験《たいけん》が引き金になっていることもあります。

## 意外と多い食べずぎらい

子どもの食べ物へのすききらいは、食べたことがないけどきらい、という食べずぎらいも意外と多いようです。

食べたことがない理由には、食卓《しょくたく》に出されても食べようとしなかったこともあるでしょうが、家庭で子どものすきなものしか食卓《しょくたく》に出なかったり、親自身がきらいな食べ物が、食卓《しょくたく》に出なかったりすることも考えられます。

子どもからおとなになっても、「あれが食べられない」「これは見るだけでもいやだ」という食べ物がある人もいます。しかし、何かのきっかけで食べられるようになって、大すきになったという例《れい》もあります。たとえば、きらいな野菜でも、畑に行って収穫《しゅうかく》して食べてみたら新鮮《しんせん》でおいしくて食べられることもあります。食べ物がどのようにつくられていて、体にどのような影響《えいきょう》をあたえているのかを体《たい》験《けん》したり、見たりすることも大切です。

家庭では登場しないため、食べずぎらいになっている食べ物でも、学校給食で食べてみるチャンスはあります。きらいという気持ちをわすれるようにして、ひと口だけでも食べてみることからチャレンジしてみましょう。

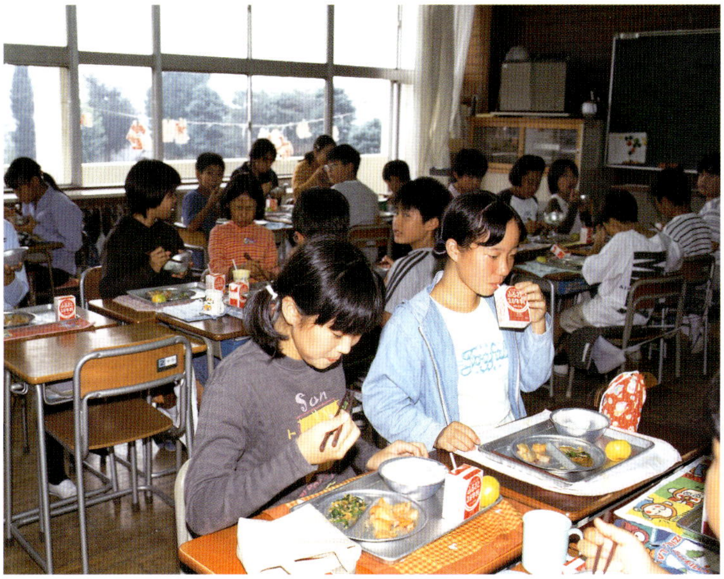

▲学校給食は、食材《しょくざい》をいろいろな味つけや調理法《ちょうりほう》で調理しているため、これまで苦手だと思っていた食材《しょくざい》も、食べたことのない味を経験《けいけん》して、克服《こくふく》できるかもしれません。

### ■子どもが苦手な食材《しょくざい》

1位《い》　ピーマン
2位《い》　なす
3位《い》　レバー類《るい》
4位《い》　ねぎ
5位《い》　にんじん
6位《い》　トマト
7位《い》　セロリ
8位《い》　しいたけ
9位《い》　グリーンピース
10位《い》　たまねぎ

資料《しりょう》：日本スポーツ振興《しんこう》センター「児童生徒《じどうせいと》の食生活等実態調査《じったいちょうさ》」平成12年度

### ■きらいな理由

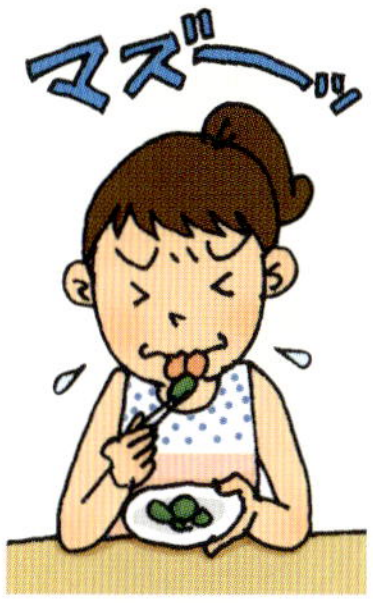
マズーッ

味がいや

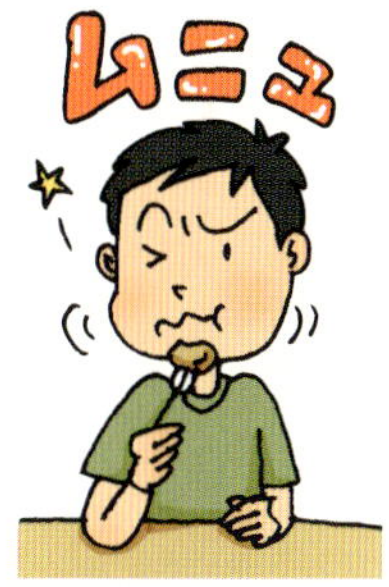
ムニュ

食感がきらい

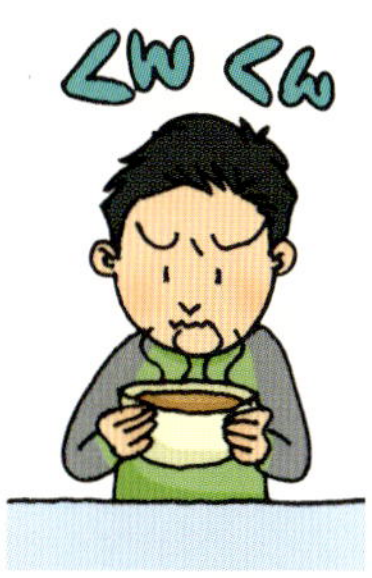
くんくん

においがきらい
青くさい

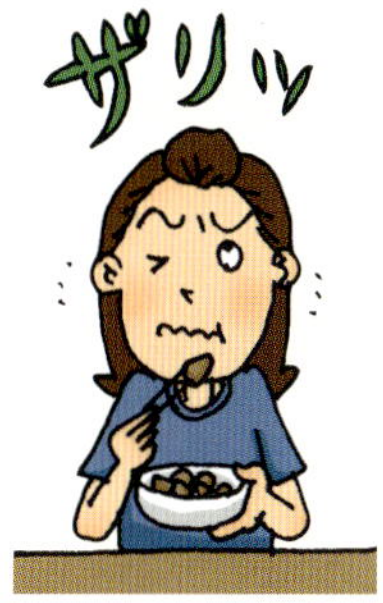
ザリッ

舌《した》ざわりがきらい

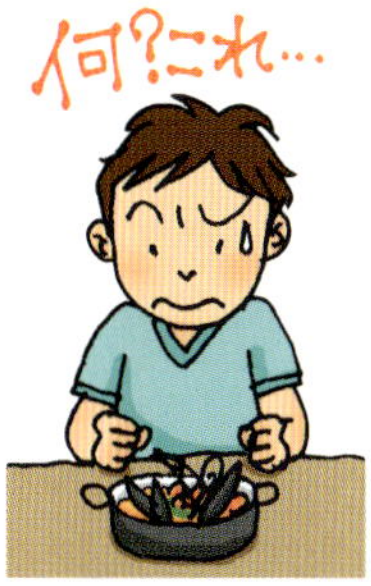
何?これ…

食べなれていない

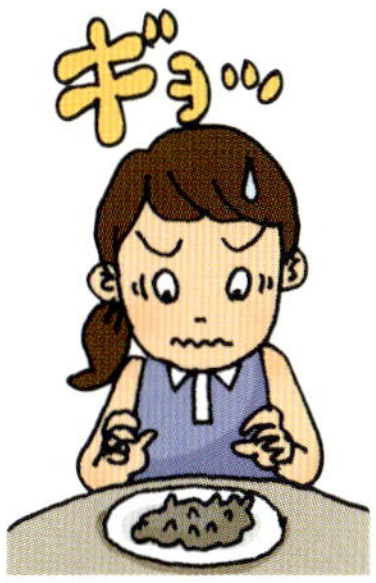
ギョッ

見た目がいや

# 苦手な食材《しょくざい》を克服《こくふく》しよう！

おとなにくらべて食の経験《けいけん》があさい子どもは、どうしても苦手な食べ物が多くあります。それを今すぐに克服《こくふく》することはむずかしいかもしれません。けれど、それらの食材《しょくざい》に積極的《せっきょくてき》に挑戦《ちょうせん》することで、意外と食べることができるようになるかもしれません。

苦手なものを克服《こくふく》できるコツと克服《こくふく》レシピを紹介《しょうかい》します。ぜひチャレンジしてみてください。

## コツその1 別《べつ》の味に変身《へんしん》させよう！

苦手な食材《しょくざい》を味の強い食材《しょくざい》や調味料《ちょうみりょう》とあわせて、別《べつ》の味に変身《へんしん》させよう。

### レバーの南蛮揚《なんばんあ》げ

★克服食材《こくふくしょくざい》…（レバー）

レバーには独特《どくとく》のにおいがあります。このにおいが気になって食べられない人も多いでしょう。油であげて、すぐに濃《こ》い味のたれにつけこみ、独特《どくとく》のにおいを消します。

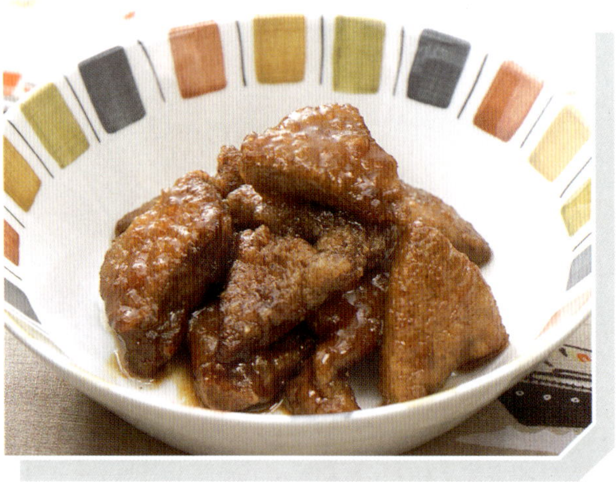

#### 材料《ざいりょう》（5人分）

- 豚《ぶた》レバー ………300g
- 牛乳《ぎゅうにゅう》 …………小さじ2
- しょうが …………4g
- にんにく ………2.5g
- しょうゆ …小さじ1強
- 酒 …………大さじ1.5
- 片栗粉《かたくりこ》 ……大さじ4強
- あげ油……………適量《てきりょう》

たれの材料《ざいりょう》

- 砂糖《さとう》 ……大さじ1強
- しょうゆ 大さじ2弱
- 酒 ………大さじ0.5
- みりん ……小さじ1

#### つくり方

①豚《ぶた》レバーは、厚《あつ》さ5mmのものを3cmにカットして牛《ぎゅう》乳《にゅう》につけてくさみを消しておきます。

②ボウルに、しょうゆと酒、すりおろしたしょうがとにんにくを入れて、①をつけこみます。

③②に片栗粉《かたくりこ》をつけて、からりとあげます。

④たれの材料《ざいりょう》を鍋《なべ》に入れて煮立《にた》て、③にからめてできあがり。このみで七味唐辛子《しちみとうがらし》をかけて食べます。

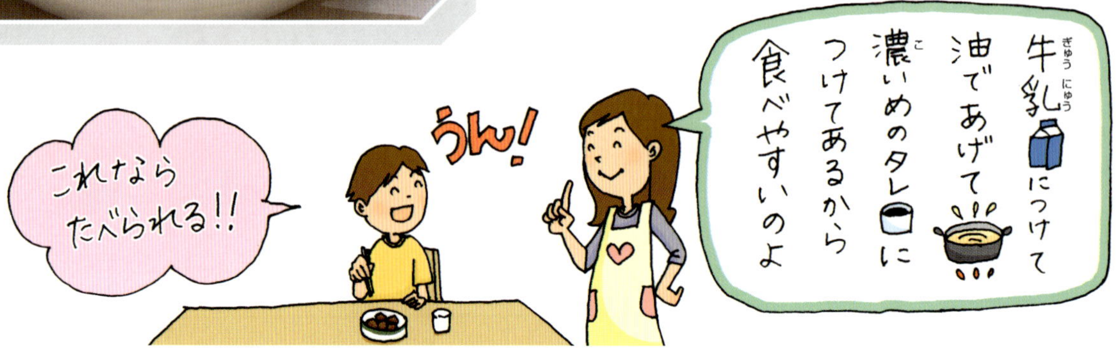
これなら たべられる!!
うん!
牛乳《ぎゅうにゅう》につけて
油であげて
濃《こ》いめのタレに
つけてあるから
食べやすいのよ

## セロリしゃきしゃきふりかけ

★克服食材《こくふくしょくざい》…（セロリ）

ごまの香《こう》ばしさとじゃこの塩味《しおあじ》で、セロリが入っていることをわすれてしまいそうな味です。なれてくると、だんだんとセロリの味がすきになる不思議《ふしぎ》なふりかけです。

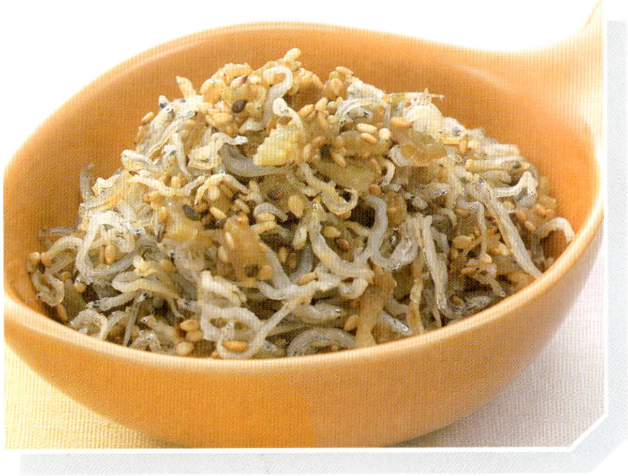

### 材料《ざいりょう》（5人分）

| | |
|---|---|
| セロリの茎《くき》……100ｇ | みりん ………小さじ1 |
| ごま油 ………小さじ2 | ちりめんじゃこ…50ｇ |
| しょうゆ ……小さじ1 | 白ごま …………20ｇ |

### つくり方

①セロリの茎《くき》は、2か所くらいに切りこみを入れてからみじん切りにします。
②ちりめんじゃことごまは、それぞれフライパンでいっておきます。（ちりめんじゃこは、塩分《えんぶん》が強ければ、ゆでてもOK《オーケー》です）。
③①をごま油でよくいため、しょうゆとみりんで味をつけます。
④②と③をまぜて、できあがり。

## グリーンピースのポタージュ

★克服食材《こくふくしょくざい》…（グリーンピース、たまねぎ）

グリーンピースが入っているのが信《しん》じられない！ と思ってしまうスープです。グリーンピースは春が旬《しゅん》です。春に缶《かん》づめではなく、さやつきの生のものを買って、さやから出したてのやわらかい豆をつかいましょう。

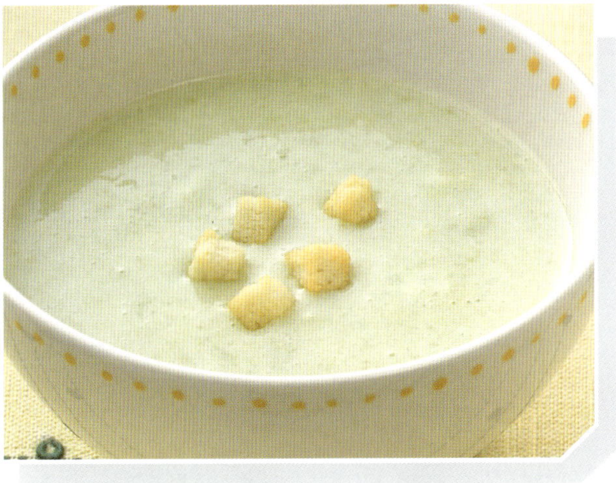

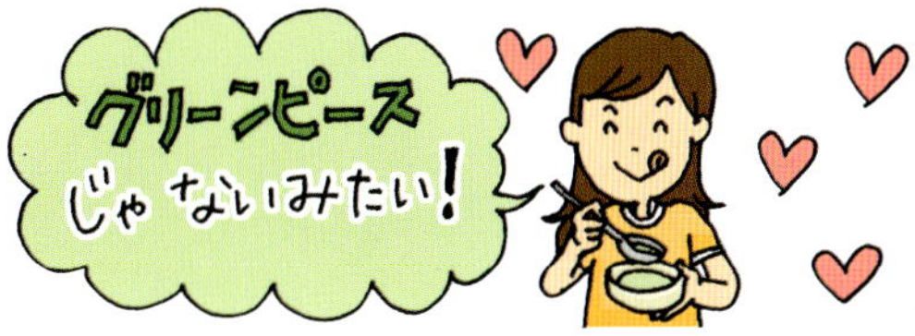
グリーンピース
じゃ ないみたい！

### 材料《ざいりょう》（5人分）

| | |
|---|---|
| たまねぎ ………150ｇ | グリーンピース…100ｇ（皮つきは150ｇ） |
| バター ………大さじ1 | 塩《しお》 ……………小さじ1 |
| じゃがいも ……200ｇ | こしょう …………少々 |
| とりがらスープ…………450㎖（カップ2強） | 牛乳《ぎゅうにゅう》………… 1カップ |
| 米 ………………25ｇ | 生《なま》クリーム 1/4カップ |
| | クルトン …………5ｇ |

### つくり方

①とりがらスープをとっておきます。
→とりがらスープのとり方は33ページ参照《さんしょう》。
②スライスしたたまねぎをバターでいため、うす切りにしたじゃがいもをくわえてすこしいためて、①のスープと米、グリーンピースをくわえ、弱火で焦《こ》がさないように煮《に》こみます。
③②のじゃがいもがやわらかく煮《に》えたら、ミキサーにかけます。※鍋《なべ》が熱《あつ》いので注意しましょう。
④③を鍋《なべ》にもどして塩《しお》、こしょうで味つけをし、加《か》熱《ねつ》しながら牛乳《ぎゅうにゅう》・生《なま》クリームを入れてしあげます。
⑤皿に入れ、クルトンをうかべてできあがり。

## コツその2 苦手だけどすきな味！？

苦手な食材《しょくざい》を、調理法《ほう》でひと工夫《くふう》して、すきな味に変《か》えてみましょう。

### ピーマンの肉づめ

★克服食材《こくふくしょくざい》…（ピーマン、たまねぎ）

中に入っているチーズが味のひみつ。ピーマンを油であげることで、ピーマン独特《どくとく》の苦味《にがみ》をへらし、コロッケみたいにカリッとした衣《ころも》で、食感もよく食べやすくなります。

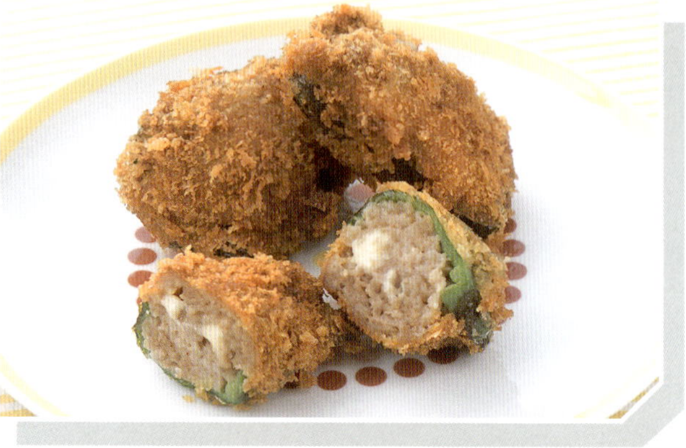

#### 材料《ざいりょう》（10個《こ》分）

ピーマン …………5個《こ》
小麦粉《こむぎこ》 ………大さじ2
豚《ぶた》ひき肉 ………150ｇ
たまねぎ …………30g
塩《しお》 ………小さじ1/2弱
こしょう …………少々
5㎜角に切ったチーズ ………………40ｇ

衣《ころも》の材料《ざいりょう》
- 小麦粉《こむぎこ》 …大さじ3強
- とき卵《たまご》 ………1個《こ》分
- パン粉《こ》 ………60ｇ

油…………………適量《てきりょう》

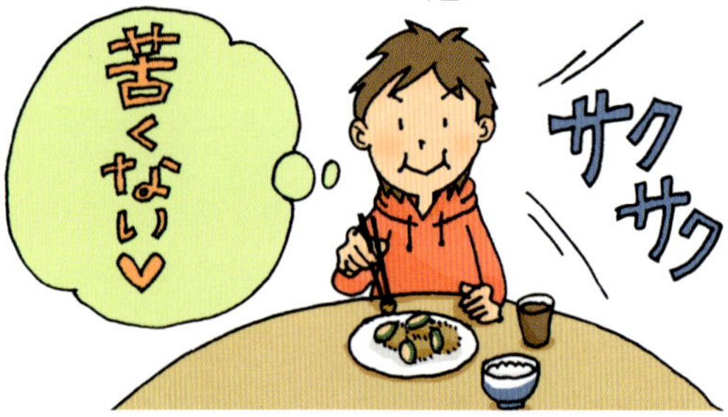


#### つくり方

①ピーマンはたて半分に切って種《たね》をとり、衣《ころも》用の小《こ》麦粉《むぎこ》を中側《なかがわ》にすこしふっておきます。
②ボウルにみじん切りのたまねぎ、チーズ、小麦粉《こむぎこ》、豚《ぶた》ひき肉、塩《しお》、こしょうを入れよくこねておきます。
③①に②のたねをつめ、衣《ころも》の小麦粉《こむぎこ》をまぶします。
④③をとき卵《たまご》にくぐらせて、パン粉《こ》をつけます。
⑤フライパンに油を入れ、中火にして④を入れ、回しながらあげます。
⑥串《くし》でさして、中から出る汁《しる》が透明《とうめい》になったら、できあがり。

## コツその3 異国《いこく》の文化いただき作戦《さくせん》！

異国《いこく》の料理《りょうり》を参考《さんこう》にした味つけにすると、食材《しょくざい》の味が意外と気にならず食べられます。

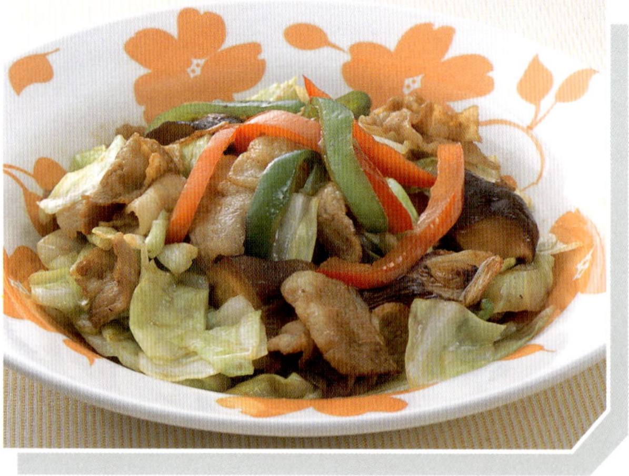

### 回鍋肉《ホイコーロー》

★克服食材《こくふくしょくざい》…（ピーマン、しいたけ、長ねぎ）

中国の調味料《ちょうみりょう》をつかってちょっぴりピリ辛《から》のおとなの味に。しっかりとした味つけで、苦手な野菜も食べられます。

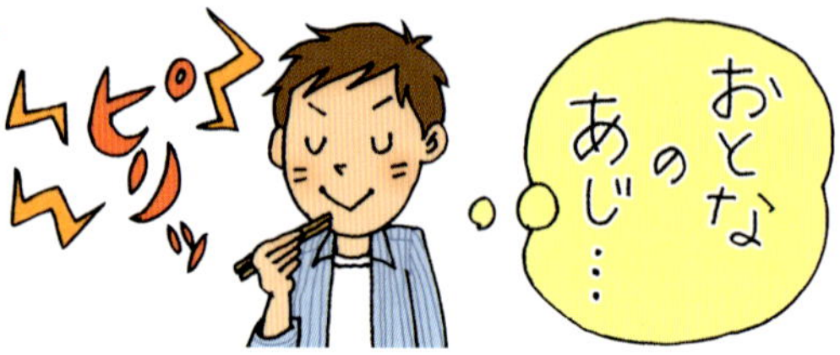

# なす入りドライカレー

★克服食材《こくふくしょくざい》…

（なす、にんじん、たまねぎ）

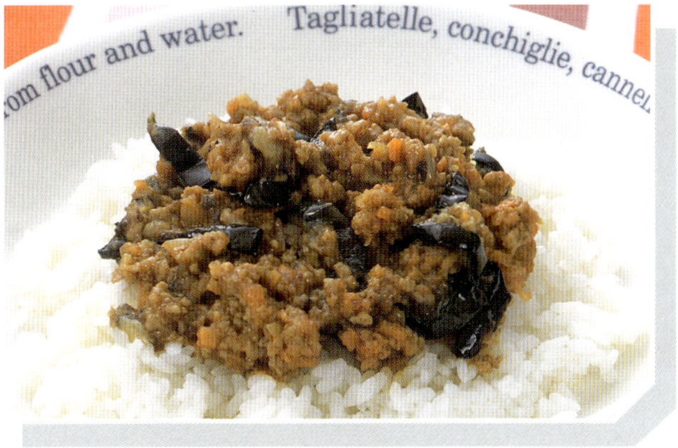


なすは油であげるとあまく変身《へんしん》します。トマトケチャップのあまさとみんなが大すきなカレーの味で、なすやにんじんが入っていることをわすれそうな味です。

## 材料《ざいりょう》（5人分）

- ごはん …お茶わん5杯《はい》
- 油 ……………小さじ1
- しょうが、にんにく ………………各《かく》1かけ
- たまねぎ …………350 g
- にんじん ……………55 g
- 豚《ぶた》ひき肉 …………330 g
- 赤ワイン ………小さじ1
- トマトピューレ …66 g
- ケチャップ …大さじ2弱
- しょうゆ ………小さじ1
- 塩《しお》 ………………小さじ1強
- こしょう ……………少々

**ルウの材料《ざいりょう》**

- カレー粉《こ》 ………4.5 g
- 小麦粉《こむぎこ》 ……………19 g
- 油 ……………………19mℓ

- なす ……………………110 g
- あげ油 ……………………適量《てきりょう》

## つくり方

①なすはたて半分に切ってから、1㎝くらいのうす切りにし、5分くらい水につけてあくをぬきます。

②①の水気を切り、油でさっとあげます。

③しょうが、にんにく、たまねぎ、にんじんはみじん切りにしておきます。

④小麦粉《こむぎこ》を油でいため、カレー粉《こ》を入れてよくいため、ルウをつくります。

⑤鍋《なべ》に油をしき、たまねぎを中火できつね色になるまでいためます。

⑥⑤を鍋《なべ》からとり出し、にんにく、しょうがをいため、ひき肉をくわえて塩《しお》、こしょう、ワインをふり入れ、肉の色が変《か》わるまでいためます。

⑦⑥に、にんじんをくわえてよくいため、⑤のたまねぎと②のなすをくわえて、のこりの調味料《ちょうみりょう》を入れます。

⑧⑦がよく煮《に》えたら④のルウを入れて弱火で10分くらい煮《に》ます。お皿に盛《も》ったごはんの上にのせたらできあがり。

## 材料《ざいりょう》（5人分）

- ピーマン ………大1個《こ》
- 赤ピーマン ………1個《こ》
- キャベツ …5〜6まい
- しいたけ ……3〜4個《こ》
- 油（ゆで用）…小さじ2
- 塩《しお》 ………………0.5 g

**調味料《ちょうみりょう》A《エー》**

- 酒 …………大さじ1
- しょうゆ…大さじ1/2
- 砂糖《さとう》 …………0.5 g
- こしょう………少々

**水とき片栗粉《かたくりこ》**

- 片栗粉《かたくりこ》 ………10 g
- 水 ……………25mℓ

- 豚《ぶた》バラ肉（うす切り） ……………………250 g
- 長ねぎ …………100 g
- にんにく（うす切り） ………………1かけ分
- 油 ……………小さじ1

**調味料《ちょうみりょう》B《ビー》**

- 甜面醤《テンメンジャン》 ………30 g
- 豆板醤《トウバンジャン》 …………2.5 g
- 豆鼓《トウチ》みそ ………0.5 g

## つくり方

①キャベツは3㎝角に切り、ピーマン類《るい》はたてに細く切り、しいたけは一口大に切ります。

②鍋《なべ》にお湯《ゆ》をわかし、塩《しお》と油を入れて、①の野菜をいためる直前にゆであがるようにゆでます。

③長ねぎは2㎝のななめ切り、豚肉《ぶたにく》は4㎝幅《はば》に切ります。

④鍋《なべ》に油をしき、熱《あつ》くならないうちに③のねぎとにんにくを入れていため、油に香《かお》りをうつします。

⑤③の肉を④に入れ、肉の色が変《か》わったら調味料《ちょうみりょう》B《ビー》の半分で味をつけます。

⑥⑤に火が通ったら、のこりの調味料《ちょうみりょう》B《ビー》と調味料《ちょうみりょう》A《エー》をくわえます。

⑦⑥が全体にまざったら、水で片栗粉《かたくりこ》をとき、よくまぜてから入れ、②を入れて手早くまぜます。

⑧⑦にとろみがついたら火を止めて、できあがり。

## 春雨《はるさめ》のエスニック風サラダ

★克服食材《こくふくしょくざい》…（たまねぎ、ピーマン）

タイの調味料《ちょうみりょう》ナンプラーをつかうことで、野菜が変《か》わった味に変身《へんしん》します。異国《いこく》の不思議《ふしぎ》な味で、苦手な野菜を克服《こくふく》します。

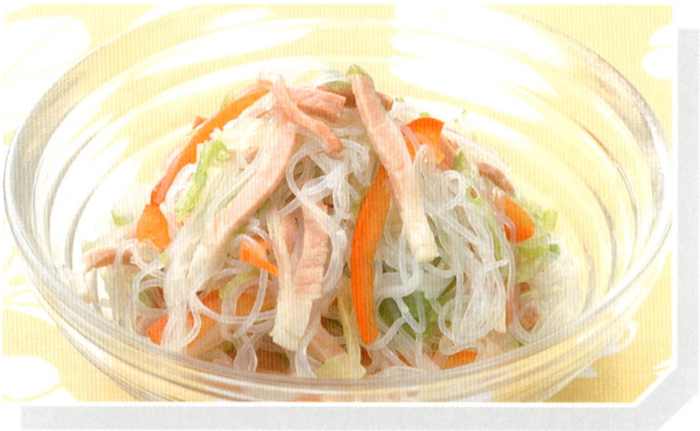

### 材料《ざいりょう》（5人分）

春雨《はるさめ》 ……………35g
キャベツ………150g
きゅうり ………75g
たまねぎ …………5g
赤ピーマン ……50g
ロースハム ……50g

**ドレッシングの材料《ざいりょう》**

三温糖《さんおんとう》 …小さじ1/2
ごま油 ……大さじ1
ナンプラー 小さじ2
酢《す》 …………大さじ1
塩《しお》 ………小さじ1/3
こしょう………少々
レモン汁《じる》 …小さじ1

### つくり方

①ふっとうした湯に春雨《はるさめ》を入れ、パッケージの表示《ひょうじ》通りにゆで、ざるにあげて冷水《れいすい》をかけます。
②①を食べやすい長さに切ります。
③赤ピーマンとキャベツ、ハム、きゅうりはせん切りに、たまねぎはスライスします。
④ドレッシングの材料《ざいりょう》をボウルに入れてよくまぜます。
⑤②と③をあわせ、④のドレッシングであえてできあがり。

# コツその4 見た目でごまかそう！？

見た目がちょっとおもしろく、食べられるかも…と思えてしまう料理《りょうり》です。

## サラダスープ

★克服食材《こくふくしょくざい》…（セロリ、たまねぎ）

たまねぎは調理することであま味が増《ま》します。しっかりと味のあるスープで、セロリの味も気になりません。

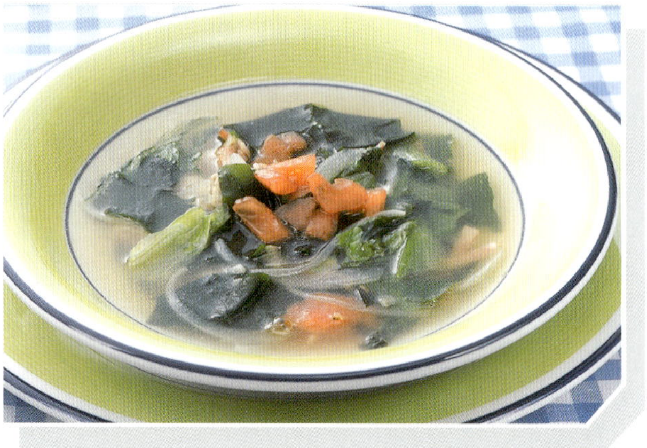

### 材料《ざいりょう》（5人分）

とりがらスープ …725mℓ
たまねぎ…………40g
セロリ ……………10g
ベーコン…………40g
鶏《とり》もも肉 ………100g
油………………小さじ1
白ワイン ……小さじ1
塩《しお》 …………………4.2g
こしょう …………少々
レタス …………100g
トマト ……………50g
乾燥《かんそう》わかめ ……2.5g
しょうゆ ……小さじ1

### つくり方

①とりがらスープをとっておきます。
→とりがらスープのとり方は33ページ参照《さんしょう》。
②ベーコンとたまねぎはうす切りに、鶏肉《とりにく》は小さめに切り、乾燥《かんそう》わかめは水につけてもどします。
③セロリはみじん切り、レタスは一口大に切り、トマトは湯《ゆ》むき※にして小さめの角切りにします。
④鍋《なべ》に油を入れベーコン、たまねぎ、セロリ、鶏肉《とりにく》をいため、塩《しお》、こしょう、ワインをふります。
⑤④に①のスープを入れ、強火にかけます。
⑥⑤が煮立《にた》ったら中火にし、トマトとレタスを入れます。
⑦熱《ねつ》が通ったら②のわかめを入れて、しょうゆで味をととのえます。レタスがしんなりしすぎないうちに食べます。

※湯《ゆ》むきとは、熱湯《ねっとう》にくぐらせてすぐに冷水《れいすい》につけて皮をむく方法《ほうほう》。

コツ その5

# お菓子《かし》なら食べられる！

苦手な食材《しょくざい》をお菓子《かし》につかって、楽しく食べながら苦手を克服《こくふく》しましょう。

## キャロットカップケーキ

★克服食材《こくふくしょくざい》…（にんじん）

にんじんがたっぷり入っているのに、それがわかりません。にんじんのあま味を感じるケーキです。

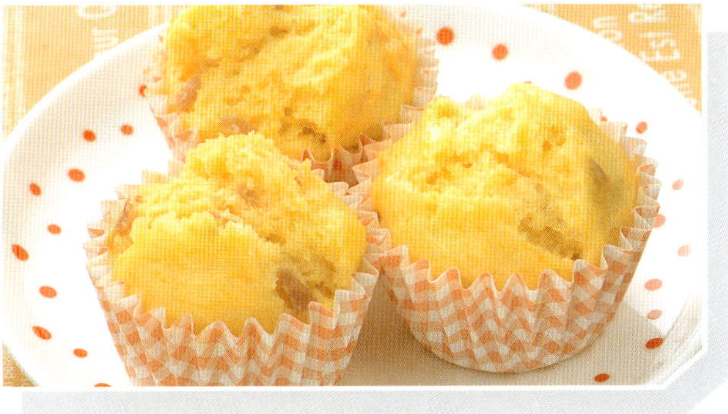

※湯せんとは、熱湯《ねっとう》を入れた耐熱《たいねつ》ボウルに、バターを入れたひと回り小さいボウルを入れ、お湯の熱《ねつ》でバターをとかす方法《ほうほう》。

### 材料《ざいりょう》（5人分）

| | |
|---|---|
| 小麦粉《こむぎこ》 …………225g | ハム …………1～2まい |
| ベーキングパウダー…6.5g | にんじん ………1/2本 |
| 卵《たまご》 …70g（大1個《こ》強） | 砂糖《さとう》……………大さじ5 |
| バター ……………50g | バニラエッセンス …少々 |
| 牛乳《ぎゅうにゅう》 ……………110mℓ | アルミカップ……10個《こ》 |

### つくり方

①小麦粉《こむぎこ》とベーキングパウダーをあわせてふるいます。

②にんじんはすりおろし、バターは湯せん※でとかします。

③ハムは、あらいみじん切りにし、卵《たまご》は器《うつわ》に割《わ》ってとき卵《たまご》にしておきます。

④③のとき卵《たまご》の中ににんじんと牛乳《ぎゅうにゅう》、ハム、砂糖《さとう》を入れ、①と②のバター、バニラエッセンスをくわえて、切るようにさっくりとこねあわせます。

⑤④をアルミカップに分けて入れます。

⑥蒸《む》し器《き》で12～15分強火で蒸《む》して、できあがり。

## エメラルドカップケーキ

★克服食材《こくふくしょくざい》…（ほうれんそう）

パンのような食べごたえのあるカップケーキ。ケーキの生地《きじ》にチーズがまざっているので、前の夜につくって朝ごはんとして食べることもできます。

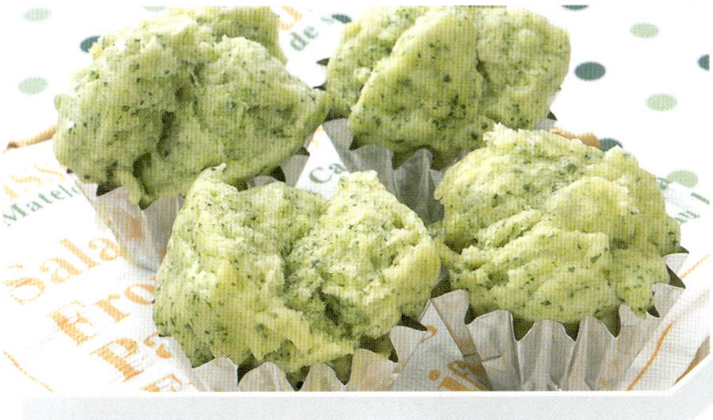

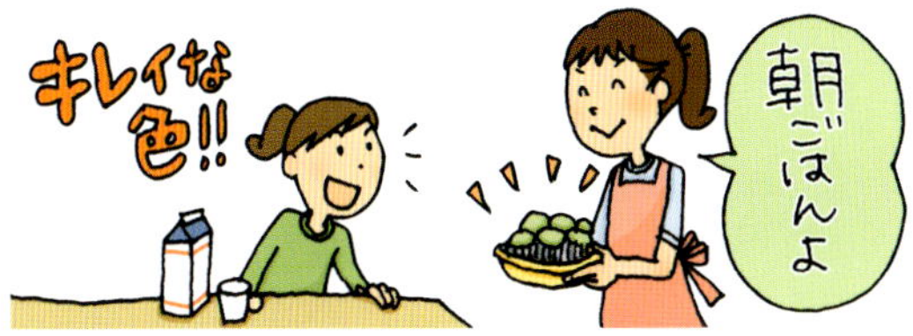


### 材料《ざいりょう》（10個《こ》分）

| | |
|---|---|
| 小麦粉《こむぎこ》 ………4カップ | 牛乳《ぎゅうにゅう》……………1カップ |
| ベーキングパウダー …13g | ほうれんそう…2株《かぶ》くらい |
| バター ……………80g | 塩《しお》……………………少々 |
| 卵《たまご》 ……………………2個《こ》 | シュレッドチーズ…140g |
| 三温糖《さんおんとう》 ……………70g | アルミカップ……10個《こ》 |

### つくり方

①小麦粉《こむぎこ》とベーキングパウダーと三温糖《さんおんとう》は、あわせてふるっておきます。

②鍋《なべ》に湯をふっとうさせ、塩《しお》をひとつまみ入れてからほうれんそうを入れ、よくゆでてざるにあげ、冷水《れいすい》にくぐらせて水気を切っておきます。

③②と牛乳《ぎゅうにゅう》をミキサーにかけて細かくします。

④バターは湯せんでとかし、卵《たまご》は器《うつわ》にといておきます。

⑤①に③と④の卵《たまご》を入れ、バターをくわえて切るようにさっくりまぜ、チーズをくわえて軽くまぜます。

⑥⑤をアルミカップに分けて入れ、蒸《む》し器《き》で12～15分強火で蒸《む》して、できあがり。

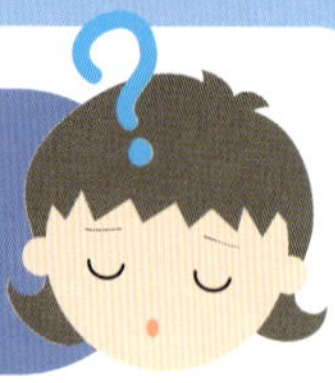

# 献立《こんだて》ってどうやって考えるの？

学校給食の献立《こんだて》は、栄養士《えいようし》の先生が栄養素《えいようそ》の量《りょう》やエネルギー量《りょう》、価格《かかく》などいろいろなことを考えながらつくっています。家庭で実際《じっさい》に献立《こんだて》をつくるとき、どのような工夫《くふう》をすればじょうずにつくれるのか、かんたんに見てみましょう。

## ポイント

### 栄養素《えいようそ》のバランスを考える

栄養素《えいようそ》のバランスがとれるように、主食・主菜《しゅさい》・副菜《ふくさい》ふくめて10種類以上《しゅるいいじょう》の材料《ざいりょう》をつかうようにしてみましょう。それぞれに用いる食材《しょくざい》はできるだけ重ならないようにすると、いろいろな栄養素《えいようそ》がとれ、自然《しぜん》にバランスのよい食事ができます。

### 分量《ぶんりょう》を考える

主食と魚や肉、野菜の割合《わりあい》は、55ページのおべんとう箱をお手本にしましょう。主食が5、主菜《しゅさい》が2、副菜《ふくさい》が3です。主菜《しゅさい》と副菜《ふくさい》の割合《わりあい》が逆《ぎゃく》にならないように気をつけましょう。

### 1 まず、主食は何にするか考える

エネルギーのもとになる炭水化物《たんすいかぶつ》を選《えら》ぶようにします。

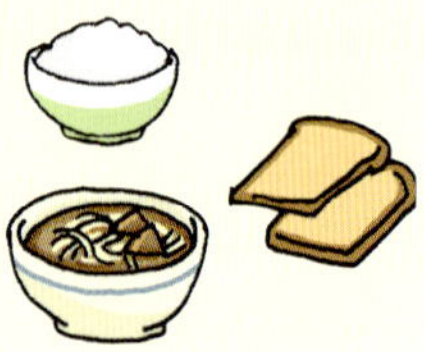

ごはん？　パン？　めん？

### 2 次に、主菜《しゅさい》を考える

肉類《るい》や魚介類《ぎょかいるい》、卵《たまご》や大豆製品《せいひん》などのタンパク質《しつ》を中心にしたメニューにします。

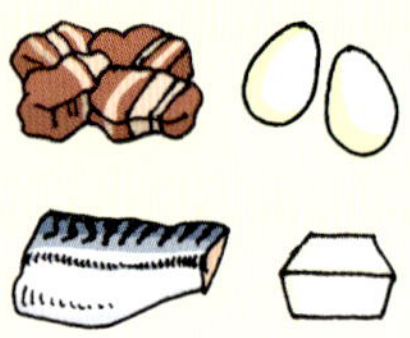

魚？　肉？　卵《たまご》？　豆腐《とうふ》？

### 3 副菜《ふくさい》を考える

地域《ちいき》でとれた食材《しょくざい》もつかってみよう。

主菜《しゅさい》と重ならないようにして、野菜やきのこ類《るい》、海藻《かいそう》を組み合わせ、ビタミンやミネラル、食物繊維《しょくもつせんい》をしっかりとります。

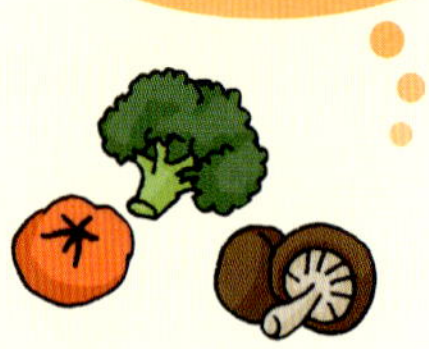

野菜？きのこ？海藻《かいそう》？

### 4 汁物《しるもの》はどうする？

副菜《ふくさい》でおぎなえなかった野菜や海藻《かいそう》を汁物《しるもの》の具につかいます。

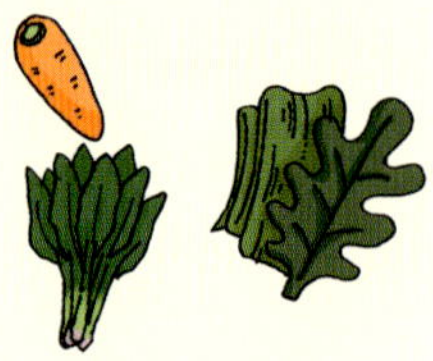

野菜？　海藻《かいそう》？

### 5 デザートは？

食事で不足《ふそく》している栄養素《えいようそ》を考えて、ヨーグルトや果物などでおぎないます。

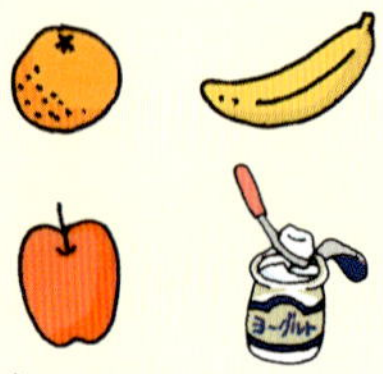


ビタミンC《シー》？　カルシウム？

### 6 飲み物はどうする？

カルシウムとタンパク質《しつ》が不足《ふそく》気味のときは牛乳《ぎゅうにゅう》を飲みます。水分補給《ほきゅう》にはお茶か水を飲むようにします。

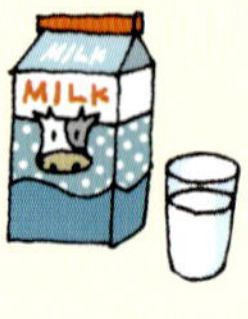

**3章**

# 体のしくみと食べ物

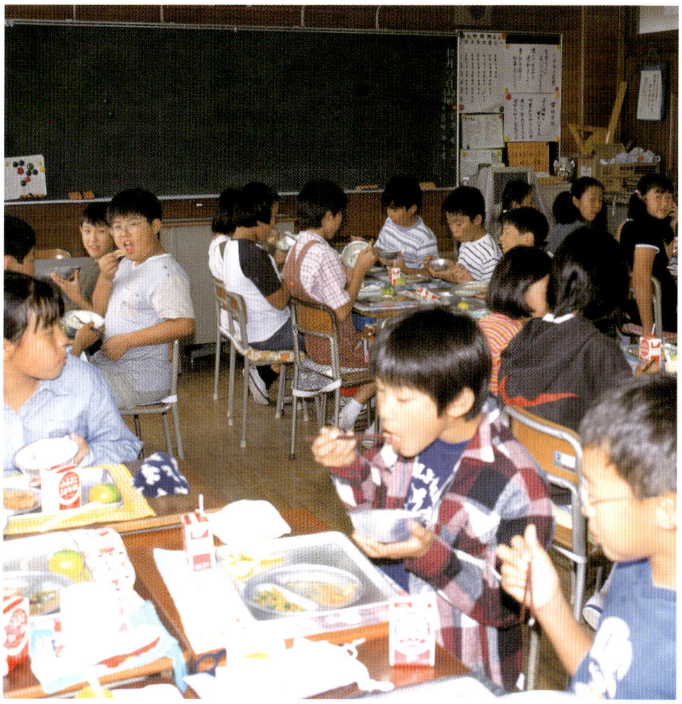

# 口からはじまる食べ物の旅

わたしたちの口から入った食べ物は、体の中でどのように変化《へんか》していくのでしょう。まずは、体の入り口で、食べ物の味を感じる舌《した》と味覚《みかく》について見ていきましょう。

### ■舌《した》の働き

舌《した》はのばしたり、おしたり、さまざまな動きができる器官《きかん》です。味を感じるほかにも、いろいろな働きをしています。

- 味を感じる
- 食べ物をのどまで送る
- 食べ物をだ液《えき》とまぜあわせ、かみやすくする
- 言葉を話すのを助ける

## 舌《した》の役割《やくわり》

舌《した》は、口に入った食べ物の味を感じるのに、大きな働きをしています。鏡《かがみ》で舌《した》を見たことがありますか？　舌《した》の表面をよく見ると、いろいろな大きさのつぶつぶ（乳頭《にゅうとう》）があります。このつぶつぶの間のすきまに、味を感じる働きをする器官《きかん》「味蕾《みらい》」があります。

食べ物をよくかむと、食べ物がだ液《えき》とまざって舌《した》のつぶつぶの間に入り、味蕾《みらい》を刺激《しげき》します。味蕾《みらい》の働きで、食べ物のいろいろな味の情報《じょうほう》が神経《しんけい》を通って脳《のう》に伝わり、味を感じることができるのです。

人間の味蕾《みらい》は、全部で5000個《こ》ほどあるといわれています。そのうち舌《した》の表面に約《やく》7割《わり》、そのほかには、上あごとのどの奥《おく》にあることがわかっています。

### 舌《した》の味を感じる部分

わたしたちはいろいろな味を感じますが、あま味、塩味《しおあじ》、苦味《にがみ》、酸味《さんみ》、うま味の5つが基本《きほん》の味です。これを「基本味《きほんみ》」といいます。舌《した》は、全体で味を感じるのではなく、部分でそれぞれの味を強く感じているのです。

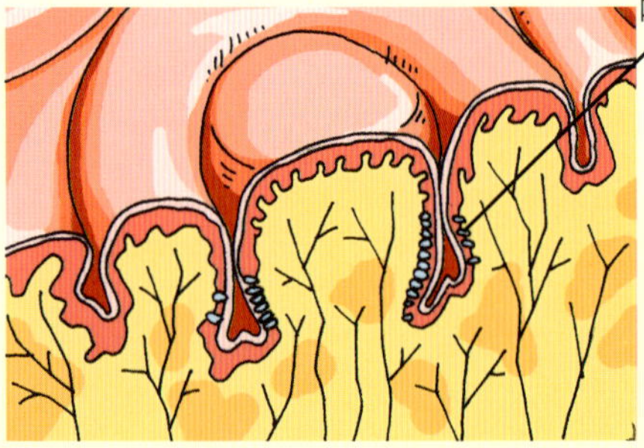


味蕾《みらい》の数は舌《した》の場所によってちがいます。

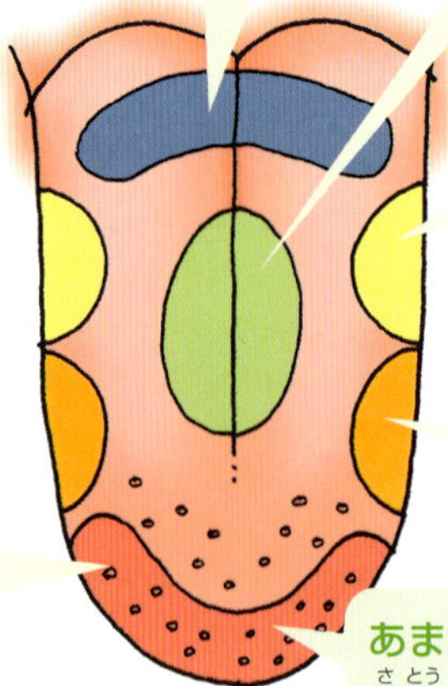

**苦味《にがみ》を感じる部分**
ピーマンや魚のわたなどを食べたときに感じる苦味《にがみ》は、舌《した》の奥で感じます。

**うま味を感じる部分**
こんぶやかつおぶしなどの「だし」の味は、舌《した》の中央全体で感じます。

**酸味《さんみ》を感じる部分**
夏みかんを食べたときなどに感じるすっぱい味は、舌《した》の両側《りょうがわ》で感じます。

**塩味《しおあじ》を感じる部分**
塩《しお》を食べたときの塩《しお》からい味は、舌《した》の両側《りょうがわ》で感じます。

**あま味を感じる部分**
砂糖《さとう》などを食べたときに感じるあまい味は、舌《した》の先の方で感じます。

## 味覚《みかく》の発達《はったつ》

舌《した》で味を感じることを「味覚《みかく》」といいますが、味覚《みかく》はどのように発達《はったつ》していくのでしょうか？

生まれたばかりの赤ちゃんは、「あま味」「塩味《しおあじ》」「うま味」などはわかると考えられています。成長《せいちょう》していく過程《かてい》で、いろいろな食べ物を食べて味をおぼえ、味覚《みかく》を発達《はったつ》させていきます。

間食などで食べるスナック菓子《がし》やインスタントの食品には、味がこいものや塩分《えんぶん》が多くふくまれているものがあります。こい味つけのものばかり食べていると、味覚《みかく》がにぶくなり、うすい味つけでは満足《まんぞく》できなくなったり、食材《しょくざい》そのものが本来もっている味を感じることができなくなったりします。

子ども時代はたくさんの味を経験《けいけん》して、おいしく食べられるものの幅《はば》を広げていきましょう。

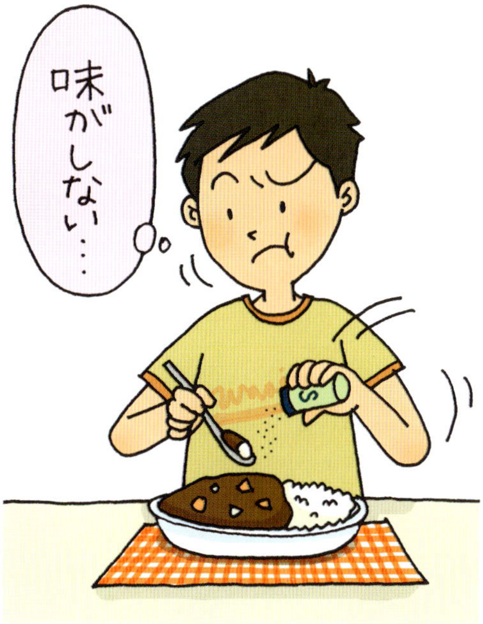


### チェックしよう

### あなたの味覚《みかく》はだいじょうぶ？

下の食べ物の中で、あなたがよく食べるものはありますか？

①インスタントラーメン

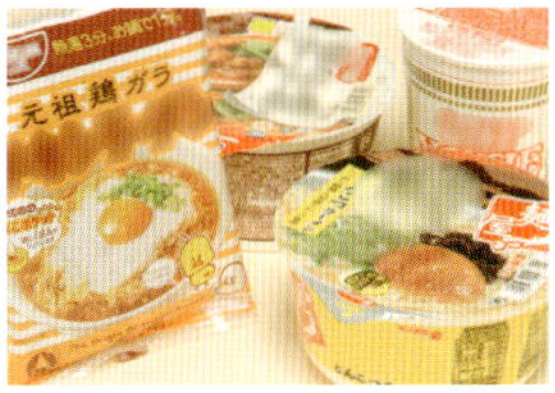

① を選《えら》んだあなた

うま味調味料《ちょうみりょう》と塩《しお》からい味になれ過《す》ぎているかもしれません。こい味つけのものばかり食べ続《つづ》けると、素材《そざい》の味を感じられず、うま味調味料《ちょうみりょう》がないと満足《まんぞく》できない味覚《みかく》になってしまう可能性《かのうせい》があります。

②ハンバーガーやフライドポテト

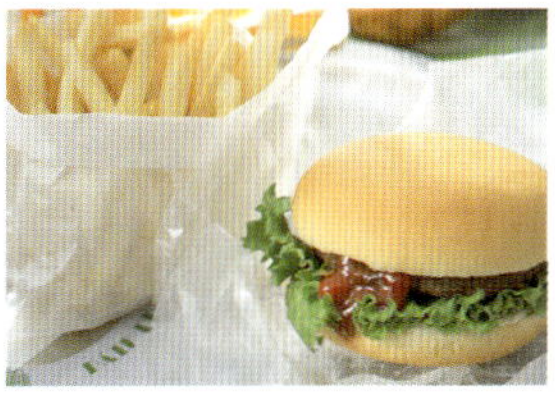

② を選《えら》んだあなた

ファストフードには、味を感じるために必要《ひつよう》な栄養素《えいようそ》である亜鉛《あえん》（82ページ参照《さんしょう》）の吸収《きゅうしゅう》をさまたげる作用のある成分《せいぶん》が入っています。亜鉛《あえん》の量《りょう》が不足《ふそく》して、味覚《みかく》がにぶってしまう可能性《かのうせい》があります。

③チョコレート

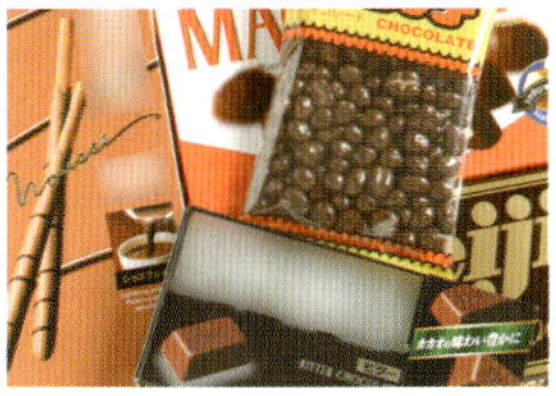

③ を選《えら》んだあなた

糖分《とうぶん》の多いお菓子《かし》ばかり食べ続《つづ》けていると、酸味《さんみ》や苦味《にがみ》をもつ食べ物が苦手になってきます。また、にんじんやキャベツなどの食材《しょくざい》がもともともっているあまさも、わからなくなります。

## ■一日に必要《ひつよう》な亜鉛《あえん》はどのくらい？

10～11歳児《さいじ》が
一日に必要《ひつよう》とする亜鉛《あえん》の量《りょう》
男子8mg、女子7mg
（1mgは1gの1000分の1）

資料《しりょう》：厚生労働省《こうせいろうどうしょう》「日本人の食事摂取基準《せっしゅきじゅん》（2005年版《ばん》）」

## ■亜鉛《あえん》を多くふくむ食材《しょくざい》

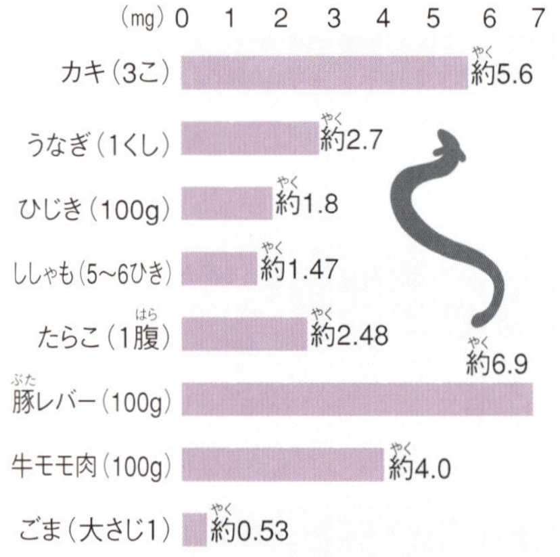


資料《しりょう》：文部科学省《もんぶかがくしょう》「五訂増補《ていぞうほ》日本食品標準成分表《ひょうじゅんせいぶんひょう》」

## 味がわからない!?

味を感じる味蕾《みらい》の細胞《さいぼう》は、1か月くらいで新しく生まれ変《か》わります。味蕾《みらい》の新しい細胞《さいぼう》をつくるには、「亜鉛《あえん》」という微量元素《びりょうげんそ》（体に微量《びりょう》に存在《そんざい》するミネラルのこと）が必要《ひつよう》です。体に必要《ひつよう》な亜鉛《あえん》の量《りょう》が不足《ふそく》すると、味蕾《みらい》の働きが悪くなり、食べ物の味を感じにくくなったり、何を食べてもおいしいと感じなくなったりすることがあります。これは、「味覚障害《みかくしょうがい》」という病気です。

味覚障害《みかくしょうがい》は食べ物のおいしさを楽しめないだけでなく、食べたものがくさっていても、味がおかしいことに気づきにくくなります。そのため、食べてはいけないものであることを見分けることができなくなってしまうのです。また、味をみながら料理《りょうり》をおいしくつくることもできなくなります。

亜鉛《あえん》は、カキやうなぎ、たらこや豚《ぶた》レバー、ごまなどに多く入っています。味覚障害《みかくしょうがい》にならないためには、亜鉛《あえん》をふくんだ食べ物を食べるだけでなく、すききらいをしないで、いろいろな食べ物を食べて、それぞれの食材《しょくざい》が本来もっている味を感じることも大切です。

## 知ってる?

### 食材《しょくざい》そのものがもつ味

みなさんは食材《しょくざい》のもつ本当の味を知っていますか？とれたてのきゅうりやキャベツをかじったときのみずみずしさや、日光をたくさんあびて真《ま》っ赤《か》に熟《じゅく》したトマトのあまい味など、とてもおいしく感じます。

今までに「とれたての野菜を食べたことがない」「どんな味かわからない」という人は、ぜひさまざまな食材《しょくざい》が本来もっている味を味わってみてください。

ごはんをよくかむとどんな味がする？

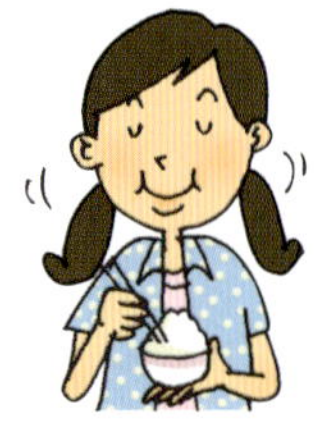

だんだんあまくなる

新鮮《しんせん》な生《なま》のにんじんをかじるとどんな味がする？

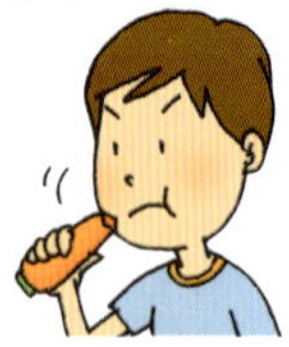

意外とあまい

ゴーヤを食べてみよう

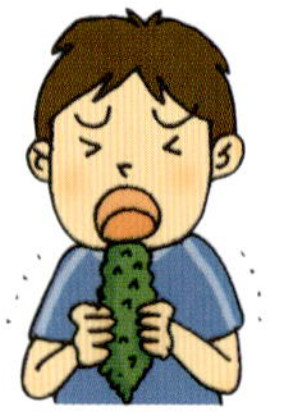

やっぱり苦い！

とれたてのたけのこはどんな味がする？

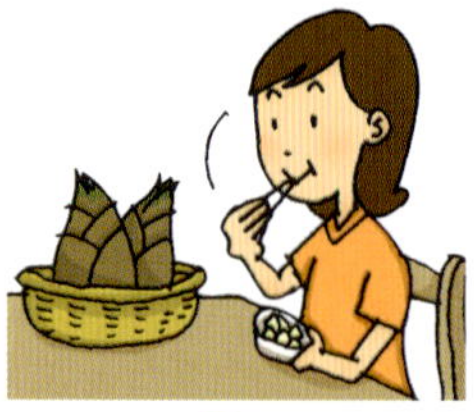

えぐみがない

大根おろしだけ食べてみると？

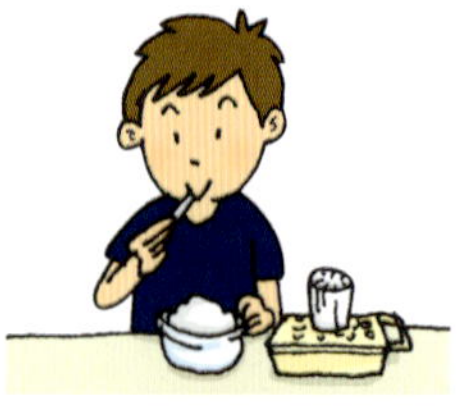

からいけどあまい

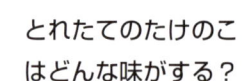

# 五感をつかって食べよう

食べ物を見ただけでおいしそうと感じたり、いいにおいがすると食欲《しょくよく》がわくことがあります。また、口に入れてからの食べ物の舌《した》ざわりやかみごこち、温度なども、おいしさと関《かか》わっています。食べ物の味は、味覚《みかく》だけでなく、視覚《しかく》、聴覚《ちょうかく》、嗅覚《きゅうかく》、触覚《しょっかく》と、五感のすべてが働いて感じるものなのです。

## 嗅覚《きゅうかく》

**鼻でかぐ**

野菜や果物、魚介類《ぎょかいるい》など食べ物が本来もつにおいや、煮《に》たり、焼《や》いたり、あげたりしてできた料理《りょうり》のにおいをかいでみましょう。

## 視覚《しかく》

**目で見る**

食材《しょくざい》そのものの色、つや、形や、料理《りょうり》の盛《も》りつけを見たり、食器《しょっき》や食卓《しょくたく》の色合い、雰囲気《ふんいき》を見てみましょう。

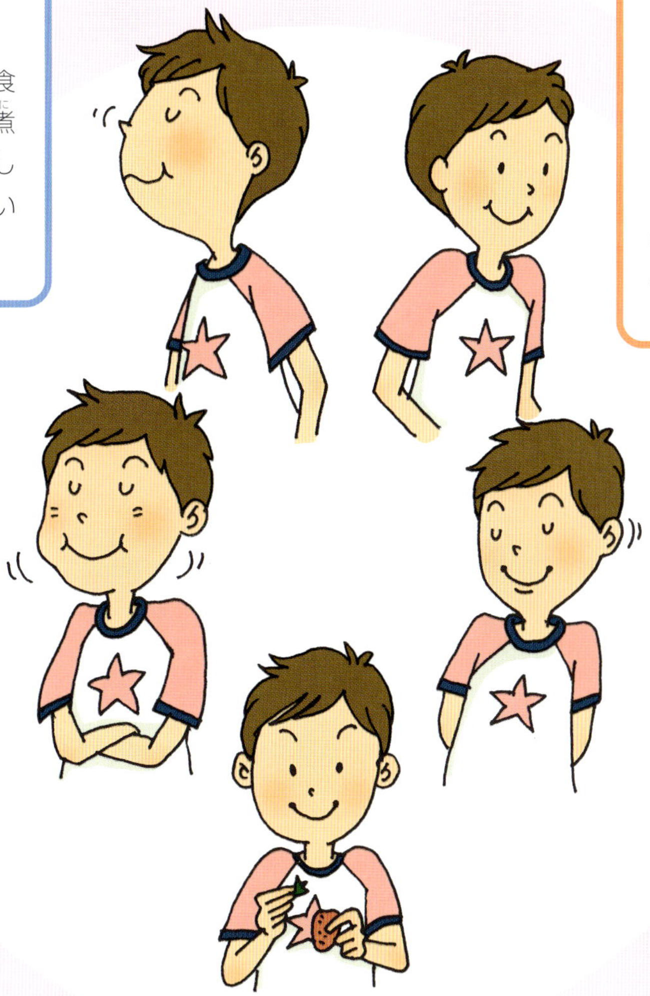

## 味覚《みかく》

**舌《した》で味わう**

あまい、塩《しお》からい、すっぱい、苦い、うまいの5つの味だけでなく、しぶい、あまずっぱいなど、食べ物によって複雑《ふくざつ》な味がするものもあります。いろいろな味を味わってみましょう。

## 聴覚《ちょうかく》

**耳で聞く**

ジュージューと肉を焼《や》いたり、かたいものをポリポリ、サクサクと食べたりする音を聞きましょう。食卓《しょくたく》での楽しい会話も食がすすみます。

## 触覚

**指先をつかう**

食材《しょくざい》の皮をむいたりちぎったりと、手や指をつかう感覚《かんかく》や、歯ごたえや舌《した》ざわりもおいしさを伝える大切な感覚《かんかく》です。

そのほかにも、包丁《ほうちょう》で食材《しょくざい》を切る音や、料理《りょうり》をまぜたりこねたりする感触《かんしょく》など、料《りょう》理《り》をつくるときの感覚《かんかく》も、おいしく食べるために大切な感覚《かんかく》のひとつです。

# そしゃくの役《やく》割《わり》

口に入った食べ物は、歯によって細かくかみくだかれます。かむことは、食べ物を飲みこみやすくするほかにもさまざまな効果《こうか》があります。ここでは、かむことの大切さについて見ていきましょう。

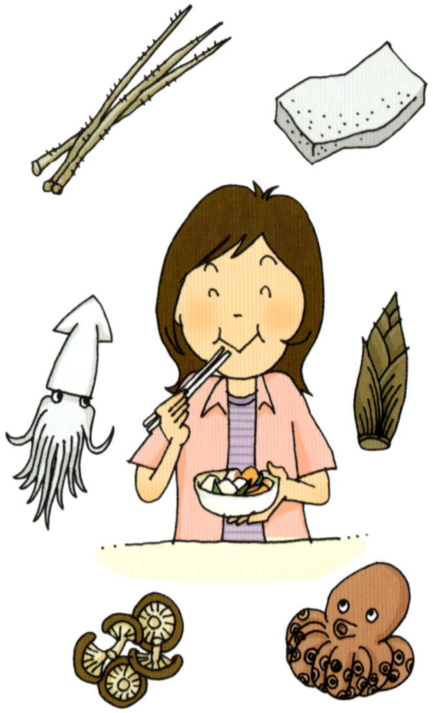

## 食べ物を飲みこみやすくするそしゃく

食べ物は、まず体の入り口である口に入り、かむこと（「そしゃく」という）によって細かくくだかれます。かむことの目的《もくてき》は、食べ物を飲みこみやすくすることです。

食べ物をかんでいると、口の中にだ液《えき》が出てきます。だ液《えき》の中には、食べ物の消化《しょうか》を助けて栄養素《えいようそ》を吸収《きゅうしゅう》しやすくする成分《せいぶん》がふくまれています。

だ液《えき》は、食べ物をかめばかむほどよく出てきます。食べ物がかたかったり、水分が少ないときは、だ液《えき》によって食べ物を飲みこみやすく、なめらかな状態《じょうたい》にする必要《ひつよう》があります。そのほかにもだ液《えき》には、病気の原因《げんいん》になる細菌《さいきん》などをへらしたり、口の中にのこっている食べかすを落として、虫歯を予防《よぼう》する働きもあります。

このようにそしゃくには、食べ物を飲みこみやすくしたり、口の中を清潔《せいけつ》にしたりする役割《やくわり》があるのです。

## おしえて！ どのくらいかめばいいの？

「よくかむ」とはどのくらいかむことをいうのでしょう。下にあげた数字は、神奈川《かながわ》県の小学校低学年児《ていがくねんじ》童《どう》を対象《たいしょう》に、食べ物ひと口をかむ回数を調査《ちょうさ》した結果《けっか》です。口に入れてから飲みこむまでのかむ回数は、食べ物によって大きくちがいますが、少なくても、ひと口30回ぐらいはかむようにしたいものです。

### ●あまりかまずに食べられる料理《りょうり》

- バナナ→7回
- プリン→8回
- ロールキャベツ→15回
- カレーライス→23回
- 卵焼《たまごや》き→30回
- マカロニグラタン→32回

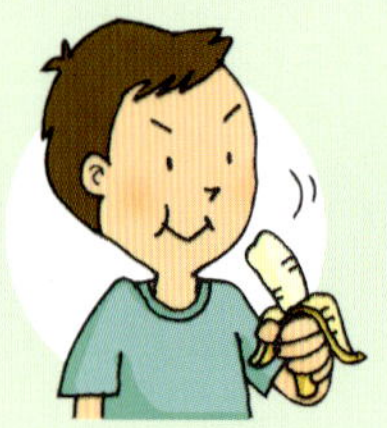

### ●よくかまないと食べられない料理《りょうり》

- ぜんまいの煮物《にもの》→97回
- きざみキャベツ→82回
- りんご(皮つき)→74回
- はすの煮物《にもの》→74回
- ほうれんそうのごまあえ→62回
- きんぴらごぼう→56回

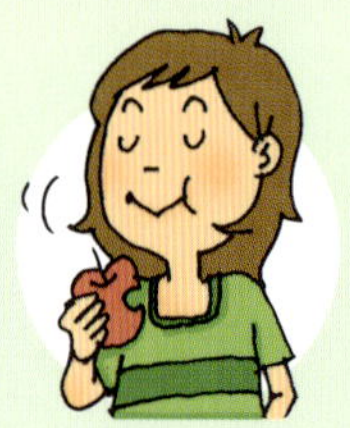

資料《しりょう》：神奈川《かながわ》県歯科《しか》大学斎藤《さいとう》滋《しげる》教授《きょうじゅ》の調査《ちょうさ》より

## よくかむことはめんどう？

よくかむことによって歯や、歯をささえているあご、あごを動かす筋肉《きんにく》や関節《かんせつ》、食べ物を歯でかみやすい位置《いち》に運ぶ役目をする舌《した》の動きも発達《はったつ》します。また、熱《あつ》い、冷《つめ》たい、かたい、やわらかい、あまい、すっぱい、苦いなどの食べ物の特徴《とくちょう》や味をより感じることができます。

最近《さいきん》は、食べ物をかむ回数がへってきています。ハンバーグ、カレーライス、グラタン、スパゲッティなど、やわらかくて油や汁気《しるけ》があり、あまりかまなくても飲みこめる料理《りょうり》を食べる機会《きかい》が多くなったからです。

そのためか、最近《さいきん》の子どもは、歯ざわりや舌《した》ざわりが悪いものや、たくさんかまないと食べにくい食べ物は苦手です。とくにごぼうやたけのこなど繊維《せんい》の多い野菜や干《ほ》ししいたけやこんにゃく、イカやタコなどの弾力《だんりょく》があるものが苦手な人が多いようです。これらの食べ物は、歯でかんたんにすりつぶしたり、細かくしたりできないため、しっかりかみ切り、よくかまないと飲みこめないからです。

よくかむためには、ゆっくり食事をする時間や気持ちのゆとりが必要《ひつよう》です。よくかむことを意識《いしき》して食べるようにしましょう。

### ■よくかむってキライ！

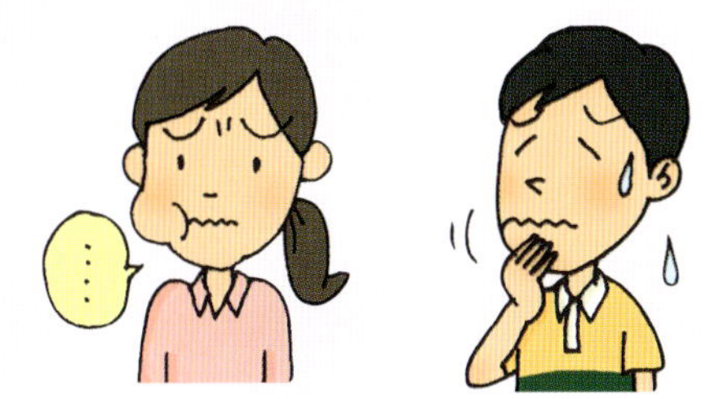


よくかむのって めんどうくさい

たくさんかむと あごがつかれる

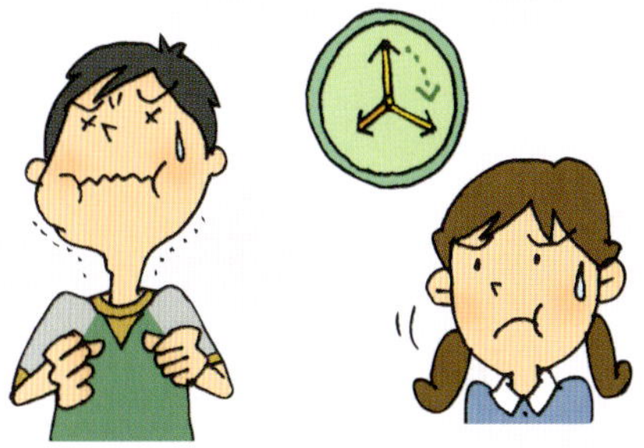

かたいものをずっとかんでいると、最後《さいご》には飲みこめなくなる

よくかむと食事に時間がかかるからイヤ

## 舌《した》と歯のチームプレイ

口に入った食べ物は、そしゃくによって細かくくだかれ、消化吸収《しょうかきゅうしゅう》しやすい形に変《か》えられ、舌《した》でのどに送られます。舌《した》と歯のチームプレイで、食べ物を体の中にとりこむことができるのです。

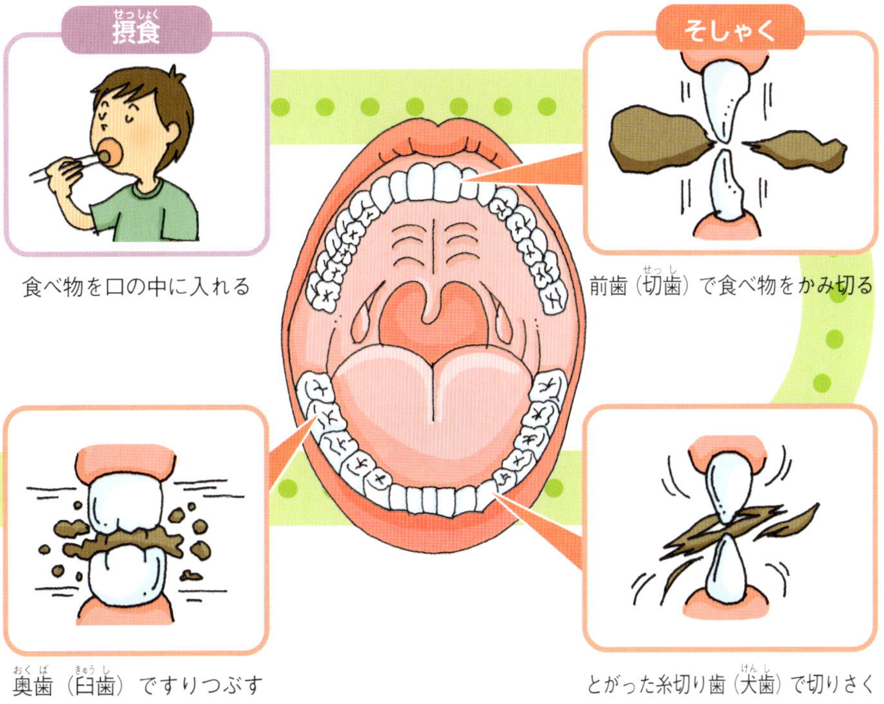

食べ物を口の中に入れる

前歯（切歯《せっし》）で食べ物をかみ切る
とがった糸切り歯（犬歯《けんし》）で切りさく
奥歯《おくば》（臼歯《きゅうし》）ですりつぶす

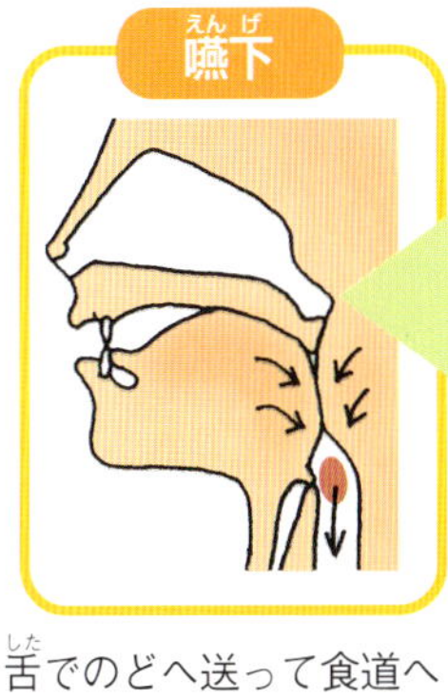

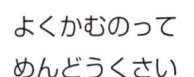

# よくかむことの7つの意味

## ①肥満《ひまん》をふせぐ

よくかんで食べると、脳《のう》の満腹中《まんぷくちゅう》枢《すう》という食欲《しょくよく》のコントロールセンターに信号《しんごう》が送られて、満腹《まんぷく》感がえられます。よくかまないで早食いをすると、脳《のう》に信号《しんごう》が伝わる前に食べ過《す》ぎてしまうので、太る原因《げんいん》となるのです。

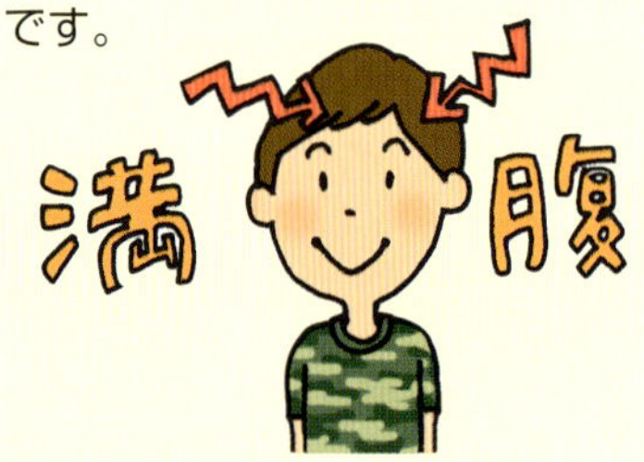


## ②味覚《みかく》の発達《はったつ》

よくかむと食べ物そのもののもつ味がわかるようになり、味《み》覚《かく》が発達《はったつ》します。

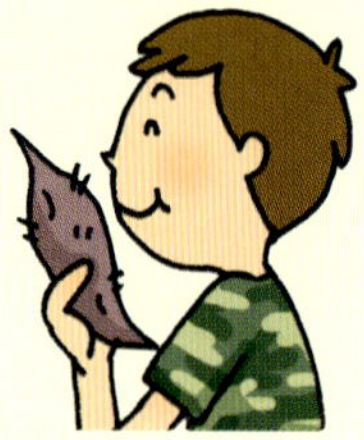

## ③脳《のう》を刺激《しげき》する

そしゃくの運動が脳《のう》を連続《れんぞく》的《てき》に刺激《しげき》し、脳《のう》の働きを活発にします。脳《のう》の働きが活発になると、記憶力《きおくりょく》や集中力が上がります。

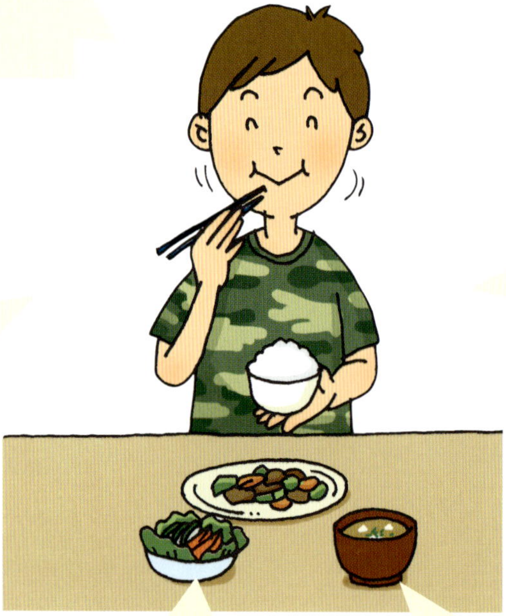

## ④消化《しょうか》を助ける

だ液《えき》の分泌《ぶんぴつ》がさかんになって、食べ物が消化《しょうか》されるのを助けます。

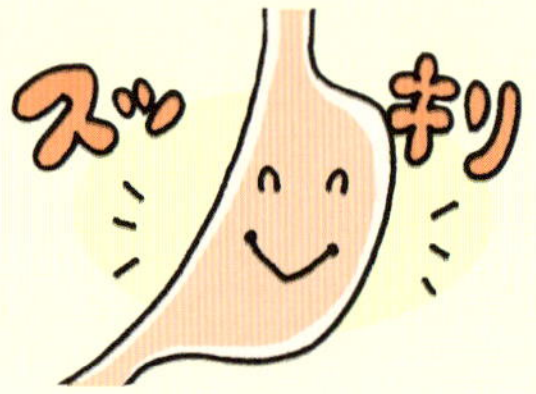


## ⑤歯の病気をふせぐ

だ液《えき》には、口の中を清潔《せいけつ》にする働きがあるので、虫歯や歯ぐきの病気をふせぎます。

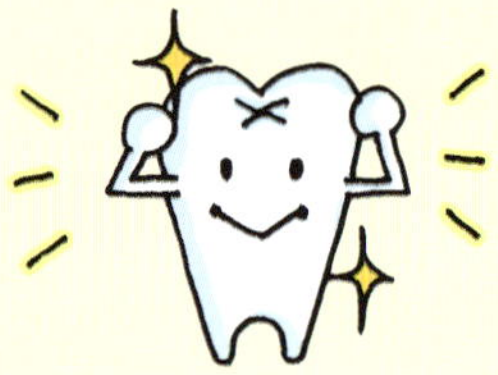

## ⑥気分が落ち着く

かむことがストレスを発散《はっさん》させ、気分を落ち着かせます。

大リーグの野球選手《せんしゅ》のなかには、気分を落ち着かせて集中するために、試合《しあい》中にガムをかむ選手《せんしゅ》もいるようです。

※ただ、ガムは食べ過《す》ぎると、ガムにふくまれる糖分《とうぶん》が原因《げんいん》で虫歯になることもあるので、気をつけましょう。

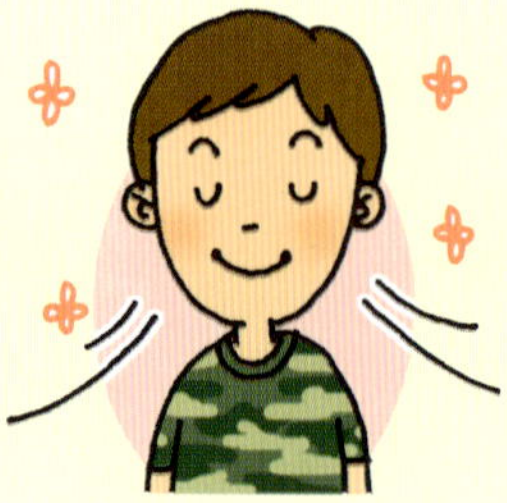

## ⑦あごの発達《はったつ》をうながす

口のまわりやあごの筋肉《きんにく》が発達《はったつ》します。顔の表情《ひょうじょう》がいきいきと豊《ゆた》かになり、発音もはっきりしてきます。

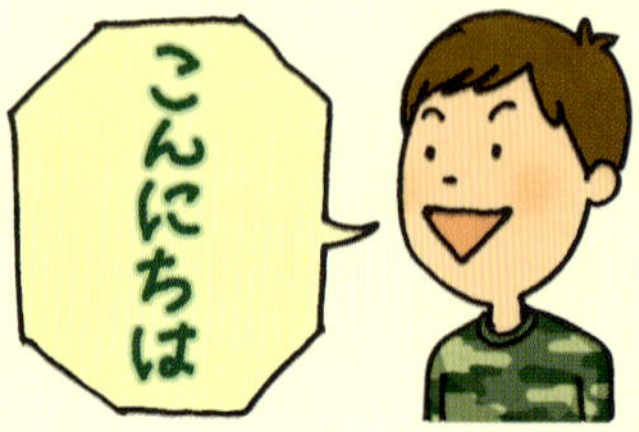

## かむ習慣《しゅうかん》をつけよう

わたしたち日本人が1回あたりの食事でかむ回数は、約《やく》620回というデータがあります（神奈川《かながわ》歯科《しか》大学 斉藤滋《さいとうしげる》教《きょう》授《じゅ》の調査《ちょうさ》より）。1食の食事の分量《ぶんりょう》から計算すると、この数字は、ひと口あたり10回くらいしかかんでいないことになります。

このデータによると、今から1700年くらい前の弥生《やよい》時代には、1回の食事で約《やく》4000回もかんでいました。昭和《しょうわ》の初《しょ》期《き》にも、約《やく》1400回はかんでいたそうです。

ごはんとみそ汁《しる》に焼《や》き魚の和食と、ハンバーガーセットを食べるときのかむ回数をくらべてみると、和食では、1019回、ハンバーガーとフライドポテトは562回でした（少年写真新聞社『歯・口の働きとつくり』より）。食事内《ない》容《よう》の変化《へんか》によって、1回の食事でかむ回数がへってきているのです。

ただ、よくかみなさいといわれても、食べ物がやわらかいとかみごたえがないので、あまりかまずに飲みこみがちです。毎日の生活の中で意識《いしき》して、かむ習慣《しゅうかん》をつけていくことが必要《ひつよう》です。

### 知ってる？

#### 調理法《ほう》によって、変化《へんか》するかみごたえ

おなじ食べ物でも切り方や調理法《ほう》、加《か》熱《ねつ》する時間、汁《しる》の量《りょう》などによって、かみごたえが変《か》わります。

●水分が多いものほどかみごたえが小さい

大根

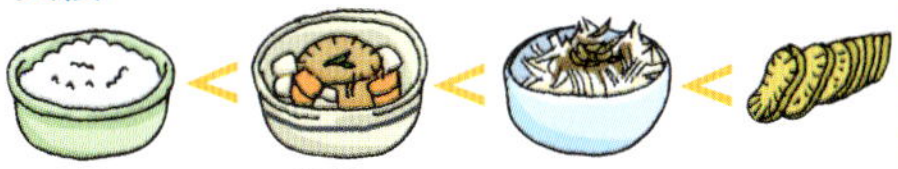

大根おろし ＜ 煮物《にもの》 ＜ せん切りサラダ ＜ たくあん

●細かく切るほどかみごたえが小さい

ちくわ

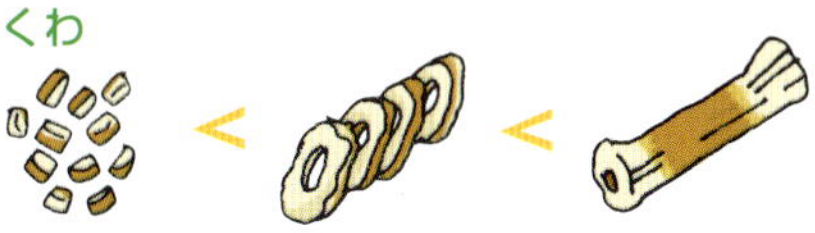

みじん切り ＜ スライス ＜ そのまま

●あげ物はそしゃくをうながす

鶏肉《とりにく》

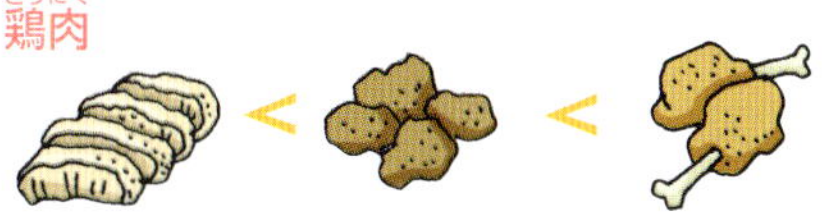

蒸《む》し鶏《どり》 ＜ 小さめのからあげ ＜ 骨《ほね》つき肉のからあげ

### かむ習慣《しゅうかん》をつけるための心がけ！

かむことが毎日の習慣《しゅうかん》になるようにがんばりましょう。

**心がけ その1**

ひと口に入れる食べ物の量《りょう》を少なめにして、ひと口あたり30回くらいはかむように心がけましょう。

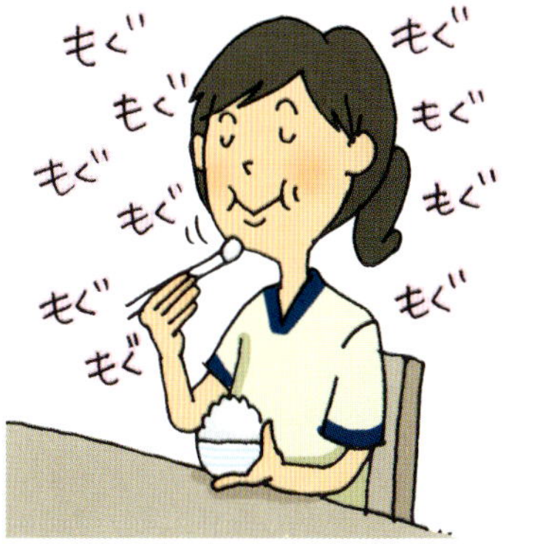


**心がけ その2**

おやつには、にんじんやセロリをスティックにしてかじったり、せんべいや小魚入りのスナックを食べたりするなど、かみごたえのあるものを選《えら》びましょう。

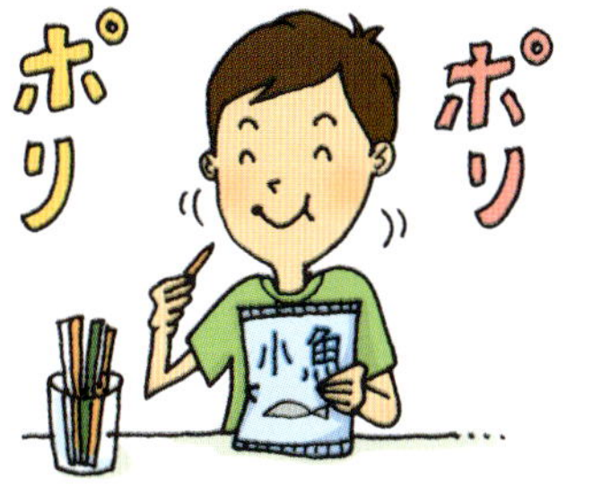


**心がけ その3**

かみごたえのある食材《しょくざい》を知り、それらの食材《しょくざい》をつかった料理《りょうり》を家の人にリクエストしてみましょう。

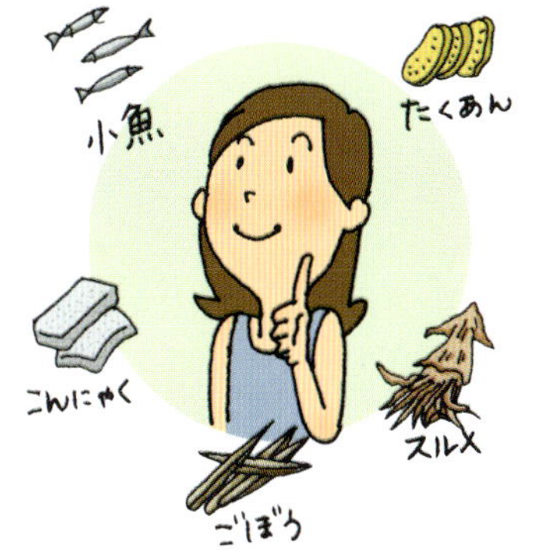

# 消化《しょうか》吸収《きゅうしゅう》のしくみ

口からはじまった食べ物の旅は、その後どうなるのでしょう。飲みこむことで食道へと送りこまれた食べ物が、体内のどこを通り、どんなふうに変化《へんか》するのか見ていきましょう。

## 知ってる？

### 食べ物が吸収《きゅうしゅう》されるまでのおおよその時間

口から食べたものが、ドロドロに消化《しょうか》されて栄養素《えいようそ》になり、吸収《きゅうしゅう》されるまでの時間を見てみましょう。

**○食べてすぐ**

口の中でかみくだかれた食べ物は、食道を通って胃《い》へ送られる。

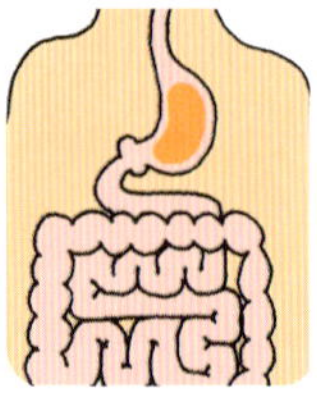

**○4時間後くらい**

胃《い》の中で消化《しょうか》されて、十二指腸《じゅうにしちょう》へ。食べ物によって消化《しょうか》にかかる時間はちがう。

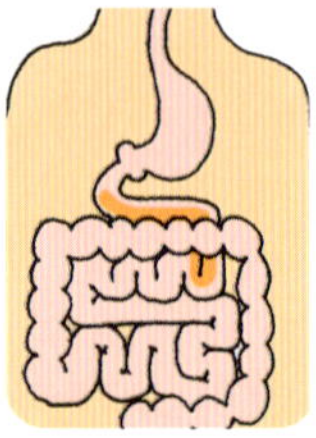

**○8時間後くらい**

小腸《しょうちょう》でさらに消化《しょうか》され、3〜4時間かけて栄《えい》養素《ようそ》が吸収《きゅうしゅう》される。栄《えい》養素《ようそ》を吸《す》いとられた食べ物のカスは大腸《だいちょう》へ。

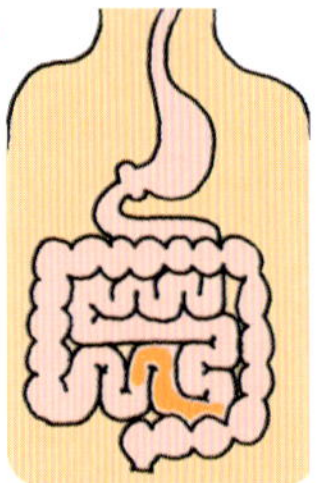

**○12時間から24時間くらい**

大腸《だいちょう》でゆっくりと水分が吸《す》いとられ、食べ物のカスは大便《だいべん》となり体の外へ。

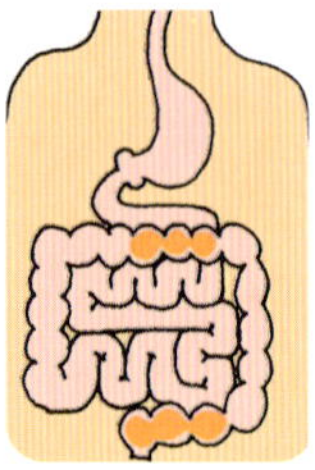

## 消化《しょうか》と吸収《きゅうしゅう》って何？

食べ物はそのままの形では体のために働いてくれません。人間の体には、口でかみくだかれた食べ物を、さらに細かくくだいてドロドロにし、生きていくために必要《ひつよう》な栄《えい》養素《ようそ》をとり入れるしくみがあります。

栄養素《えいようそ》をとり入れやすいようにドロドロに分解《ぶんかい》する働きを「消化《しょうか》」といい、必要《ひつよう》な栄養素《えいようそ》を体にとり入れる働きを「吸収《きゅうしゅう》」といいます。

消化《しょうか》は、胃《い》や十二指腸《じゅうにしちょう》、小腸《しょうちょう》などの消化器官《しょうかきかん》で、消化《しょうか》を助ける「消化液《しょうかえき》」という液体《えきたい》が出て行われます。口の中に出てくるだ液《えき》も消化液《しょうかえき》のひとつです。

胃《い》で消化《しょうか》された食べ物は、十二指腸《じゅうにしちょう》と小腸《しょうちょう》でさらに消化《しょうか》され、ようやく栄養素《えいようそ》の形になります。大部分の栄養素《えいようそ》は小腸《しょうちょう》で吸収《きゅうしゅう》されて、血管《けっかん》やリンパ管《かん》（90ページのメモ参照《さんしょう》）を通って全身に運ばれ、さまざまな器官《きかん》でつかわれたり貯《ちょ》蔵《ぞう》されたりします。

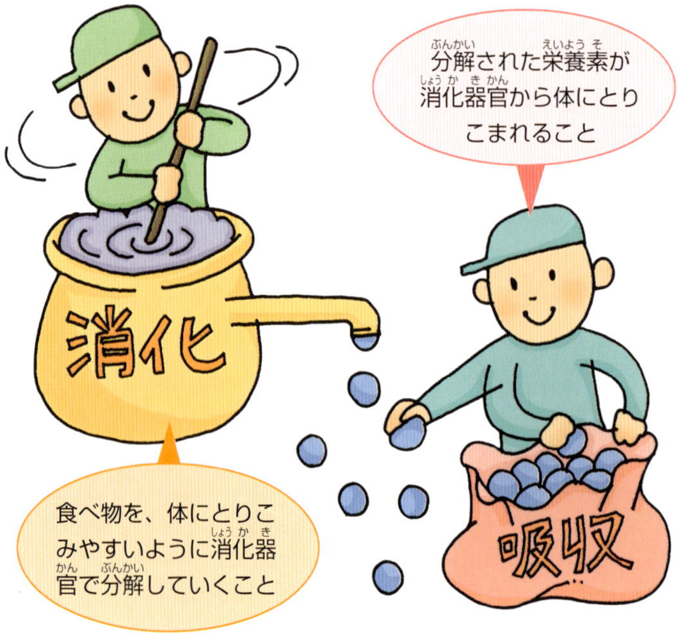
分解《ぶんかい》された栄養素《えいようそ》が
消化器官《しょうかきかん》から体にとり
こまれること
消化
食べ物を、体にとりこ
みやすいように消化器《しょうかき》
官《かん》で分解《ぶんかい》していくこと
吸収

# 体の中での食べ物の旅

口から食道、胃《い》、小腸《しょうちょう》、大腸《だいちょう》、肛門《こうもん》までは、１本の長い管《くだ》でつながっています。それぞれの消化器官《しょうかきかん》が動きながら、消化液《しょうかえき》の働きによって、食べ物を消化吸収《しょうかきゅうしゅう》していきます。

## ①口

歯でかみくだき、すりつぶされてだ液《えき》とまざった食べ物は、舌《した》によってのどへ送られ、飲みこまれ、食道へ送られます。

## ②食道

食道は長さ約《やく》25cm、太さ2～3cmの、筋肉《きんにく》でできている細い管《くだ》です。のびちぢみしながら食べ物を胃《い》へと運びます。

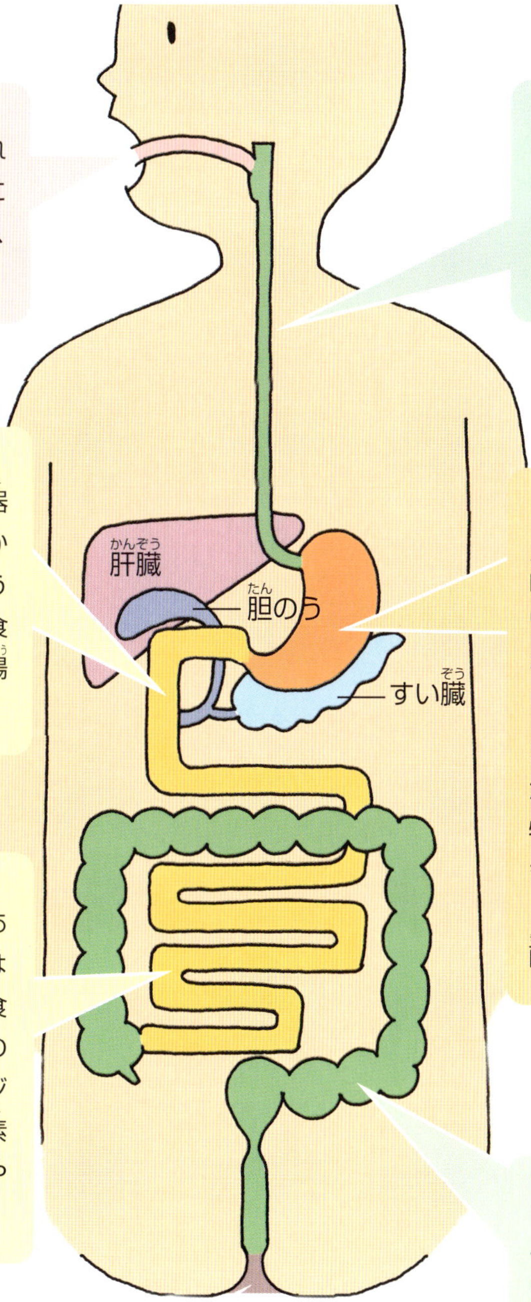


## ③胃《い》

食道から送られた食べ物を一時《いちじ》的《てき》にため、のびちぢみしながら、胃液《いえき》(胃《い》から出る消化液《しょうかえき》)と食べ物をまぜてドロドロに消化《しょうか》し、すこしずつ十二指腸《じゅうにしちょう》へと送ります。からっぽのときは50mlくらいの量《りょう》が入る程度《ていど》の大きさですが、食べ物が送られてくると１lくらいにまで大きくなります。

胃液《いえき》には、口から入ってきた細《さい》菌《きん》を殺菌《さっきん》する作用もあります。

## ④十二指腸《じゅうにしちょう》

胃《い》につながっている短い消化器《しょうかき》官《かん》で、小腸《しょうちょう》の一部です。すい臓《ぞう》からすい液《えき》、胆《たん》のうから胆汁《たんじゅう》という消化液《しょうかえき》が出て、胃《い》から送られた食べ物をさらに消化《しょうか》しながら、小腸《しょうちょう》へ送ります。

## ⑤小腸《しょうちょう》

長さが、成人《せいじん》で約《やく》6～7mもある長い消化器官《しょうかきかん》です。小腸《しょうちょう》では「腸液《ちょうえき》」という消化液《しょうかえき》が出て、食べ物をさらに消化《しょうか》し、大部分の栄養素《えいようそ》を吸収《きゅうしゅう》します（90ページの「知ってる？」参照《さんしょう》）。栄養素《えいようそ》を吸《す》いとられた食べ物のカスや水分は、大腸《だいちょう》へ送られます。

## ⑥大腸《だいちょう》

小腸《しょうちょう》につながっている消化器官《しょうかきかん》で、長さは、成人《せいじん》で約《やく》1.5～1.8m。小腸《しょうちょう》で吸収《きゅうしゅう》されなかった水分とナトリウムを吸収《きゅうしゅう》します。いらないものは大便《だいべん》（うんち）にして、直《ちょく》腸《ちょう》から肛門《こうもん》に送ります。

## ⑦肛門《こうもん》

大便《だいべん》を体の外に出す出口です。

※体にいらなくなった水分は、尿《にょう》（おしっこ）や汗《あせ》として体から出されます。

# 吸収《きゅうしゅう》された栄養素《えいようそ》のゆくえ

消化器官《しょうかきかん》ですこしずつ消化《しょうか》され、小腸《しょうちょう》の壁《かべ》から吸収《きゅうしゅう》された栄養素《えいようそ》は、どのような経路《けいろ》を通って体全体に運ばれるのでしょうか。ここでは、小腸《しょうちょう》から吸収《きゅうしゅう》された栄養素《えいようそ》のゆくえを見てみましょう。

### メモ 血管《けっかん》とリンパ管《かん》

血液《けつえき》が通る管《くだ》を血管《けっかん》といい、体の抵抗力《ていこうりょく》などをつける働きをしているリンパ液《えき》が通る管《くだ》をリンパ管《かん》といいます。血管《けっかん》もリンパ管《かん》も全身にはりめぐらされ、小腸《しょうちょう》で吸収《きゅうしゅう》された栄養素《えいようそ》が運ばれる大切な管《くだ》です。

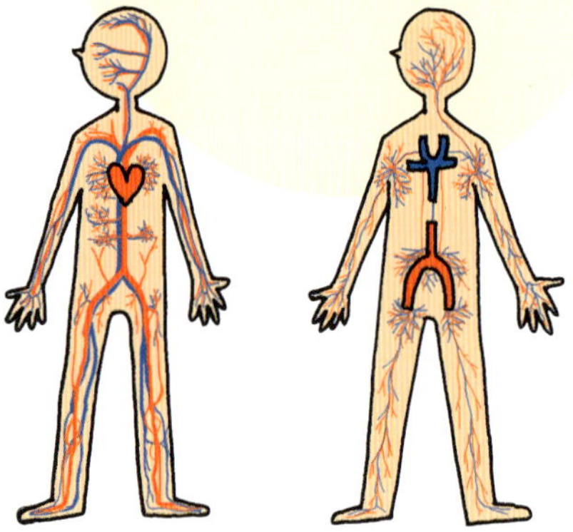

## 体全体へ運ばれる栄養素《えいようそ》

小腸《しょうちょう》で吸収《きゅうしゅう》された栄養素《えいようそ》は、２つの経路《けいろ》を通って全身に運ばれます。

### ●毛細血管《もうさいけっかん》から血液《けつえき》へ

吸収《きゅうしゅう》された栄養素《えいようそ》は、小腸《しょうちょう》にはりめぐらされている毛細《もうさい》血管《けっかん》から血液《けつえき》へと入ります。毛細血管《もうさいけっかん》はさらに太い１本の血管《けっかん》（門脈《もんみゃく》）へとつながっていて、栄養素《えいようそ》が入った血液《けつえき》は、門脈《もんみゃく》を通って肝臓《かんぞう》に送られます。肝臓《かんぞう》では栄養分《えいようぶん》をたくわえ、必要《ひつよう》に合わせて栄養素《えいようそ》をつくり変《か》えて、血管《けっかん》を通して心臓《しんぞう》に送り、心臓《しんぞう》から全身に送られます。

### ●リンパ管《かん》からリンパ液《えき》へ

もうひとつ、小腸《しょうちょう》のリンパ管《かん》からリンパ液《えき》に入る経路《けいろ》があります。その後、心臓《しんぞう》へつながる管《くだ》（胸管《きょうかん》）を通って心《しん》臓《ぞう》に送られ、心臓《しんぞう》から全身に送られます。

## 知ってる？ 小腸《しょうちょう》では何が起きている？

小腸《しょうちょう》の内側《うちがわ》にはひだがあり、「じゅう毛《もう》」とよばれるたくさんの突起《とっき》でおおわれています。

栄養素《えいようそ》はじゅう毛《もう》から吸収《きゅうしゅう》され、じゅう毛《もう》の壁《かべ》を通って、じゅう毛《もう》の中にはりめぐらされた毛細血管《もうさいけっかん》やリンパ管《かん》に入ります。

そして、血管《けっかん》またはリンパ管《かん》を通って心臓《しんぞう》に送られ、体全体に運ばれていくのです。

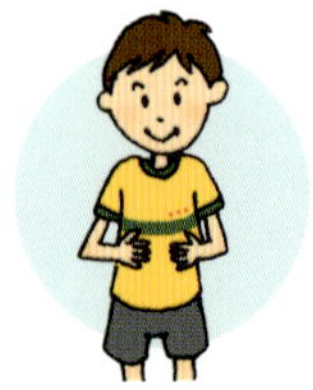

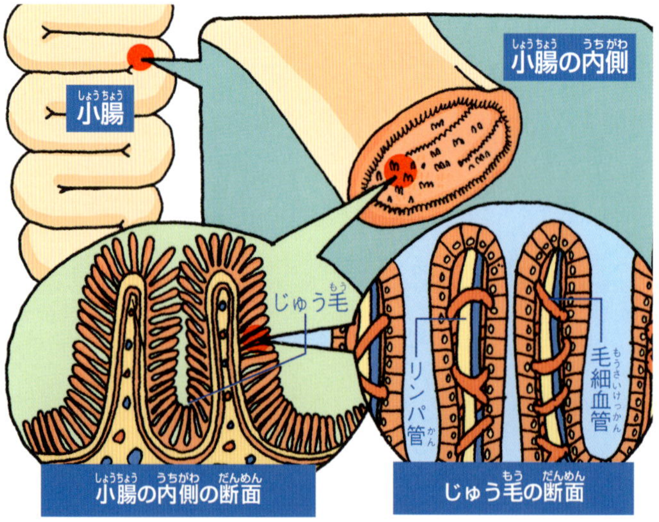

## 代謝《たいしゃ》によって生み出されるエネルギー

体の中に消化吸収《しょうかきゅうしゅう》された栄養素《えいようそ》や、体の中にたくわえられている栄養素《えいようそ》を、生きていくために必要《ひつよう》なエネルギーや体に必要《ひつよう》な物質《ぶっしつ》に変《か》える働きを「代謝《たいしゃ》」または「新陳代謝《しんちんたいしゃ》」といいます。わたしたちは、代謝《たいしゃ》によって、生み出されたエネルギーをつかって生きているのです。

代謝《たいしゃ》は、骨《ほね》や筋肉《きんにく》、皮膚《ひふ》などさまざまな細胞《さいぼう》の中で行われています。背《せ》がのびたり、髪《かみ》の毛がはえかわったり、つめがのびたり、けがをしたところが治《なお》ったりするなど、体のすべての活動に消化吸収《しょうかきゅうしゅう》された栄養素《えいようそ》がつかわれているのです。体の中でつかっていらなくなった栄養素《えいようそ》を体の外に出すのも代謝《たいしゃ》の働きです。とくに体が成長《せいちょう》していく高校生くらいまでの時期は、体の中で代謝《たいしゃ》がさかんに行われます。

### 知ってる?

#### 骨《ほね》の中でも行われている代謝《たいしゃ》

骨《ほね》の中にも血管《けっかん》があるって知っていましたか？　食べ物から吸収《きゅうしゅう》された栄養素《えいようそ》は、血管《けっかん》を通って骨《ほね》にも運ばれています。骨《ほね》は血液《けつえき》中からタンパク質《しつ》やカルシウム、リンなどの栄養素《えいようそ》をとりこんで、太くしたり、かたくしたり、のばしたりしています。必要《ひつよう》がなくなった骨《ほね》の成分《せいぶん》は、血液《けつえき》中にもどされます。

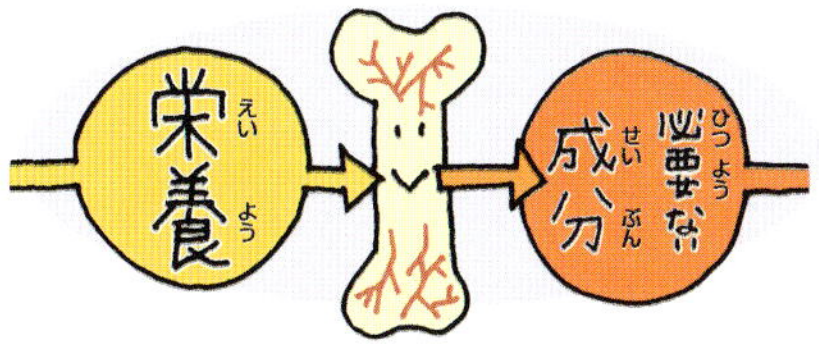


## 肝臓《かんぞう》は代謝《たいしゃ》の中心的役割《てきやくわり》をになう

代謝《たいしゃ》で大きな働きをしているのが肝臓《かんぞう》です。肝臓《かんぞう》は、体の中でいちばん大きな臓器《ぞうき》で、小腸《しょうちょう》から送られてきた栄養素《えいようそ》を、体の役に立つような形につくり変《か》えてから、送り出したりたくわえたりする働きをしています。

そのほかにも肝臓《かんぞう》は、体に必要《ひつよう》でなくなったものをふくむ血液《けつえき》をきれいにする働きもあります。

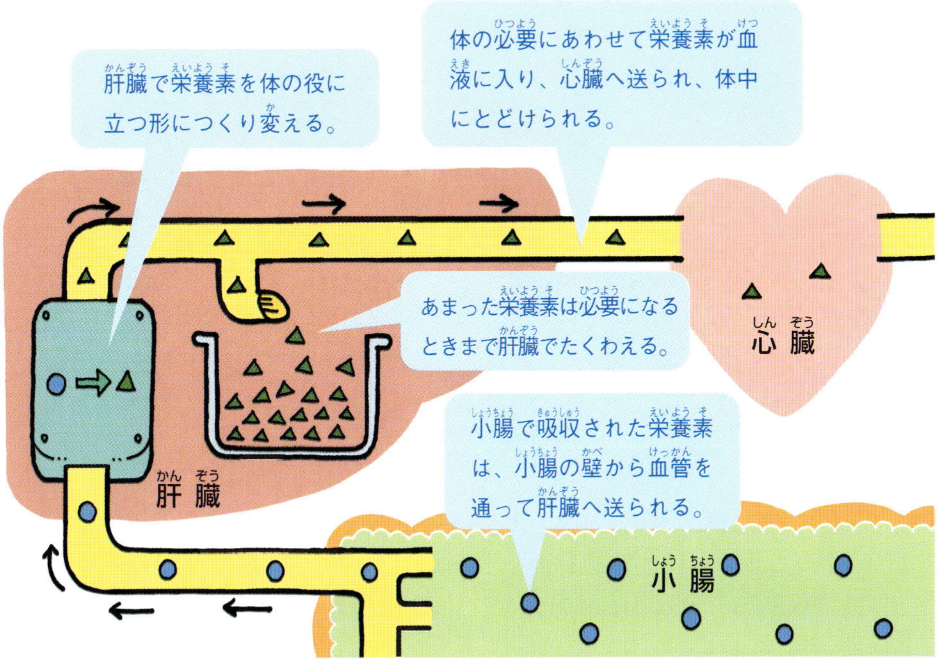


### ■肝臓《かんぞう》のおもな役割《やくわり》

1. 小腸《しょうちょう》で吸収《きゅうしゅう》されたブドウ糖《とう》（グルコース）を血液《けつえき》中に送る。グルコースは血管《けっかん》を通って全身に運ばれ、エネルギー源《げん》となる。
2. あまったグルコースをグリコーゲンに変《か》えて貯蔵《ちょぞう》しておく。エネルギーが不足《ふそく》すると、たくわえられていたグリコーゲンがふたたびグルコースとして血液《けつえき》中にもどり、血管《けっかん》を通って全身に運ばれ、エネルギー源《げん》となる。
3. 体に有害《ゆうがい》な物質《ぶっしつ》を分解《ぶんかい》し、無害《むがい》な物質《ぶっしつ》に変《か》えて小腸《しょうちょう》やじん臓《ぞう》に送り、尿《にょう》や大便《だいべん》として体の外へ出す。
4. 消化液《しょうかえき》「胆汁《たんじゅう》」をつくり、胆《たん》のうへ送る。

# 脳《のう》のしくみと働き

ここからは、わたしたちの体の部位《ぶい》と食事、栄養素《えいようそ》との関係《かんけい》を考えていきましょう。まずはじめに、人の体の中でいちばん重い臓器《ぞうき》で、人の体全体をコントロールする指令室《しれいしつ》ともいえる、脳《のう》のしくみから見てみましょう。

### ■ 年齢《ねんれい》による脳《のう》の重さの変化《へんか》

赤ちゃんの脳《のう》の平均重量《へいきんじゅうりょう》は400gですが、6か月後には約《やく》2倍になっています。その後、10歳《さい》ごろには成人《せいじん》の約《やく》90%まで成長《せいちょう》し、あとは20歳《さい》くらいまでゆっくりと成長《せいちょう》していきます。子どもの時期の脳《のう》の発達《はったつ》が、ほかの体の器官《きかん》にくらべていかに早いかがわかります。

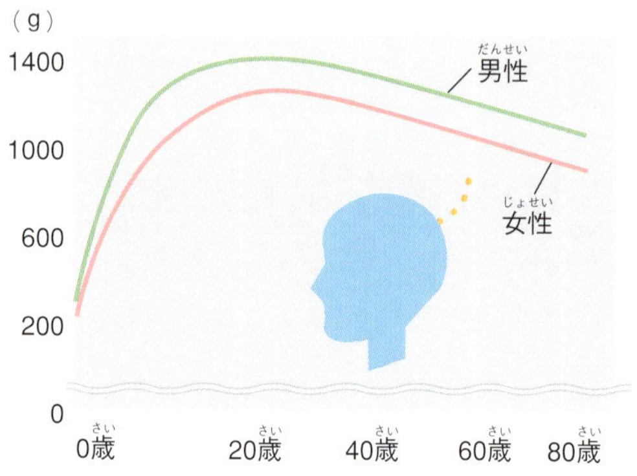


資料《しりょう》：講談社《こうだんしゃ》ブルーバックス（2002）『脳《のう》の健康《けんこう》』

## 脳《のう》の中はどうなっている？

脳《のう》は、おもに大脳《だいのう》、小脳《しょうのう》、脳幹《のうかん》に分けられます。

大脳《だいのう》はものを考えたり、おぼえたり、言葉を話したりといった、知的《ちてき》な活動を起こす指令《しれい》を送ります。食べ物がおいしいと感じたり、においを感じたりするのも、大脳《だいのう》の働きです。

小脳《しょうのう》は、歩いたり、ジャンプをしたり、すわったりといった、大脳《だいのう》から出される運動の命令《めいれい》を体中の筋肉《きんにく》に送って、きちんと動けるようコントロールしています。また、体のバランスをとる役割《やくわり》もあります。

脳幹《のうかん》は、大脳《だいのう》と脊髄《せきずい》（体の情報《じょうほう》を脳《のう》に伝える神経《しんけい》の束《たば》）をつないでいます。脳幹《のうかん》にある延髄《えんずい》は血圧《けつあつ》や脈拍《みゃくはく》、呼吸《こきゅう》などを調節《ちょうせつ》しています。

脳《のう》は、人間が生きていくための大切な指令《しれい》をすべてつかさどっているのです。

### 脳《のう》の構造図《こうぞうず》

人間の脳《のう》は大脳《だいのう》がもっとも発達《はったつ》していて、脳《のう》全体の約《やく》80%をしめます。大脳《だいのう》は左右2つの大脳《だいのう》半球からできていて、左右それぞれ、前頭葉《ぜんとうよう》、頭頂葉《とうちょうよう》、側頭葉《そくとうよう》、後頭葉《こうとうよう》の4つに分かれています。脳《のう》は頭《ず》蓋骨《がいこつ》によって大切に守られており、さらに3まいの脳髄膜《のうずいまく》におおわれています。

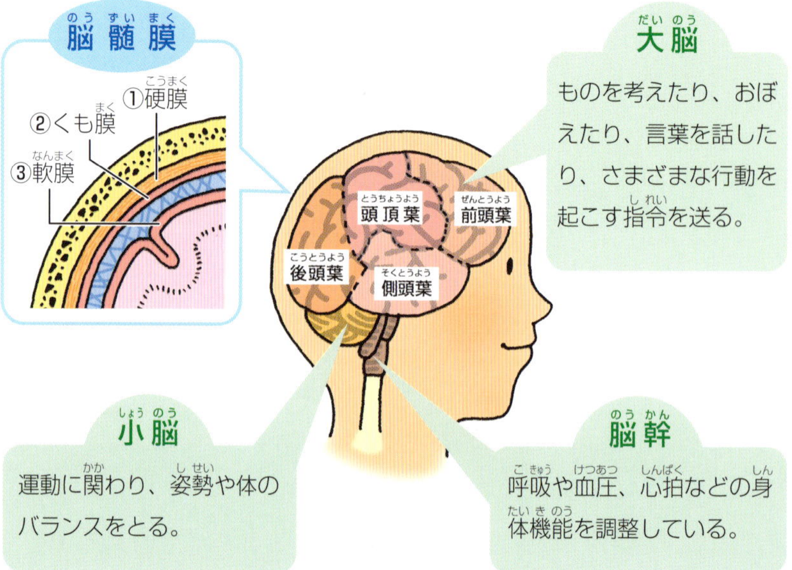

## 成長《せいちょう》を続《つづ》けている脳《のう》

脳《のう》と脊髄《せきずい》には、約《やく》1000億《おく》から2000億《おく》といわれる神経細胞《しんけいさいぼう》があります。神経細胞《しんけいさいぼう》の細胞体《さいぼうたい》には、複雑《ふくざつ》に突《つ》き出た枝《えだ》(樹状突起《じゅじょうとっき》)があり、細胞体《さいぼうたい》からは軸索《じくさく》という１本の長い繊維《せんい》が出ています。軸索《じくさく》の先端《せんたん》は別《べつ》の神経細胞《しんけいさいぼう》の樹状突起《じゅじょうとっき》に接続《せつぞく》し、神経《しんけい》がつながっているのです。神経細胞《しんけいさいぼう》は、人が生まれたときはバラバラの状態《じょうたい》ですが、年齢《ねんれい》を重ね、成長《せいちょう》しながらいろいろな体験《たいけん》をすることで刺激《しげき》を受け、つながってきます。

こうして、細胞《さいぼう》と細胞《さいぼう》の間を、おたがいに連絡《れんらく》し合う神経《しんけい》のネットワークがはりめぐらされていくと、ものを考えたり、言葉で伝えたりすることがうまくできるようになるのです。このネットワークがほぼ完成《かんせい》するのは、10代後半です。

■神経細胞《しんけいさいぼう》の図

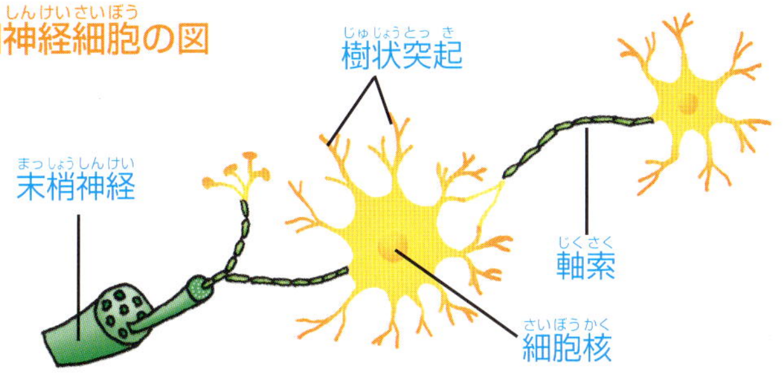


## 知ってる?

### 食べることも脳《のう》に刺激《しげき》をあたえる!

脳《のう》は、視覚《しかく》、聴覚《ちょうかく》、触覚《しょっかく》、嗅覚《きゅうかく》、味覚《みかく》など、五感を通して刺激《しげき》を受けながら発達《はったつ》しています。

食べることも脳《のう》に刺激《しげき》をあたえるため、おいしいものばかり食べていると、ここちよい刺激《しげき》ばかりが脳《のう》に伝わります。ときには、苦い、すっぱい味のものを食べたり、食べなれないものを食べる体験《たいけん》をして、脳《のう》へ新しい刺激《しげき》をあたえるようにしましょう。

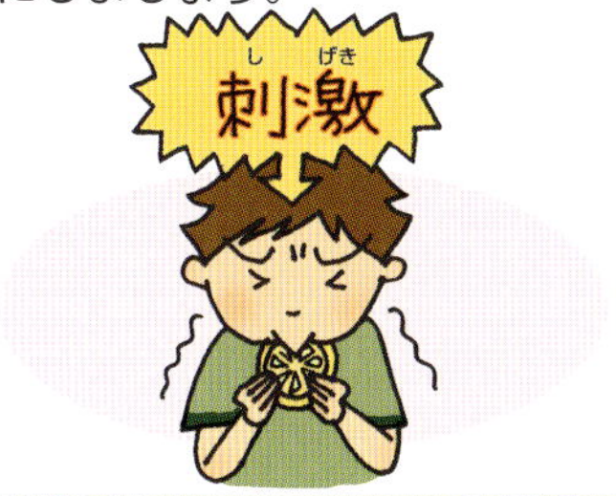


## 大脳《だいのう》の働き

大脳《だいのう》はとてもたくさんの働きをつかさどっています。その働きによってつかわれる場所が決まっています。

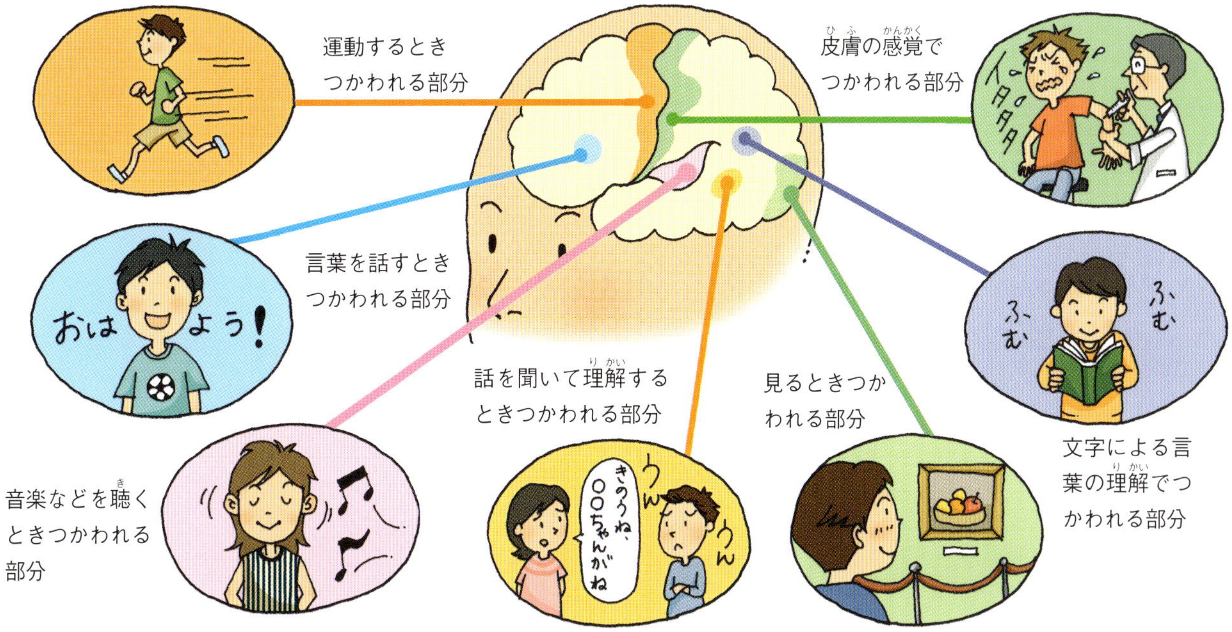

# 脳《のう》によい食事とは？

脳《のう》は体重の2%くらいの重さですが、体がつかうエネルギー量《りょう》全体の約《やく》18%、約《やく》5分の1をつかっています。脳《のう》のために必要《ひつよう》な栄養素《えいようそ》について見ていきましょう。

## 知ってる？

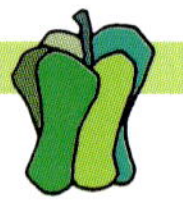

### 脳《のう》に必要《ひつよう》なブドウ糖《とう》の量《りょう》は120g

脳《のう》の一日の活動に必要《ひつよう》なブドウ糖《とう》の量《りょう》は120gといわれています。一日3回の食事をきちんと食べていれば補給《ほきゅう》できる量《りょう》です。また、ブドウ糖《とう》がエネルギーに変《か》わるときには、ビタミンB群《ビーぐん》が働きます。脳《のう》が十分に働くためには、3回の食事で、これらの栄養素《えいようそ》をバランスよくとることが大切です。

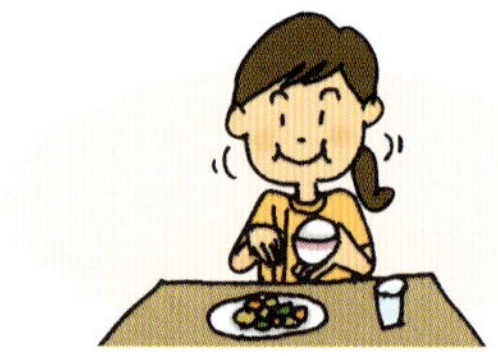

## エネルギーをたくさんつかう脳《のう》

脳《のう》のエネルギーのもとは、ブドウ糖《とう》です。ブドウ糖《とう》は炭《たん》水化物《すいかぶつ》にふくまれる栄養素《えいようそ》です（40ページ参照《さんしょう》）。

脳《のう》でつかわれるブドウ糖《とう》は、グリコーゲンとして肝臓《かんぞう》にたくわえられ、血液《けつえき》を通って送り出されています。

ところが、それだけたくさんのブドウ糖《とう》をつかうのに、脳《のう》はブドウ糖《とう》をためておくことができません。そのためつねに補給《ほきゅう》する必要《ひつよう》があります。

脳《のう》は、夜ねむっているときもブドウ糖《とう》をつかって活動しているため、朝起きたときはエネルギー不足《ぶそく》になっています（16ページ参照《さんしょう》）。朝食を食べると、脳《のう》にエネルギーが補給《ほきゅう》され、脳《のう》はふたたび活動をはじめます。

脳《のう》のブドウ糖《とう》が少なくなると、おこりっぽくなったり、攻撃的《こうげきてき》になったり、考える力や集中力がかけたりと、いろいろな症状《しょうじょう》が起きることがわかってきています。

## おしえて！ 魚を食べると頭がよくなるって、ほんと？

イワシやサンマなどの魚にふくまれる脂質《ししつ》（ドコサヘキサエン酸《さん》）には、脳《のう》の働きをよくしたり、血液《けつえき》をサラサラにしたりする成分《せいぶん》がふくまれています。

魚を食べると頭がよくなるかどうかはわかりませんが、頭の働きによい成分《せいぶん》があることはわかっています。

**ドコサヘキサエン酸《さん》（DHA《ディーエイチエー》）**

魚介類《ぎょかいるい》や海藻《かいそう》に多くふくまれる油の成分《せいぶん》のひとつで、脳《のう》の働きを活性化《かっせいか》させる効果《こうか》があることがわかっています。また、血液《けつえき》の流れをよくしたり、アレルギーを予防《よぼう》したりする効果《こうか》もあります。

■脳《のう》の発達《はったつ》をうながす栄養素《えいようそ》がふくまれる食品

| | |
|---|---|
| DHA《ディーエイチエー》 | マグロ、サンマ、イワシ、ハマチ、アジなど |
| 糖質《とうしつ》 | ごはん、パン、いも、果物など |
| ビタミン$B_1$《ビー》 | ごま、豚《ぶた》もも肉、ボンレスハムなど |
| ビタミン$B_2$《ビー》 | 納豆《なっとう》、レバー、牛乳《ぎゅうにゅう》、ニラなど |
| ビタミン$B_6$《ビー》 | バナナ、いも類《るい》、白菜《はくさい》など |
| ビタミンE《イー》 | たらこ、アーモンド、植物油など |
| レシチン | 納豆《なっとう》、豆腐《とうふ》などの大豆製品《せいひん》、レバーなど |
| カルシウム | 桜《さくら》エビ、牛乳《ぎゅうにゅう》、小松菜《こまつな》、木綿豆腐《もめんどうふ》など |

# 脳《のう》によい栄養素《えいようそ》

毎日の食事で、糖質《とうしつ》、脂質《ししつ》、タンパク質《しつ》、ビタミン、ミネラルなど基本的《きほんてき》な栄養素《えいようそ》をとることが大切ですが、とくに脳《のう》の働きをよくすると考えられている栄養素《えいようそ》は次の成分《せいぶん》です。

## 脳《のう》のエネルギーを補給《ほきゅう》する

ブドウ糖《とう》をふくむ糖質《とうしつ》をとることが必要《ひつよう》です。果物やあまいものは、一時的《いちじてき》なエネルギー源《げん》、ごはんは持《じ》続《ぞく》するエネルギー源《げん》です。

## 神経伝達物質《しんけいでんたつぶっしつ》のもとになる

脳《のう》の神経細胞《しんけいさいぼう》の間で情報《じょうほう》をやりとりする神経伝達物《しんけいでんたつぶっ》質《しつ》は、おもにタンパク質《しつ》や脂肪《しぼう》からできています。また、カルシウムは神経伝達物質《しんけいでんたつぶっしつ》に働いて、興奮《こうふん》をおさえます。

## 血液《けつえき》の流れをよくする

脳《のう》へブドウ糖《とう》を運ぶのは、血液《けつえき》です。血液《けつえき》がつくられるには、鉄やビタミンB《ビー》$_{12}$、葉酸《ようさん》が関《かか》わっています。血液《けつえき》中に脂肪《しぼう》をためないように働くビタミンC《シー》やミネラルのセレン、DHA《ディーエイチエー》をとることも大切です。また、魚の脂質《ししつ》のEPA《イーピーエー》（エイコサペンタエン酸《さん》）も、血液《けつえき》の流れをよくする効果《こうか》があります。

## 神経細胞《しんけいさいぼう》を発達《はったつ》させる

脳《のう》の神経細胞《しんけいさいぼう》が発達《はったつ》するためには、良質《りょうしつ》のタンパク質《しつ》や脂質《ししつ》、ビタミンを補給《ほきゅう》することが必要《ひつよう》です。とくにタンパク質《しつ》のアミノ酸《さん》やDHA《ディーエイチエー》は、脳《のう》の発達《はったつ》に深く関《かか》わっています。

# 脳《のう》の働きをよくする料理《りょうり》をつくってみよう！

## たらこと桜《さくら》エビのパスタ

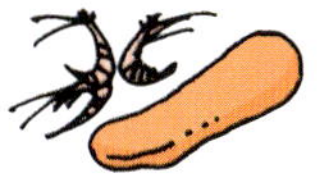

たらこはビタミンA《エー》以外《いがい》のビタミンを多量《たりょう》にふくんでいて、高タンパク低脂肪《ていしぼう》。脳《のう》の成長《せいちょう》やエネルギー補給《ほきゅう》などに働きます。桜《さくら》エビもタンパク質《しつ》やカルシウムが豊富《ほうふ》で、脳《のう》の発達《はったつ》に効果《こうか》的《てき》です。血流をよくする働きもあります。

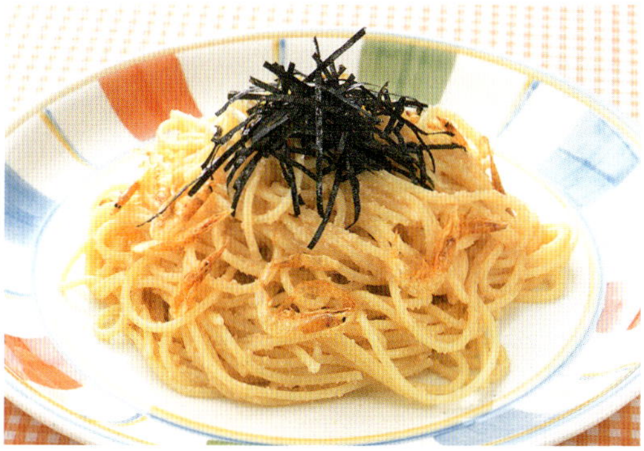

### 材料《ざいりょう》（1人分）

- スパゲッティ……………80g
- 塩《しお》…水1ℓに大さじ1/2の割合《わりあい》
- バター…………………………10g
  （常温《じょうおん》でやわらかくしておく）
- 生《なま》たらこ…………………1/2腹《はら》
- しょうゆ・レモン汁《じる》…各《かく》小さじ1/2
- 桜《さくら》エビ…………………大さじ1
- きざみのり…………………適宜《てきぎ》

### ■つくり方■

①大鍋《なべ》に水約《やく》1ℓを入れ、ふっとうしたら塩《しお》を入れます。

②スパゲッティを鍋《なべ》にぱらぱらと入れ、ときどきかきまぜながら、商品の表示《ひょうじ》にある時間通りにゆでます。

③たらこをほぐし、バターとレモン汁《じる》としょうゆをくわえてよくまぜます。

④②がゆであがったら、ざるにあげます。

⑤④を皿に盛《も》り、③をからめて、しあげに桜《さくら》エビときざみのりをちらしてできあがり。

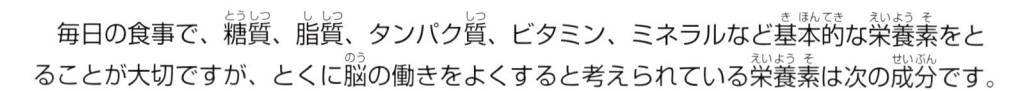

# 目の健康《けんこう》を守る食事とは？

近視《きんし》の子どもが年ねん増加《ぞうか》しています。平成17年度の調査《ちょうさ》では、視力《しりょく》が1.0未満《みまん》の小学生は26.5%にものぼります。目はとても大切な器官《きかん》です。目によい生活や食事について考えてみましょう。

■近視《きんし》の子どもの年代別推移《べつすいい》

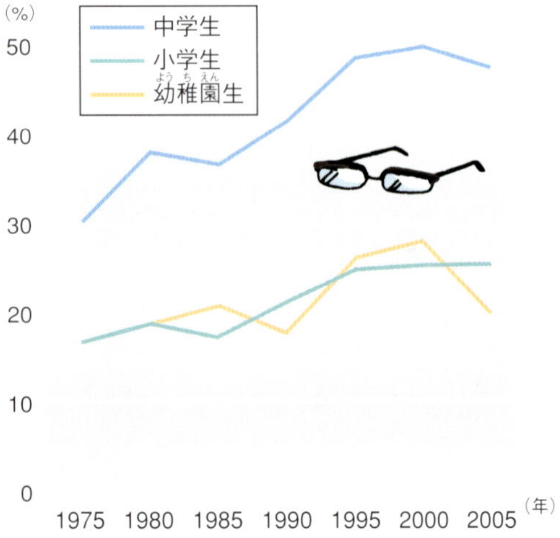


▲近視《きんし》の子どもの割合《わりあい》は、中学生では、小学生の2倍ほどに高くなっています。

資料《しりょう》：文部科学省《もんぶかがくしょう》「平成17年度学校保健統計調査《ほけんとうけいちょうさ》」

※ここでは、1.0未満《みまん》の視力《しりょく》を近視《きんし》としています。

## どうして近視《きんし》になるの？

近視《きんし》とは、遠くのものにピントが合わず、ぼやけて見える状態《じょうたい》です。テレビやパソコン、テレビゲームなどに夢中《むちゅう》になり、近い距離《きょり》で画面を長時間見続《つづ》けていると、目がつかれてきます。このように目をつかい過《す》ぎる生活を続《つづ》けていると、近視《きんし》になるといわれています。

ものを見るときには、水晶体《すいしょうたい》とよばれるレンズを通して、目の中の網膜《もうまく》とよばれるスクリーンに像《ぞう》がうつります。そこにピントを合わせるために、毛様体筋《もうようたいきん》が水晶体《すいしょうたい》の厚《あつ》さを調節《ちょうせつ》します。近くを見ているときは、水晶体《すいしょうたい》を厚《あつ》くし、遠くを見るときはうすくするのです。近くばかり見ていると、水晶体《すいしょうたい》をうすくする力が弱くなってしまい、遠くを見るときに必要《ひつよう》なだけ水晶体《すいしょうたい》をうすく調整できなくなるのです。この状態《じょうたい》が近視《きんし》です。

近視《きんし》の場合、早期に見つけて、目がつかれない生活に変《か》えていくと、視力《しりょく》が回復《かいふく》することもあります。

### 目の構造図《こうぞうず》

角膜《かくまく》と水晶体《すいしょうたい》を通ってきた光が屈折《くっせつ》し、網膜《もうまく》というスクリーンにピントが合って画像《がぞう》がうつし出されると、ものを見ることができます。毛様体筋《もうようたいきん》が水晶体《すいしょうたい》の厚《あつ》みを調節《ちょうせつ》して、網膜《もうまく》にピントを合わせ、ものが見えるように調整しています。

近視《きんし》…光のピントが網膜《もうまく》の手前で合ってしまう状態《じょうたい》。近くのものは見えるが、遠くのものはぼやけてよく見えなくなる。

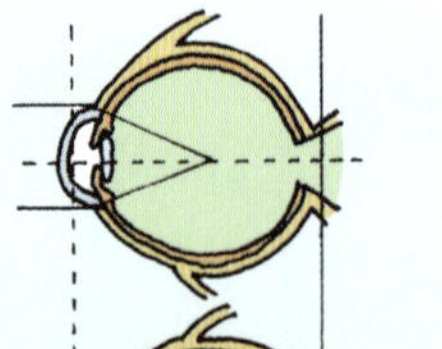

遠視《えんし》…網膜《もうまく》の奥《おく》でピントが合ってしまう状態《じょうたい》。遠くのものも近くのものもぼやけて見える。

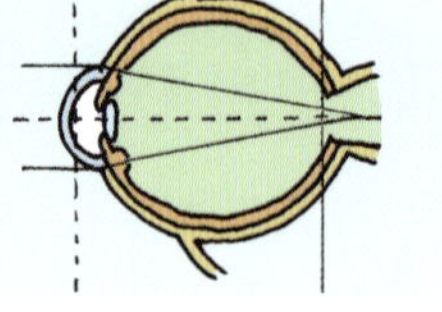

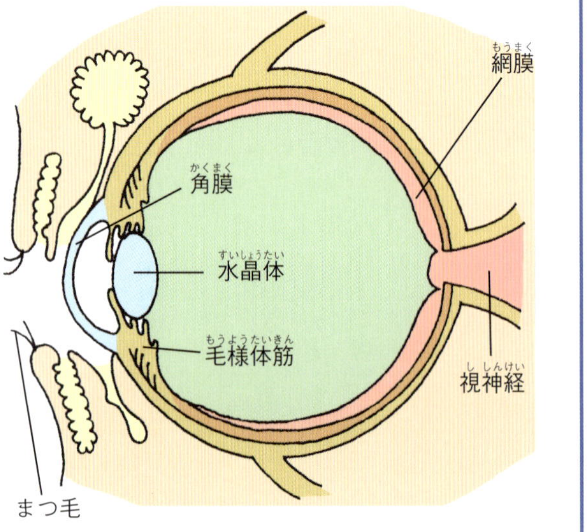

## チェックしよう

# 目に負《ふ》担《たん》をかけていない？

いくつかあてはまることがあったら、気をつけましょう！

□テレビをいつも近くで見ている

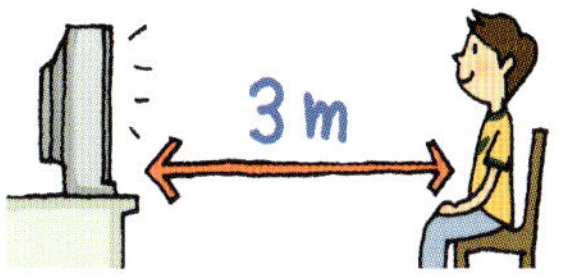


テレビとの距離《きょり》は3mとろう。

□暗い部屋《へや》でテレビを見たり、ゲームをする

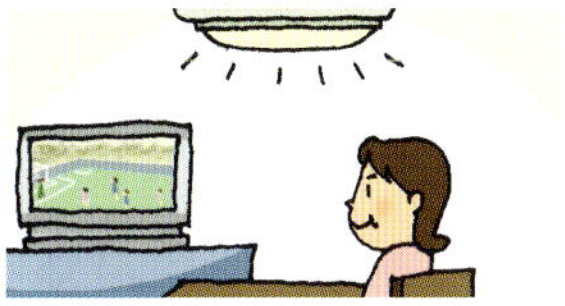

部屋《へや》を明るくして見るようにしよう。

□本やマンガが大すき

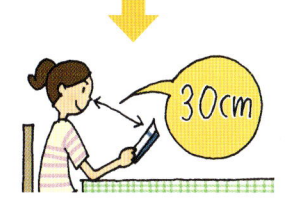

本は30cmははなして読もう。

□寝《ね》ころんで、本を読む

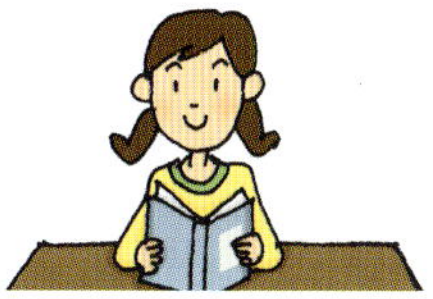

姿勢《しせい》を正して読もう。

□テレビゲームをはじめたらやめられない

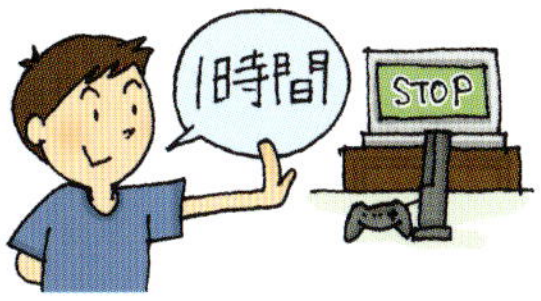


1日1時間に決めて、30分遊んだら、5分休もう。

□勉強時間が長い

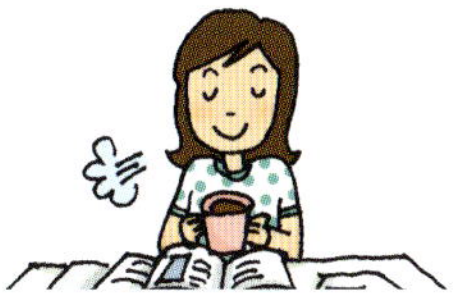

1時間勉強したら、10分間休もう。

□外で遊ぶのはきらい

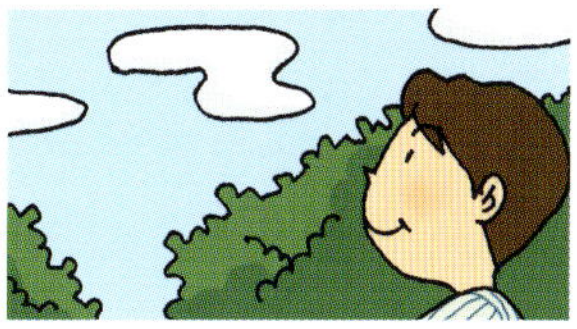

ときどき遠くを見て目を休めよう。

□食べ物のすききらいが多い

バランスよくなんでも食べよう。

## 目に関《かん》する質《しつ》問《もん》疑《ぎ》問《もん》

### 目が悪いのは親から子へ伝わるの？

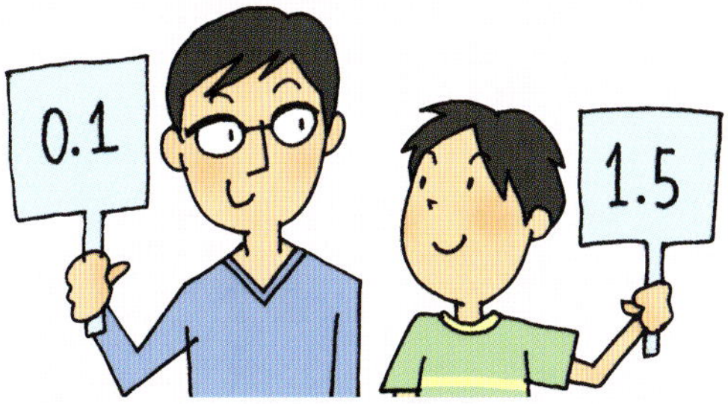


親が近視《きんし》だから、子どもも近視《きんし》になるとはかぎりません。遺伝性《いでんせい》の近視《きんし》は、とても強い近視の場合が多く、近視《きんし》全体の5%くらいです。ただ、近視《きんし》になりやすい体質《たいしつ》が遺伝《いでん》する場合はあります。

### スポーツ選手《せんしゅ》は目がいい？

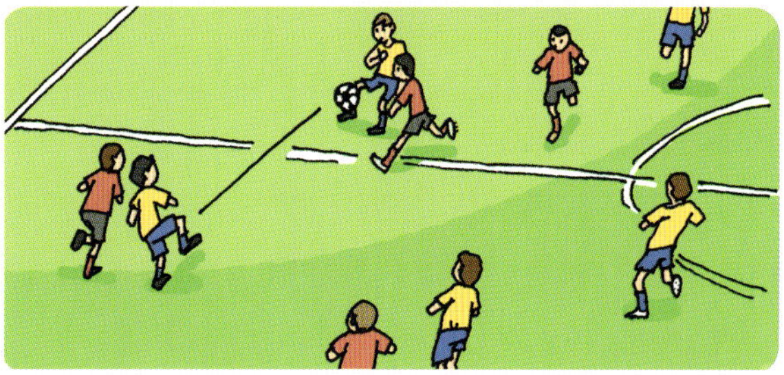

サッカーや野球など屋外スポーツの選手《せんしゅ》の視力《しりょく》がいいというデータがあります。これは広い場所で動くボールを見るトレーニングを行っているからと考えられています。

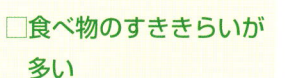

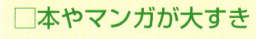

## 目をよくする生活って？

長時間勉強したり、ゲームをしたりして目をつかい続《つづ》けると、目がつかれてきます。目がつかれると頭がいたくなったり、何事にもやる気がなくなったりします。目がつかれているときは、目を十分休ませることが大切です。ときどき遠くを見ることもよいのですが、おふろにゆっくり入ると、血液《けつえき》の流れがよくなり、目のつかれもとれてきます。

最近《さいきん》、夜おそくまで起きている子どもが増《ふ》えていますが、睡眠《すいみん》時間の不足《ふそく》は目の健康《けんこう》にもよくありません。左にあげた食品を十分にとっても、睡眠不足《すいみんぶそく》になると、網膜《もうまく》にうつった情報《じょうほう》が脳《のう》へ伝わる速度《そくど》がおちて、認識《にんしき》したり識別《しきべつ》したりするまでの時間がかかってしまいます。目の健康《けんこう》には、規則《きそく》正しい生活をすることが大切です。

## 目のつかれをとるのはビタミン群《ぐん》

目のつかれをとったり、視力低下《しりょくていか》をふせいだりするのに役立つのは、左のようなビタミン群《ぐん》です。ビタミンA《エー》は、「目のビタミン」といわれ、不足《ふそく》すると目がかわくことがあります。ビタミンB群《ビーぐん》も目の健康《けんこう》に役立つ栄養素《えいようそ》です。

### ■目のつかれをとるビタミン群《ぐん》

**●ビタミンA《エー》**

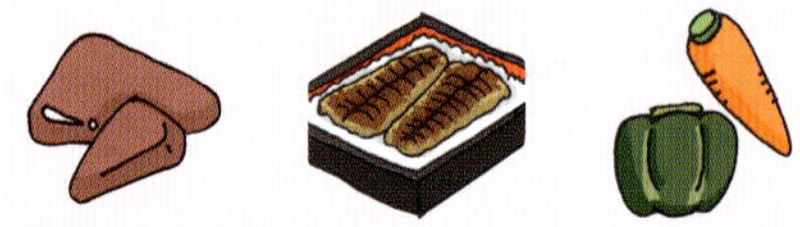

鶏《とり》や豚《ぶた》のレバー　うなぎ　かぼちゃ、にんじん など

**●ビタミンB《ビー》$_1$**

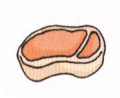

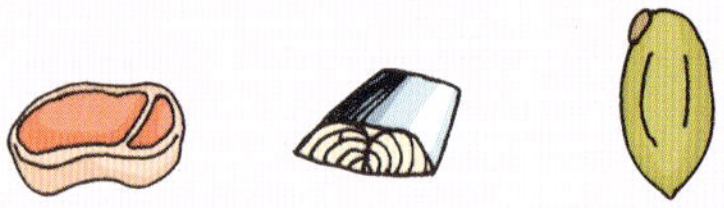

豚肉《ぶたにく》　サバ　玄米《げんまい》 など

**●ビタミンB《ビー》$_2$**

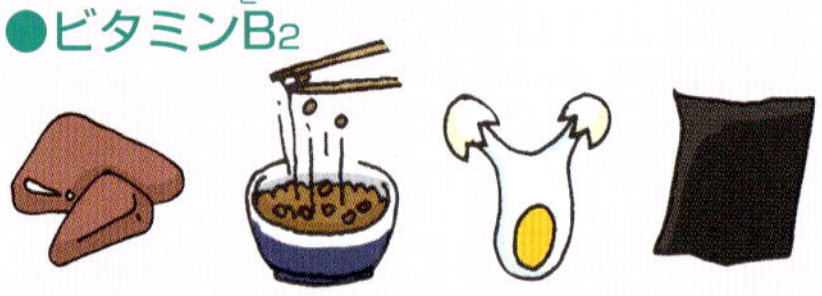

レバー　納豆《なっとう》　卵《たまご》　のり など

**●ビタミンB《ビー》$_6$**

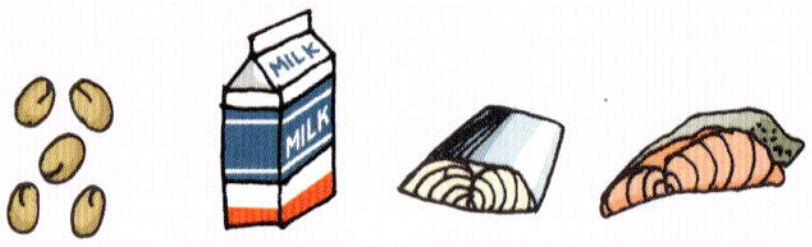


大豆　牛乳《ぎゅうにゅう》　サバ　サケ など

## おしえて！　目のためによい食事ってどんな食事？

成長期《せいちょうき》の子どもは、目をつくっている栄養素《えいようそ》をバランスよくとることが必要《ひつよう》です。

眼球《がんきゅう》や水晶体《すいしょうたい》、目の筋肉《きんにく》はタンパク質《しつ》でつくられています。目の角膜《かくまく》や網膜《もうまく》などの主成分《しゅせいぶん》になっているのは、タンパク質《しつ》の一種《いっしゅ》のコラーゲンです。コラーゲンは新しくつくられてはこわされていくので、つねに良質《りょうしつ》のタンパク質《しつ》をとることが必要《ひつよう》です。

コラーゲンは、鶏《とり》の手羽肉《てばにく》やカレイ、うなぎなどに多くふくまれています。

コラーゲンが体に吸収《きゅうしゅう》されるためには、亜鉛《あえん》の助けが必要《ひつよう》です。亜鉛《あえん》は、カキやイワシ、サンマなど魚介《ぎょかい》類《るい》や豆類《るい》に多くふくまれています。

### ■コラーゲンをふくむ食品

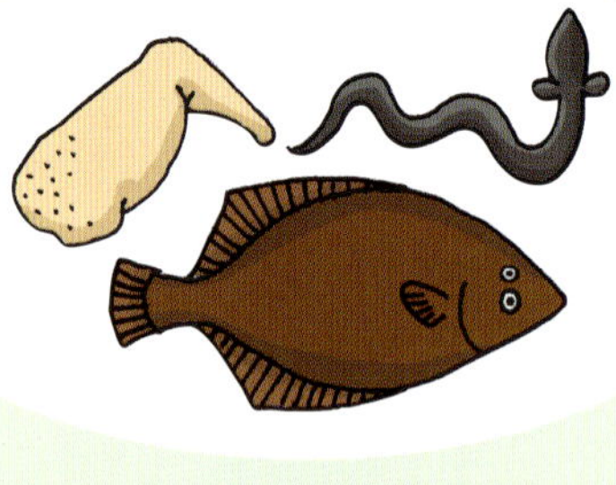

### ■亜鉛《あえん》をふくむ食品

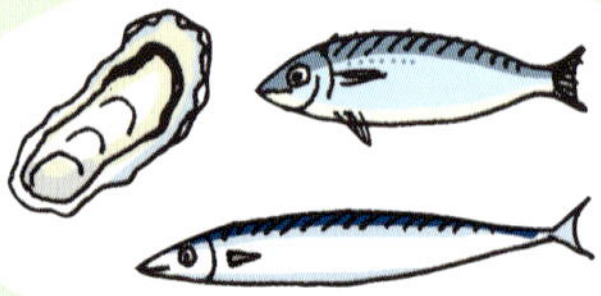

なかでもビタミン$B_1$《ビー》、ビタミン$B_2$《ビー》、ビタミン$B_{12}$《ビー》、ビタミン$B_6$《ビー》は目のつかれをとり、視力《しりょく》の低下《ていか》をふせぐといわれています。また毛様体筋《もうようたいきん》の働きを助けるカルシウムやマグネシウムも必要《ひつよう》です。いつも健康《けんこう》な目でいるために、すききらいをしないでいろいろな食べ物をとりましょう。

**メモ 抗酸化作用《こうさんか》**

酸素《さんそ》が体の細胞《さいぼう》などを傷《きず》つける働きを酸化《さんか》とよびます。酸化《さんか》はさまざまな病気の原因《げんいん》になると考えられているため、酸化《さんか》をふせぐ働き(抗酸化《こうさんか》作用)が注目されています。

## 知ってる?

### ブルーベリーが目にいいわけ

ブルーベリーにふくまれるむらさき色のアントシアニン色素《しきそ》には、視力《しりょく》を高める働きがあると注目が集まっています。アントシアニンには、食べ物や体を酸化《さんか》から守る働き（抗酸化《こうさんか》作用、右上のメモ参照《さんしょう》）があります。そのためブルーベリーを食べると、網膜《もうまく》の機能《きのう》を高めたり、暗やみでものが見える機能《きのう》が高まるとされています。

カシスという果物《くだもの》もアントシアニンを豊富《ほうふ》にふくんでいます。ジャムなどで、ブルーベリーやカシスをとってみましょう。

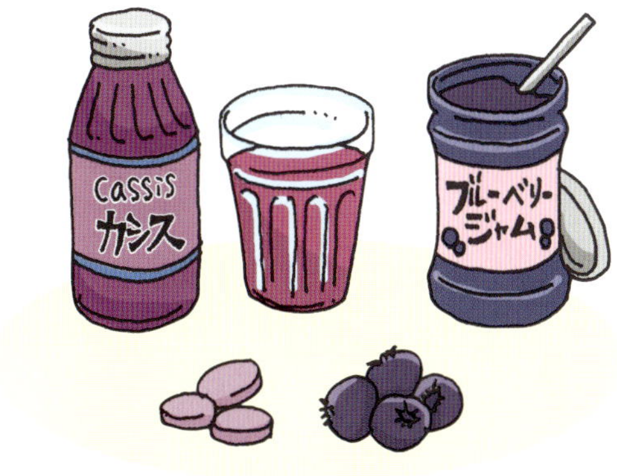


## 目によい料理《りょうり》をつくってみよう!

### 豚《ぶた》レバーのカレー竜田揚《たつたあ》げナッツ風味

レバーにふくまれるビタミンA《エー》と鉄分を、しっかりとることができます。さらにアーモンドのビタミンE《イー》で血流をよくします。

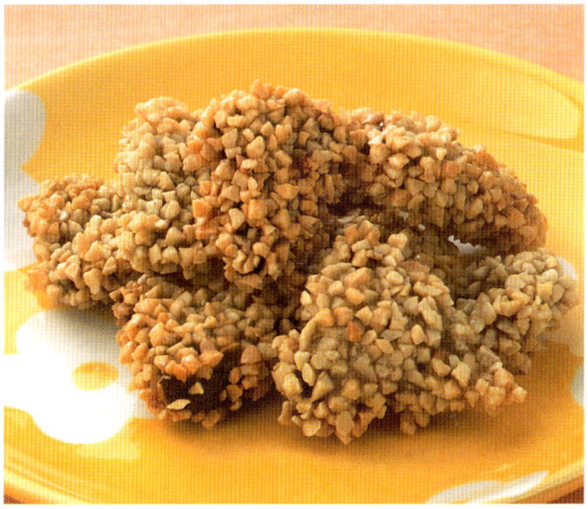

**材料《ざいりょう》（1人分）**

- 豚《ぶた》レバー……………………60g
- 牛乳《ぎゅうにゅう》……………………1カップ
- ウスターソース………小さじ2
- カレー粉《こ》……………小さじ1/2
- 酒………………………小さじ1
- 片栗粉《かたくりこ》……………大さじ3～4
- 卵白《らんぱく》……………………1/2個《こ》
- アーモンドダイス……大さじ1
- あげ油……………………適量《てきりょう》

**■つくり方■**

①豚《ぶた》レバーは水に色がつかなくなるまでよく洗《あら》い、牛乳《ぎゅうにゅう》に15分ひたしておきます。

②①をひと口大のそぎ切りにして、ウスターソース、カレー粉《こ》、酒といっしょにボウルに入れ、20分間つけこんでおきます。

③キッチンペーパーで②の汁気《しるけ》をとり、片栗粉《かたくりこ》をまぶします。

④③を卵白《らんぱく》にくぐらせて、アーモンドダイスをまぶします。

⑤フライパンに油を入れ、中火にして④を入れ、さいばしで返しながらあげれば、できあがり。

# 肌《はだ》によい食事とは？

肌《はだ》には、体の健康状態《けんこうじょうたい》があらわれます。皮膚《ひふ》のしくみはどうなっているのか、どんな役割《やくわり》があるのか、きれいな肌《はだ》をつくるには、どんな食事をしたらよいのかを考えてみましょう。

### 知ってる？

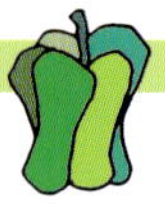

### 皮膚《ひふ》の表面積《ひょうめんせき》

おとなの体全体の皮膚《ひふ》の表面積《ひょうめんせき》は、片《かた》方《ほう》のてのひらの100倍くらいで、約《やく》1.6㎡。たたみ1じょう分くらいです。重さは体全体で約《やく》4kgあります。

やけどなどで皮膚《ひふ》の表面積《ひょうめんせき》の約《やく》半分をうしなうと、命にかかわるといわれています。

## 体を守る皮膚《ひふ》

皮膚《ひふ》は人の体をおおい、汗《あせ》を出して体温を調節《ちょうせつ》したり、外部からくる有害《ゆうがい》なものから体を守る働きをしています。肌《はだ》は、皮膚《ひふ》の表面の部分をさします。皮膚《ひふ》のつくりは、体の部分によってちがいます。たとえばてのひらや足のうらは、表皮層《ひょうひそう》が厚《あつ》く、かたくなっています。体の皮膚《ひふ》の平均《へいきん》の厚《あつ》さは、皮下組織層《ひかそしきそう》の部分をのぞいて、1.4mmくらいです。

皮膚《ひふ》の細胞《さいぼう》は、皮膚《ひふ》のいちばん下の部分でつくられ、しだいに皮膚《ひふ》の表面へと持ち上げられて、最後《さいご》は角質層《かくしつそう》になります。皮膚《ひふ》の細胞《さいぼう》は、4～6週間で新しい細胞《さいぼう》へつくり変《か》えられているので、古くなった角質層《かくしつそう》の細胞《さいぼう》は、あかとなってはがれていきます。

### 皮膚《ひふ》の構造図《こうぞうず》

皮膚《ひふ》は「表皮層《ひょうひそう》」「真皮層《しんぴそう》」「皮下組織層《ひかそしきそう》」からできています。外側《そとがわ》にある「表皮《ひょうひ》層《そう》」の内側《うちがわ》には、筋肉《きんにく》や血管《けっかん》や神経《しんけい》などがあります。

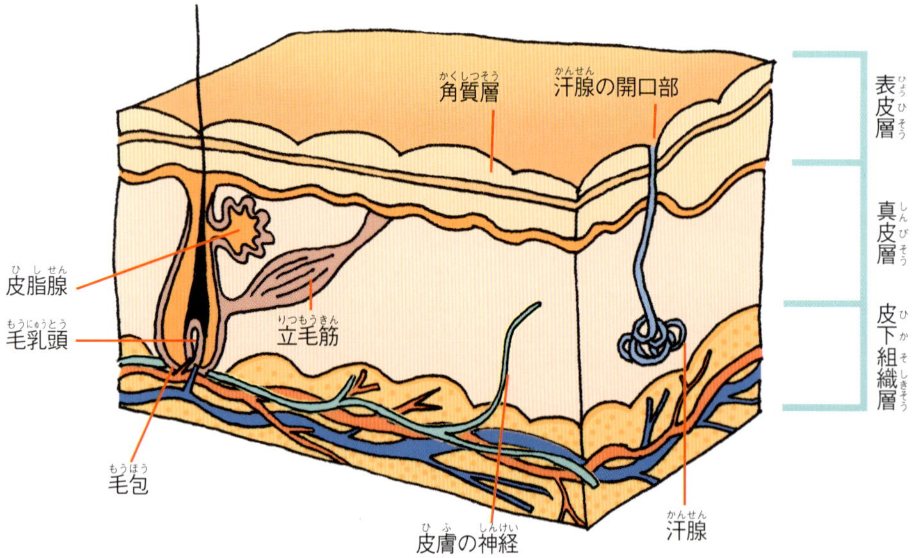


●表皮層《ひょうひそう》

皮膚《ひふ》の3層《そう》（表皮層《ひょうひそう》、真皮層《しんぴそう》、皮下組織層《ひかそしきそう》）の中のいちばん外側《そとがわ》の層《そう》。表皮層《ひょうひそう》のいちばん外側《そとがわ》は角質層《かくしつそう》で、細菌《さいきん》やウイルスなどが体内に侵入《しんにゅう》するのをふせぐ。つめや髪《かみ》の毛は角《かく》質《しつ》のなかま。

●真皮層《しんぴそう》

脂質《ししつ》をふくんだ皮脂腺《ひしせん》がたくさんある。脂質《ししつ》が毛穴《けあな》から皮《ひ》膚《ふ》の表面に出て、脂肪《しぼう》の膜《まく》をつくる。

●皮下組織層《ひかそしきそう》

体の中であまった栄養素《えいようそ》がたくわえられる。

## 肌《はだ》によい栄養素《えいようそ》は？

肌《はだ》が乾燥《かんそう》しないように皮膚《ひふ》の表面には皮脂《ひし》が分泌《ぶんぴつ》されています。冬に肌《はだ》がカサカサするのは、寒さを感じると体温の低下《ていか》をふせごうと血液《けつえき》の流れがへるために、皮膚《ひふ》の代謝《たいしゃ》が低下《ていか》して、皮脂《ひし》の分泌《ぶんぴつ》が少なくなるからです。外から肌《はだ》を守る角質《かくしつ》の働きも低下《ていか》します。

皮膚《ひふ》の「真皮層《しんぴそう》」には、肌《はだ》に弾力性《だんりょくせい》をあたえる役割《やくわり》があります。真皮層《しんぴそう》にはコラーゲン（タンパク質《しつ》の一種《いっしゅ》）がふくまれているため、タンパク質《しつ》が不足《ふそく》すると、肌《はだ》の弾力性《だんりょくせい》が低下《ていか》することがあります。

肌《はだ》をよい状態《じょうたい》にしておくためには、右の表のような栄養《えいよう》素《そ》をとることが大切です。

### ■皮膚《ひふ》によい影響《えいきょう》をあたえる栄養素《えいようそ》

| 栄養素名《えいようそめい》 | おもな働き | 多くふくまれる食品 |
|---|---|---|
| ビタミンA《エー》 | 表皮細胞《ひょうひさいぼう》をつくるために必要《ひつよう》 | うなぎ、レバー、モロヘイヤ　など |
| ビタミンB《ビー》$_2$ | 皮膚《ひふ》の健康《けんこう》を維持《いじ》する | レバー　サバ　サンマ　など |
| そのほかのビタミンB群《ビーぐん》 | 皮膚《ひふ》の代謝《たいしゃ》を活発にする | カツオ　マグロ　バナナ　など |
| ビタミンC《シー》 | 皮膚《ひふ》の抵抗力《ていこうりょく》を高める | キウイ　ピーマン　柿《かき》　など |
| ビタミンE《イー》 | 老化《ろうか》を防止《ぼうし》する | サケ　ごま　アーモンド　など |
| コラーゲン | 肌《はだ》のはりと弾力《だんりょく》をたもつ | ヒラメ、カレイ、牛スネ肉　など |

### おしえて！　どうしてにきびはできるの？

にきびは酸化《さんか》した皮脂《ひし》や古くなった角質《かくしつ》が毛穴《けあな》につまり、かたまるためにできます。ひどくなると皮膚《ひふ》が炎症《えんしょう》を起こしたり、化《か》膿《のう》したりします。思春期《ししゅんき》は、肌《はだ》の新陳代謝《しんちんたいしゃ》（91ページ参照《さんしょう》）がさかんなために、にきびができやすいのです。にきびをふせぐためには、顔をよく洗《あら》って皮膚《ひふ》を清潔《せいけつ》にすることが大切です。スナック菓子《がし》など油っぽいものや、チョコレートなどは、にきびの原因《げんいん》となるのでひかえましょう。

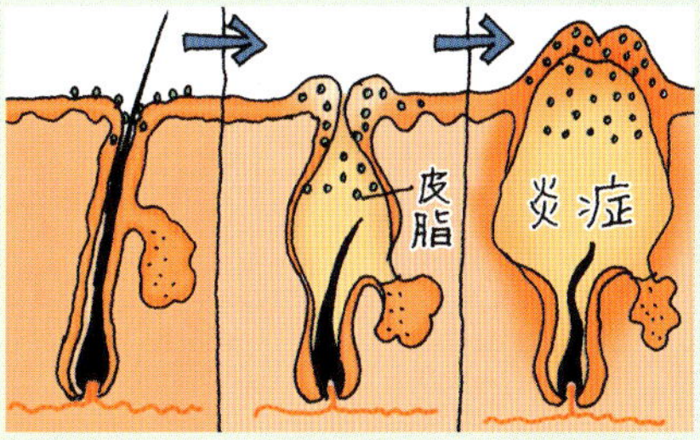


毛穴《けあな》がつまる　毛穴《けあな》に皮脂《ひし》がたまる　皮膚《ひふ》が炎症《えんしょう》を起こす

## 肌《はだ》によい料理《りょうり》をつくってみよう！

### うなぎと卵《たまご》のまぜ寿司《ずし》

うなぎのビタミンA《エー》とE《イー》が肌《はだ》を健康《けんこう》にたもちます。卵《たまご》のタンパク質《しつ》とごまのビタミンE《イー》で血流もよくなります。

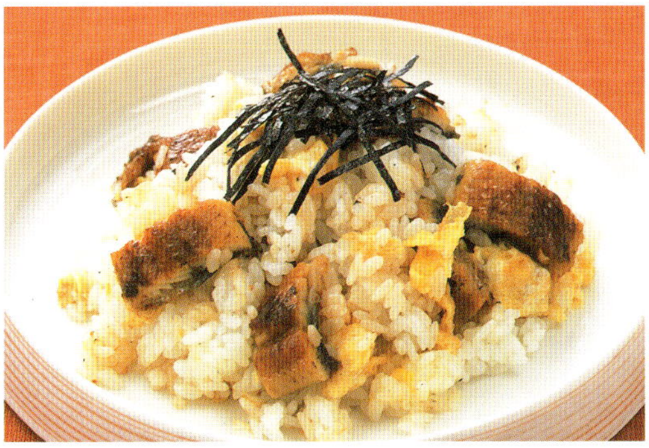

**材料《ざいりょう》（1人分）**

- ごはん……………茶わん1杯《ぱい》
- 酢《す》……………………小さじ1
- 砂糖《さとう》…………………小さじ1/2
- 塩《しお》……………………小さじ1/6
- うなぎの蒲焼《かばや》き…………1/3尾《び》
- とき卵《たまご》…………………1/2個《こ》分
- サラダ油……………………少々
- ごま…………………………少々
- きざみのり…………………適宜《てきぎ》

**■つくり方■**

①炊《た》きたてのごはんを平皿にあけます。

②酢《す》に砂糖《さとう》と塩《しお》をといて、ごはんにまわしかけ、よくまぜます。

③フライパンにサラダ油を熱《ねっ》し、卵《たまご》を流し入れ、さいばしでかきまぜます。

④②を器《うつわ》に盛《も》り、③と細かくきざんだうなぎの蒲焼《かばや》きをのせ、ごま、きざみのりをたっぷりとかけて、できあがり。

# 骨《ほね》の成長《せいちょう》によい食事とは？

背《せ》がのびるのは、骨《ほね》にどんな変化《へんか》が起きるからでしょうか。体をささえる骨《ほね》はカルシウムの貯蔵庫《ちょぞうこ》。骨《ほね》の成長《せいちょう》や働きを知って、カルシウムをじょうずにとりましょう。

■骨《ほね》の働き

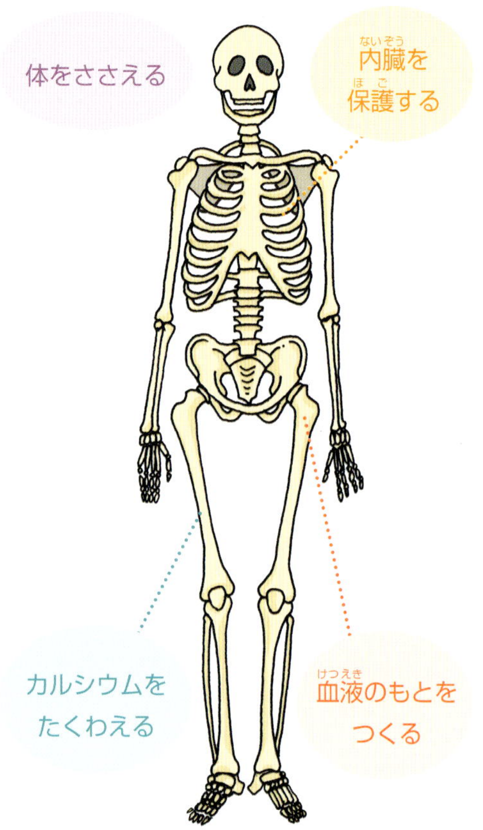


## 骨《ほね》はどうやって成長《せいちょう》するの？

人の体には約《やく》200個《こ》の骨《ほね》があり、ほとんどがつながって体をささえています。これを骨格《こっかく》といいます。骨《ほね》の表面は骨膜《こつまく》におおわれています。骨膜《こつまく》には血管《けっかん》や神経《しんけい》が通っていて、骨《ほね》に栄養素《えいようそ》を運んでいます。

生まれたばかりの赤ちゃんの骨《ほね》は、４割《わり》くらいが軟骨《なんこつ》です。骨《ほね》の両端《りょうたん》にある骨端軟骨《こったんなんこつ》近くにある細胞《さいぼう》が、成長《せいちょう》ホルモンの働きによって活動し、軟骨《なんこつ》は成長《せいちょう》とともにしだいにかたくなっていきます。骨端軟骨《こったんなんこつ》が消えると、骨《ほね》の長さの成長《せいちょう》が止まります。男子は18歳《さい》ごろ、女子は15歳《さい》から16歳《さい》ごろまで、このような骨《ほね》の成長《せいちょう》が続《つづ》きます。

骨《ほね》は長くなるだけでなく、太くもなります。太くなるためには、成長《せいちょう》ホルモンとカルシウム、リン、ビタミンD《ディー》などが必要《ひつよう》です。骨《ほね》は成長《せいちょう》が止まった後でも、カルシウムを吸収《きゅうしゅう》し、新陳代謝《しんちんたいしゃ》（91ページ参照《さんしょう》）をくり返しています。古くなった骨《ほね》の成分《せいぶん》をとかして、新しい骨《ほね》の表面にタンパク質《しつ》のコラーゲンを分泌《ぶんぴつ》し、その上にカルシウムを定着させて、骨《ほね》をつくっているのです。

### 骨《ほね》の構造《こうぞう》と成長《せいちょう》

骨《ほね》は乾燥《かんそう》したかたい組《そ》織《しき》ではなく、血液《けつえき》などの水分がふくまれる生きた組織《そしき》です。骨《ほね》の両端《りょうたん》は骨《こっ》端《たん》といい、中がスポンジ状《じょう》になっています。中央部は骨幹《こっかん》といい、外側《そとがわ》がかたく、しんまではかたくありません。骨《ほね》の外側《そとがわ》は骨膜《こつまく》といいます。

■大腿骨《だいたいこつ》の内部

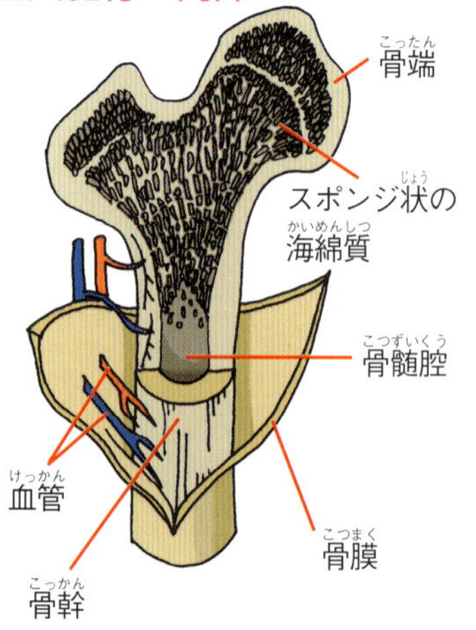


■骨《ほね》の成長《せいちょう》

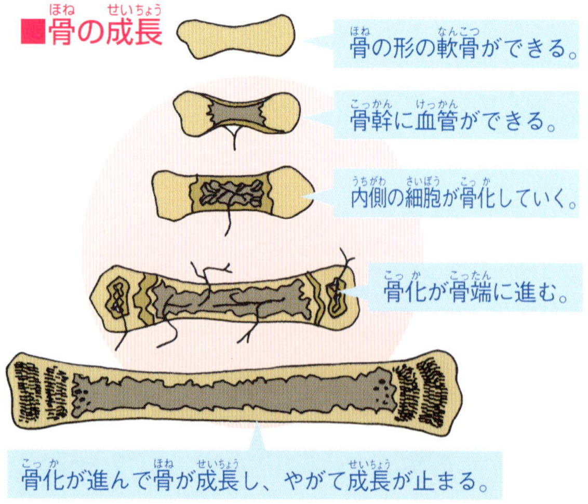

## カルシウムをとって、戸外で運動しよう！

骨《ほね》がつくられるためには、カルシウムだけでなく、ビタミンD《ディー》が必要《ひつよう》です。戸外で紫外線《しがいせん》にあたると、カルシウムの吸収《きゅうしゅう》を助けるビタミンD《ディー》が活発に働くようになり、食事でとり入れたカルシウムをより多く吸収《きゅうしゅう》できます。

最近《さいきん》の子どもは骨《ほね》が弱くなり、かんたんに骨折《こっせつ》しやすくなっています。これは、外で遊ぶ時間が少なくなったことも原因《げんいん》と考えられています。戸外で歩いたり走ったり、体を動かしたりすると、骨《ほね》が刺激《しげき》され、骨《ほね》の細胞《さいぼう》が成長《せいちょう》して強い骨《ほね》をつくります。また、食事から吸収《きゅうしゅう》されたカルシウムが、効率《こうりつ》よく骨《ほね》の中に入りこみます。

強い骨《ほね》をつくるには、カルシウムとビタミンD《ディー》をふくむものをたっぷり食べて、戸外で運動することが大切なのです。

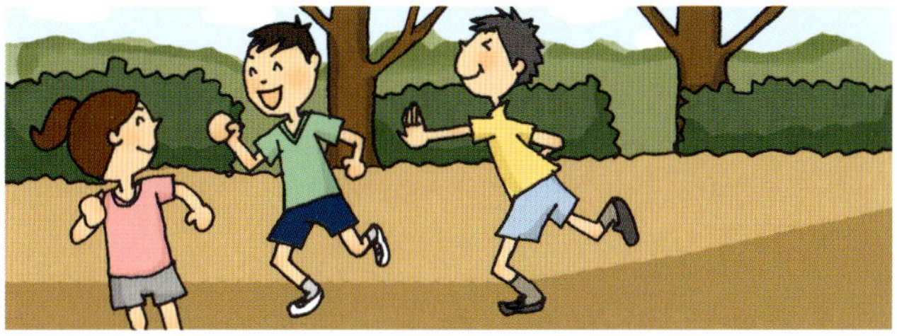

### ■カルシウムの多い食品

乳製品《にゅうせいひん》

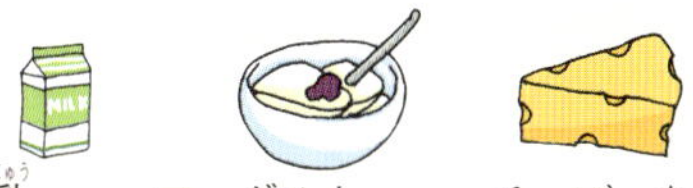

牛乳《ぎゅうにゅう》　ヨーグルト　チーズ　など

魚介類《ぎょかいるい》・海藻類《かいそうるい》

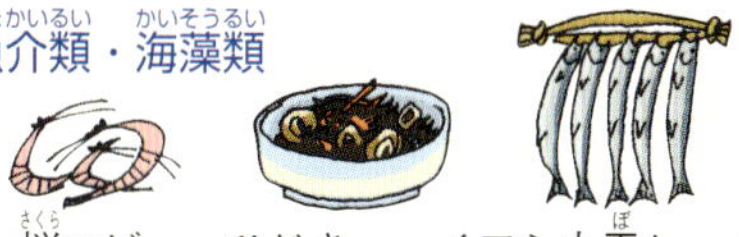

桜《さくら》エビ　ひじき　イワシ丸干《ぼ》し　など

大豆食品

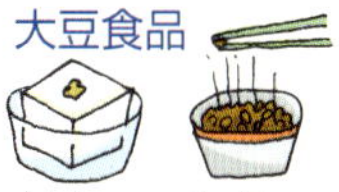

豆腐《とうふ》　納豆《なっとう》　など

野菜類《るい》

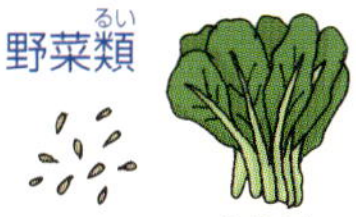

ごま　小松菜《こまつな》　など

### ■ビタミンD《ディー》の多い食品

魚介類《ぎょかいるい》

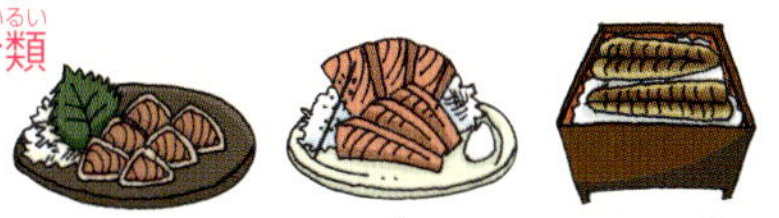

カツオ　マグロ　うなぎ　など

きのこ類《るい》

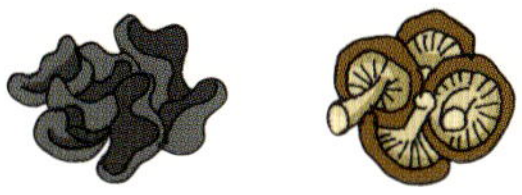

黒きくらげ　しいたけ　など

## 骨《ほね》を強くする料理《りょうり》をつくってみよう！

### 小松菜《こまつな》としいたけのチーズグラタン

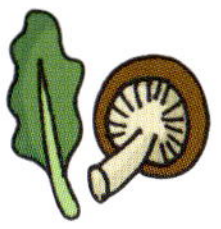

小松菜《こまつな》と乳製品《にゅうせいひん》の組み合わせでカルシウムたっぷり。さらにしいたけのビタミンD《ディー》でカルシウムの吸収《きゅうしゅう》をよくします。

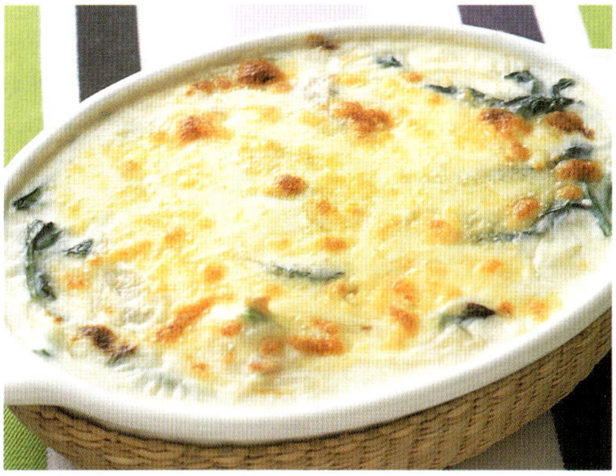

#### 材料《ざいりょう》（1人分）

| | | | |
|---|---|---|---|
| 小松菜《こまつな》 | 3株《かぶ》 | 小麦粉《こむぎこ》 | 大さじ1 |
| しいたけ | 3個《こ》 | バター | 大さじ1 |
| たまねぎ | 1/5個《こ》 | 牛乳《ぎゅうにゅう》 | 1カップ |
| ハム | 2まい | チーズ | 30g |
| サラダ油 | 少々 | 塩 | 少々 |

#### ■つくり方■

①鍋《なべ》にたっぷりの湯をわかし、塩《しお》少々を入れて小松菜《こまつな》をさっとゆでます。ざるにあげて水にくぐらせ、水気を切って食べやすく切ります。

②フライパンにサラダ油を入れ、せん切りにしたしいたけとたまねぎとハムをいためます。

③たまねぎに火が通ったら、小麦粉《こむぎこ》を入れていため、牛乳《ぎゅうにゅう》をくわえ、とろみがつくまで煮《に》ます。

④グラタン皿にバターをぬり、①と③をうつして、チーズをたっぷりのせ、200℃のオーブンで20分焼《や》いて、できあがり。

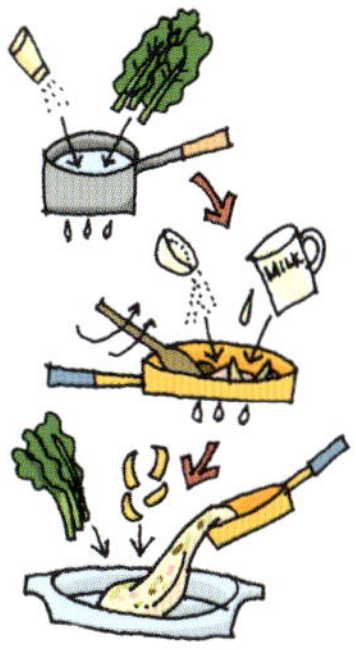

# 筋肉《きんにく》をつける食事とは？

わたしたちの体の動きは、すべて筋肉《きんにく》の働きが関《かか》わっています。筋肉《きんにく》のしくみを知り、筋肉《きんにく》をつけてじょうぶな体をつくるためにはどんな食事をとればよいのかを考えていきましょう。

■全身の筋肉《きんにく》

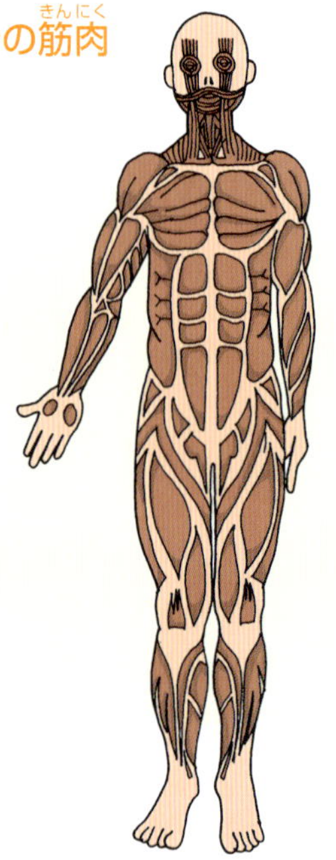

▲わたしたちの体は400種以上《しゅいじょう》の筋肉《きんにく》があります。これは骨《ほね》の約《やく》２倍《ばい》の数です。

## 筋肉《きんにく》は体のすべての部分を動かす

筋肉《きんにく》は体のあらゆるところにあって、体のすべての動きに関《かか》わっています。

体の骨格《こっかく》をささえて、体を動かす筋肉《きんにく》を「骨格筋《こっかくきん》」といいます。骨格筋《こっかくきん》は関節《かんせつ》で腱《けん》によって骨《ほね》につながっていて、のびたりちぢんだりして骨《ほね》を引っぱり動かしています。

また、胃《い》や腸《ちょう》など、おもに人間の意識《いしき》とは別《べつ》に内臓《ないぞう》を動かしている筋肉《きんにく》は、「平滑筋《へいかつきん》」といいます。心臓《しんぞう》だけは、「心筋《しんきん》」とよばれる筋肉《きんにく》でおおわれています。

骨格筋《こっかくきん》は細い線維《せんい》（筋線維《きんせんい》）が束《たば》のように集まってできています。筋線維《きんせんい》の１本１本は、運動神経《しんけい》とつながっています。脳《のう》から出された指示《しじ》が運動神経《しんけい》を通って筋肉《きんにく》に伝わって、体が動くのです。

筋肉《きんにく》はつかうほど太く、強くなります。つかわなくなると細くなり、筋力《きんりょく》は低下《ていか》します。

### 筋肉《きんにく》の構造図《こうぞうず》

筋肉《きんにく》は筋線維《きんせんい》の束《たば》（筋線維束《きんせんいそく》）が集まってできていて、筋線維《きんせんい》はさらに細い筋原線維《きんげんせんい》が集まってできています。筋線維《きんせんい》の中には、血管《けっかん》や神経《しんけい》も通っています。

**平滑筋線維《へいかつきんせんい》**

平たく収縮力《しゅうしゅくりょく》は弱いが持久力《じきゅうりょく》は強い

**骨格筋線維《こっかくきんせんい》**

円柱状《えんちゅうじょう》で持久力《じきゅうりょく》は弱いが収縮力《しゅうしゅくりょく》は強い

**心筋線維《しんきんせんい》**

円柱状《えんちゅうじょう》で持久力《じきゅうりょく》も収縮力《しゅうしゅくりょく》も強い

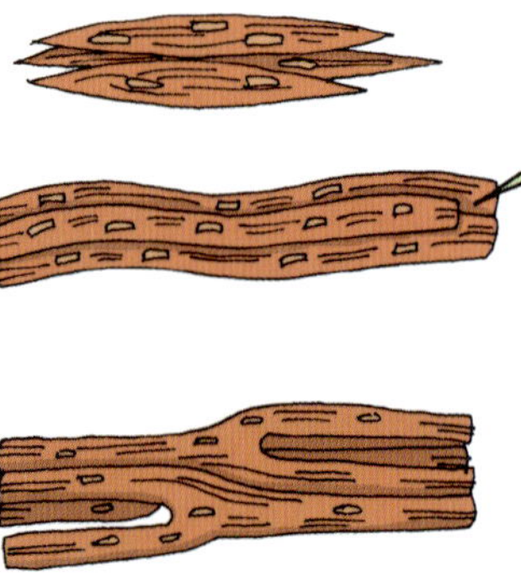

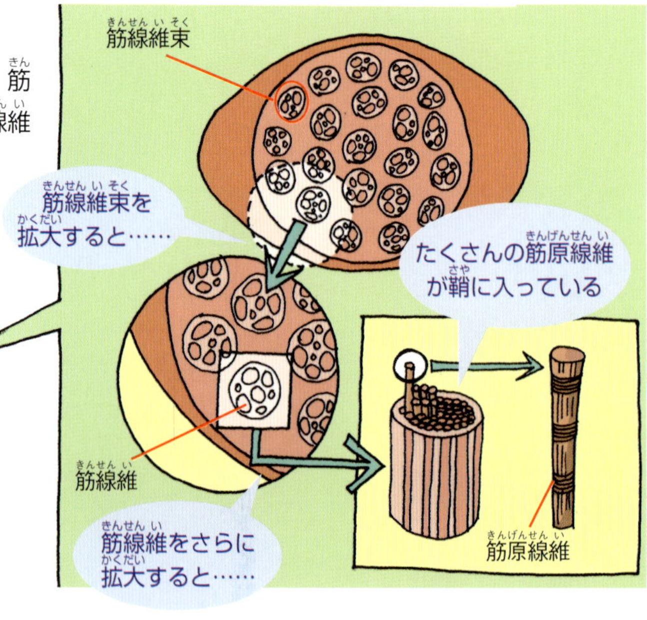

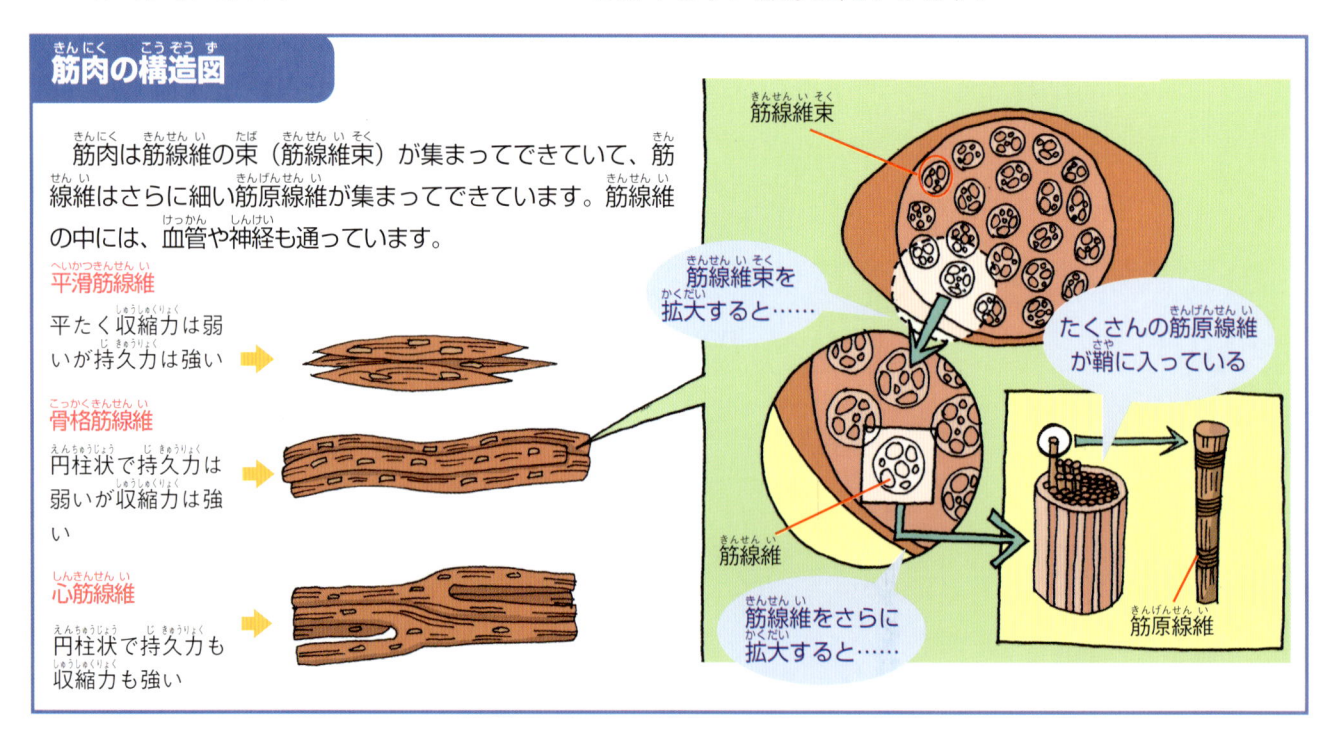

## 強い筋肉《きんにく》をつくる栄養素《えいようそ》

筋肉《きんにく》の線維《せんい》をつくるもとになっているのは、タンパク質《しつ》です。じょうぶな筋肉《きんにく》をつくるには、体の中でスムーズに消化吸収《しょうかきゅうしゅう》される良質《りょうしつ》なタンパク質《しつ》（45ページ参照《さんしょう》）をふくんだ食べ物をとることが大切です。

また、タンパク質《しつ》の吸収《きゅうしゅう》をよくするために、ビタミンB《ビー》6、ミネラル（セレン、クロム）などの栄養素《えいようそ》をふくむ食べ物をいっしょに食べましょう。

筋肉《きんにく》を動かすエネルギーのもとは、ブドウ糖《とう》と酸素《さんそ》です。そのため運動するときには、タンパク質《しつ》といっしょに糖質《とうしつ》もとる必要《ひつよう》があります。

### ■筋肉《きんにく》を強くする栄養素《えいようそ》

●タンパク質《しつ》
桜《さくら》エビ、ブリ、鶏《とり》むね肉、マイワシ

●セレン
桜《さくら》エビ、カニ、すじこ

●ビタミンB《ビー》6
レバー、マグロ、カツオなど

●クロム
青のり、干《ほ》しひじき、きざみこぶ

### 知ってる？

### 筋肉《きんにく》もりもりになれる？

スポーツ選手《せんしゅ》などのように筋肉《きんにく》もりもりになるということは、筋肉《きんにく》が強くなるということです。筋肉《きんにく》が強くなるのは、筋肉《きんにく》が増《ふ》えるわけではなく、筋肉《きんにく》の１本１本が太くなることをさします。

しかし、成長期《せいちょうき》の子どもは軟骨《なんこつ》が多く、筋肉《きんにく》やじん帯《たい》も発達《はったつ》している途中《とちゅう》なので、無理《むり》な運動で筋肉《きんにく》をきたえようとすると、関節《かんせつ》がいたんだり、はれたりすることがあります。

成長段階《せいちょうだんかい》に起きた障害《しょうがい》はおとなになっても続《つづ》いたり、骨《ほね》や筋肉《きんにく》の発達《はったつ》をさまたげる危険《きけん》があるので、無理《むり》な運動をして筋肉《きんにく》をきたえるのはやめましょう。筋肉《きんにく》もりもりの体は、急につくりあげるのではなく、成長《せいちょう》していく段階《だんかい》ですこしずつつくりあげるようにしましょう。

## 筋肉《きんにく》をつくる料理《りょうり》をつくってみよう！

### ひじき入り 鶏肉《とりにく》だんごの甘酢《あまず》あん

ひじきのカルシウムと鶏肉《とりにく》の良質《りょうしつ》なタンパク質《しつ》で、強い筋肉《きんにく》をつくります。

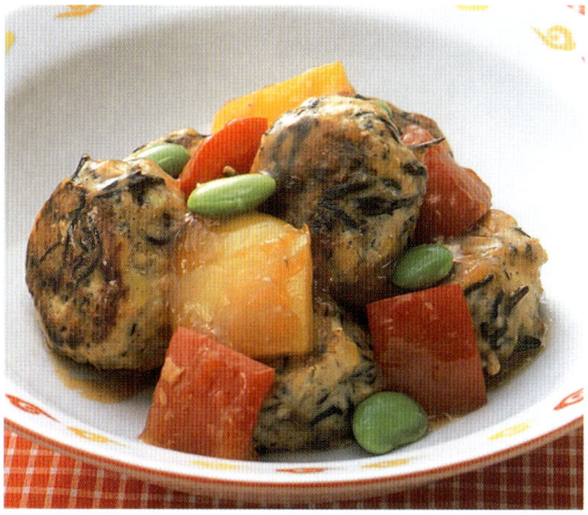

**材料《ざいりょう》（１人分）**

- 鶏《とり》ひき肉……………80g
- ひじき（乾燥《かんそう》）…………5g
- 卵《たまご》…………………1/3個《こ》
- ねぎ（みじん切り）…大さじ1
- 枝豆《えだまめ》…豆だけにして大さじ1
- パプリカ………1/5個《こ》分
- 水…………………大さじ2
- 片栗粉《かたくりこ》…………………………大さじ1
- 調味料《ちょうみりょう》A《エー》
  - 酒、しょうがのしぼり汁《じる》……各《かく》少々
  - 片栗粉《かたくりこ》、しょうゆ…各《かく》小さじ1/2
- 調味料《ちょうみりょう》B《ビー》
  - ケチャップ、砂糖《さとう》、酢《す》……各《かく》小さじ1
  - しょうゆ……………………小さじ2

**■つくり方■**

①ひじきを水でもどし、鶏《とり》ひき肉と卵《たまご》・ねぎ・調味料《ちょうみりょう》A《エー》とよくこね、だんごにします。

②フライパンでサラダ油少々を熱《ねっ》し、①を入れます。

③②に焼《や》き色がついたらうら返して、表面全体に焼《や》き色をつけたあと、ふたをして中火で蒸《む》し焼《や》きにします。

④パプリカを食べやすい大きさに切り、③にくわえていためます。

⑤パプリカに火が通ったら、調味料《ちょうみりょう》B《ビー》を入れて煮立《にた》てます。

⑥片栗粉《かたくりこ》を水でといてよくまぜ、⑤に入れ、枝豆《えだまめ》もくわえてひと煮立《にた》ちさせ、できあがり。

# 血液《けつえき》サラサラにする食事とは？

血液《けつえき》は「ドロドロ」でなく、「サラサラ」がよいと聞いたことはありませんか？　サラサラの血液《けつえき》はなぜ体によいのでしょうか。血液《けつえき》の役割《やくわり》と食事との関係《かんけい》について見ていきましょう。

■健康《けんこう》な血液《けつえき》と高脂血症《こうしけっしょう》の血液《けつえき》

●健康《けんこう》な血液《けつえき》＝血液《けつえき》がサラサラ流れている。

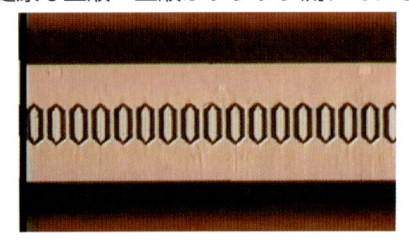

●高脂血症《こうしけっしょう》の血液《けつえき》＝血液《けつえき》が流れにくくなっている。

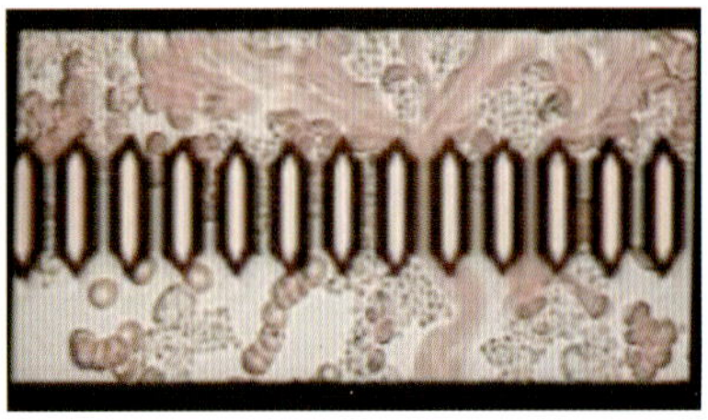

## ドロドロ血液《けつえき》はどうしていけないの？

血液《けつえき》はわたしたちの全身をまわって、栄養素《えいようそ》や酸素《さんそ》を運び、つかわなくなったものや二酸化炭素《にさんかたんそ》を回収《かいしゅう》しています。

健康《けんこう》な血液《けつえき》は、細い血管《けっかん》でも流れやすいようにサラサラとしています。ところが、さまざまな原因《げんいん》で血液《けつえき》中にコレステロールや中性脂肪《ちゅうせいしぼう》など脂質《ししつ》（42ページ参照《さんしょう》）が多くなると、血液《けつえき》がドロドロの状態《じょうたい》になり、高脂血症《こうしけっしょう》（120ページ参照《さんしょう》）などの病気のもとになります。

ドロドロの血液《けつえき》をそのままにしておくと、血管《けっかん》の壁《かべ》に脂《し》質《しつ》が入りこんで壁《かべ》が厚《あつ》くなり、血管《けっかん》がせまくなります。そうすると血管《けっかん》の壁《かべ》が傷《きず》つきやすくなったり、血液《けつえき》の流れが悪くなったり、つまったりする心配が出てきます。脳《のう》や心《しん》臓《ぞう》の血管《けっかん》がつまると、命に関《かか》わることもあるのです（121ページ参照《さんしょう》）。

## 知ってる？

### ドロドロ血液《けつえき》の子どもが増《ふ》えている！

東京都内の小学校4年生と中学校1年生に行った健康診断《けんこうしんだん》の結果《けっか》によると、血液《けつえき》がドロドロになる心配のある高コレステロールの人が、およそ10人に1人の割合《わりあい》でいることがわかりました。

この健診《けんしん》の結果《けっか》によって、受診者《じゅしんしゃ》の20％前後が「食生活に注意が必要《ひつよう》」「経過《けいか》を観察《かんさつ》することが必要《ひつよう》」「治療《ちりょう》などの医療《いりょう》による管理《かんり》が必要《ひつよう》」とされています。夜食や野菜ぎらいなどの偏食《へんしょく》を改善《かいぜん》するなど、なんらかの食生活の見直しが必要《ひつよう》とされているのです。

■小・中学生の高脂血症調査《こうしけっしょうちょうさ》

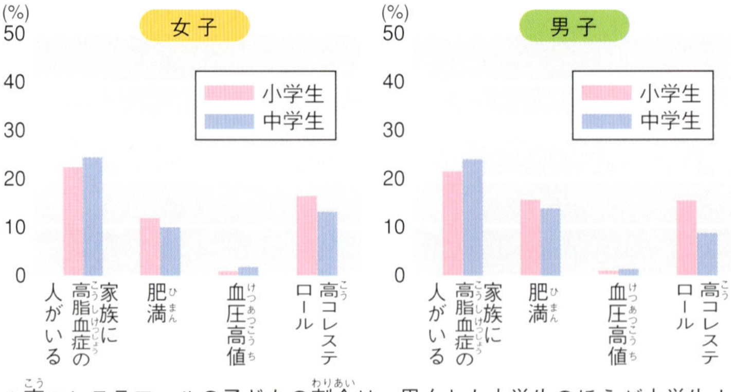


▲高《こう》コレステロールの子どもの割合《わりあい》は、男女とも小学生のほうが中学生より多くなっています。

資料《しりょう》：予防《よぼう》医学協会《きょうかい》「平成12年度小児《しょうに》生活習慣病《しゅうかんびょう》予防健診実施結果《よぼうけんしんじっしけっか》」より

## 血液《けつえき》サラサラ食生活に変《か》えよう

油っこいスナック菓子《がし》やお菓子《かし》、ジュースなどのあまいものをとり過《す》ぎると、血液《けつえき》の中に中性脂肪《ちゅうせいしぼう》が多くなり、血液《けつえき》をドロドロにする大きな原因《げんいん》になります。間食は、昼食の後に食べれば、その後の活動でエネルギーとしてつかわれますが、ねる前に油っこいものやあまいものを食べると、エネルギーとしてつかわれない糖分《とうぶん》は、すべて肝臓《かんぞう》に運ばれて、中性脂肪《ちゅうせいしぼう》に変《か》えられてしまいます。ねる前の間食は極力《きょくりょく》さけ、間食の内容《ないよう》にも気をつけましょう。

また、食材《しょくざい》の中では豆類《るい》や野菜類《るい》、魚介類《ぎょかいるい》などに血液《けつえき》をサラサラにする効果《こうか》があります。毎日の食事では、これらを意識《いしき》してとるようにしましょう（右参照《さんしょう》）。

体にたくわえられたエネルギーを消費《しょうひ》するために、体を動かすことも大切です。

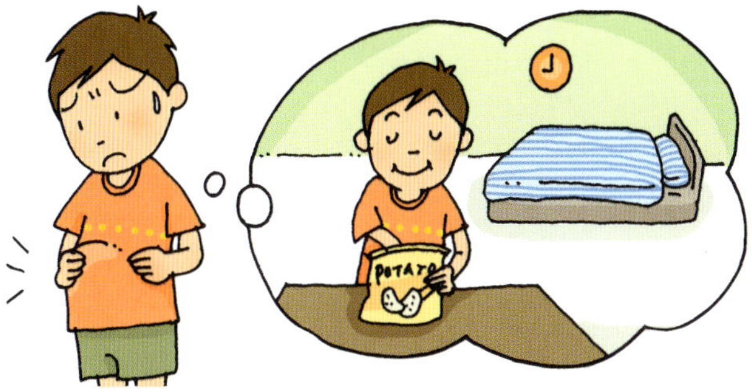


### 血液《けつえき》をサラサラにしてくれる「まごは（わ）やさしい」の食品

「ま・ご・は（わ）・や・さ・し・い」は、血液《けつえき》をサラサラにする効果《こうか》のある食品の頭《かしら》文字をとったものです。これらの食品を意識的《いしきてき》にとるようにしましょう。

ま　豆 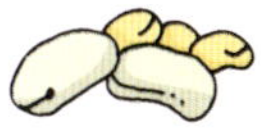

ご　ごま 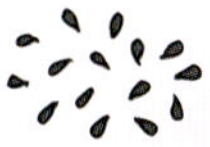

は（わ）　わかめ 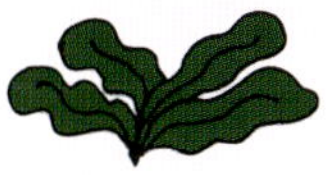

や　野菜 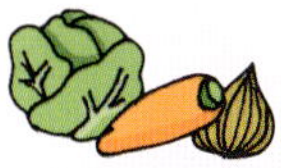

さ　魚 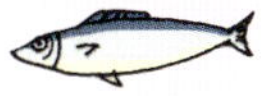

し　しいたけ（きのこ類《るい》） 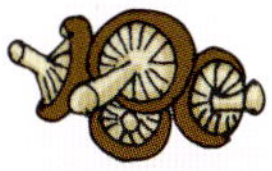

い　いも 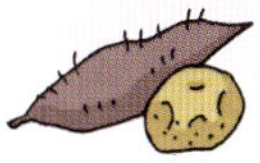

## 血液《けつえき》をサラサラにする料理《りょうり》をつくってみよう！

### カツオのたたきサラダ

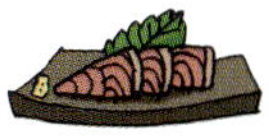

EPA《イーピーエー》（95ページ参照《さんしょう》）を多くふくむカツオに、たっぷりの長ねぎをそえることで、血液《けつえき》サラサラの効果《こうか》がアップします。

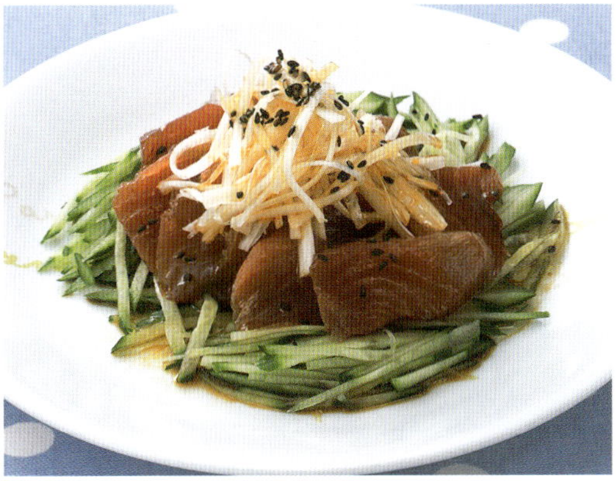

**材料《ざいりょう》（1人分）**

- カツオ……………………………70g
- きゅうり…………………………1/3本
- 長ねぎ……………………………30g
- ごま油……………………………小さじ1
- しょうゆ…………………………小さじ1
- みりん……………………………小さじ1
- 酢《す》………………………………小さじ1
- 黒ごま……………………………少々

**■つくり方■**

①カツオを刺身状《さしみじょう》に切り、きゅうりはせん切りにし、皿に盛《も》りつけます。

②長ねぎをせん切りにし、水洗《あら》いしてから、①の皿に盛《も》ります。

③ボウルにごま油、しょうゆ、みりん、酢《す》を入れてよくまぜ、ドレッシングをつくります。

④②の皿全体に③をかけ、黒ごまをふってできあがり。

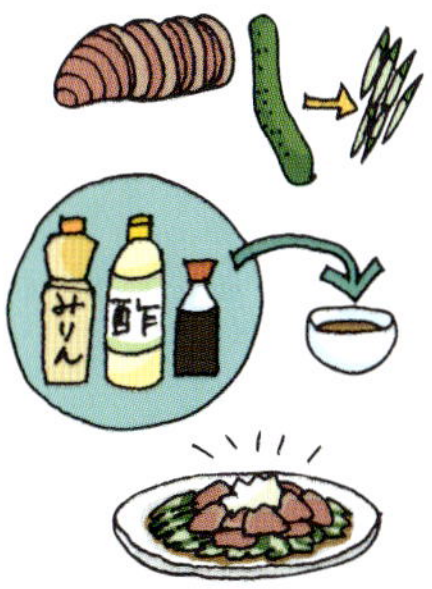

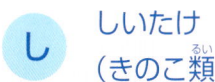

健康《けんこう》に大切な排泄《はいせつ》

# うんちのことを考えてみよう！

排泄《はいせつ》は、人間が生きていくうえでの体の働きにとって、とても大切なものです。ところが、うんちはみなさんが学校にいるときには、きらわれものあつかいされています。うんちについて考えてみませんか？

## 学校でうんちはしたくない？

学校では「うんちをできるだけしない」「ぜったいしない」子どもたちが約《やく》4割《わり》もいるという、調査結果《ちょうさけっか》が出ています（右グラフ参照《さんしょう》）。

「くさいから」「はずかしい」というのが、多くの人があげる理由です。女の子は大便《だいべん》も小便《しょうべん》もおなじ個室《こしつ》トイレをつかいますが、男の子の場合は、とびらのあるトイレに入ると友だちにからかわれるからいやだという子どもも多いようです。

健康《けんこう》に過《す》ごすためには、うんちをすることはとても大切です。うんちをしたいと思ったときにがまんしていると、だんだんうんちをしたいという反射《はんしゃ》がにぶくなってしまい、慢性《まんせい》の便秘症《べんぴしょう》になってしまうこともあります。

便秘《べんぴ》になっていると、おなかがはって、食事をおいしく食べられません。また、肌《はだ》あれを起こしたり、体調を悪くしたりと、いろいろな病気のもとにもなるので、うんちはがまんしないようにしましょう。

### ① 学校のトイレでうんちをしますか？

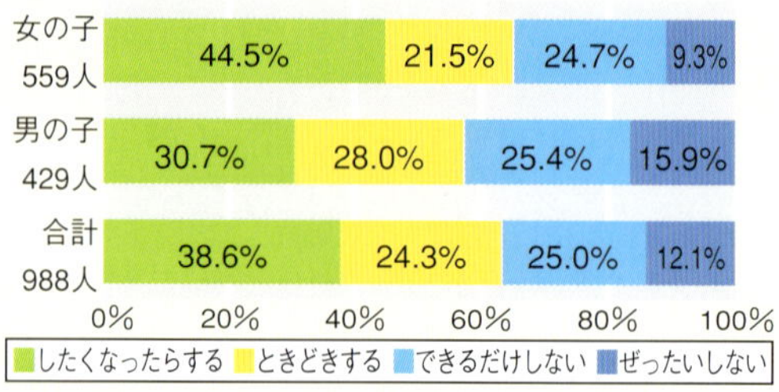


### ② 学校のトイレでうんちをしない理由（複数《ふくすう》回答）

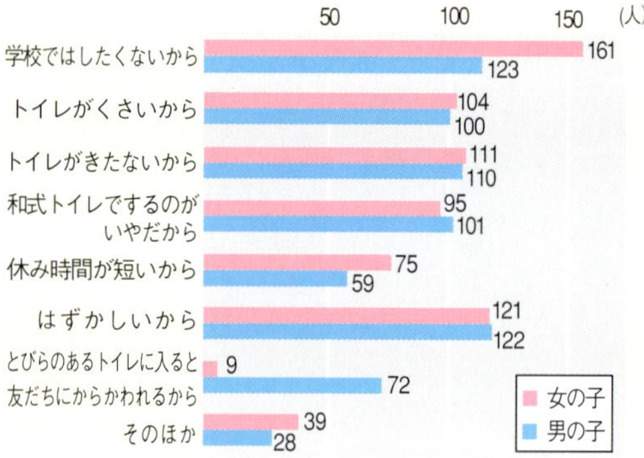


資料《しりょう》：TOTO《トートー》小学生トイレアンケート（2002年）
調査対象《ちょうさたいしょう》：小学生男女合計988人が回答

## うんちで体調チェック！

自分の体調がいい日のうんちはどんなものかを知っていると、体調のチェックができます。うんちを流す前に、色や形、かたさ、におい、量《りょう》などを観察《かんさつ》してみましょう。

＊チェックポイント＊

色…黄土《おうど》色や茶《ちゃ》色が健康《けんこう》なうんち。便秘気味《べんぴぎみ》だと黒っぽくなる。

形…直径《ちょっけい》2cmくらいで、長さが10～15cmのバナナくらいのものが健康的《けんこうてき》。下痢《げり》のときは、大腸《だいちょう》の働きが弱っていて、水分が吸収《きゅうしゅう》されないため、水っぽい。便秘《べんぴ》のときは、小さくコロコロしたうんちになる。

量《りょう》とかたさ…気持ちよく出て、おしりをふいてもほとんど紙につかないのが健康《けんこう》なうんち。便秘《べんぴ》のときは、水分がうしなわれてかたくなっているため、ふんばってもなかなか出てこない。

におい…健康《けんこう》なうんちはあまりにおわない。うんちがくさい理由は、腸《ちょう》にたまっていたときに発生したガスなどをふくんでいるから。がまんした後に出たうんちは、そのぶんくさくなる。

重さ…ゆっくり水にしずむのが健康《けんこう》なうんち。脂肪分《しぼうぶん》がよく消化《しょうか》されていないうんちは空気が入りやすく、水にうく。

## 4章

# 食がつくる
# 健《けん》康《こう》な体と心

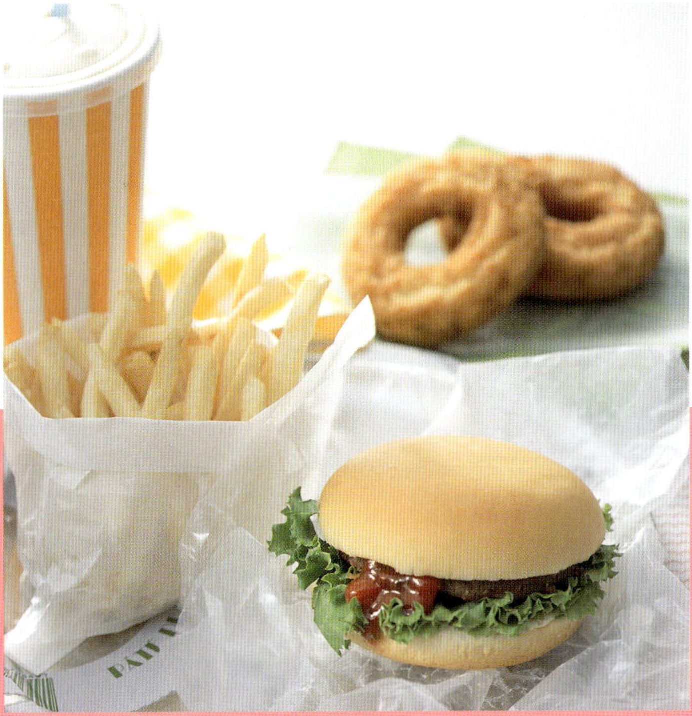

# わたしたちの体がおかしい!?

1章にもあるように、いつも元気いっぱい！　という子どもが、昔にくらべると、だんだんへってきているといわれます。わたしたちの体に起きている変化を、もうすこしくわしく見てみましょう。

■小学生が感じる「つかれ」

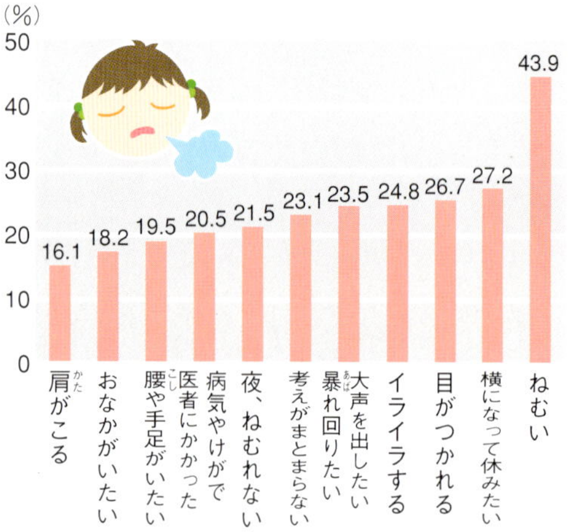


▲横になって休みたい、ねむいなど、睡眠不足《すいみんぶそく》の症状《しょうじょう》をうったえる子どもが多く、生活のリズムがくずれていることがうかがわれます。

資料《しりょう》：東京都教育委員会「平成14年度 児童《じどう》・生徒《せいと》の健康《けんこう》に関《かん》するアンケート調査《ちょうさ》」

## いつもつかれている体

「つかれた」「だるい」という子どもが、最近増《さいきんふ》えています。また皮膚《ひふ》がかゆいといった体の不調《ふちょう》をうったえる子や、太り過《す》ぎを気にする子も多くなりました。病気ではないけれど、健康《けんこう》でもないという子どもが増《ふ》えてきているのです。

そういったことが起こるのは、食事のしかたや生活のしかたに大きな原因《げんいん》があるといわれています。肉ばかり食べて魚を食べなかったり、夜おそくまで起きていたりするのは、成長《せいちょう》中の子どもにとってよいことではありません。

国の調査《ちょうさ》では、食べ物があまり手に入らなかった昔より、たくさんの食べ物が手に入る今の子どもたちのほうが、運動が苦手になってきていることもわかりました（右ページ「知ってる？」参照《さんしょう》)。

元気な体をつくっていくためには、わたしたちの食事や生活を見直す必要《ひつよう》がありそうです。

チェックしよう

## あなたの体はだいじょうぶ？

30年くらい前から、学校の先生たちの間で、「最近《さいきん》の子どもの体はどこかおかしい」といわれはじめました。あなたの体はだいじょうぶでしょうか？　自分の体におかしいところがないかどうか、チェックしてみましょう。

- □肩《かた》がこることがある
- □皮膚《ひふ》がカサカサしている
- □ひじやひざのうらがかゆいときがある
- □夜、なかなかねむれない
- □朝、なかなか起きられない
- □すぐにつかれる
- □朝礼でたおれたことがある
- □すぐに頭やおなかがいたくなる

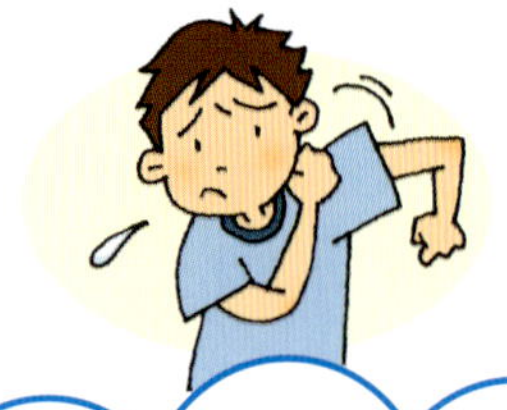

チェックはいくつついたでしょう？　チェックの数が多ければ多いほど、毎日の食事や生活のしかたを考え直す必要《ひつよう》があります。

# 体の中で何が起こっている？

子どもの平熱《へいねつ》はふつう36.5度から37度の間ぐらいですが、最近《さいきん》は平熱《へいねつ》が35度台という子どもが増《ふ》えてきました。体温が低《ひく》いと血液《けつえき》のめぐりが悪くなり、内臓《ないぞう》などの機能《きのう》も低下《ていか》します。すると、食べたものの栄養素《えいようそ》を体にとりこんだり、不必要《ふひつよう》な老廃物《ろうはいぶつ》を排泄《はいせつ》したりといった、生きていくための機能《きのう》も低下《ていか》し、体内でうまくエネルギーをつくり出すことができず、元気がなくなってしまいます。

体温が低《ひく》いのは、わたしたちの体の中にある「自律神経《じりつしんけい》」(112ページ参照《さんしょう》)の働きが、悪くなっていることに大きな原因《げんいん》があります。

自律神経《じりつしんけい》の機能低下《きのうていか》の原因《げんいん》は、冷暖房完備《れいだんぼうかんび》の快適《かいてき》な環境《かんきょう》によって体温調節《ちょうせつ》の機能《きのう》が低下《ていか》したことや、運動不足《うんどうぶそく》、夜《よ》ふかしによる体のリズムのくずれなどが考えられます。

## ■小学生の午前中の体温 ～そのうつりかわり

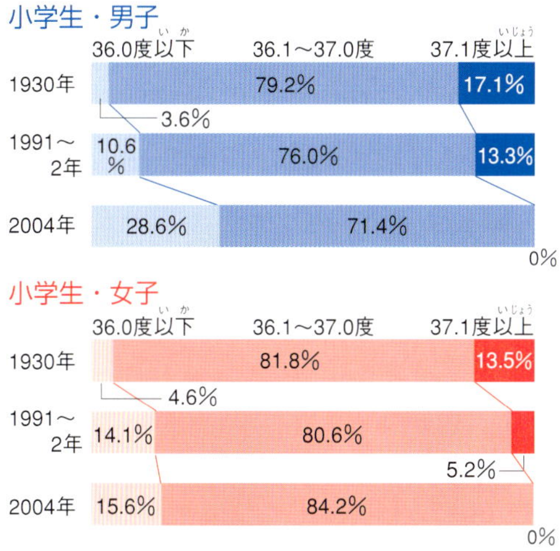


▲体温が36度以下《いか》の子どもは、次第に増《ふ》えています。とくに男子の場合、ここ10年ほどの間に18%も増加《ぞうか》しています。

資料《しりょう》：子どものからだと心連絡会議事務局《れんらくかいぎじむきょく》「子どものからだと心白書1992、2004」を一部修正《しゅうせい》

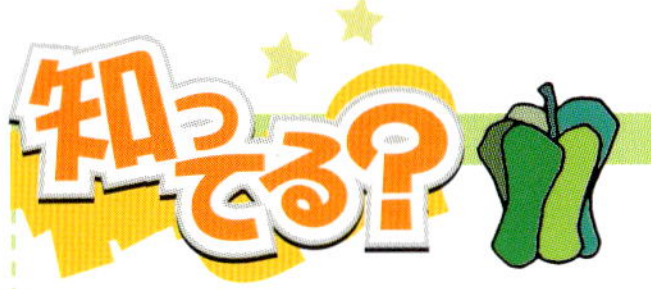


## わたしたちの体力はおちている

お父さんやお母さんが子どもだったころにくらべると、今の子どもは身長も体重もそのころよりずっと大きくなっています。ところが見た目は大きくても、体力のない子どもが昔よりもずっと多くなっています（右グラフ参照《さんしょう》）。

遠足で最後《さいご》まで歩く、背《せ》すじをのばすなど、昔はあたりまえにできたことができない、という子どもが増《ふ》えているのです。

### ■小学6年生の平均《へいきん》身長と平均《へいきん》体重の年次推移《ねんじすいい》

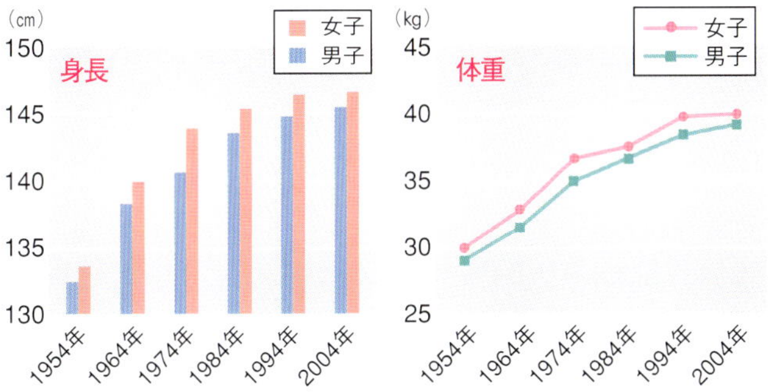


▲お父さんやお母さんが子どもだったころ（1970年ごろ）にくらべて、身長は3～4cmのび、体重は4～5kgほど増《ふ》えています。

資料《しりょう》：文部科学省《もんぶかがくしょう》「平成16年度 学校保健統計調査《がっこうほけんとうけいちょうさ》」

### ■小学生（9歳《さい》）の運動能力《うんどうのうりょく》の年次推移《ねんじすいい》

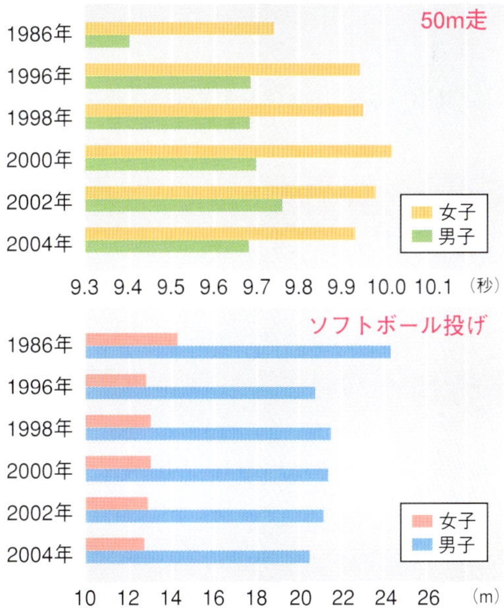


▲50m走もソフトボール投げも、最近《さいきん》10年はそれほど明確《めいかく》な変化《へんか》はみられませんが、2004（平成16）年と1986（昭和《しょうわ》61）年とを比較《ひかく》すると、男女ともに2004年のほうが大きく下回っているのがわかります。

資料《しりょう》：文部科学省《もんぶかがくしょう》「平成16年度体力・運動能力調査《うんどうのうりょくちょうさ》」を一部修正《しゅうせい》

# めまいや頭痛《ずつう》がよく起こる

風邪《かぜ》をひいたわけでもないのに、頭やおなかがいたかったり、めまいがするようなことはありませんか?　これも低体温《ていたいおん》の原因《げんいん》となっている「自《じ》律神経《りつしんけい》」のみだれと深い関《かか》わりがあるようです。

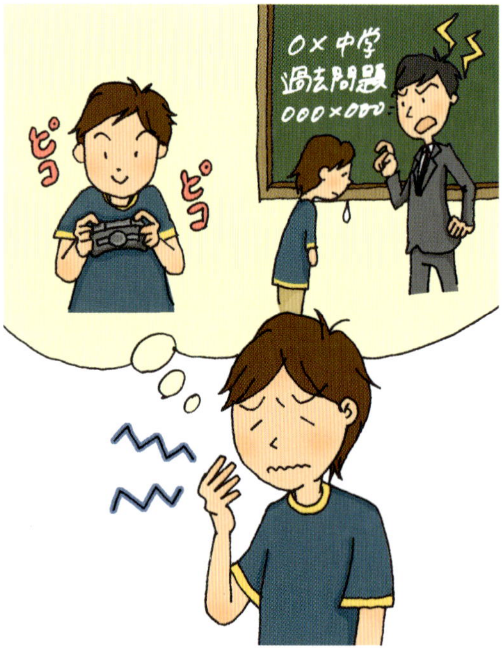


## なんとなくやる気が起こらないとき

病院でみてもらってもとくに問題はないのに、いつも頭がいたいし、なんとなくめまいもする……という小学生が増《ふ》えています。体がだるくてやる気が出ないようなときには、自律神経《じりつしんけい》の働きがみだれていることがあります。

自律神経《じりつしんけい》というのは、心臓《しんぞう》の動きや血液《けつえき》の流れ、体温の調節《ちょうせつ》などのために、自分の意思とは関係《かんけい》なく生命活動のために自動的《てき》に働く神経《しんけい》です。ねている間、呼吸《こきゅう》がとまらずにいるのも自律神経《じりつしんけい》のおかげです。

自律神経《じりつしんけい》の働きは、夜《よ》ふかしやストレスなど、ほんのちょっとしたことですぐに影響《えいきょう》を受けます。そのバランスがくずれると、頭痛《ずつう》や腹痛《ふくつう》、めまいといった症状《しょうじょう》を引き起こしてしまうのです。

## 自律神経《じりつしんけい》の働き

自律神経《じりつしんけい》には起きているときや緊張《きんちょう》しているときに心臓《しんぞう》の動きをはやめたり、血管《けっかん》を収縮《しゅうしゅく》させたりする「交感神経《こうかんしんけい》」と、ねているときやリラックスしているときに心臓《しんぞう》の動きをおさえたり、血管《けっかん》を拡張《かくちょう》させたりする「副交感神経《ふくこうかんしんけい》」の2つがあります。

これら2つの神経《しんけい》は、脳《のう》からの命令《めいれい》を受けて、１つの器官《きかん》に対して正反対の働きをしています。2つの神経《しんけい》がうまく働くことで、体の機能《きのう》をコントロールし、体を健康《けんこう》な状態《じょうたい》にたもつことができるのです。

■交感神経《こうかんしんけい》と副交感神経《ふくこうかんしんけい》の働き

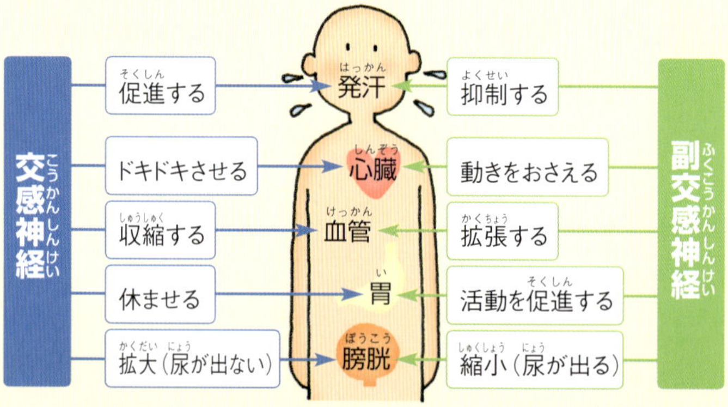


▲心臓《しんぞう》は、交感神経《こうかんしんけい》が働くと鼓動《こどう》がはやまり、副交感神経《ふくこうかんしんけい》が働くと鼓動《こどう》がゆっくりになります。このように、交感神経《こうかんしんけい》と副交感神経《ふくこうかんしんけい》は1つの器官《きかん》に対して正反対の働きをします。

## 自律神経《じりつしんけい》のバランスがくずれるとどうなる?

自律神経《じりつしんけい》のバランスがくずれると、体にいろいろな症状《しょうじょう》があらわれます。脳《のう》からのコントロールがうまくいかなくなる原因《げんいん》は大きく分けて次の3つです。

まず、1つめは精神的《せいしんてき》なストレス。親や友だちとの関係《かんけい》になやんでいたり、失敗《しっぱい》をいつまでも気にしていると悪影響《あくえいきょう》があります。2つめは、体にかかるストレス。夜ふかしをする日が続《つづ》く、無理《むり》なダイエットで栄養素《えいようそ》が不足《ふそく》する、はげしい運動をするなどといったことが原因《げんいん》になります。3つめは体の中から起こる変化《へんか》。体がどんどん成長《せいちょう》していくため、ホルモンのバランスが不安定《ふあんてい》になったり、風邪《かぜ》などの感染症《かんせんしょう》が原因《げんいん》になって自律神経《じりつしんけい》のバランスがくずれることがあります。

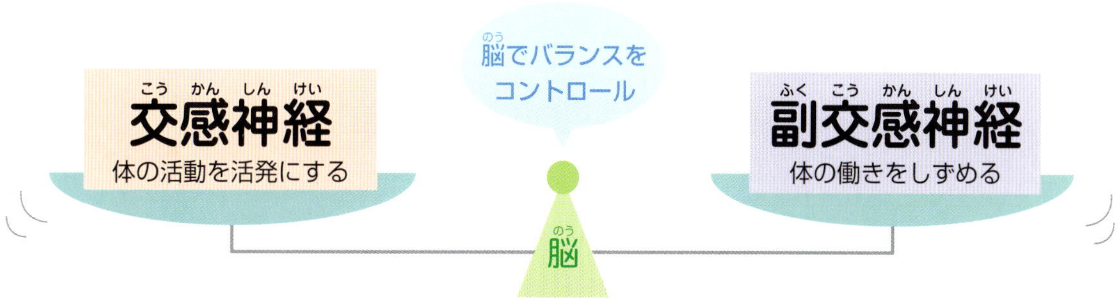

脳《のう》でバランスをコントロール
交感神経《こうかんしんけい》
体の活動を活発にする
副交感神経《ふくこうかんしんけい》
体の働きをしずめる
脳《のう》


## 自律神経《じりつしんけい》のバランスがみだれると…

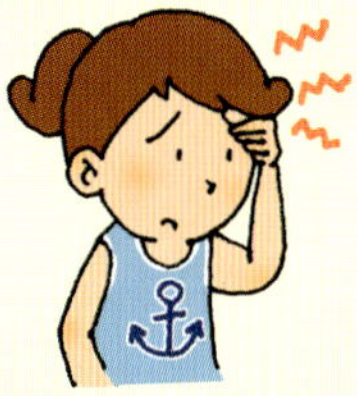

頭がいたい、胸《むね》がドキドキする、めまいがする、立ちくらみがする

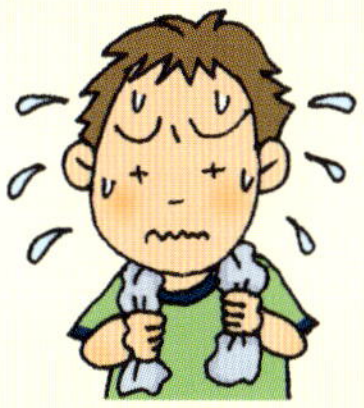

やたらと汗《あせ》が出る、汗《あせ》がほとんど出ない、皮膚《ひふ》がカサカサする

息をするのが苦しい、すぐに息ぎれする、のどがつまった感じがする

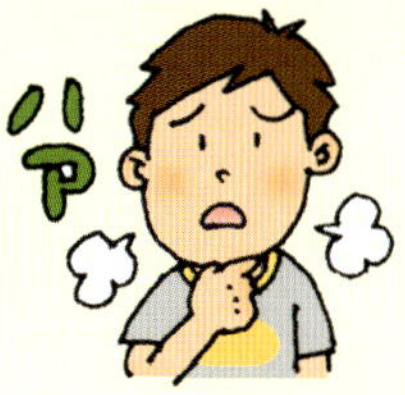


肩《かた》こりがする、ちょっとしたことですぐつかれる、微熱《びねつ》が続《つづ》く

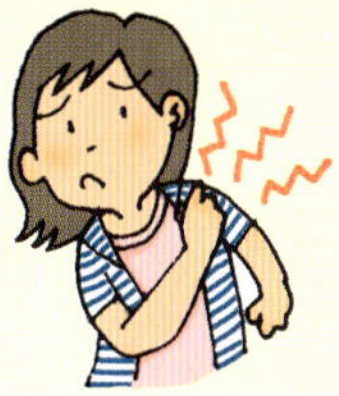

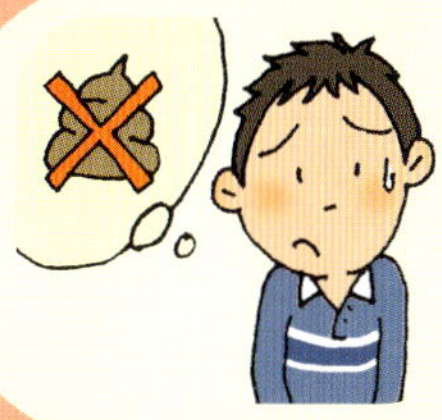

食べたものがのどを通らない感じがする、吐《は》き気《け》がしたり、便秘《べんぴ》や下痢《げり》をしたりする

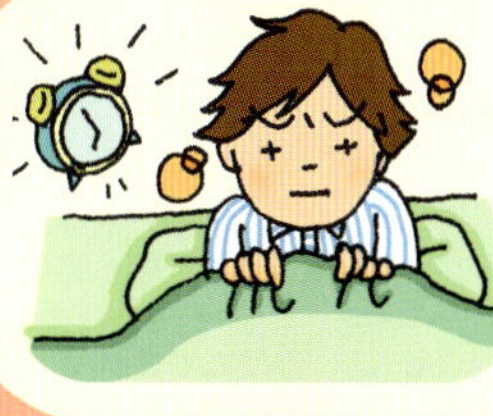

朝起きるのがつらい、なかなかねむれない、おなかがすかない

手足がしびれる、指先が冷《つめ》たくなる、皮膚《ひふ》がかゆくなる

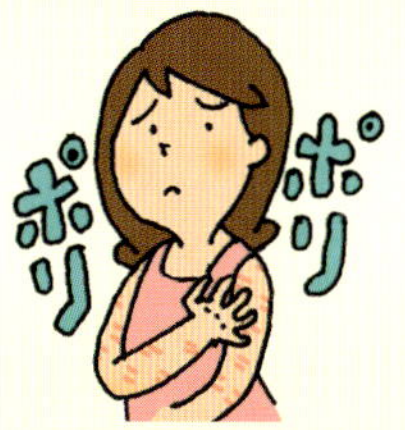


イライラする、すぐに悲しくなる、物事に集中できない

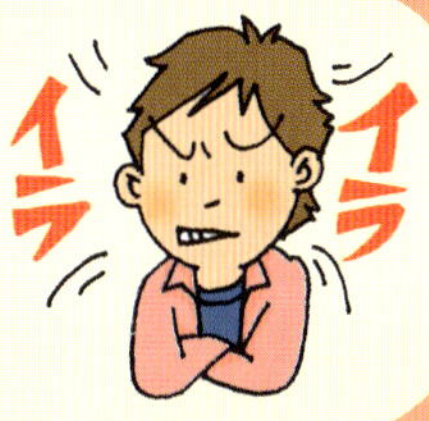

# 増《ふ》えているアレルギー

自律神経《じりつしんけい》のみだれとともに、最近《さいきん》目立つ、子どもの体の変化《へんか》が「アレルギー（アレルギー性疾患《せいしっかん》）」です。アレルギーとは、いったいどのようなものなのでしょうか?

### ■増《ふ》えている気管支《きかんし》ぜんそく患者《かんじゃ》

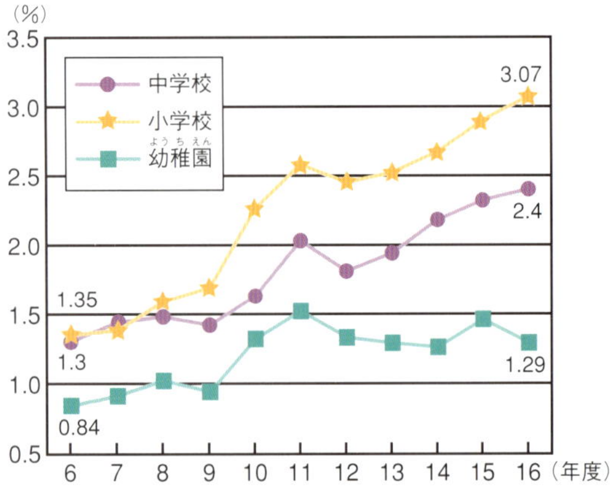


▲気管支《きかんし》ぜんそくは、はげしい咳《せき》が出て、呼吸《こきゅう》が苦しくなる病気です。症状《しょうじょう》が重いと呼吸《こきゅう》がとまってしまい、命に関《かか》わることもあります。
資料《しりょう》：文部科学省《もんぶかがくしょう》「平成16年度 学校保健統計調査《がっこうほけんとうけいちょうさ》」

## カサカサ肌《はだ》はアレルギー？

ひじやひざのうらなどがかゆくなって病院に行ったとき、「アレルギーかな?」とか「アトピーですね」といわれたことはありませんか？　皮膚《ひふ》がかゆくなるほかにも、咳《せき》がとまらない、目や鼻がムズムズとかゆくてたまらないといった症状《しょうじょう》がある人は、アレルギーによって起こる病気「アレルギー性疾患《せいしっかん》」がうたがわれます。

アレルギーの原因《げんいん》となる物質《ぶっしつ》は「アレルゲン」とよばれ、食べ物やハウスダスト（右ページメモ参照《さんしょう》）、花粉《かふん》、薬品など、人によってちがいます。今、子どもの３人に１人は、なんらかのアレルギー性疾患《せいしっかん》をもっているといわれ、花粉症《かふんしょう》やアトピー性皮膚炎《せいひふえん》、気管支《きかんし》ぜんそくなどでなやむ人が増《ふ》えています。

## おしえて! アレルギー性疾患《せいしっかん》はどうして起こるの？

わたしたちには、体の中に病気のウイルスなどの異物《いぶつ》（抗原《こうげん》）が入ってきたとき、それを排除《はいじょ》しようとする力（免疫力《めんえきりょく》）がそなわっています。抗原《こうげん》が体に入ると、それを体から追い出そうとして、免疫力《めんえきりょく》が強く働きます。これを免疫反応《めんえきはんのう》（抗原《こうげん》・抗体反応《こうたいはんのう》）といいます。

ところがアレルギー体質《たいしつ》の人は、この免疫《めんえき》反応《はんのう》が過剰《かじょう》なため、抗体《こうたい》が余分《よぶん》にできたり、体に不利益《ふりえき》に働く抗体《こうたい》がつくられてしまいます。そして、おなじ異物《いぶつ》がふたたび体の中に入ってきたときに、この抗体《こうたい》から化学伝達物《かがくでんたつぶっ》質《しつ》が出て、神経《しんけい》を刺激《しげき》するのです。この刺激《しげき》によって、さまざまなアレルギー性疾患《せいしっかん》が引き起こされます。

### ■アレルギー性疾患《せいしっかん》が起こるしくみ

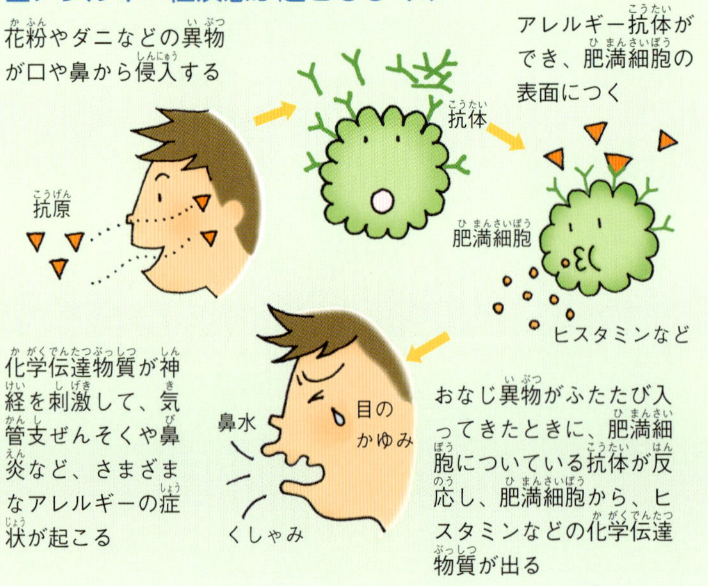

## アレルギー性疾患《せいしっかん》は現代《げんだい》病

アレルギー性疾患《せいしっかん》は、30年ぐらい前から急に増《ふ》えはじめました。車の排気《はいき》ガスが多くなって空気のよごれが問題になり、食卓《しょくたく》に洋風のメニューがのぼるようになりはじめたころのことです。これらの因果関係《いんがかんけい》はまだはっきりとはしていませんが、わたしたちのまわりの環境《かんきょう》や食事内容《ないよう》の変《へん》化《か》などが、アレルギー性疾患《せいしっかん》の原因《げんいん》のひとつになっているといえそうです。

空気のよごれがアレルギー性疾患《せいしっかん》の原因《げんいん》になっている人は、空気のきれいなところに行くと、突然治《とつぜんなお》ってしまうこともあります。最近増《さいきんふ》えているスギ花粉症《かふんしょう》も、空気のよごれとの因果関係《いんがかんけい》が注目されています。花粉症《かふんしょう》は、原因《げんいん》となるスギがたくさんはえている地方よりも、都市部のほうが多く発症《はっしょう》しているからです。排気《はいき》ガスにふくまれる微粒子《びりゅうし》が体内に入ると、通常《つうじょう》の3～4倍《ばい》もの抗体《こうたい》が生み出され、花粉《かふん》に敏感《びんかん》に反応《はんのう》するようになるという研究結果《けっか》も出ています。

メモ

### ハウスダスト

部屋《へや》の中にあるホコリやカビ、また小さなダニやダニの死がいなどをハウスダストといいます。これが口や鼻から体の中に入ったり、皮膚《ひふ》についたりすることで、アレルギー反応《はんのう》を引き起こすことがあります。わたしたちの住居《じゅうきょ》は、風通しのよい日本家《か》屋《おく》からあまり風を通さないつくりに変《か》わり、空気の流れが悪くなっています。そのため、部屋《へや》にハウスダストがたまりやすくなり、アレルギー性疾患《せいしっかん》が増《ふ》えたといわれています。

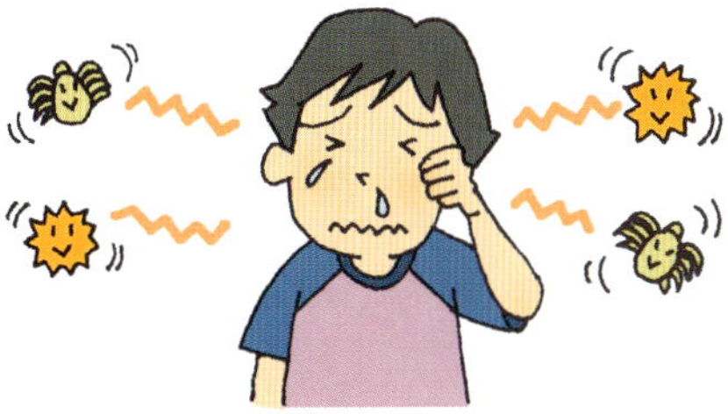

4章

食がつくる健康《けんこう》な体と心

## 子どもに多いアレルギー性疾患《せいしっかん》

### 気管支《きかんし》ぜんそく

ハウスダスト、粉《ふん》じん、カビ、排気《はいき》ガスなど、空気のよごれを口や鼻から吸《す》いこむことによって、ゼイゼイとした呼吸《こきゅう》音や呼吸困難《こきゅうこんなん》、咳《せき》などの症状《しょうじょう》が出る。

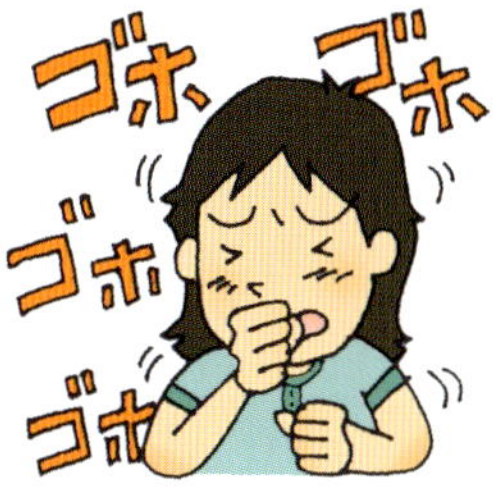


### アトピー性皮膚炎《せいひふえん》

アレルゲンとなる物質《ぶっしつ》をふくむ食品を食べたり、吸《す》いこんだり、接触《せっしょく》したりすることによって、かゆみの強い湿疹《しっしん》や皮膚《ひふ》のただれなどの症状《しょうじょう》が出る。

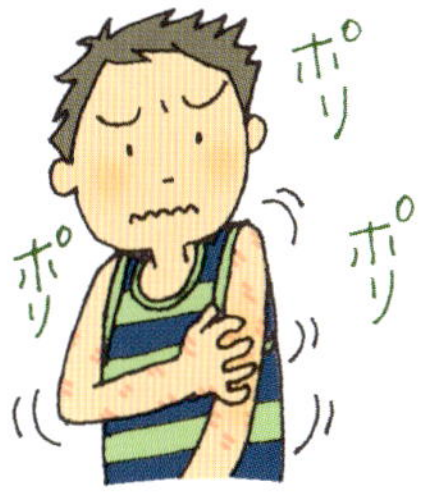


### アレルギー性鼻炎《せいびえん》

ハウスダスト、ダニ、粉《ふん》じん、カビなど、空気のよごれを口や鼻から吸《す》いこむことによって、くしゃみや鼻水がひんぱんに出る。

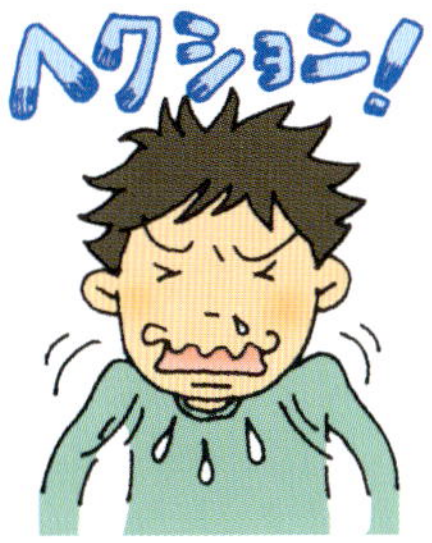


### 食物アレルギー

アレルゲンとなる食べ物を食べることで、下痢《げり》や嘔吐《おうと》、湿疹《しっしん》などのさまざまな症状《しょうじょう》が出る（116ページ参照《さんしょう》）。

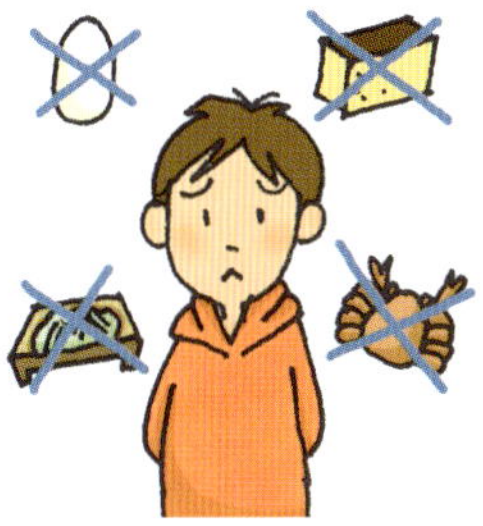

# 食物アレルギーって何？

アレルギーの中で、決まった食べ物を口にするとアレルギー性疾患《せいしっかん》の症《しょう》状《じょう》があらわれるのが食物アレルギーです。なかには、全身にとてもはげしいショック症状《しょうじょう》が出て、生命の危険《きけん》をもたらすこともあります。

■食物アレルギーを起こした人の年齢別割合《ねんれいべつわりあい》

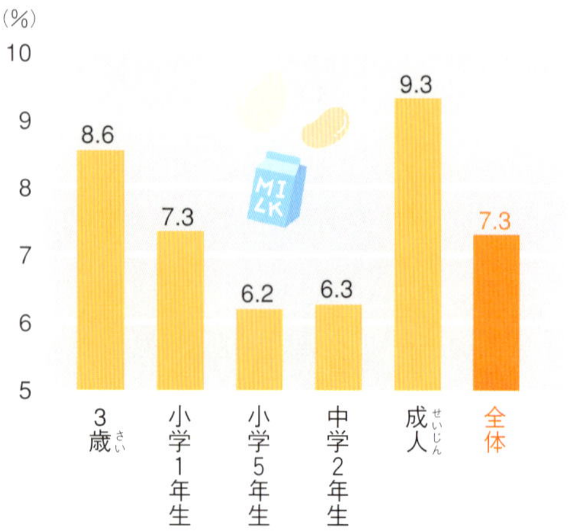


▲回答者《かいとうしゃ》1万9734人のうち、1447人が食物アレルギーを起こしています。これは、約《やく》14人に1人の割合《わりあい》になります。

資料《しりょう》：厚生労働省《こうせいろうどうしょう》「平成９年度食物アレルギーに関《かん》する調査報告《ちょうさほうこく》」

## 赤ちゃんは食物アレルギー!?

生まれたばかりの赤ちゃんは胃《い》や腸《ちょう》が発達《はったつ》していないので、母乳《ぼにゅう》やミルク以外《いがい》のものを口にすると、自分の体を守るために吐《は》いたり、下痢《げり》をしたりといった拒否反応《きょひはんのう》を起こします。これも一種《いっしゅ》の食物アレルギーの反応《はんのう》です。

アレルギー反応《はんのう》は、ふつう、年齢《ねんれい》が高くなるにつれておさまっていきます。しかしアレルギー体質《たいしつ》の人は、おとなになってもアレルギー症状《しょうじょう》が続《つづ》くことがあります。また、成長《せいちょう》するにしたがって、アレルゲンが変《か》わったり、新しくくわわったりすることもあります。

アレルギー症状《しょうじょう》の中でもとくに、命に関《かか》わるショック症《しょう》状《じょう》を起こす「アナフィラキシー・ショック」には注意が必《ひつ》要《よう》です。食物アレルギーでも起こりますので、食物アレルギーをもつ人は、食品表示《ひょうじ》（181ページ参照《さんしょう》）をつねにチェックするなど、食べるものに十分な注意が必要《ひつよう》です。

## 食物アレルギーが出やすい食べ物

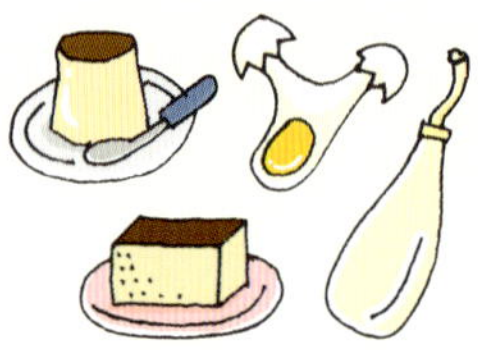

卵《たまご》・卵加工品《たまごかこうひん》

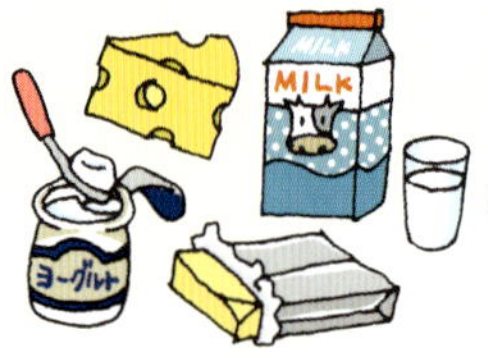


牛乳《ぎゅうにゅう》・乳製品《にゅうせいひん》

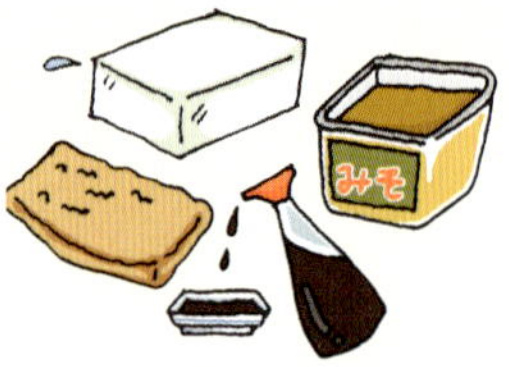


大豆・大豆加工品《かこうひん》

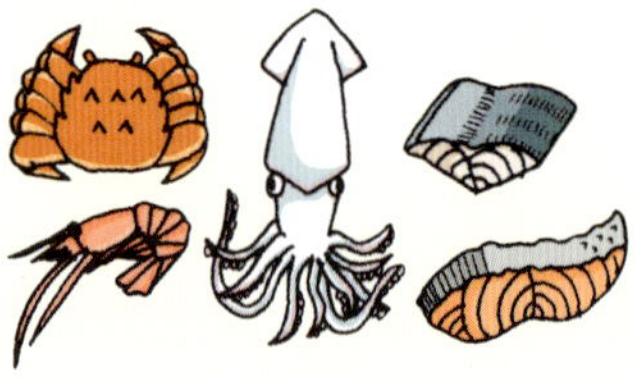

魚介類《ぎょかいるい》

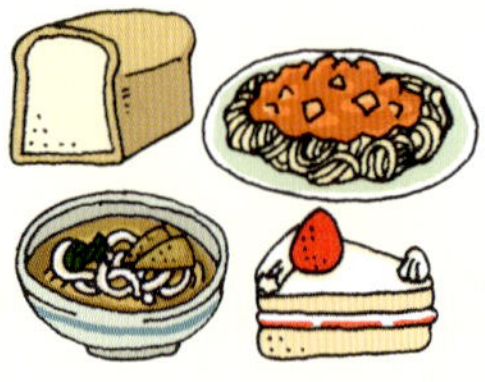

小麦製品《せいひん》

卵《たまご》、牛乳《ぎゅうにゅう》、大豆は三大アレルゲンといわれ、食物アレルギーを起こす代表的《てき》な食べ物です。食べ物にふくまれるタンパク質《しつ》が、消化《しょうか》されずに体に吸収《きゅうしゅう》され、アレルゲンとなるのです。そのほかにヨーグルト、チョコレート、ピーナッツ、チーズ、小麦、そば、米など、多くの食べ物が食物アレルギーの原因《げんいん》になる可能性《かのうせい》があります。

また、卵《たまご》や牛乳《ぎゅうにゅう》や大豆は、プリンやケーキ、しょうゆ、みそなど、形を変《か》えてさまざまな食品となっているので、食品の原材《げんざい》料《りょう》にも気をつけなければなりません。

## 食物アレルギーのいろいろな症状《しょうじょう》

### 目の症状《しょうじょう》
**～アレルギー性結膜炎《せいけつまくえん》など**

目がかゆかったり、白目が赤くなっていたくなったりします。

### 呼吸器《こきゅうき》の症状《しょうじょう》
**～気管支《きかんし》ぜんそく、アレルギー性鼻炎《せいびえん》など**

咳《せき》がたくさん出て呼吸《こきゅう》が苦しくなったり、鼻水やくしゃみがとまらなくなったりします。

### 消化器《しょうかき》の症状《しょうじょう》
**～腹痛《ふくつう》、下痢《げり》、吐《は》き気《け》など**

くちびるや口の中が腫《は》れていたくなります。おなかがいたくなったり吐《は》いてしまうこともあります。

### そのほかの症状《しょうじょう》

尿《にょう》や便《べん》に血がまざる、扁桃腺《へんとうせん》が腫《は》れる、肩《かた》がこる、イライラする、落ちつかないなど。

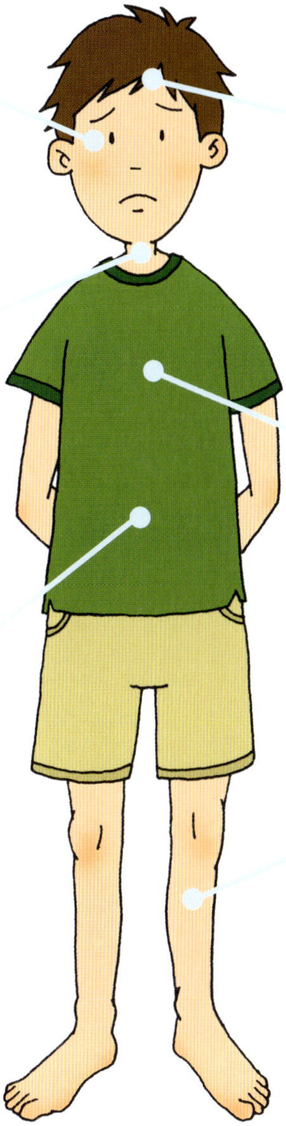

### 神経《しんけい》に関《かか》わる症状《しょうじょう》
**～頭痛《ずつう》、めまいなど**

頭がいたくなったり、フラフラして立っていられなくなったりします。

### 全身にあらわれる症状《しょうじょう》
**～発熱《はつねつ》、ショック症状《しょうじょう》など**

高い熱《ねつ》が出る、心臓《しんぞう》がドキドキする、顔やまぶたが腫《は》れあがる、ゼイゼイして息が苦しくなるなど、体全体に症状《しょうじょう》が出ます。アナフィラキシー・ショックは、これらの初期《しょき》症状《しょうじょう》のあと、意識《いしき》をうしなったり、ときに死亡《しぼう》することもあります。

### 皮膚《ひふ》の症状《しょうじょう》
**～アトピー性皮膚炎《せいひふえん》、じんましんなど**

アトピー性皮膚炎《せいひふえん》は、強いかゆみと皮膚《ひふ》のただれが特徴《とくちょう》です。じんましんは、皮膚《ひふ》が盛《も》りあがったように赤くふくらんでかゆくなります。

## 食物アレルギーになったらどうするの?

アレルギーの症状《しょうじょう》が出たら、原因《げんいん》になっている食べ物をはっきりさせるため、病院に行って検査《けんさ》をします。血液《けつえき》をとり、食べ物に反応《はんのう》するか調べたり、皮膚《ひふ》に微量《びりょう》のアレルゲンをふくんだシールをはって、腫《は》れるか調べたりします。

原因《げんいん》の食べ物がわかったら、除去食《じょきょしょく》（アレルゲンとなる食品を除去《じょきょ》した食事）や代用食（除去《じょきょ》した食品の代わりになる食品をつかった食事）による食事療法《りょうほう》をします。アレルゲンになる食品をどの程度《ていど》とりのぞくかは、症状《しょうじょう》や年齢《ねんれい》などによって異《こと》なるので、医師《いし》とよく相談して決めます。

■三大アレルゲンの代用食品

| | |
|---|---|
| 卵《たまご》 | 豚肉《ぶたにく》、牛肉、魚介類《ぎょかいるい》、豆腐《とうふ》、米粉《べいふん》クッキー |
| 牛乳《ぎゅうにゅう》 | ひじき、ワカメ、わかさぎ、しらす干《ぼ》し、小松菜《こまつな》、豆腐《とうふ》 |
| 大豆 | 豚肉《ぶたにく》、牛肉、魚介類《ぎょかいるい》、小麦粉《こむぎこ》しょうゆ、魚しょうゆ、大麦みそ、コーン油、なたね油 |

▲三大アレルゲンはどれもたいへん栄養《えいよう》がある食品なので、代用食品で栄養素《えいようそ》をとらないと、貧血《ひんけつ》など別《べつ》の病気をまねくこともあります。

# 増《ふ》えている子どもの肥満《ひまん》

アレルギー体質《たいしつ》の子どもとともに増《ふ》えているのが、肥満《ひまん》の子どもです。太り過《す》ぎは、さまざまな病気の原因《げんいん》になります。ここでは、どうして肥満《ひまん》になるのか、肥満《ひまん》とはどんな状態《じょうたい》をいうのかを見ていきましょう。

### ■こんな人は肥満《ひまん》に気をつけて！

- 食べるのがはやい
- 親が太っている
- 1回の食事でまとめて食べる
- テレビを見たり本を見ながらものを食べる
- ねる前に何か食べる
- 体を動かすのがきらい
- スナック菓子《がし》やあまいお菓子《かし》が大すき
- ついつい食べ過《す》ぎてしまう

※あてはまる人は、太りやすい条件《じょうけん》がそろった生活になっています。

## 肥満《ひまん》になりやすいくらしって？

肥満《ひまん》のおもな原因《げんいん》は、脂質《ししつ》や糖質《とうしつ》のとり過《す》ぎと運動不足《うんどうぶそく》です。すきなお菓子《かし》をすきなだけ食べたり、部屋《へや》の中でテレビゲームばかりして遊んでいたりという生活が、肥満《ひまん》をまねいています。出かけるときに、駅まで歩いたり自転車をつかったりせずに、親に車で送りむかえしてもらうことが多い人もいるでしょう。そういったことが、一つひとつ積《つ》み重なって、肥満《ひまん》につながるのです。

文部科学省《もんぶかがくしょう》の調査《ちょうさ》では、30年前にくらべると、肥満《ひまん》の子どもは3倍《ばい》にも増《ふ》えているといいます。生活スタイルの変《へん》化《か》にともなって、わたしたちの健康《けんこう》に赤信号がともりはじめているのです。

知ってる？

## 小学生の肥満《ひまん》が増《ふ》えている

小学生の肥満《ひまん》は、年々すこしずつ増《ふ》えています。最近《さいきん》の子どもたちは外で遊ぶことが少なくなり、部屋《へや》の中でゲームなどをして過《す》ごすことが多くなりました。また、塾《じゅく》や習い事に行く人が増《ふ》え、食事の時間が不《ふ》規則《きそく》になってきたのも、肥満《ひまん》が増《ふ》えてきたことと大きく関係《かんけい》があるようです。

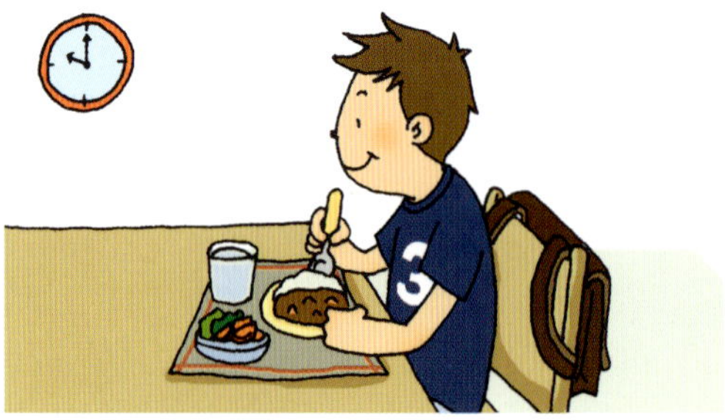

### ■肥満傾向児童《ひまんけいこうじどう》の割合《わりあい》

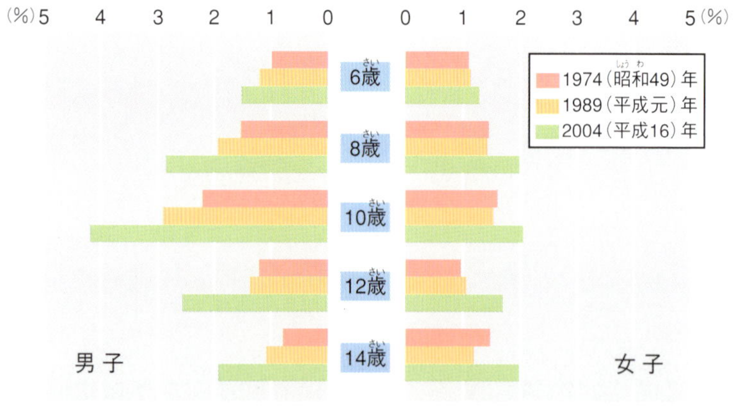


▲この調査《ちょうさ》では、身長別《べつ》の平均《へいきん》体重の120％以上《いじょう》の人を「肥満傾向児《ひまんけいこうじ》」としています。その割合《わりあい》は、確実《かくじつ》に増《ふ》え続《つづ》けています。

資料《しりょう》：文部科学省《もんぶかがくしょう》「平成16年度 学校保健統計調査《がっこうほけんとうけいちょうさ》」

# どこからが肥満《ひまん》？

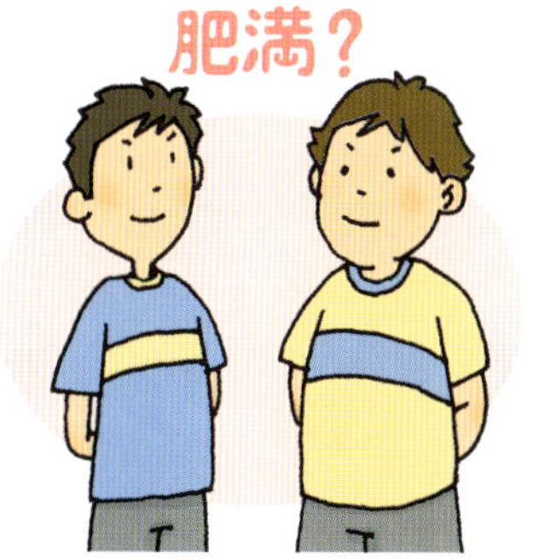


体にとり入れたエネルギーにくらべて、運動などによって消費《しょうひ》するエネルギーが少ないと、体の中でエネルギーがあまってしまいます。余分《よぶん》なエネルギーは脂肪《しぼう》になってたまっていき、それがたまり過《す》ぎた状態《じょうたい》を肥満《ひまん》といいます。では、どのくらいたまっている人を肥満《ひまん》というのでしょう？

肥満《ひまん》かどうかのチェックは、自分の体重と適正《てきせい》体重をつかって計算します。適正《てきせい》体重とは、身長に対して、ちょうどよい体重のことです。適正《てきせい》体重を計算して、肥満度《ひまんど》をチェックしてみましょう。

### ○適正《てきせい》体重の出し方

女子の適正《てきせい》体重（kg）＝身長（m）×身長（m）×21
男子の適正《てきせい》体重（kg）＝身長（m）×身長（m）×22

### ○肥満度《ひまんど》をチェック

自分の体重と適正《てきせい》体重を以下《いか》の計算式にあてはめて、肥満度《ひまんど》を出し、右の表でチェックしてみましょう。

肥満度《ひまんど》（%）＝（自分の体重－適正《てきせい》体重）×100÷適正《てきせい》体重

| | |
|---|---|
| 20%以上《いじょう》<br>30%未満《みまん》 | 軽い肥満《ひまん》です。生活を見直すことで適正《てきせい》体重にもどしましょう。 |
| 30%以上《いじょう》<br>50%未満《みまん》 | 中度の肥満《ひまん》です。将来《しょうらい》、生活習慣病《しゅうかんびょう》（120ページ参《さん》照《しょう》）になる心配があります。 |
| 50%以上《いじょう》 | かなりの肥満《ひまん》です。すぐに生活を改善《かいぜん》しないと、生活習《しゅう》慣病《かんびょう》になる危険《きけん》が高いです。 |

※20%未満《みまん》は肥満《ひまん》ではありません。

## これが肥満《ひまん》の条件《じょうけん》!?

こんな条件《じょうけん》が重なると太ってしまいます。あなたはだいじょうぶでしょうか?

### 運動不足《うんどうぶそく》

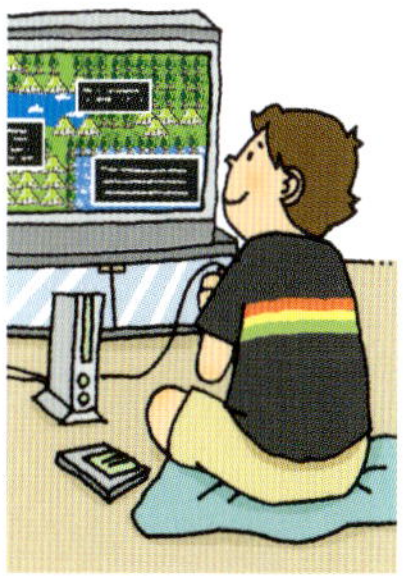

体を動かさないと、食事でとったエネルギーが消費《しょうひ》しきれずに、体に余分《よぶん》な脂肪《しぼう》がつきます。

＋

### あぶらっこいものがすき

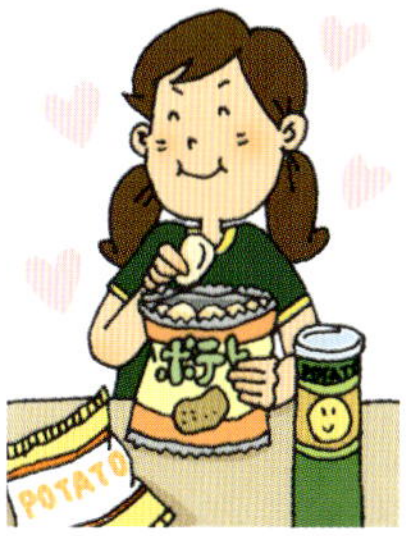


調理に油をたっぷりつかう料理《りょうり》は、エネルギーを過剰《かじょう》にとってしまいます。スナック菓子《がし》なども要《よう》注意です。

＋

### 食べ過《す》ぎる

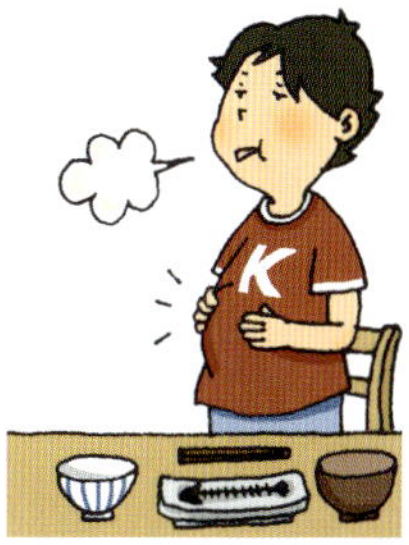

体に必要《ひつよう》な分より多く食べると、エネルギーがあまってしまい、体に余《よ》分《ぶん》な脂肪《しぼう》がつきます。

＋

### 親が太っている

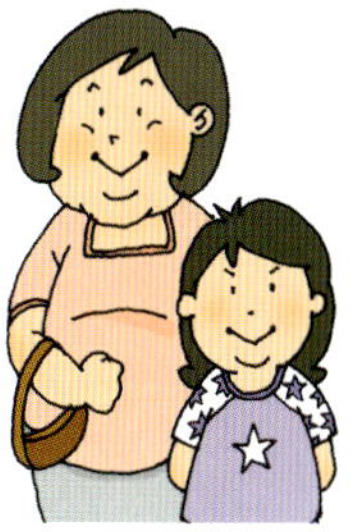

子どもは親の体質《たいしつ》を受けつぐうえに、おなじような食生活をしていることが多いため、親が太っている子どもは太りやすいといえます。

＝

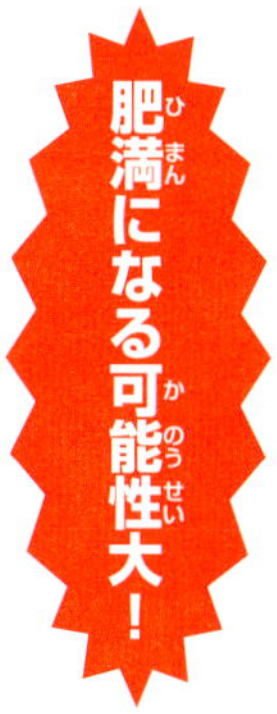


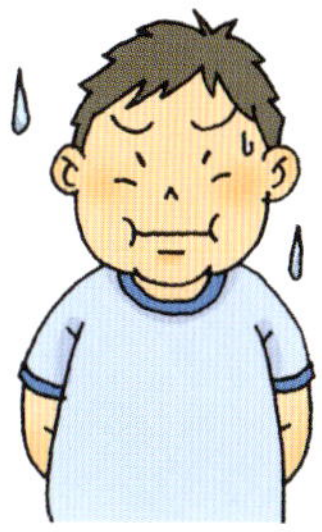

# 肥《ひ》満《まん》から起こるいろいろな病気

肥満《ひまん》そのものは病気ではありません。ただ肥満《ひまん》は、それだけで病気になる危険《きけん》が高い状態《じょうたい》といえます。肥満《ひまん》になるとかかりやすい病気について考えていきましょう。

### メモ 生活習慣病《しゅうかんびょう》

不規則《ふきそく》な生活習慣《しゅうかん》が原因《げんいん》で引き起こされるさまざまな病気をいいます。もともとはおとながかかる病気だったため、「成人病《せいじんびょう》」といわれていました。ところが、生活習慣《しゅうかん》によっては十代の若者《わかもの》に発病することも増《ふ》えてきたため、1996（平成8）年に「生活習慣病《しゅうかんびょう》」と改《あらた》められました。現在《げんざい》、小学生の間でも、生活習慣病《しゅうかんびょう》が増《ふ》えています。

## どうして肥満《ひまん》はいけないの？

肥満《ひまん》になると、血液《けつえき》中に余分《よぶん》な脂肪《しぼう》が多くなり、血液《けつえき》が流れにくくなります。そのため「生活習慣病《しゅうかんびょう》」とよばれるさまざまな病気にかかりやすくなります（メモ参照《さんしょう》）。また、「脂肪細胞《しぼうさいぼう》」（肥満《ひまん》の原因《げんいん》になる細胞《さいぼう》）が酸素《さんそ》をとりこんで、二酸化炭素《にさんかたんそ》を出すため、心臓《しんぞう》や肺《はい》に余計《よけい》な負担《ふたん》がかかります。

おとなになってからの肥満《ひまん》は、決まった数の脂肪細胞《しぼうさいぼう》が大きくなっていくのですが、子どもの肥満《ひまん》は脂肪細胞《しぼうさいぼう》の数そのものが増《ふ》えます。一度増《ふ》えた脂肪細胞《しぼうさいぼう》はへることはないので、子どものときに太り過《す》ぎると、おとなになっても肥満《ひまん》になりやすい体になってしまうのです。子どもの肥満《ひまん》は、さまざまな病気の種《たね》をかかえた状態《じょうたい》といえるでしょう。

## 生活習《しゅう》慣《かん》病《びょう》のおもな病気

### 糖尿病《とうにょうびょう》

エネルギー源《げん》となるブドウ糖《とう》が、筋肉《きんにく》や内臓《ないぞう》の細胞《さいぼう》に運ばれずに血液《けつえき》中にあふれ、全身のエネルギーがたりなくなります。病気が進むと、目が見えなくなったり指の先がくさってしまうこともあります。

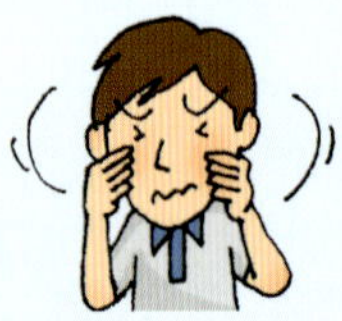

### 高血圧《こうけつあつ》

血管《けっかん》の中で血液《けつえき》の圧力《あつりょく》が高まる状態《じょうたい》をいいます。血圧《けつあつ》が高いままの状態《じょうたい》が続《つづ》くと、血《けっ》管《かん》の弾力性《だんりょくせい》がなくなってこわれやすくなり（動脈硬化《どうみゃくこうか》という）、脳卒中《のうそっちゅう》や心臓病《しんぞうびょう》を引き起こします。

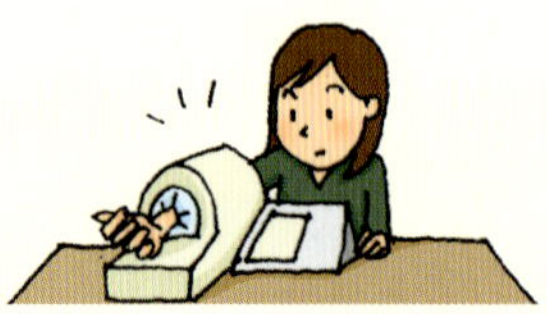

### 高脂血症《こうしけっしょう》

血液《けつえき》の中にある脂質《ししつ》（コレステロールや中性脂肪《ちゅうせいしぼう》）の量《りょう》が、必要以上《ひつよういじょう》に多い状態《じょうたい》をいいます。増《ふ》えた脂質《ししつ》は血管《けっかん》の内側《うちがわ》にたまって、血管《けっかん》がせまくなる動脈硬化《どうみゃくこうか》を起こしてしまいます。

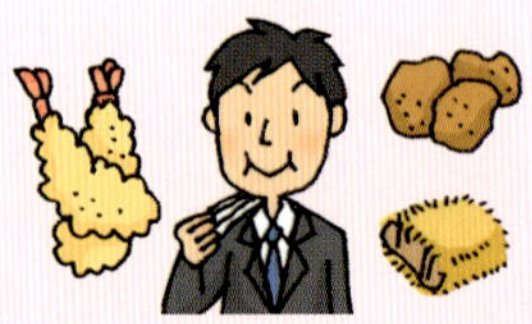

## 肥満《ひまん》にならないくらし方

肥満《ひまん》の場合、程度《ていど》によっては薬を飲んで治《なお》していくこともありますが、一時的《いちじてき》によくなっても毎日の生活習慣《しゅうかん》が変《か》わらなければまた太ることになります。

食事は1日3回きちんととり、肉ばかりでなく、ごはんや野菜、海藻類《かいそうるい》など、バランスよくなんでも食べましょう。

また、食事の量《りょう》をへらせば、すぐにやせられるという考えも大きなまちがいです。体についた脂肪《しぼう》をへらすためには、筋肉《きんにく》によって代謝《たいしゃ》（91ページ参照《さんしょう》）をよくしなければならないため、十分な筋肉《きんにく》が必要《ひつよう》となります。しっかり食事をして栄養素《えいようそ》をとらないと、体中についている筋肉《きんにく》がへってしまい、かえってやせにくい体質《たいしつ》になってしまうのです。そのほかにも、成長期《せいちょうき》にあたるこの時期に必要《ひつよう》な栄養素《えいようそ》がとれないと、成長《せいちょう》のさまたげになってしまいます。

肥満《ひまん》をさけるためには、間食をへらして食事をきちんととり、適度《てきど》な運動をして、体の筋肉《きんにく》をきたえなければなりません。運動が苦手という人も、毎日の生活の中で、できることからはじめてみましょう。

### 食事編《へん》

- 1日3回、朝昼夕に食事をとる。
- まとめ食いや早食いをやめる。
- 腹《はら》八分目でやめておく。
- 食事はゆっくりよくかんで食べる。
- 間食のとり過《す》ぎをさける。
- ねる前の食事はさける。

### 生活編《へん》

- 部屋《へや》にこもってばかりではなく、外に出て遊ぶ。
- 学校の休み時間には、校庭に出て遊ぶ。
- 塾《じゅく》や習い事の行き帰りなど、外に用事があるときはなるべく歩く。
- 買い物やそうじなど、家の手伝《てつだ》いをして体を動かす。
- エスカレーターやエレベーターはつかわない。

4章 食がつくる健康《けんこう》な体と心

### 心臓病《しんぞうびょう》

心臓《しんぞう》内の血液《けつえき》の流れが悪くなる狭心症《きょうしんしょう》や、心臓《しんぞう》内の血管《けっかん》が完全《かんぜん》につまって心臓《しんぞう》停止《ていし》などにつながる心筋梗塞《しんきんこうそく》などがあります。

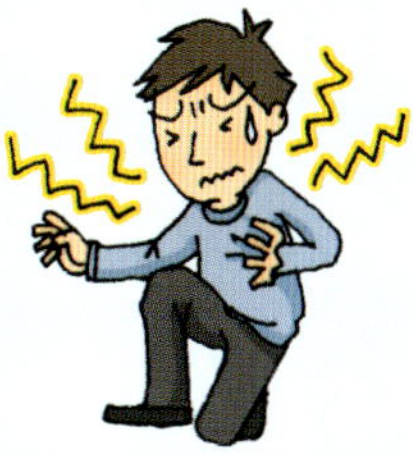

### 脳卒中《のうそっちゅう》

脳《のう》の血管《けっかん》がやぶれる脳《のう》出血や、脳《のう》の血管《けっかん》がつまる脳《のう》梗塞《こうそく》などの病気です。意識《いしき》をうしなってたおれたり、体の一部が麻痺《まひ》して動かせなくなったりします。

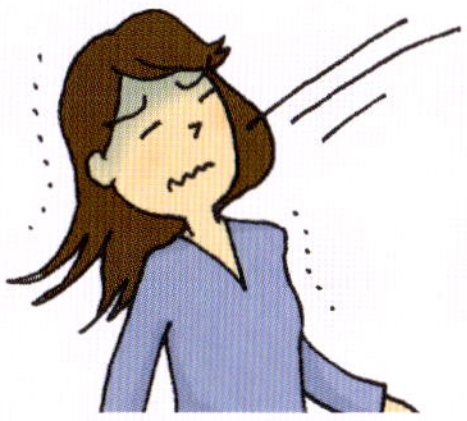

### ■放置《ほうち》するとこわい生活習慣病《しゅうかんびょう》

高脂血症《こうしけっしょう》　高血圧《こうけつあつ》

そのまま放置《ほうち》すると…

動脈硬化《どうみゃくこうか》

そのまま放置《ほうち》すると…

心臓病《しんぞうびょう》、脳卒中《のうそっちゅう》

▲高脂血症《こうしけっしょう》や高血圧《こうけつあつ》は、自覚症状《じかくしょうじょう》がほとんどありません。しかし、気がつかずにそのまま放置《ほうち》すると、そのほかの生活習慣病《しゅうかんびょう》を引き起こし、最悪《さいあく》の場合、死にいたります。

# 危《き》険《けん》な子どものダイエット

太り過《す》ぎの子どもが増《ふ》えている一方で、見た目を気にして食事をぬいたり、へらしたりといったまちがったダイエットをする子どもも増《ふ》えています。成長期《せいちょうき》のダイエットは、体にさまざまな悪影響《あくえいきょう》をあたえます。

### ■年齢別《ねんれいべつ》・やせ過《す》ぎの子どもの割合《わりあい》

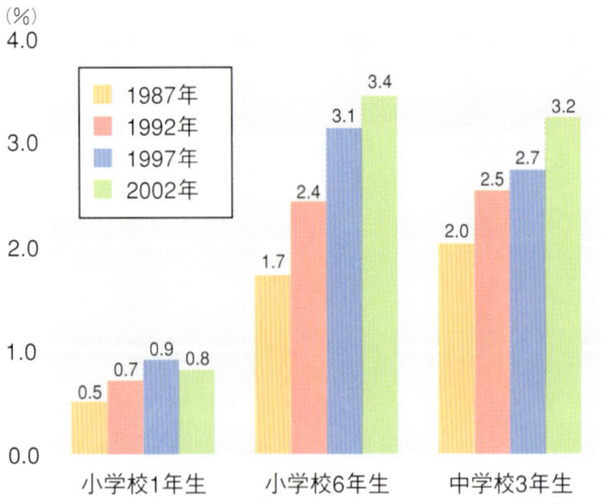


▲ここでいう「やせ過《す》ぎの子ども」とは、性別《せいべつ》・年齢別《ねんれいべつ》に身長別平均《べつへいきん》体重をもとめて、その平均《へいきん》体重の80%以下《いか》の人としています。どの世代も、年々やせ過《す》ぎの子どもが増《ふ》えています。

資料《しりょう》：文部科学省《もんぶかがくしょう》「平成14年学校保健統計調査《がっこうほけんとうけいちょうさ》」

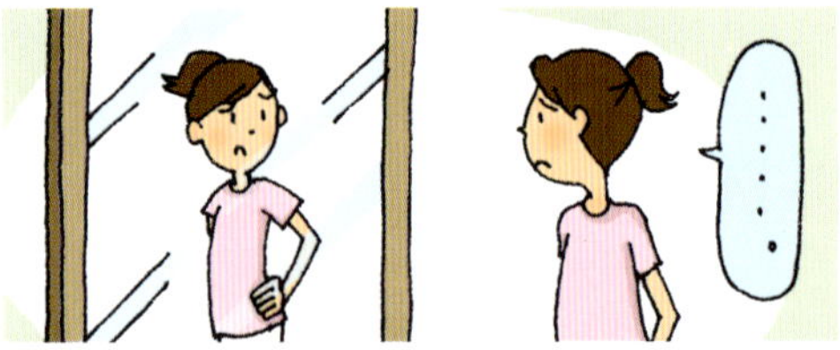


## 正しいダイエットの意味

最近《さいきん》は小学生でも、太り過《す》ぎを気にしてダイエットをする子がいます。まったく太っていないのに、自分では「太っている」と思いこんでしまい、ダイエットをはじめる子も多いといいます。また、友だちがなにげなく「太っているね」といったことがきっかけで、無茶《むちゃ》なダイエットをしてしまうこともあるようです。

ダイエットとは、本来「食事療法《りょうほう》」（食事により病気を治療《ちりょう》すること）などの意味があります。しかし最近《さいきん》は、「食事を制限《せいげん》して体重をへらすこと」の意味でつかうことが多く、食事をぬいたり、へらし過《す》ぎたりといったまちがったダイエット法《ほう》も広まっています。

成長期《せいちょうき》にまちがったダイエットをすると、体に栄養素《えいようそ》がいきわたらず、体の成長《せいちょう》をさまたげたり、将来《しょうらい》、病気になる危険《きけん》が高くなります。もし、本当に太っていて体重の調整が必要《ひつよう》だとしても、医師《いし》や栄養士《えいようし》など、専門《せんもん》の知識《ちしき》のある人に相談して、栄養素《えいようそ》のバランスを考え、適度《てきど》な運動をとり入れた正しいダイエットを行うようにしましょう。

## おしえて！　ダイエットが必要《ひつよう》な人って？

やせたいと思っている人は、本当にダイエットが必要《ひつよう》なのでしょうか？　それをはっきりさせるためには、「適正《てきせい》体重」を知ることが大切です。119ページの計算式で適正《てきせい》体重を再度《さいど》確認《かくにん》してみましょう。

また、小学生の場合、この式にぴったりあてはまらないこともあります。割《わ》り出された適正《てきせい》体重はおおよそのめやすと考えましょう。

**身長140cmの女子の場合**
1.4m×1.4m×21＝41.16kg
41kg前後が適正《てきせい》体重

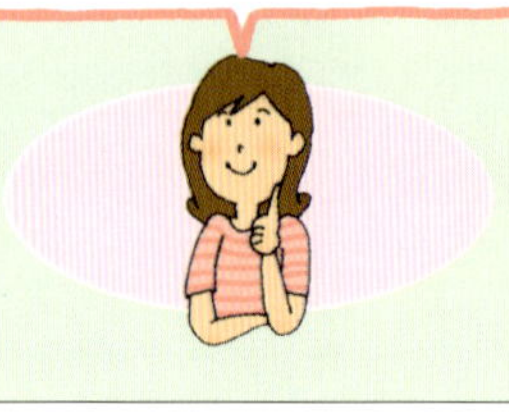

**身長140cmの男子の場合**
1.4m×1.4m×22＝43.12kg
43kg前後が適正《てきせい》体重

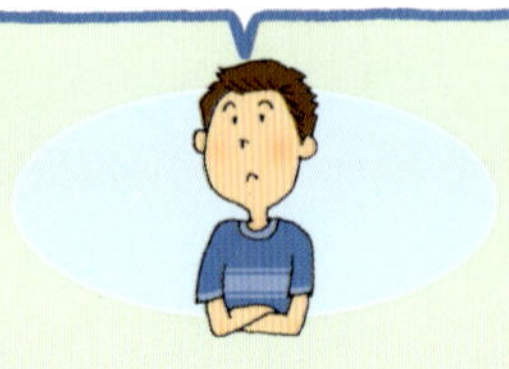

## 成長期《せいちょうき》にダイエットするとこんな危険《きけん》が…

### 体の成長《せいちょう》に悪影響《あくえいきょう》をおよぼす

成長《せいちょう》に必要《ひつよう》な栄養素《えいようそ》が体にいきわたらなくなり、体を構成《こうせい》する組織《そしき》がうまくつくられなくなります。背《せ》がのびなくなったり、病気にかかりやすくなったりします。

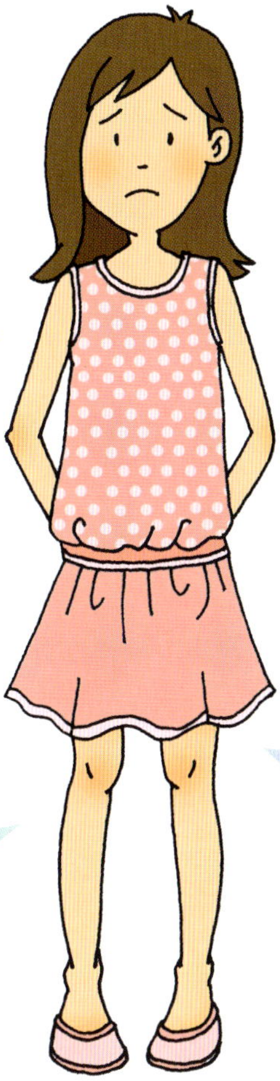

### 骨《ほね》が弱くなる

カルシウムが不足《ふそく》し、ちょっとしたことでも骨折《こっせつ》しやすくなります。骨《ほね》を構成《こうせい》するカルシウムなどの成分量《せいぶんりょう》は成長期《せいちょうき》や思春期《ししゅんき》には増加《ぞうか》しますが、40歳《さい》を過《す》ぎるころからはへる一方です。カルシウムをためることができるのは、この時期だけなのです。

### 筋肉《きんにく》がつかなくなる

食事量《りょう》がへってタンパク質《しつ》がたりなくなると、筋肉《きんにく》の量《りょう》もへってしまいます。栄養分《えいようぶん》をとり入れ、体の中でいらなくなったものを外に出す代謝《たいしゃ》(91ページ参照《さんしょう》)もにぶり、内臓《ないぞう》や神経《しんけい》がきちんと働かなくなります。

### 赤ちゃんができにくくなる!?

女子の場合は、女性《じょせい》ホルモンの働きがにぶるため、将来《しょうらい》赤ちゃんを産《う》むのに必要《ひつよう》な、女性特有《じょせいとくゆう》の臓器《ぞうき》(子宮《しきゅう》や卵巣《らんそう》)の発達《はったつ》がそこなわれます。女性《じょせい》ホルモンの働きが活発になるこの時期のダイエットは、おとなになってから、赤ちゃんができにくくなる可能性《かのうせい》さえあるのです。



## 知ってる?

## 過食症《かしょくしょう》と拒食症《きょしょくしょう》

無理《むり》なダイエットをきっかけに、「摂食障害《せっしょくしょうがい》」という病気になってしまうことがあります。摂食障害《せっしょくしょうがい》には、極端《きょくたん》に食べ過《す》ぎてしまう「過食症《かしょくしょう》」と、体が食べ物を受けつけなくなってしまう「拒食症《きょしょくしょう》」の2つがあります。

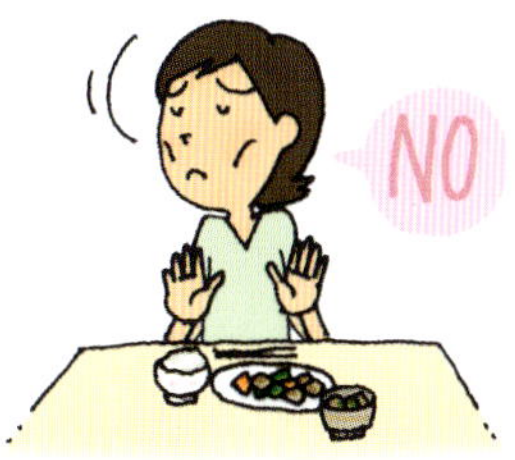


ダイエットで目標《もくひょう》の体重になっても、自分ではまだ太っていると思いこみ、無理《むり》な減量《げんりょう》を続《つづ》けると拒食症《きょしょくしょう》になります。また、ダイエットのストレスから、反動で極端《きょくたん》にたくさん食べ過《す》ぎて、過食症《かしょくしょう》になることもあります。この場合、食べたことを後悔《こうかい》して、自分の指を口につっこんで吐《は》いたり、下剤《げざい》をいっぱい飲んでひどい下痢《げり》をするケースもあります。拒食《きょしょく》と過食《かしょく》をくり返すケースも多くあります。

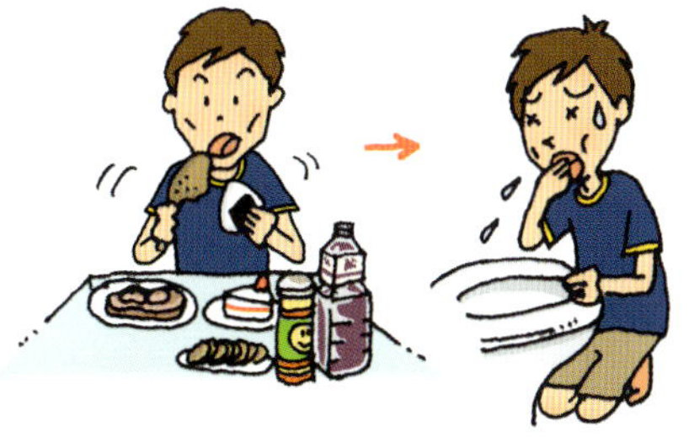

摂食障害《せっしょくしょうがい》はたんなる「やせ過《す》ぎ」とはちがう心の病気です。ほうっておくと、命を維持《いじ》できないほど体重がおちてしまう危険《きけん》もあります。

# 健康《けんこう》な体を維持《いじ》するために

ここまで見てきたように、現代《げんだい》の日本の子どもたちの体には、さまざまな症状《しょうじょう》が見られます。そしてその症状《しょうじょう》の多くは、食生活が大きく関《かか》わっています。病気に負けない強い体をつくるには、どうしたらよいのでしょう。

### メモ 自然治癒力《しぜんちゆりょく》

健康《けんこう》を維持《いじ》するために、わたしたちの体に自然《しぜん》にそなわっている力。体の機能《きのう》のバランスをたもったり、病原菌《びょうげんきん》など異物《いぶつ》の侵入《しんにゅう》をふせいで体を守ったり、傷《きず》ついたり古くなったりした細胞《さいぼう》を修復《しゅうふく》し、新しいものに交換《こうかん》したりします。

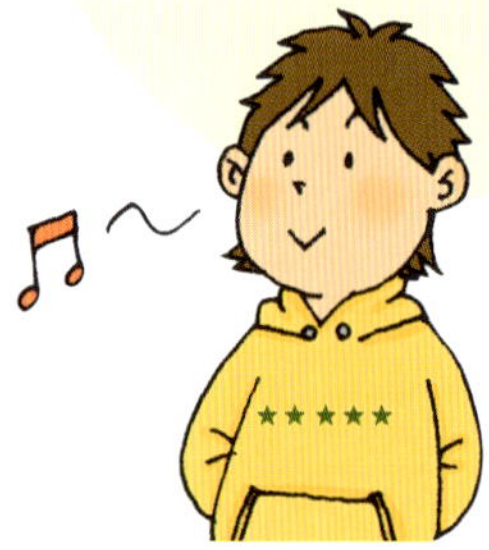

## 食事と病気の関係《かんけい》

わたしたちの体は、いろいろな病気にかかります。風邪《かぜ》などの病気は、ウイルスや細菌《さいきん》などの感染《かんせん》によって発症《はっしょう》しますが、おなじ病原菌《びょうげんきん》が体に侵入《しんにゅう》しても、病気が発症《はっしょう》する人としない人、発症《はっしょう》しても症状《しょうじょう》が重くなる人と軽くすむ人がいます。なぜでしょう。

わたしたちの体には、傷《きず》ついたり、病気になったりすると、病気に抵抗《ていこう》しようとしたり、回復《かいふく》しようとしたりする力がそなわっています。これを「自然治癒力《しぜんちゆりょく》」といいます。この自然治癒力《しぜんちゆりょく》がうまく機能《きのう》する人としない人とでは、病気への抵抗力《ていこうりょく》が変《か》わってきます。そしてその自然治癒力《しぜんちゆりょく》の機能《きのう》を高めるのが、毎日の規則《きそく》正しい生活とバランスのよい食事なのです。

## おしえて! 食事をぬくとどうなるの?

健康《けんこう》な体をたもつためには、体を構成《こうせい》している基本的《きほんてき》な栄養素《えいようそ》をしっかりとらなければなりません。体にとって大切な栄養素《えいようそ》のうち、どれか1つでも不足《ふそく》すると病気になってしまう可能性《かのうせい》があるからです。

毎日の食事で、必要《ひつよう》な栄養素《えいようそ》を意識《いしき》しながら食べることを心がけましょう。

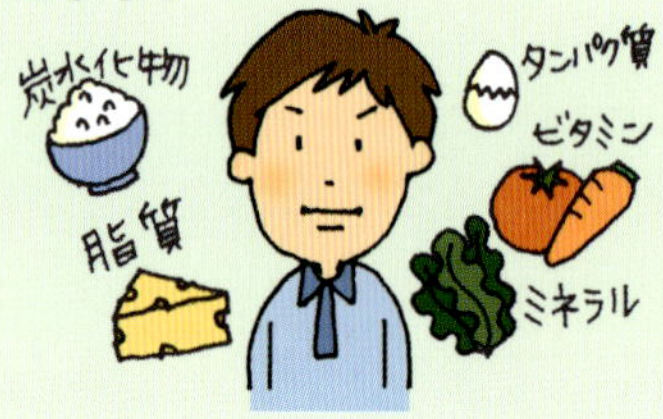


### ■栄養素《えいようそ》がたりないと体調が悪くなる

| 栄養素《えいようそ》の名前 | 不足《ふそく》するとどうなる？ |
| --- | --- |
| 炭水化物《たんすいかぶつ》 | 体を活動させるエネルギーがたりなくなる。元気が出なくなったり脳《のう》の働きがにぶったりする。 |
| 脂質《ししつ》 | 体を活動させるエネルギーがたりなくなったり、細胞《さいぼう》の働きが低下《ていか》したりする。つかれやすくなり、やせてくる。 |
| タンパク質《しつ》 | 筋肉《きんにく》、内臓《ないぞう》、皮膚《ひふ》、髪《かみ》の毛《け》、つめなどがつくれなくなる。皮膚《ひふ》があれ、病気にかかりやすくなる。 |
| ビタミン | 病気への抵抗力《ていこうりょく》がなくなったり、血管《けっかん》や骨《ほね》がもろくなる。すぐに風邪《かぜ》をひいたり精神不安定《せいしんふあんてい》になったりする。 |
| ミネラル | 栄養素《えいようそ》を体にとりこみにくくなったり、骨《ほね》や歯《は》の発育がおくれたりする。食欲不振《しょくよくふしん》をまねき、ストレスに弱くなる。 |

# 健康《けん》《こう》な体をつくろう

健康《けんこう》の基本《きほん》は、食事、運動、休養《きゅうよう》の3つです。早寝《はやね》を心がければ朝の目覚《めざ》めもよく、食事をおいしく食べられるようになります。食事がきちんととれれば体の中のリズムが整い、体調がよくなります。さらに運動をして体をきたえることで、強い体がつくられていきます。毎日の生活の中で、無理《むり》なくできることを考えてみましょう。

## バランスのとれた食事

きらいな食べ物にも、体を健康《けんこう》にする栄《えい》養素《ようそ》がたくさんふくまれています。

また、1つの食品だけですべての栄養素《えいようそ》をカバーすることはできませんので、多くの食品の中から、すこしずつ栄養素《えいようそ》をとることが大切です（2、3章参照《さんしょう》）。

自分にちょうどよい分量《ぶんりょう》を、1日3回きちんと食べます。また、かたいものはしっかりかむよう心がけます。肉や魚、野菜、ごはんなど、なるべく多くの種類《しゅるい》を食べるようにしましょう。

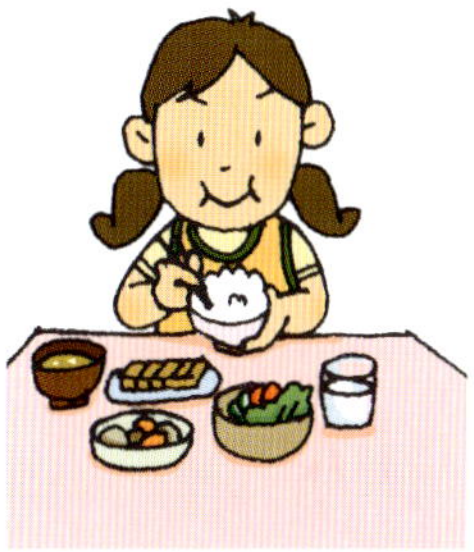

## 適度《てきど》な運動

運動は、筋肉《きんにく》をきたえるうえで欠《か》かせません。歩いたり走ったりするには、筋肉《きんにく》の力が必要《ひつよう》です。太りにくい体をつくるにも筋肉《きんにく》が必要《ひつよう》です。また、運動は体をきたえるだけでなく、気分もスッキリさせます。

学校の休み時間には、ボール遊びやかけっこをしたり、休日も天気がいいときはなるべく外で遊びましょう。家族で出かけるときは、車ではなく、自転車で遠乗りするのも楽しいものです。

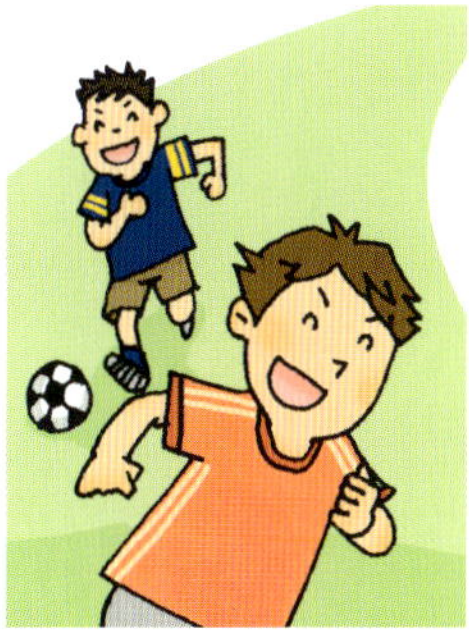

## 十分な休養《きゅうよう》

昼間、十分に体を動かしたら、夜は睡眠《すいみん》時間をたっぷりとって体を休める必要《ひつよう》があります。ねている間には成長《せいちょう》するために必《ひつ》要《よう》な「成長ホルモン」（12ページ参照《さんしょう》）も分泌《ぶんぴつ》されます。決まった時間にねることで、生活リズムも整います。

夜はなるべく早くねましょう。はじめはうまくねむれなくても、毎日決まった時間にふとんに入ると、自然《しぜん》にねむれるようになります。次の日、気持ちよく過《す》ごすためにも、しっかり休みましょう。

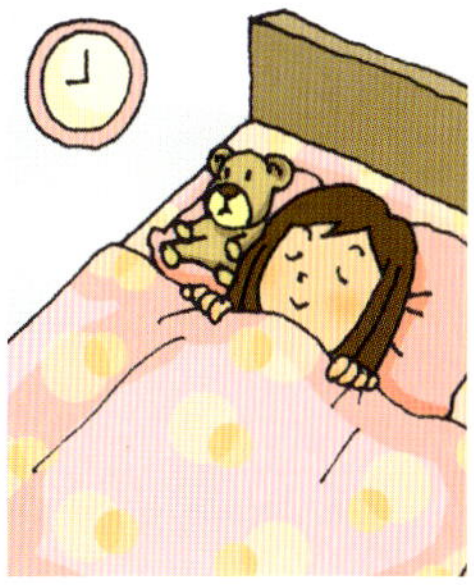

# ひとり食べは体に悪い？

食事は、たんに栄養素《えいようそ》を体にとりこむことだけが目的《もくてき》ではなく、いっしょに食べる人との会話を楽しむ場でもあります。食卓《しょくたく》のふんいきが、わたしたちの心や体にどのような影響《えいきょう》をあたえるのか考えてみましょう。

■だれと食事をしている？

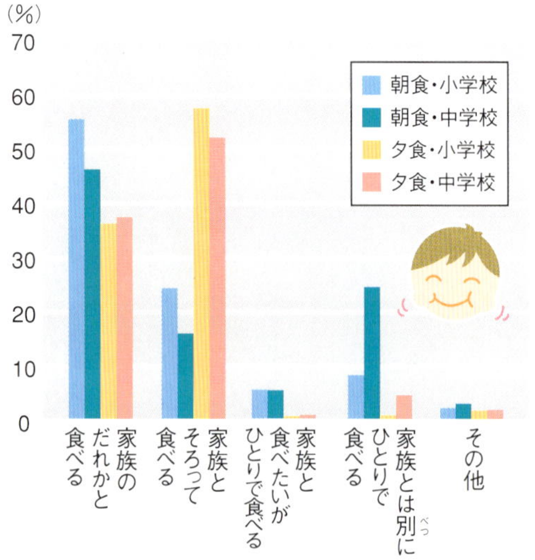


▲中学生では、朝ごはんをひとりで食べる人が小学生の2倍以上《いじょう》になっています。また、小・中学生ともに、夕ごはんより朝ごはんのほうがひとりで食事をしている人が多くなっています。

資料《しりょう》：日本スポーツ振興《しんこう》センター「児童生徒《じどうせいと》の食生活等実態調査《じったいちょうさ》」平成12年度

## さびしい食事は体調不良《ふりょう》のもと

最近《さいきん》、けが以外《いがい》の理由で保健室《ほけんしつ》に行く子どもが増《ふ》えているといいます。「おなかがいたい」「気持ち悪い」「めまいがする」といった症状《しょうじょう》で保健室《ほけんしつ》にやってくる子どもたちに聞いてみると、「朝ごはんをきちんと食べない」という子のほかに、「ごはんはひとりで食べている」と答える子が多いそうです。

家族がいても、ひとり（または兄弟など子どもだけ）でごはんを食べていることを「孤食《こしょく》」といいます。孤食《こしょく》は、なぜ体調を悪くするのでしょうか?　その理由は、まず、主菜《しゅさい》・副菜《ふくさい》がそろいづらく、すきなものしか食べなくなって、栄養素《えいようそ》のバランスが悪くなってしまうことです。さらに、ひとりで食事をするさびしさが体にも大きな影響《えいきょう》をあたえるからです。心と体の働きはとても深いつながりがあり、心に元気がないと体の働きも弱まってしまうのです。

### ひとりで食べると…

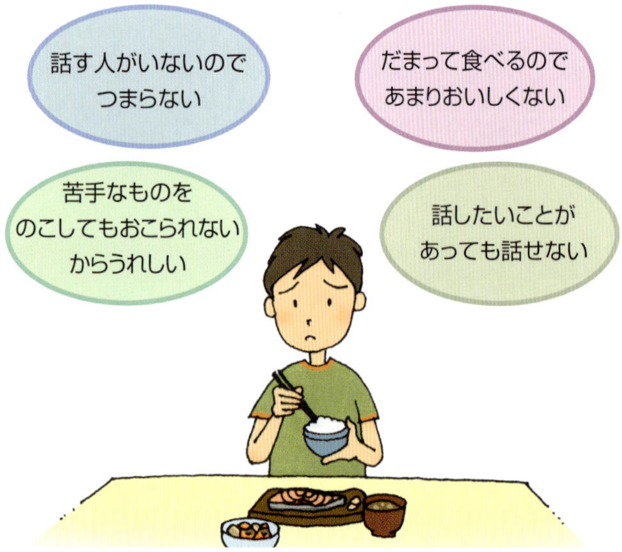

話す人がいないのでつまらない
だまって食べるのであまりおいしくない
苦手なものをのこしてもおこられないからうれしい
話したいことがあっても話せない


### みんなで食べると…

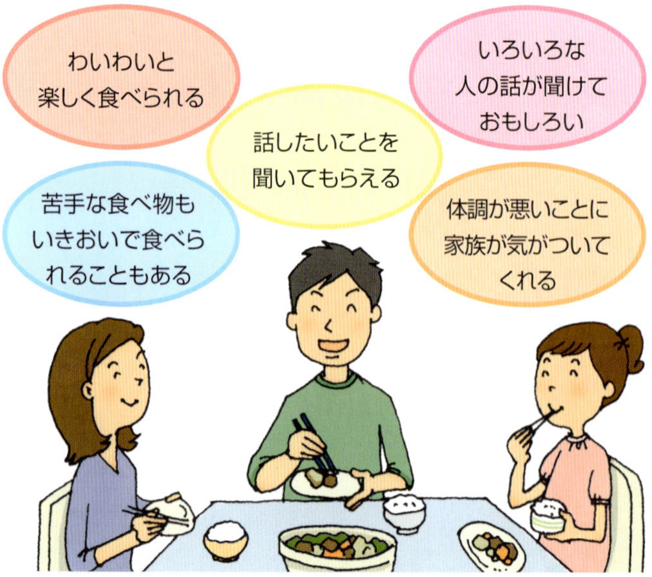

わいわいと楽しく食べられる
いろいろな人の話が聞けておもしろい
話したいことを聞いてもらえる
苦手な食べ物もいきおいで食べられることもある
体調が悪いことに家族が気がついてくれる

## 家族で食べることの大切さ

「食」という行動は、家族のコミュニケーションの基本《きほん》です。家族がそろって食事をすることがへってくると、親子関係《かんけい》が疎遠《そえん》になり、精神的《せいしんてき》にも落ちつきをうしなっていく子どもが増《ふ》えていくといわれています。体の不調《ふちょう》をうったえる子どもに、自分の家の食事風景《ふうけい》を絵にしてもらうと、ひとりぼっちで食事をしている絵をえがく子が多いそうです。このことからも、食事が体と心の健康《けんこう》に、大きく関《かか》わっていると考えられます。

家族で食事をし、その日にあったことを話すことは、わたしたちの気持ちを安定させ、家族のきずなを深めることにつながるのです。

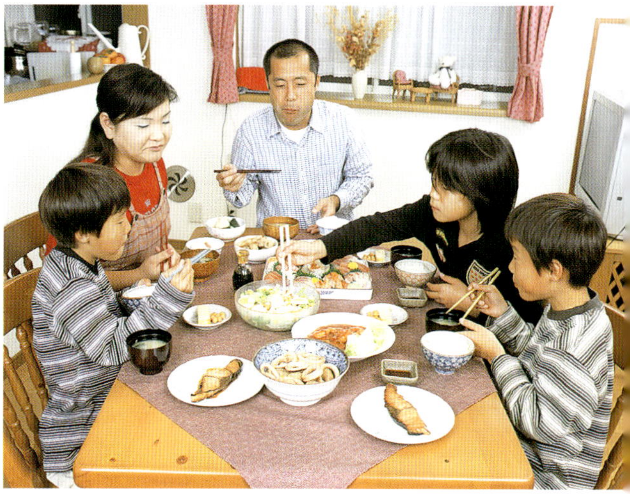

▲家族がそろって食事をすることがむずかしい家庭が増《ふ》えています。おたがいに工夫《くふう》をして、家族で食事をする回数を増《ふ》やしましょう。



### 時間のズレはこうしてカバーしよう

それぞれがいそがしく、いっしょに食卓《しょくたく》をかこめないことが多いという家もあるでしょう。そんな場合はちょっと意識《いしき》して、いっしょに食事ができる機会《きかい》をつくり出してみましょう。おたがいに「食事の時間をいっしょに過《す》ごすにはどうしたらいいのか?」と考えるだけで、いっしょに食事を楽しむチャンスは増《ふ》えていくはずです。

●夕ごはんをいっしょに食べるのが無理《むり》なら、朝ごはんだけでも時間を合わせてみましょう。いちばん早く出かける人に合わせて早起きしてみては?

●ふだんの日は時間がバラバラになってしまうという場合は、休みの日だけでも、いっしょに食事をするよう心がけます。休日は家族のきずなを深めるよいチャンスです。

●家族の誕生日《たんじょうび》や記念日《きねんび》だけは、おたがい予定《よてい》を調整して、家族で食事を楽しんではどうでしょうか。平日が無理《むり》ならその週末に予定を組むなどしましょう。

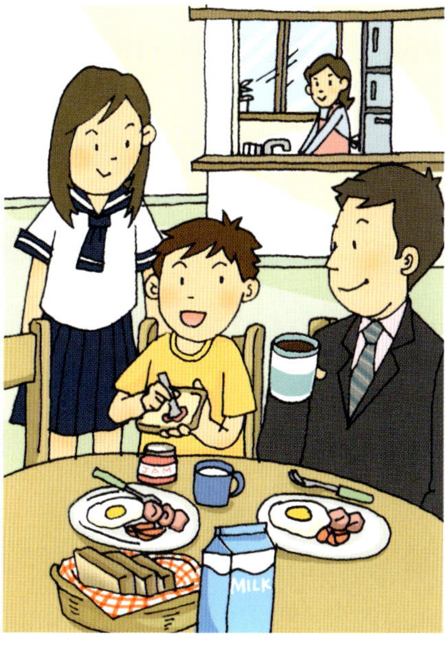


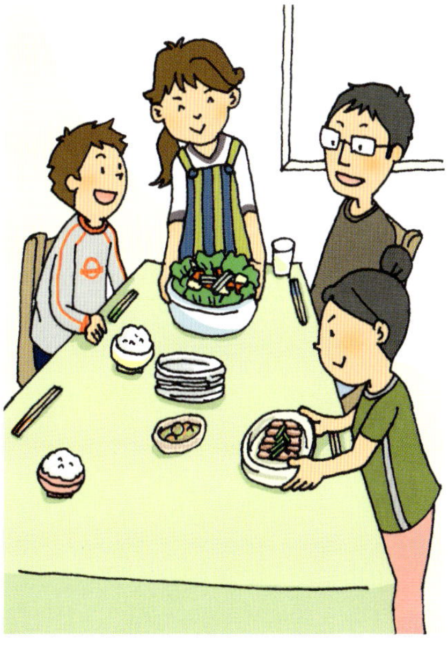

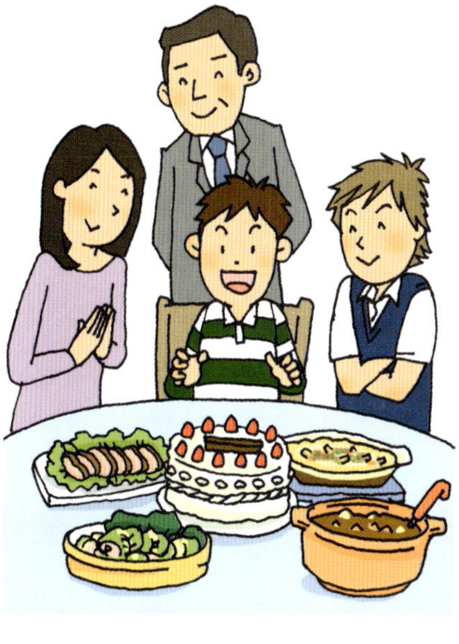

# 食事の手伝《てつだ》いから学べること

家で食べる毎日の食事は、だれが用意していますか？　食事の用意の手伝《てつだ》いは、実際《じっさい》にしてみると意外におもしろく、そのうえ役に立つことがたくさんあります。

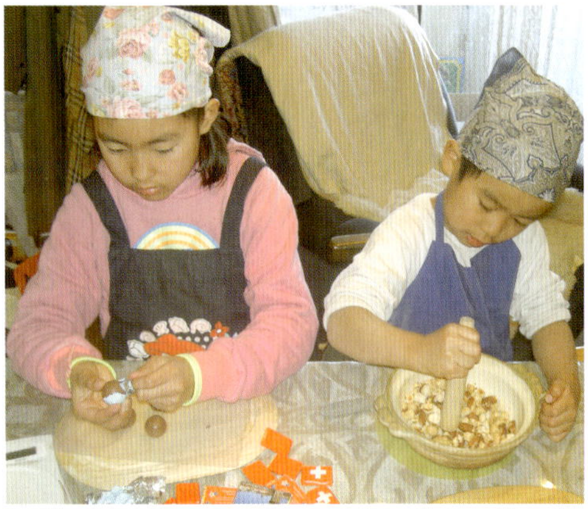

▲どんなことでもかまいませんので、できることから手伝《てつだ》いをはじめ、すこしずついろいろなことに挑戦《ちょうせん》していきましょう。

## わたしたちの食事はだれがつくっている？

わたしたちは毎日あたりまえのように食事をしていますが、だれかがつくってくれなければ食べることはできません。しかし毎日欠《か》かさず食事の用意をすることは、とてもたいへんなことです。

家の人は、体の調子が悪くても、メニューがなかなか考えつかなくても、休むことなくわたしたちのために食事をつくってくれています。つくってくれた人へのお礼の気持ちをこめて、「いただきます」「ごちそうさま」という感謝《かんしゃ》の言葉をいいましょう。そして食事の用意の手伝《てつだ》いを通して、食べているだけでは気づかなかった、料理《りょうり》をつくることのおもしろさを発見してみてはどうでしょう。

## 知ってる？

### 世界の国ごとのお手伝《てつだ》い事情《じじょう》

国によって、食事の用意の手伝《てつだ》いをしている子どもの割合《わりあい》にはちがいがあります。日本の子どもはほかの国にくらべると、食事をつくることにはあまり関《かか》わらないようです（右グラフ参《さん》照《しょう》）。日本の子どもは食材《しょくざい》の買い物に行くことも少ないという調査結果《ちょうさけっか》もあります。

後かたづけをする子どもはほかの国の子どもより多いという調査結果《ちょうさけっか》がありますが、後かたづけだけでなく、食事づくりに関《かか》わると、食べ物に関《かん》するいろいろなことを知ることができます。

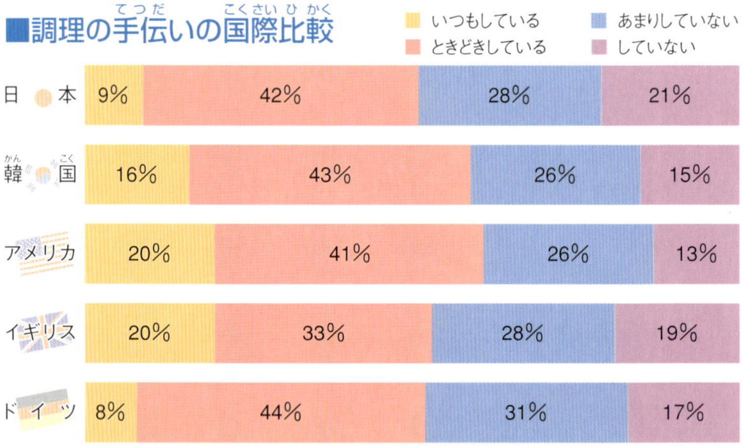


▲日本にくらべて、アメリカやイギリスでは、いつも調理の手伝《てつだ》いをしている子どもが多いことがわかります。

資料《しりょう》：子どもの体験《たいけん》活動研究会「子どもの体験《たいけん》活動に関《かん》する国際比較調査《こくさいひかくちょうさ》」（1999）

## 手伝《てつだ》いをする意味を考えよう

料理《りょうり》はおとながするものだから自分たち子どもには関係《かんけい》ないと思っていませんか？　食事は人間が生きていくうえでけっして欠《か》かせないことです。「関係《かんけい》ない」ではすませられません。

からいカレーにりんごを入れると、味がまろやかになっておいしくなったり、チョコレートを入れると味がしっかりしたりするのを知っていますか?　このように、料理《りょうり》の手伝《てつだ》いをすると、「食」に関《かん》する意外な知識《ちしき》を得《え》ることができます。

また形がふぞろいでも、自分で切った食材《しょくざい》が入った料理《りょうり》はなぜかおいしく食べられるものです。手伝《てつだ》いをしているうちに、いつの間にかすききらいがなくなっていることもあるでしょう。

自分が用意した料理《りょうり》を、家族が「おいしい」といって食べてくれたら、とてもうれしいものです。食事づくりの手伝《てつだ》いは、おうちの人にとっても自分にとっても、楽しいひとときになるはずです。

### 知ってる?

### 料理《りょうり》の手伝《てつだ》いには こんないいことが！

料理《りょうり》の手伝《てつだ》いを通して得《え》られることは、想像以上《そうぞういじょう》にたくさんあります。いろいろな手伝《てつだ》いをして食の楽しみを広げましょう。

・いっしょに料理《りょうり》をすることで親子の会話が増《ふ》える。
・自分がつくった料理《りょうり》はのこしたくないという気持ちから、すききらいがへる。
・食材《しょくざい》の食べられる部分とすてる部分がわかり、食事をのこすことがもったいないと感じるようになる。
・食べ物の旬《しゅん》を知ることで、それぞれの季節《きせつ》を感じることができる。
・野菜や魚の名前がおぼえられる。
・切り身でしか見たことのない魚の全体の姿《すがた》を見られる。

## できることから手伝《てつだ》ってみよう

●家の人といっしょに買い物に行ってみよう

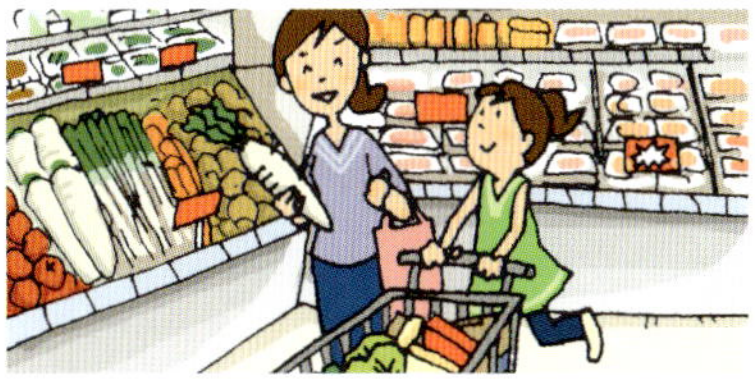

▲新鮮《しんせん》なものの見分け方、良質《りょうしつ》なものの見分け方、料理《りょうり》に合った食材《しょくざい》の選《えら》び方を学ぼう。

●食卓《しょくたく》の準備《じゅんび》をしてみよう

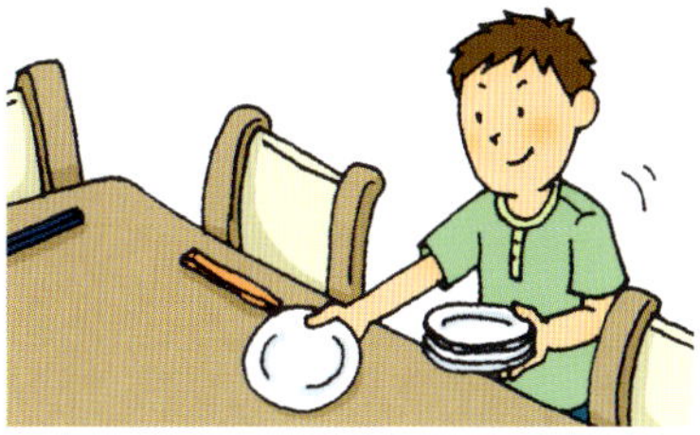

▲おはしやお皿をならべる手伝《てつだ》いからやってみよう。

●野菜の皮むきをしてみよう

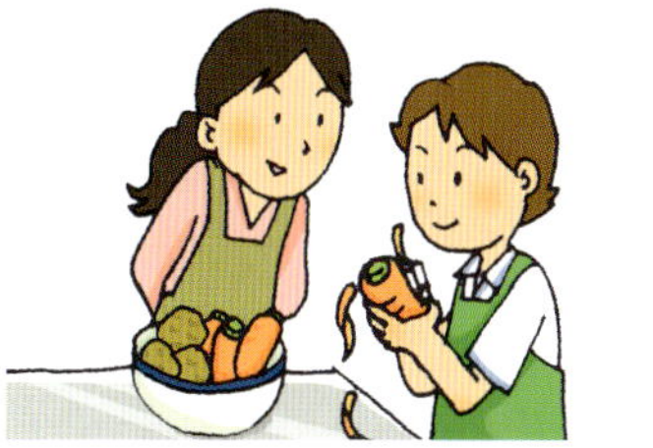

▲まだ包丁《ほうちょう》をつかう自信《じしん》がないときは、けがの危険《きけん》が少ない皮むき器《き》で料理《りょうり》に参加《さんか》しよう。

●野菜の下ごしらえをしてみよう

▲野菜の苦味などをとりのぞく「アクぬき」の方法《ほうほう》もいろいろ。生《なま》で食べられるもの、食べられないものを知ろう。

●味つけをしてみよう

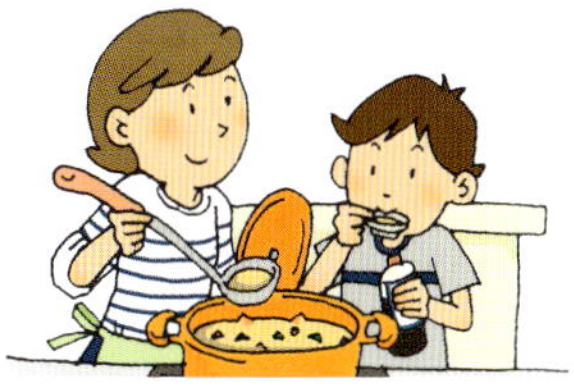

▲どんな調味料《ちょうみりょう》をどのくらい入れるとおいしくなるか、味見をしながらためしてみよう。

●料理《りょうり》を盛《も》りつけてみよう

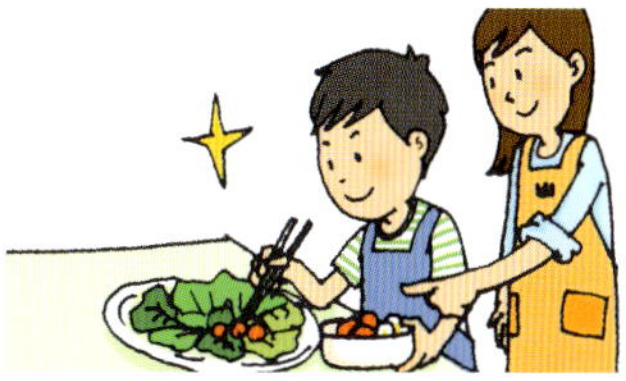

▲バランスを考え、彩《いろど》りよく盛《も》りつけてみよう。

# 楽しい食事で健康《けんこう》になろう

家族や友だちと仲良《なかよ》く食事をしたり、いっしょに食事の用意をしていると、とても楽しく、あたたかい気持ちになります。楽しい食事は、心だけでなく、体にもよい影響《えいきょう》をあたえるのです。

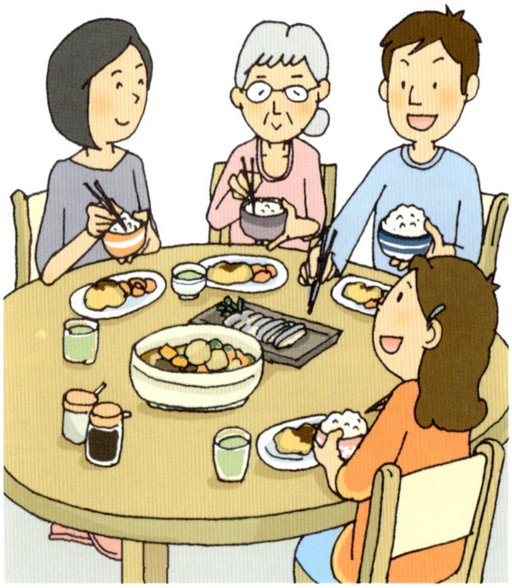

## みんなで食卓《しょくたく》をかこむ幸せ

テレビなどの娯楽《ごらく》が少なかった、昭和《しょうわ》30年代以前《いぜん》にくらしていた人たちにとって、食事は家族と過《す》ごす大切な時間でした。その日にあった出来事を報告《ほうこく》しあい、ときには相談しあうのが食事の時間でした。今でも家族でどこかへ出かける計画を立てるときなどは、みんなで食卓《しょくたく》に集まることが多いですね。

また家族だけでなく、親しい友だち同士《どうし》でわいわい食事をするのも楽しいものです。給食の時間や遠足のお弁当《べんとう》が楽しいのは、気のあった仲間《なかま》たちといろいろなことを話し、笑《わら》いあいながらコミュニケーションがとれるからです。楽しい食事は体も心もすこやかにしてくれます。

## おしえて! 楽しい食事はどうして健康《けんこう》にいいの？

つまらない気持ちで食事をするよりも、楽しい気持ちで食事をするほうが、健康《けんこう》によいことがわかっています。具体的《ぐたいてき》には、右のような効果《こうか》があります。

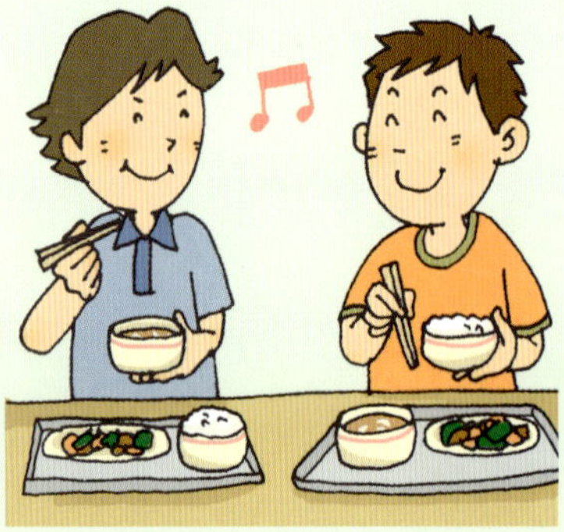

**胃腸《いちょう》の働きがよくなる**

楽しい気持ちでリラックスしているときは、副交感神《ふくこうかんしん》経《けい》（112ページ参照《さんしょう》）の働きが活発になり、胃液《いえき》がほどよく出てきます。そのため胃腸《いちょう》の働きがスムーズになり、食べたものの消化《しょうか》・吸収《きゅうしゅう》がとてもよくなります。

**病気にかかりにくい体になる**

楽しいとよく笑《わら》いますが、笑《わら》うことは脳《のう》への刺激《しげき》になります。気持ちいい、楽しいと感じると、脳内《のうない》にβ《ベータ》—エンドルフィンという物質《ぶっしつ》が分泌《ぶんぴつ》されます。β《ベータ》—エンドルフィンは病原菌《びょうげんきん》を殺《ころ》し、体をじょうぶにする働きをします。

**だ液《えき》がたくさん出る**

ひとりでさびしい気持ちになっているときよりも、だれかといっしょになごやかなふんいきで食事をしているほうが、副交感神経《ふくこうかんしんけい》の働きが盛《さか》んになって、だ液《えき》がたくさん出てきます。だ液《えき》は、ばい菌《きん》を殺《ころ》し、食べ物を飲みこみやすくする役割《やくわり》を果《は》たします。

# 食事を楽しもう

楽しく食事をするために、できることはなんでしょうか？　すぐにできそうな「食事を楽しむコツ」をまとめました。家族の人にも協力《きょうりょく》してもらって、やれることからはじめてみましょう。

## 1 買い物や食卓《しょくたく》の準備《じゅんび》など食事づくりに参加《さんか》する

食事の準備《じゅんび》に関《かか》わると、自分が食べるものへの興味《きょうみ》がわいてきます。

また買い物のときにあった出来事や、その日のメニューについて話すことで、家族の話題も広がります。

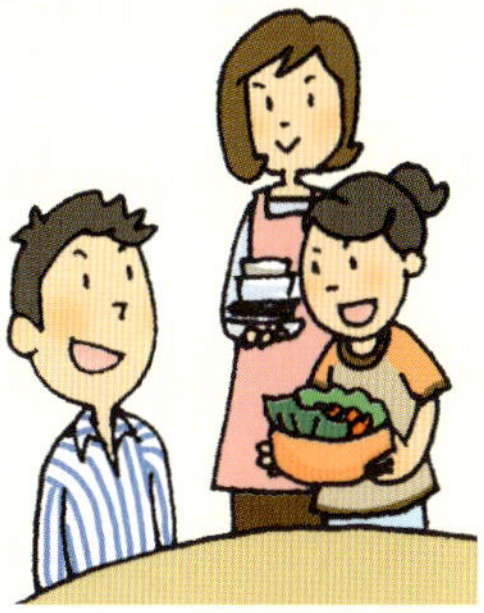

## 2 なるべく時間を合わせて、家族といっしょに食事をとる

塾《じゅく》や習い事などでいそがしいかもしれませんが、一日のうち、最低《さいてい》でも1回は家族のだれかといっしょに食事をしましょう。家族の協力《きょうりょく》も必要《ひつよう》なので、どうしたらそれが可能《かのう》になるか、よく話し合いましょう。

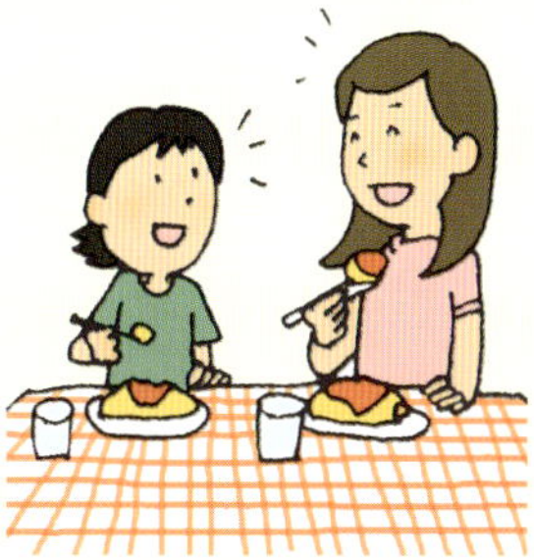

## 3 食事は30分以上《いじょう》かけて、ゆったりと食べる

家族がいっしょにいても、会話もないまま食べるだけ食べて席《せき》を立ってしまっては、あまり意味がありません。テレビを消して、ゆっくりと会話を楽しみながら食べましょう。

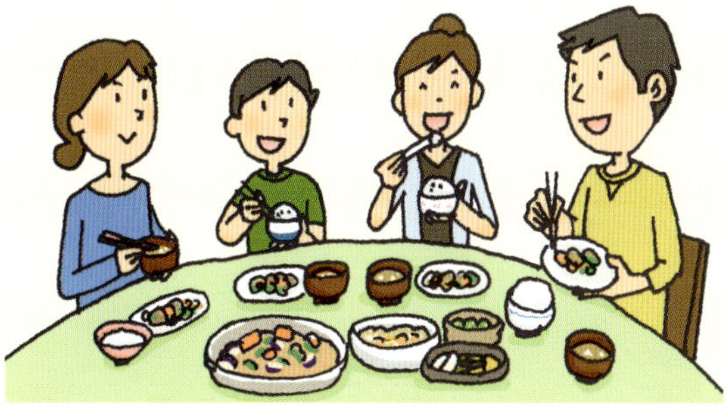

## 4 食べ終わったら、後かたづけまで手伝《てつだ》う

調理《ちょうり》からはじまり、食器《しょっき》をかたづけるところまでが食事の時間です。食べ終わったら食器《しょっき》を運び、洗いものやかたづけを積極的《せっきょくてき》に手伝《てつだ》いましょう。自分の役割《やくわり》を果《は》たすことで、充実《じゅうじつ》した気持ちで食事を終えることができます。

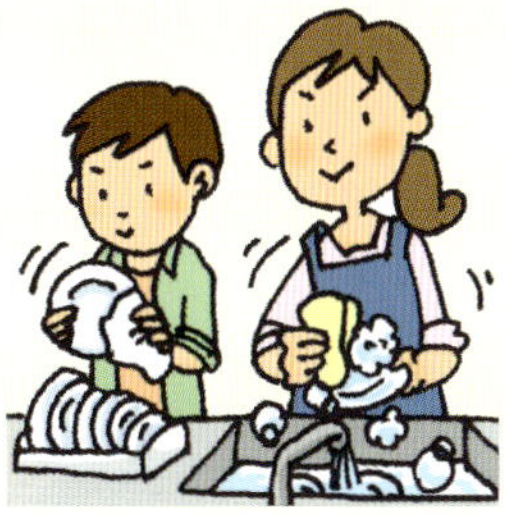

## 5 給食はマナーを守りながら、みんなで仲良《なかよ》く食べる

学校給食は、友だちとの楽しいおしゃべりがおいしさを引き立てます。学校には大勢《おおぜい》の人がいますから、おたがいに気づかいあうことが大切です。まわりの人の迷惑《めいわく》にならないように、マナーを守りながら、楽しく食べましょう。

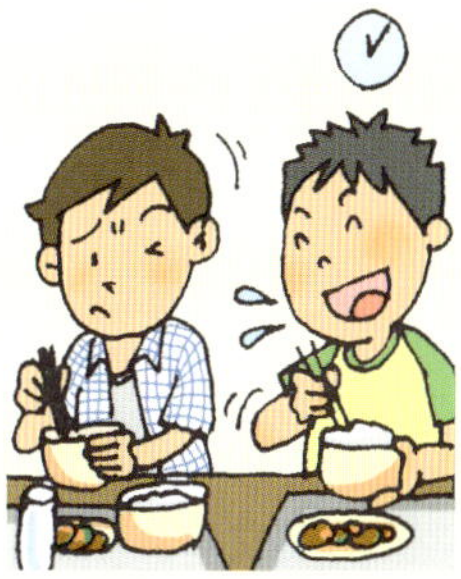

# こんなとき、こんな料理《りょうり》！

毎日のバランスのよい食事が健康維持《けんこういじ》の基本《きほん》ですが、食べ物の組み合わせや調理の工夫《くふう》で、体を元気にする食事ができます。体調ごとにいくつか料理《りょうり》を紹介《しょうかい》しますので、ぜひ挑戦《ちょうせん》してみてください。

## 貧血気味《ひんけつぎみ》で顔色が悪いとき

貧血気味《ひんけつぎみ》で顔色が悪いときは、鉄分の中でも体への吸収《きゅうしゅう》がよい「ヘム鉄」をとるように心がけましょう。肉や魚介類《ぎょかいるい》に多くふくまれています。

### しじみと春菊《しゅんぎく》の牛乳《ぎゅうにゅう》みそ汁《しる》

しじみは鉄分《てつぶん》とビタミンB《ビー》$_1$、B《ビー》$_2$が多くタンパク質《しつ》も良質《りょうしつ》です。春菊《しゅんぎく》のビタミンC《シー》とビタミンA《エー》、牛乳《ぎゅうにゅう》のカルシウムが入っているみそ汁《しる》にすると、さらに栄養素《えいようそ》を効率《こうりつ》よくとりこめます。

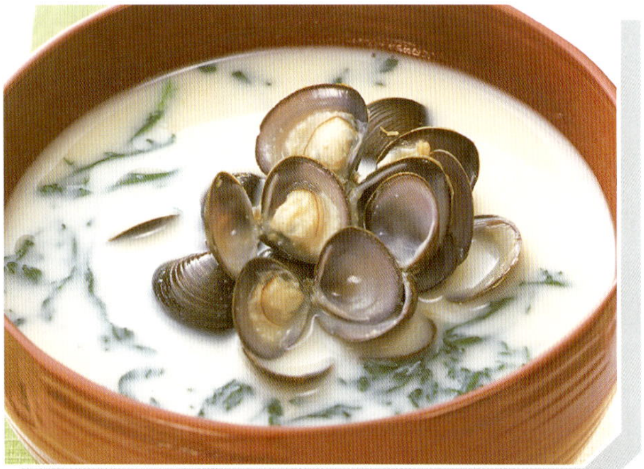

**材料《ざいりょう》（4〜5人分）**

しじみ …………280g
牛乳《ぎゅうにゅう》 …………1カップ
だし汁《じる》 ………4カップ
みそ …………大さじ1
春菊《しゅんぎく》 ………………50g

**つくり方**

①ふっとうした湯に塩《しお》をひとつまみと食べやすく切った春菊《しゅんぎく》を入れてゆでる。春菊《しゅんぎく》の葉がしんなりしたらざるにあげ、冷水《れいすい》をかけて水気を切っておく。
②小鍋《こなべ》にだし汁《じる》を煮立《にた》たせて、しじみを入れ、貝の口があいたらみそをとかし入れる。
③②に、牛乳《ぎゅうにゅう》と春菊《しゅんぎく》をくわえ、煮立《にた》つ直前で火をとめてできあがり。

### 魚介類《ぎょかいるい》とアボカドのサラダ

マグロやホタテのタンパク質《しつ》、ビタミンB《ビー》$_1$、B《ビー》$_2$と、アボカドにふくまれる葉酸《ようさん》には、血行《けっこう》がよくなる効果《こうか》があります。

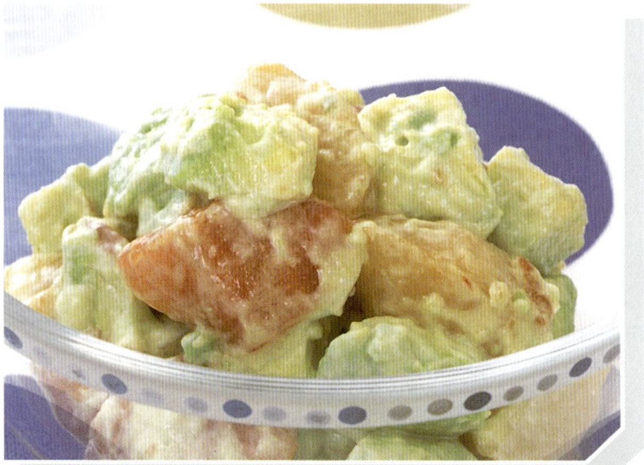

**材料《ざいりょう》（4〜5人分）**

マグロ …………100g
ホタテ ……………4個《こ》
アボカド …………1個《こ》
しょうゆ ……大さじ1
わさび……………適宜《てきぎ》
マヨネーズ …大さじ3

**つくり方**

①マグロとホタテはひと口大の大きさに切り、しょうゆで下味をつける。
②アボカドはひと口大に切って、わさび、マヨネーズであえる。
③①と②をあわせてまぜ、このみで、しょうゆを数てきたらしてできあがり。

# 夜おそいとき

塾《じゅく》や習い事などで、いつもの時間に夕ごはんが食べられないときは、出かける前におにぎりやサンドイッチなどの炭水化物《たんすいかぶつ》をすこしだけ食べておきましょう。そして帰ってから、タンパク質《しつ》が豊富《ほうふ》な食材《しょくざい》を、胃《い》にもたれないように調理して食べましょう。

## ミネストローネスープ

夜おそくなって食欲《しょくよく》がないときでも食べることができます。野菜は小さく切ってから煮《に》てあるので消化《しょうか》もよく、栄養素《えいようそ》のバランスもよい夜食です。

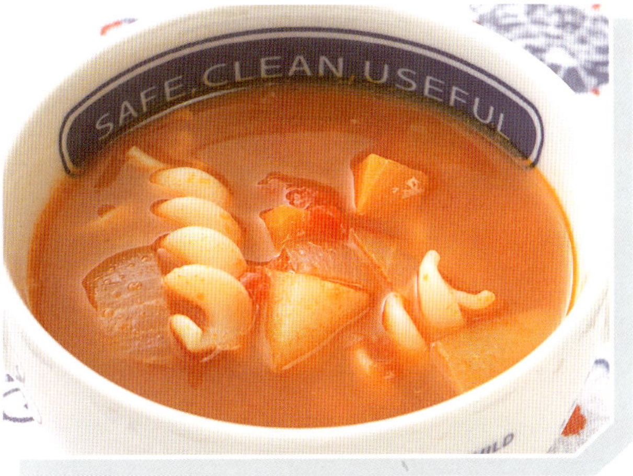


### 材料《ざいりょう》（4〜5人分）

たまねぎ ………1/2個《こ》
セロリ …………1/3本
にんじん ………1/2本
ベーコン ………3まい
じゃがいも ……大1個《こ》
トマトの水煮缶《みずにかん》…1/2缶《かん》
スープ ………5カップ
白ワイン ……大さじ2
塩《しお》、こしょう……少々
マカロニ …………50g
バター ………大さじ2

### つくり方

①たまねぎ、セロリ、にんじんは、すべて1cm角のさいころ切りにする。

②鍋《なべ》にバターを入れ、1cm角に切ったベーコンをいため、ベーコンから油が出てきたら、たまねぎとセロリとにんじんをいためる。

③たまねぎがすきとおったら、トマト缶《かん》、白ワイン、スープを入れて煮《に》こむ。

④じゃがいもは皮をむき、1cm角に切る。

⑤にんじんがやわらかくなってきたら、④のじゃがいもを入れ、やわらかくなったら、マカロニをくわえ、塩《しお》、こしょうで味をととのえてできあがり。

## タラのホイル蒸《む》し

白身の魚は赤身の魚にくらべて脂《あぶら》が少ないため消化《しょうか》がよく、夜食べても胃《い》に負担《ふたん》をかけません。

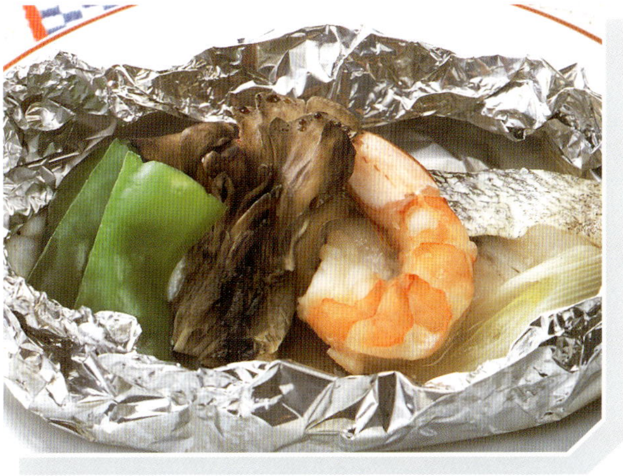

### 材料《ざいりょう》（1人分）

タラ ……………1切れ
まいたけ …………15g
ねぎ（ななめ切り）…2切れ
えび ………………1尾《び》
ピーマン ……1/5個《こ》分
塩《しお》…………………少々
酒 …………小さじ1/2
※ぽん酢《ず》…このみの量《りょう》

### つくり方

①ホイルにタラをのせ、かるく塩《しお》をふる。

②①にまいたけ、ねぎ、えび、ピーマンをのせ、塩《しお》少々と酒をふって、ホイルをしっかりとじる。

③フライパンに湯をはって、中に②を入れてふたをし、中火で10分くらい蒸《む》し焼《や》きにしてできあがり。

※ぽん酢《ず》やしょうゆをかけて食べます。

# 元気が出ないとき

なんとなくつかれて元気が出ないときは、栄養素《えいようそ》豊富《ほうふ》な食材《しょくざい》をつかいます。油をひかえめにした調理法《ほう》で消化《しょうか》をよくし、食感を食べやすく工夫《くふう》しましょう。

## 魚介類《ぎょかいるい》のミルク粥《がゆ》

消化《しょうか》がよい魚介類《ぎょかいるい》と、牛乳《ぎゅうにゅう》でやわらかく煮《に》たごはんは、疲労回復《ひろうかいふく》に効果《こうか》があります。

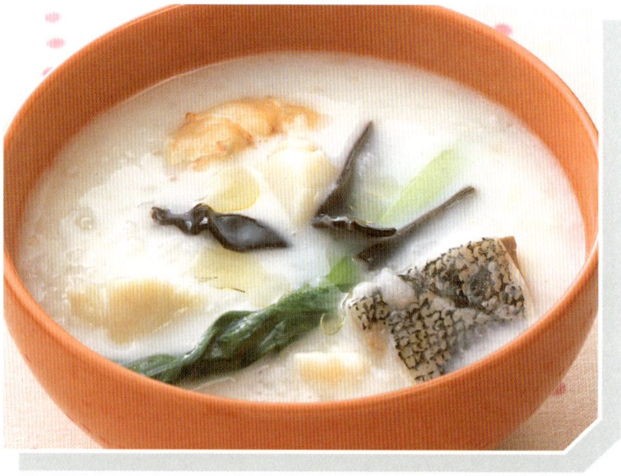

### 材料《ざいりょう》（4～5人分）

米 ……………… 100g
えび（中）……… 12尾《び》
ホタテ …………… 4個《こ》
白身魚 ………… 100g
もどしたきくらげ … 40g
チンゲン菜《さい》 …… 1/2株《かぶ》
にんにく・しょうが … 各《かく》少々
牛乳《ぎゅうにゅう》 ………… 2カップ
塩《しお》 …………… 小さじ1
こしょう ………… 少々
中華《ちゅうか》スープ … 5カップ
サラダ油 ………… 少々
ごま油 …………… 少々

### つくり方

①えび・ホタテ・白身魚は食べやすい大きさに切る。
②厚手《あつで》の鍋《なべ》にサラダ油をうすくしき、にんにくとしょうがを弱火で香《かお》りが出るまでいためる。
③②に中華《ちゅうか》スープと米を入れて、強火にし、煮立《にた》ったら火を弱めて米がやわらかくなるまで煮《に》る。
④③に①の魚介類《ぎょかいるい》と牛乳《ぎゅうにゅう》を入れて、チンゲン菜《さい》ときくらげも入れ、塩《しお》とこしょうで味をととのえる。
⑤器《うつわ》に盛《も》ってできあがり。

※ 食べるときにごま油をたらします。

## うなぎのとろろ丼《どん》

栄養価《えいようか》の高いうなぎをとろろにくわえ、つるりと食べやすくします。野菜をたして栄養価《えいようか》をさらにアップ。

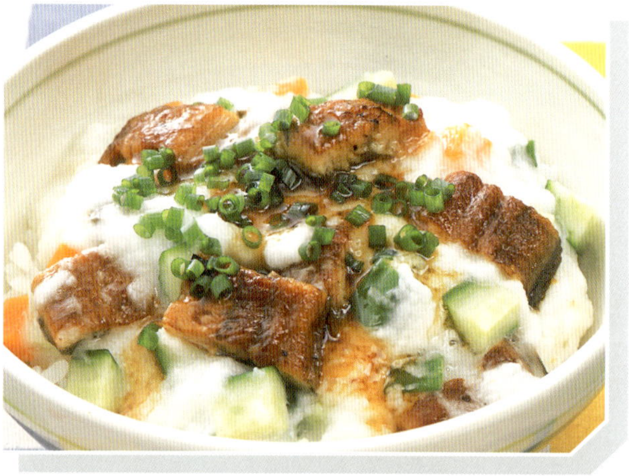

### 材料《ざいりょう》（1人分）

ごはん …………… 1杯《ぱい》
うなぎの蒲焼《かばや》き … 1/4まい
にんじん ………… 20g
きゅうり ………… 3cm
やまいも ………… 70g
蒲焼《かばや》きのたれ …… 少々
小ねぎ …………… 少々

### つくり方

①にんじんは小さなサイコロ状《じょう》に切り、水といっしょに鍋《なべ》に入れてやわらかくなるまでゆでる。
②きゅうりは5mm角に切り、うなぎの蒲焼《かばや》きは食べやすくきざみ、①のにんじんと、皮をむいてすりおろしたやまいもとあえる。
③丼《どんぶり》にごはんを盛《も》り、②をかけて、小ねぎをきざんで入れてできあがり。

※ 食べる直前に蒲焼《かばや》きのたれをかけます。

# 風邪気味《かぜぎみ》のとき

ちょっと風邪《かぜ》をひいたかな？　そんなときは免疫力《めんえきりょく》を高める良質《りょうしつ》のタンパク質《しつ》や、抵抗力《ていこうりょく》を高めるビタミン類《るい》で、しっかり栄養補給《えいようほきゅう》をしましょう。

## さつまいものレモン煮《に》

さっぱりしたあま味で、あまり食欲《しょくよく》がないときにも食べられるデザートです。さつまいもとレモンのビタミンC《シー》が、抵抗力《ていこうりょく》を高めてくれます。

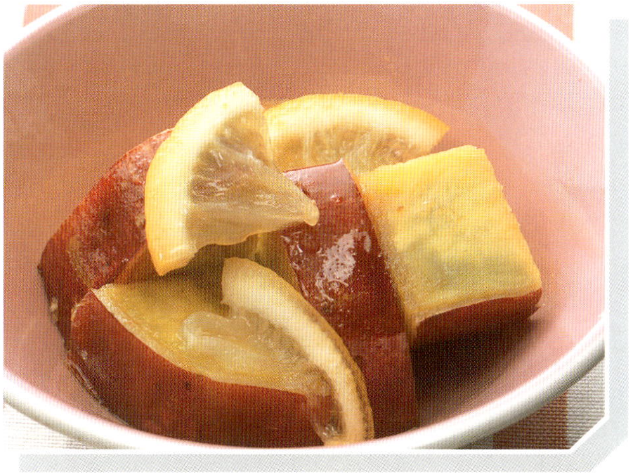

### 材料《ざいりょう》（4人分）

さつまいも ……1/2本
レモン …………1/2個《こ》
はちみつ ……大さじ3
バター ………大さじ1

### つくり方

1. さつまいもは皮ごと厚《あつ》めの輪《わ》切りにし、20分くらい水につけておく。
2. レモンも輪《わ》切りにし、1のさつまいもとバター、はちみつといっしょに鍋《なべ》に入れる。
3. 弱火で、さつまいもがやわらかくなるまでゆっくりと煮《に》てできあがり。食べやすく切って器《うつわ》にもる。

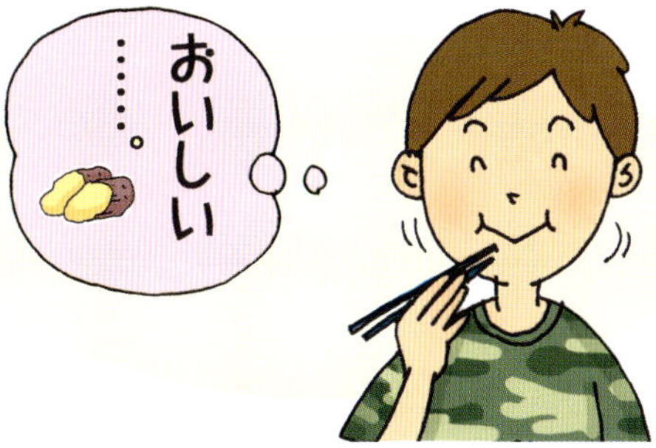


## かきのクラムチャウダー

かきはビタミン$B_1$《ビー》、$B_2$《ビー》が豊富《ほうふ》で、タンパク質《しつ》も良質《りょうしつ》です。ビタミンC《シー》を野菜でおぎなえば、さらに栄養価《えいようか》が上がります。

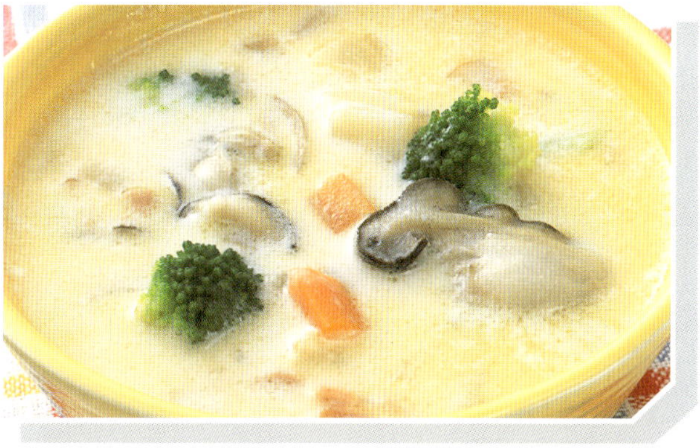

### 材料《ざいりょう》（4〜5人分）

かき（生食用）…350g
小麦粉《こむぎこ》 ………大さじ1
たまねぎ ………1/2個《こ》
にんじん ………1/3本
じゃがいも ……大1個《こ》
ブロッコリー …1/3株《かぶ》
ベーコン …………1枚
スープ ………4カップ
牛乳《ぎゅうにゅう》 …………2カップ
バター ………大さじ2
塩《しお》、こしょう…各《かく》少々

### つくり方

1. たまねぎ、にんじん、じゃがいもは1cm角に切る。
2. かきは、小麦粉《こむぎこ》といっしょにボウルに入れ、小麦《こむぎ》粉《こ》がよごれてくるまでまぜてから水洗《あら》いする（かきのよごれを小麦粉《こむぎこ》といっしょに流す）。
3. 鍋《なべ》に水を入れて煮立《にた》たせ、ふっとうしたらブロッコリーを入れて、色があざやかになったらざるにとる。
4. 鍋《なべ》にベーコンを入れバターでいためて、ベーコンから油が出てきたら、1の野菜をくわえていためる。
5. 4にスープをそそいで、中火で煮《に》る。
6. 野菜がやわらかくなったら、牛乳《ぎゅうにゅう》とかきをくわえる。
7. 牛乳《ぎゅうにゅう》があたたまって、かきが縮《ちぢ》んできたら、3のブロッコリーをくわえ、塩《しお》、こしょうで味をととのえてできあがり。

※かきは火をとおし過《す》ぎると、縮《ちぢ》み過《す》ぎてかたくなるので注意しましょう。

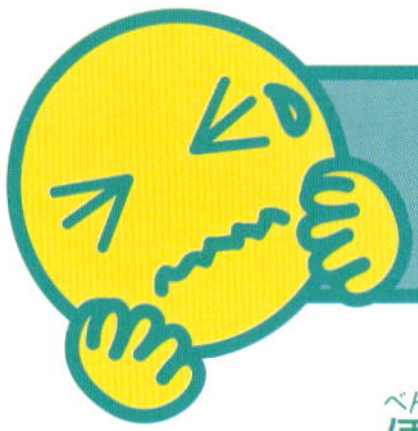

# 便秘気味《べんぴぎみ》のとき

便秘気味《べんぴぎみ》のときは、水分と食物繊維《しょくもつせんい》の多い野菜や果物、海藻類《かいそうるい》をたっぷりとりましょう。食物繊《しょくもつせん》維《い》をとることで、便《べん》がやわらかくなり、かさも増《ふ》えて排泄《はいせつ》しやすくなります。

## 豆まめスープ

いんげん豆とミックスビーンズで、豆の食物繊維《しょくもつせんい》をたっぷりととることができます。

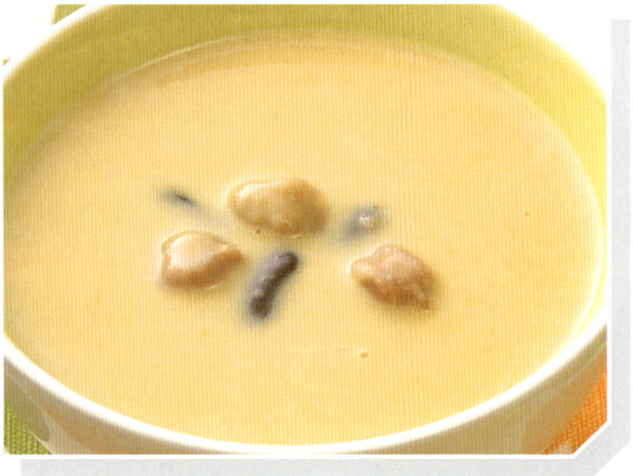

### 材料《ざいりょう》（4～5人分）

- いんげん豆の水煮缶《みずにかん》 ……………………1/3缶《かん》
- たまねぎ ………1/3個《こ》
- スープ ………4カップ
- ミックスビーンズ ……………………………小1缶《かん》
- かぼちゃ ………100g
- 牛乳《ぎゅうにゅう》 …………2カップ
- 塩《しお》、こしょう…各《かく》少々
- バター ……………20g
- 生《なま》クリーム ………50g

### つくり方

①かぼちゃとたまねぎをひと口大に切る。
②鍋《なべ》にバターと①といんげん豆を入れていためる。
③野菜の色があざやかになったらスープをくわえ、強火で煮《に》る。
④かぼちゃがやわらかくなったら、火をとめる。
⑤④がさめたらミキサーにかけてとろとろにし、また鍋《なべ》にもどして塩《しお》、こしょうで味をととのえ、牛《ぎゅう》乳《にゅう》を入れる。
⑥⑤にミックスビーンズをくわえて煮《に》立《た》たせ、生《なま》クリームを入れて仕上げたらできあがり。

## さつまいもとにんじんと枝豆《えだまめ》の寒天寄《かんてんよ》せ

さつまいもとにんじん、枝豆《えだまめ》にふくまれる食物繊維《しょくもつせんい》を、さらに食物繊維《しょくもつせんい》が豊富《ほうふ》な寒天《かんてん》でかためます。

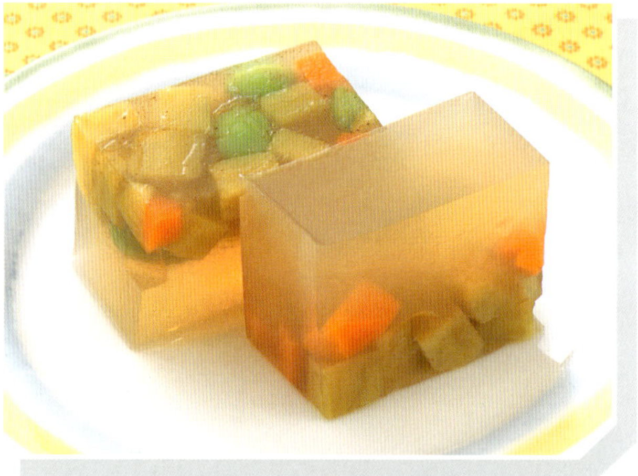

### 材料《ざいりょう》（10人分）

- さつまいも ……1/3本
- にんじん ………1/2本
- ゆでた枝豆《えだまめ》の豆 ……………………1/3カップ
- 寒天《かんてん》パウダー ……4g
- だし汁《じる》 ………3カップ
- しょうゆ ……小さじ1
- みりん ………大さじ1
- 塩《しお》 …………小さじ1/2

### つくり方

①にんじんとさつまいもは皮をむき5mm角に切る。
②ふっとうした湯に塩《しお》と①を入れて、野菜がやわらかくなるまでゆで、ざるにあげておく。
③鍋《なべ》にだし汁《じる》を入れ、寒天《かんてん》パウダーをふり入れて火にかけ、よく煮《に》とかす。
④寒天《かんてん》が完全《かんぜん》にとけたら、しょうゆとみりんをくわえて味をととのえ、流し箱※に入れて、②と枝豆《えだまめ》をちらす。
⑤④がさめたら、冷蔵庫《れいぞうこ》に入れ30分くらい冷《ひ》やしてできあがり。

※寒天《かんてん》をかためるときにつかう箱

## 5章

# 日本の食文化をみてみよう

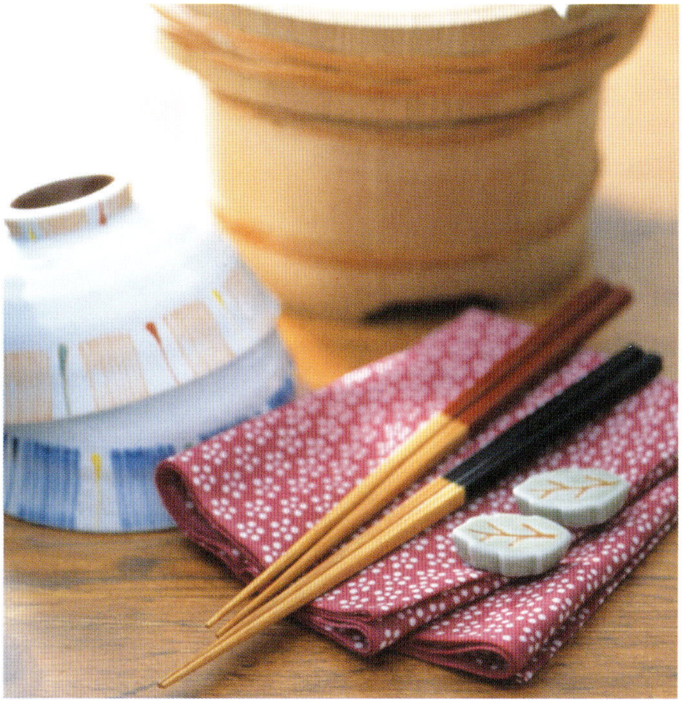

# 日本のくらしと食文化

それぞれの国や地域《ちいき》には、歴史的《れきしてき》な遺産《いさん》や芸術《げいじゅつ》作品などとならんで、独自《どくじ》の「食文化」があります。わたしたちの国、日本の食文化には、いったいどのような特徴《とくちょう》があるのでしょうか。

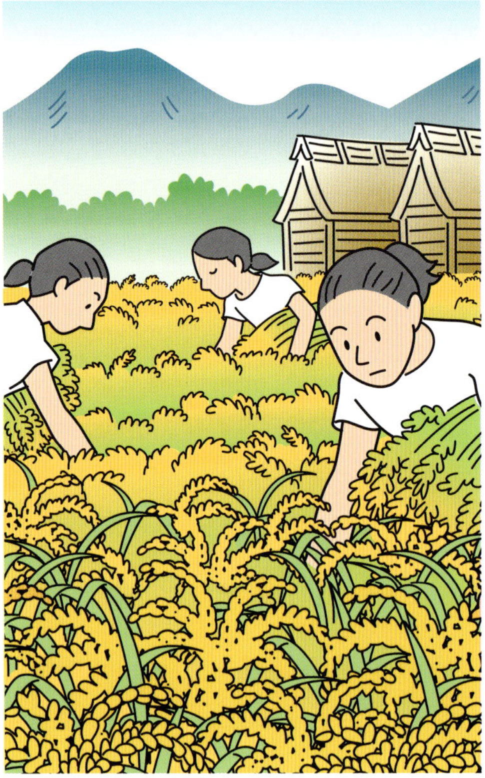

## 日本がはぐくんできた食文化

文化とは、それぞれの土地に人びとがくらしていく中で、生み出され伝わってきた生活のしかたなどです。衣《い》食住をはじめ、技術《ぎじゅつ》、芸術《げいじゅつ》、学問、道徳《どうとく》、宗教《しゅうきょう》、政治《せいじ》などはすべて文化です。その中で食に関《かん》して受けつがれてきたものを「食文化」といいます。

食文化は、その土地の気候風土《きこうふうど》や歴史《れきし》に大きな影響《えいきょう》を受けます。日本は、四方を海にかこまれながら、内陸部《ないりくぶ》には高い山がそびえるという特徴《とくちょう》をもっています。また四季《しき》がはっきりしているため、米や野菜の栽培《さいばい》にも適《てき》しています。

さらに、集落をつくって定住することの多かった日本人は、昔から地域《ちいき》のつながりを大切にしてきました。目上の人に対する礼儀《れいぎ》やおたがいを思いやる関《かか》わり合いの中で、食事の礼儀作法《れいぎさほう》もはぐくまれていきました。日本の気候風《きこうふう》土《ど》を背景《はいけい》に、日本人に適《てき》したくらし方が芽生《めば》え、やがて日本らしい食文化が花開いていったのです。

## おしえて! 日本人は昔から米を主食にしていたの？

現在《げんざい》のように主食に白米を食べるようになったのは、じつはそれほど古い時代ではありません。

稲作《いなさく》は、縄文《じょうもん》時代末期《まっき》までに中国大陸《たいりく》から伝わり、弥生《やよい》時代に広がりました。稲作《いなさく》が普及《ふきゅう》するにつれて、日本の文化が形成《けいせい》され、国としての体裁《ていさい》が整いはじめていったのです。

しかし、貴族《きぞく》や武士《ぶし》が権力《けんりょく》をにぎっていた時代は、米を税として権力者《けんりょくしゃ》におさめる制度《せいど》があり、米をつくっていた農民《のうみん》自身は、麦やヒエ、アワなどの雑穀《ざっこく》を主食にしていました。

その後、農業技術《のうぎょうぎじゅつ》の発展《はってん》などによって生産量《せいさんりょう》が増《ふ》えてくると、ようやく農民《のうみん》が白米を常食《じょうしょく》できるようになりました。江戸《えど》時代中期以降《ちゅうきいこう》のことです。

明治《めいじ》時代は、精白米《せいはくまい》が食べられていましたが、昭和時代に入ると、戦争《せんそう》のため食料不足《しょくりょうぶそく》が起こり、庶民《しょみん》はいもや麦などの雑穀類《ざっこくるい》や、大根などの野菜類《るい》を食料《しょくりょう》としていました。

戦後《せんご》の食料難《しょくりょうなん》がおわり、日本の人びとの生活が安定してくると、ようやく庶民《しょみん》が白米を常食《じょうしょく》できるようになったのです。

## 日本の食文化の4つの柱

現在《げんざい》、日本の伝統的《でんとうてき》な食文化がうしなわれつつあるといわれています。一言《ひとこと》で食文化といっても、その範囲《はんい》はとても広く、多方面《たほうめん》に分かれています。この本では、日本の食文化を4つの柱に分けて考えてみました。

# 日本の食文化

### 豊《ゆた》かな自然《しぜん》のめぐみ

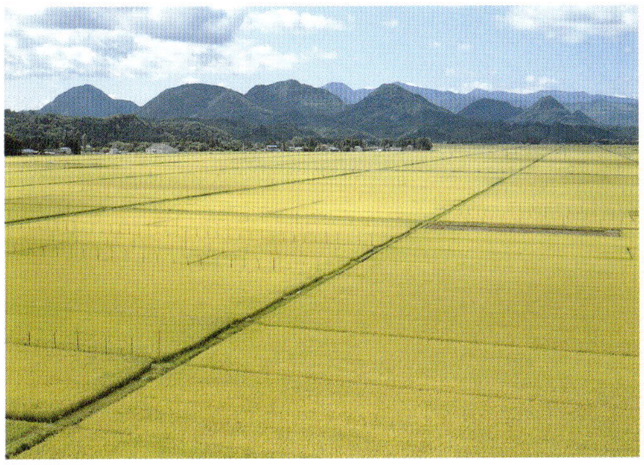

▲日本のまわりをかこむ海からはたくさんの魚介類《ぎょかいるい》、海から山に続《つづ》く平野では米や野菜、山間部では川魚や山菜《さんさい》など、バラエティー豊《ゆた》かな食材《しょくざい》がそろいます。

### 知恵《ちえ》から生まれた調理法《ほう》・加工法《かこうほう》

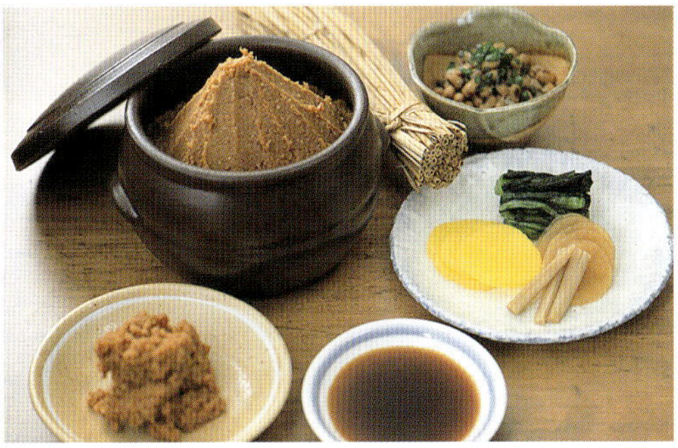

▲四季《しき》おりおりの味を楽しむため、焼《や》く、蒸《む》す、煮《に》るなど素材《そざい》の味をそこなわない調理方法《ほうほう》や、シンプルな味つけが中心です。また日本は湿度《しつど》が高いため、食べ物がいたまないようさまざまな加工《かこう》食品が生まれました（144ページ参照《さんしょう》）。

### 栄養素《えいようそ》のバランスがとれた食事内容《ないよう》

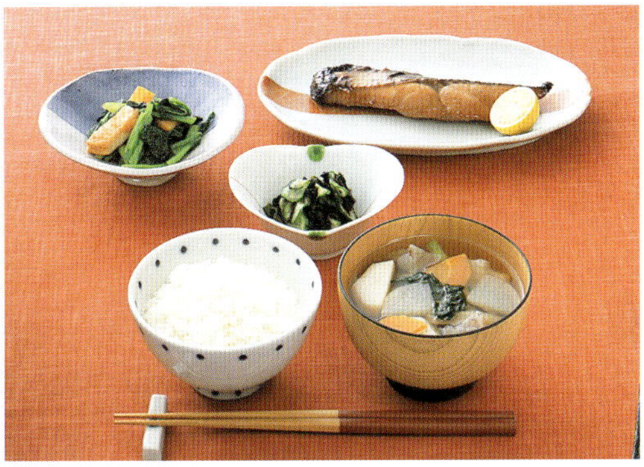

▲米などの穀類《こくるい》を主食としてきたため、そのおかずにさまざまな食材《しょくざい》がつかわれるようになりました。その結果《けっか》、たくさんの栄養素《えいようそ》がバランスよくとれます。

### 食事の礼儀作法《れいぎさほう》

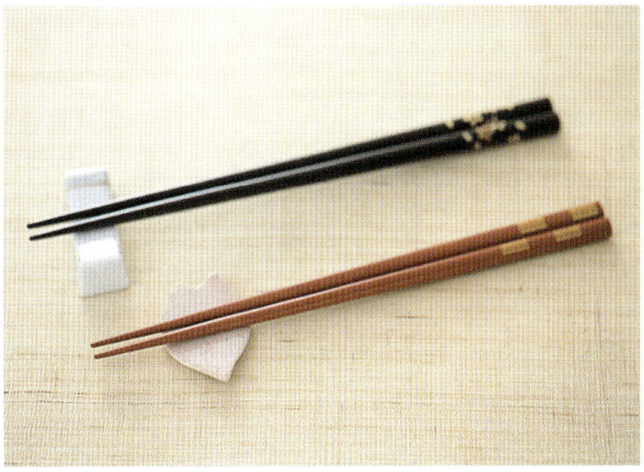

▲自然《しぜん》のめぐみに対する感謝《かんしゃ》の気持ち、食事をつくってくれた人やいっしょに食べる人への配慮《はいりょ》、広く信仰《しんこう》されていた仏教《ぶっきょう》の影響《えいきょう》などを受け、日本独特《どくとく》の礼儀作法《れいぎさほう》が生まれました。

# 長《ちょう》寿《じゅ》をささえる日本食

世界の国ぐにの平均寿命《へいきんじゅみょう》はすこしずつ長くなっていますが、なかでも日本は長生きする人の多い国です。その理由のひとつには、日本人が続《つづ》けてきた食事にあるようです。

■日本と世界各国《かっこく》の平均寿命《へいきんじゅみょう》の比較《ひかく》

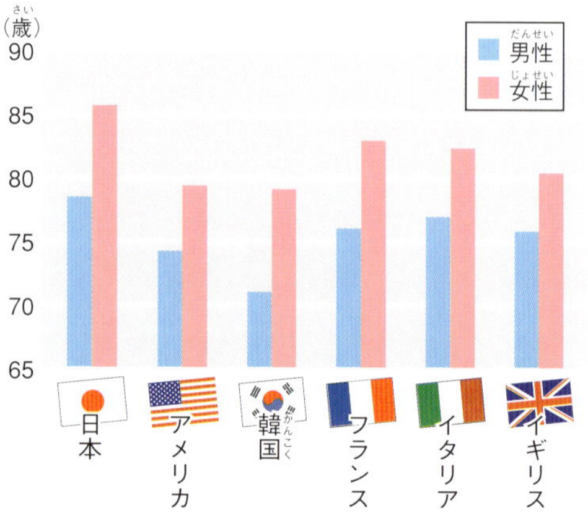


▲ＷＨＯ《ダブリューエイチオー》（世界保健機関《ほけんきかん》）が2002年に発表した、加盟《かめい》192か国の平均寿命《へいきんじゅみょう》の調査結果《ちょうさけっか》では、人口100万人以上《いじょう》の149か国の中で、日本が男女ともに１位《い》でした。

資料《しりょう》：WHO「Core Health Indicators」より

## 長生きできる日本人が多いのはなぜ?

左のグラフを見てみると、日本人の平均寿命《へいきんじゅみょう》は世界でいちばん長いことがわかります。ほかの国にくらべて、どうして日本人は長生きすることができるのでしょうか？

ひとつには、日本が平和な国であるということがあげられます。日本は、現在《げんざい》どこの国とも戦争《せんそう》をしていないため、戦争《せんそう》で命をおとす危険《きけん》がありません。また医療《いりょう》の水準《すいじゅん》が高いので、けがや病気になっても病院できちんと治療《ちりょう》を受けることができます。しかし、そうした条件《じょうけん》がおなじ先進国の中でも、とくに日本の平均寿命《へいきんじゅみょう》が長いのは、食事に大きな秘密《ひみつ》があるといわれています。日本食は、体を動かしたり健康《けんこう》をたもったりするために必要《ひつよう》な、炭水化物《たんすいかぶつ》やタンパク質《しつ》、ビタミンやミネラルなどがバランスよくとれる健康《けんこう》食《しょく》なのです。

## 知ってる?

## 日本食は世界から注目されている！

日本食は、肉類《るい》にかたよりがちな欧米《おうべい》の食事にくらべ、脂肪《しぼう》が少ない食事として、外国から注目を集めています。

日本食の中心はごはんです。そのごはんに合うおかずとして、魚や豆類《るい》、野菜、海藻類《かいそうるい》などがあります。白いごはんをおいしく食べるため、おかずがしょっぱくなりがちなのが日本食の欠点《けってん》ですが、野菜や海藻類《かいそうるい》にふくまれるカリウムという成分《せいぶん》は、余分《よぶん》なナトリウム（塩分《えんぶん》）を体の外に排出《はいしゅつ》させる役目をしています。日本食は、いろいろな種類《しゅるい》の食材《しょくざい》をすこしずつ食べるので、さまざまな栄養素《えいようそ》をとりこむことができます。また、いろいろなおかずには、いっしょに食べることで、たがいに欠点《けってん》をおぎなうという力もあるのです。

■日本とアメリカの一人一年間の食品消費量比較《しょうひりょうひかく》

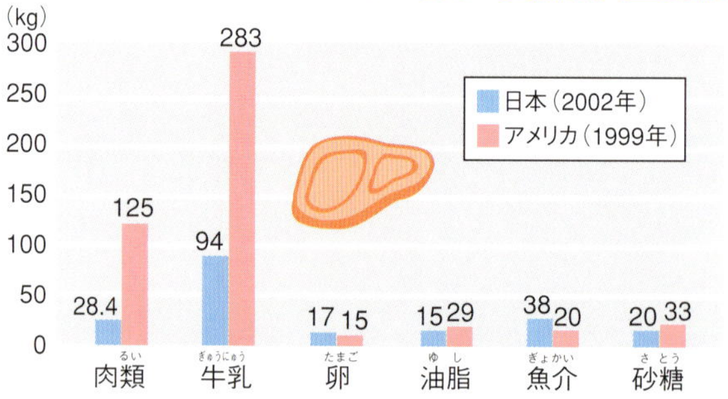


▲アメリカ人は、肉類《るい》や牛乳《ぎゅうにゅう》を日本人の３倍も摂取《せっしゅ》しています。一日のエネルギーも、アメリカ人のほうが1000kcal近く多いという調査結果《ちょうさけっか》も出ています。

資料《しりょう》：農林水産省《のうりんすいさんしょう》「平成14年度食料需給表《しょくりょうじゅきゅうひょう》」、長野県生活協同《きょうどう》組合連合会《れんごうかい》「健康《けんこう》で風土《ふうど》にあった食事を」より

## 今、日本人の栄養素《えいようそ》バランスがくずれている!?

健康《けんこう》をたもつために大切なのは、炭水化物《たんすいかぶつ》、タンパク質《しつ》、脂質《ししつ》、ビタミン、ミネラルの５つの栄養素《えいようそ》がきちんととれていることです（38ページ参照《さんしょう》）。日本では、第二次世界大戦後の栄養不足《えいようぶそく》の時代を過《す》ぎた昭和《しょうわ》50年代のなかばごろには、このバランスがちょうどよい食事が一般的《いっぱんてき》でした。

しかし、外国からの輸入《ゆにゅう》食品をふくめ、さまざまな食材《しょくざい》が豊富《ほうふ》に手に入るようになった現在《げんざい》では、米を食べる人がへり、肉類《るい》を食べる人が増《ふ》えてきました。そのため脂肪《しぼう》分の摂取《せっしゅ》が増《ふ》え、理想的《てき》だった栄養素《えいようそ》のバランスがくずれつつあるのです。

### ■三大栄養素《えいようそ》の適正比率《てきせいひりつ》

一日のエネルギーをどの栄養素《えいようそ》からどれだけとればよいか年齢階層《ねんれいかいそう》ごとにあらわした数値《すうち》（熱量《ねつりょう》の適正比率《てきせいひりつ》）があります。

適正比率《てきせいひりつ》を見ることで、三大栄養素《えいようそ》がバランスよくとれているか、おおまかに知ることができます。

下のグラフは、以下《いか》の数値《すうち》を適正比率《てきせいひりつ》としています。

○タンパク質《しつ》：13%
○脂質《ししつ》：25%
○炭水化物《たんすいかぶつ》（糖質《とうしつ》）：62%

参考資料《さんこうしりょう》：千葉《ちば》県「ちばの食育ホームページ」

●1980年ごろの食事例《れい》

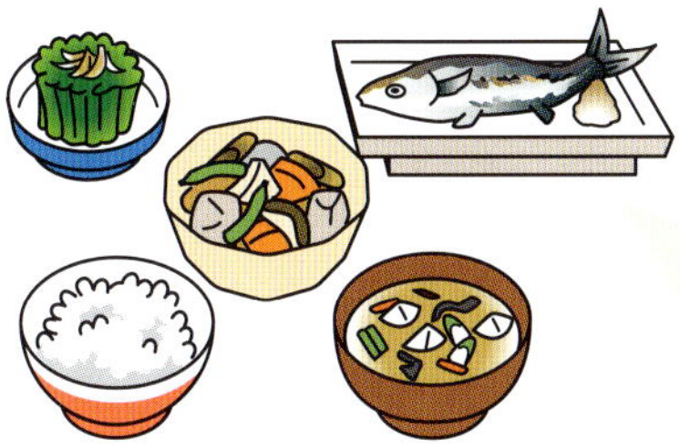

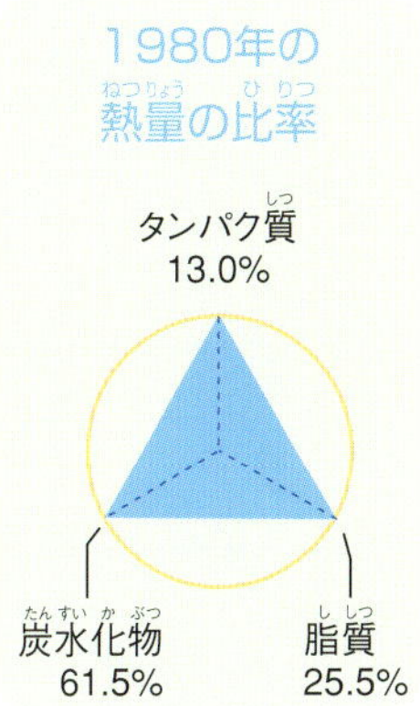


▲主食の米をしっかり食べ、肉類《るい》や魚介類《ぎょかいるい》、野菜などもまんべんなく食べる献立《こんだて》が多かったため、栄養素《えいようそ》のバランスがよい食事が一般的《いっぱんてき》でした。

●2004年ごろの食事例《れい》

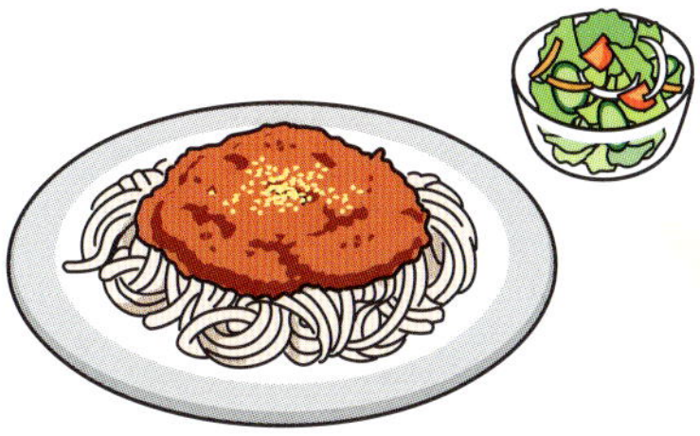

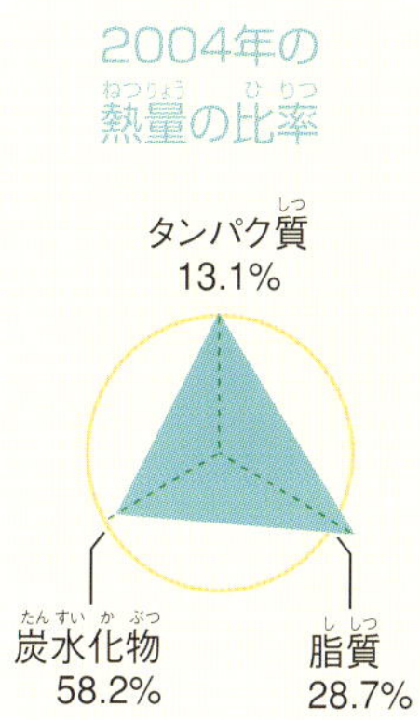


▲主食の米の摂取《せっしゅ》がへり、パンやパスタやラーメンなどの消費《しょうひ》が増《ふ》えるにつれて、おかずの品数もへってきました。また、肉類《るい》や油脂《ゆし》類《るい》を多くとるようになり、栄養素《えいようそ》のバランスがくずれてきました。

資料《しりょう》：農林水産省《のうりんすいさんしょう》「平成16年度食料需給表《しょくりょうじゅきゅうひょう》」

## おしえて! 日本食の基本《きほん》スタイルって？

ごはんにプラスして、おかず3品と汁物《しるもの》の組み合わせを「一汁三菜《いちじゅうさんさい》」といいます。

主食のごはんには、体を動かすパワーをつくり出す炭水化物《たんすいかぶつ》が多くふくまれています。主菜《しゅさい》は肉・魚介類《ぎょかいるい》・豆類《るい》など、体の組織《そしき》をつくっているタンパク質《しつ》をふくみます。副菜《ふくさい》の野菜・海藻類《かいそうるい》は、とり入れた栄養素《えいようそ》が、体の中でスムーズに働くようにしてくれるビタミンやミネラルをふくみます。さらに、人間の体に欠《か》かせない水分をとるため、汁物《しるもの》を付《つ》け合わせます。汁物《しるもの》には野菜や海藻類《かいそうるい》を、具にしてくわえます。副菜《ふくさい》が煮物《にもの》と酢《す》の物《もの》などの2品に分かれると、一汁三菜《いちじゅうさんさい》がそろいます。材料《ざいりょう》は変《か》わっても、つねに一汁三菜《いちじゅうさんさい》をそろえることで、理想的《てき》な栄養素《えいようそ》バランスをたもつことができるのです。

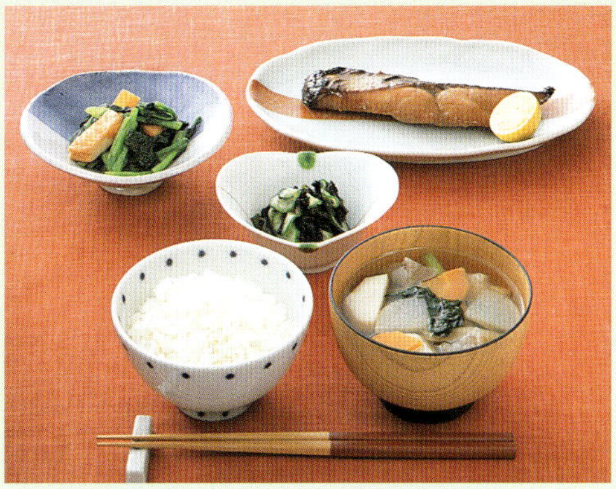

▲ごはんにプラスして、おかず３品と汁物《しるもの》がそろった一汁三菜《いちじゅうさんさい》の和定食。

# 日本食の特徴《とくちょう》を考えよう

日本食は米を中心に、魚介類《ぎょかいるい》や野菜、豆類《るい》のおかずをたっぷりとることができるのが特徴《とくちょう》です。米を中心とした日本食のよさについて考えてみましょう。

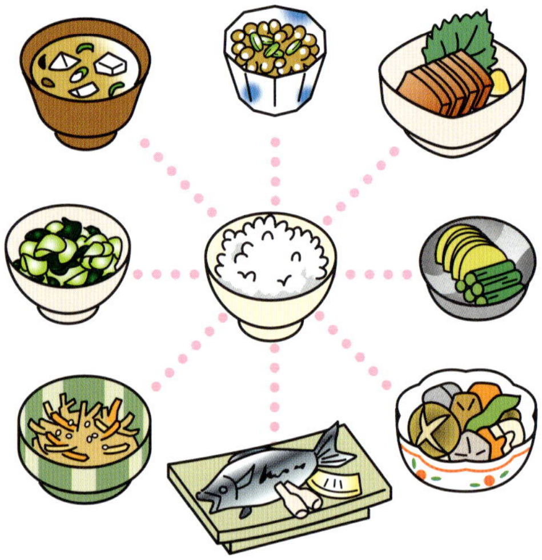

## 米を主食にしている日本食

水田での米づくりは、今から2000年以上《いじょう》昔の弥生《やよい》時代にはじまりました。このころ中国から入ってきた水稲《すいとう》（水田で栽培《さいばい》するイネ）は、水の豊《ゆた》かな日本の風土《ふうど》によく合い、米は日本食の中心的《てき》な食べ物となっていきました。

欧米型《おうべいがた》の食事は、肉類《るい》を多く食べる傾向《けいこう》があるため、どうしてもタンパク質《しつ》や脂質《ししつ》をとり過《す》ぎてしまいがちです。米を主食にしている日本食は、炭水化物《たんすいかぶつ》をしっかりとるため、タンパク質《しつ》や脂質《ししつ》を必要以上《ひつよういじょう》にとり過《す》ぎることがありません。そのため、タンパク質《しつ》・脂質《ししつ》・炭水化物《たんすいかぶつ》がバランスよくとれるのです。

**知ってる？**

## 日本の文化と米のつながり

日本人が古代から食べ続《つづ》けてきた米は、いつしか神様への大切なお供《そな》え物《もの》として、宗教的《しゅうきょうてき》な意味をもつようになりました。奈良《なら》時代には、宮中《きゅうちゅう》で豊作《ほうさく》を祈《いの》る祈《き》念祭《ねんさい》（としごいのまつり）や、新嘗祭《にいなめさい》といった儀式《ぎしき》がはじまり、庶民《しょみん》の間でも、豊作《ほうさく》をねがう儀式《ぎしき》がさまざまなお祭りに発展《はってん》し、現代《げんだい》にも受けつがれています。

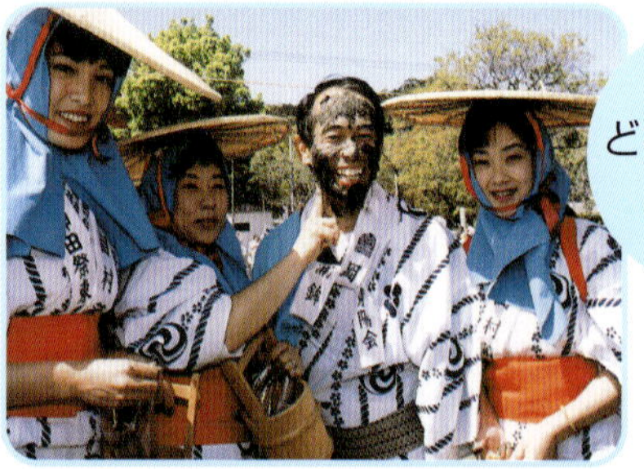

どろんこ祭り

（高知県）

▲水田で泥《どろ》をかけ合い、今年《ことし》の豊作《ほうさく》を祈《いの》るお祭り。

### ■稲作《いなさく》にまつわる各地《かくち》のお祭り

結願祭《きつがんさい》

（沖縄《おきなわ》県）

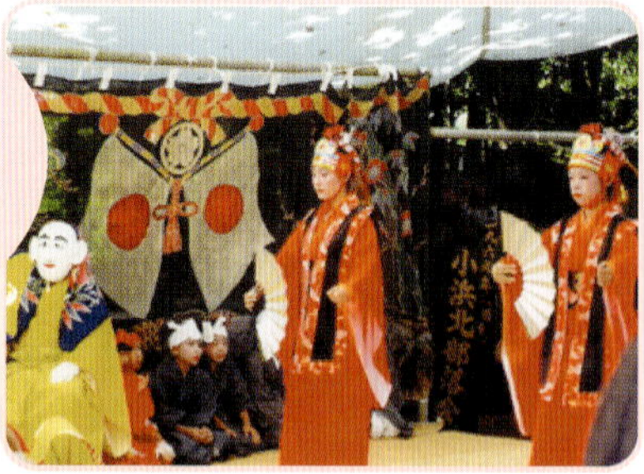

▲前年の豊作《ほうさく》や無事《ぶじ》に一年過《す》ごせたことに感謝《かんしゃ》するお祭り。

えんぶり

（青森県）

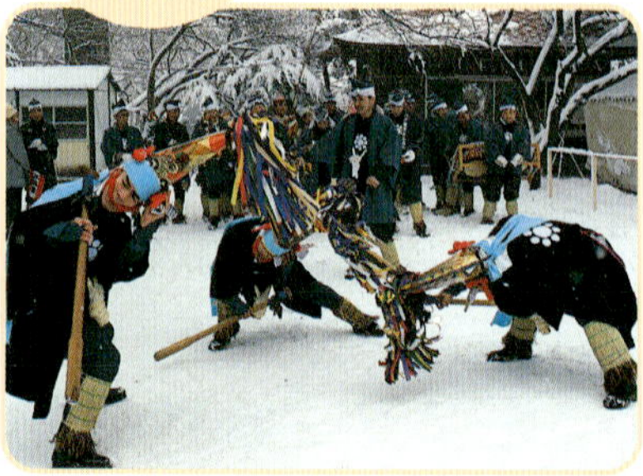

◀田んぼの神様に田植えおどりなどを見せ、米がたくさんとれるように祈《いの》るお祭り。

## 米以外《いがい》の穀物《こくもつ》や、野菜・海藻類《かいそうるい》が豊富《ほうふ》

水稲《すいとう》が日本に入ってくる前は、キビやアワといった穀物《こくもつ》が主食として食べられていました。米・麦・アワ・豆・キビ（またはヒエ）は「五穀《ごこく》」とよばれ、日本人の食を長い間ささえてきました。

また土地の起伏《きふく》がはげしく四季《しき》のはっきりしている日本では、大根や白菜《はくさい》などの淡色《たんしょく》野菜から、かぼちゃやにんじんといった緑黄色《りょくおうしょく》野菜まで、さまざまな野菜が育ちます。さらに日本をかこむ海からは、こんぶやわかめなどの海藻《かいそう》類《るい》がたくさんとれます。野菜や海藻類《かいそうるい》はごはんのおかずによく合い、日本人に親しまれ続《つづ》けています。

穀物《こくもつ》や野菜・海藻類《かいそうるい》には食物繊維《しょくもつせんい》、ビタミン、ミネラルなどの栄養素《えいようそ》がふくまれているので、日本人は毎日の食事の中で、体によいものを、自然《しぜん》にとり続《つづ》けてきたのです。

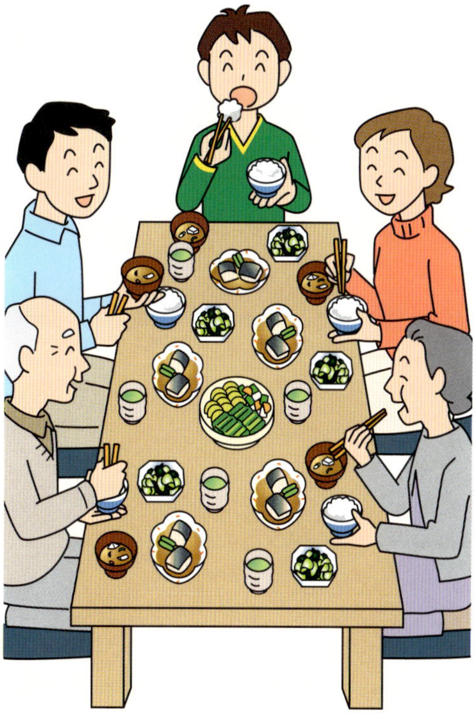

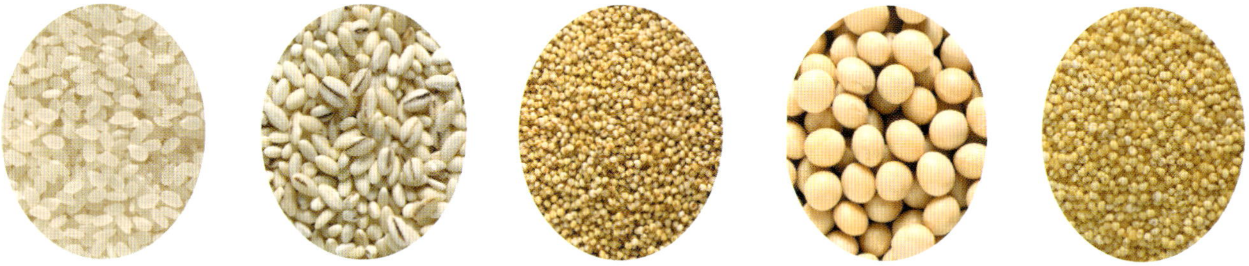

米　　麦　　アワ　　豆　　キビ

## 魚を多く食べる習慣《しゅうかん》がある

日本は海にかこまれた島国なので、伝統的《でんとうてき》に漁業《ぎょぎょう》がさかんでした。そのため日本人は、昔から魚や貝類《るい》を食べる機《き》会《かい》が比較的《ひかくてき》多かったといえます。

とくに、明治《めいじ》時代より前の時代の日本人は、仏教《ぶっきょう》の影響《えいきょう》で肉や卵《たまご》を食べる習慣《しゅうかん》がありませんでした。肉類《るい》にふくまれる動物性《せい》の脂肪《しぼう》をとる機会《きかい》はほとんどなく、体に必要《ひつよう》なタンパク質《しつ》は、おもに魚と大豆からとっていたのです。

サンマやサバ、イワシなどの背《せ》の青い魚には、EPA《イーピーエー》やDHA《ディーエイチエー》という栄養素《えいようそ》が多くふくまれています（94ページ参《さん》照《しょう》）。EPA《イーピーエー》やDHA《ディーエイチエー》は血液《けつえき》の流れをスムーズにして、脳《のう》の働きを高める効果《こうか》があります。体や脳《のう》によい海の幸《さち》をたくさん食べることが、日本人の健康《けんこう》をたもつのに大きな役割《やくわり》を果《は》たしてきたと考えられます。

■いろいろな魚の栄養素《えいようそ》の比較《ひかく》（100g中）

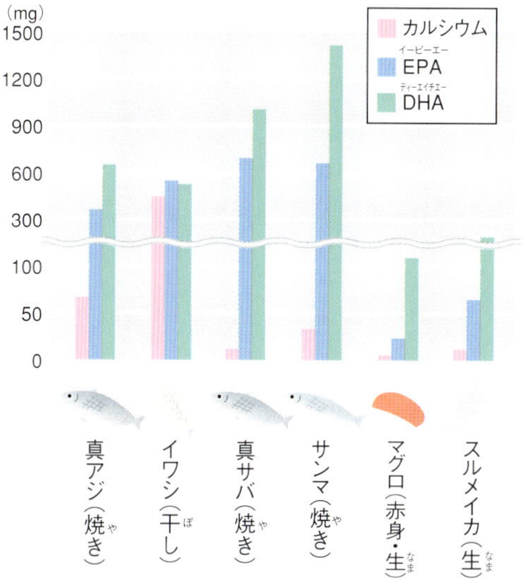


▲イカやマグロにくらべて、背《せ》の青い魚はDHA《ディーエイチエー》、EPA《イーピーエー》の量《りょう》が多いことがわかります。

資料《しりょう》：文部科学省《もんぶかがくしょう》「五訂増補《ごていぞうほ》日本食品標準成分表《ひょうじゅんせいぶんひょう》」

# 日本人の知恵《ちえ》から生まれた加工品《かこうひん》

日本食のもうひとつの特徴《とくちょう》として、伝統的《でんとうてき》な加工品《かこうひん》の多さがあげられます。加工品《かこうひん》とは、食品に人間がなんらかの手をくわえたものをいいます。日本人がつくりあげたさまざまな加工品《かこうひん》についてみていきましょう。

## 日本の伝統的《でんとうてき》な加工品《かこうひん》いろいろ

### 大豆の加工品《かこうひん》

魚とならんで、日本人のおもなタンパク源《げん》となってきた大豆。加工品《かこうひん》の中でもとくに種類《しゅるい》が多く、バラエティーに富《と》んだ味が楽しめます。

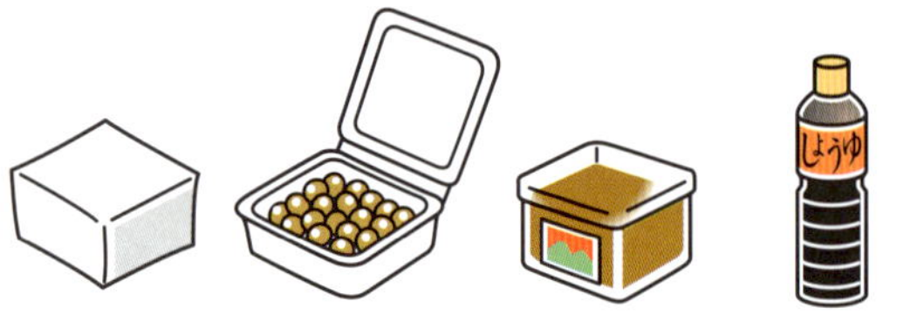


豆腐《とうふ》　納豆《なっとう》　みそ　しょうゆ

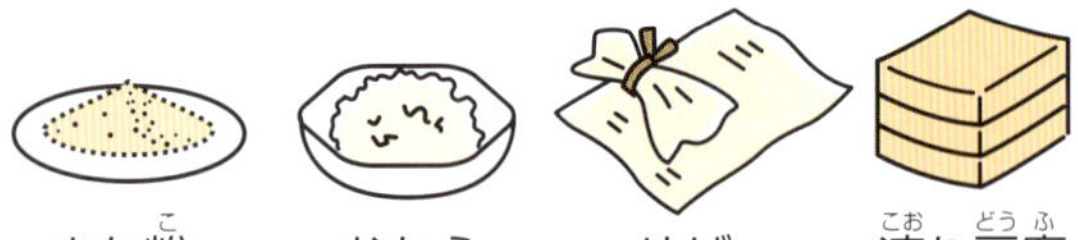

きな粉《こ》　おから　ゆば　凍《こお》り豆腐《どうふ》

### 野菜の漬《つ》け物《もの》

野菜を長い間保存《ほぞん》するために発達《はったつ》してきました。とくに寒い地方では、野菜が収穫《しゅうかく》できない冬のビタミン源《げん》として重要《じゅうよう》な役割《やくわり》を果《は》たしています。

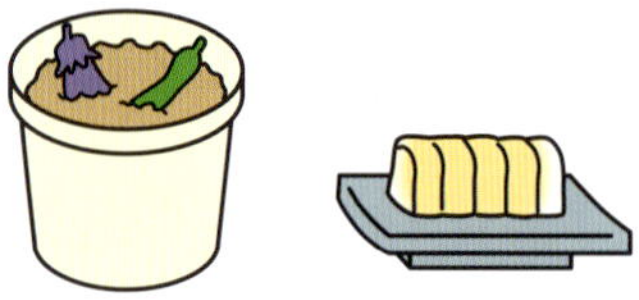

ぬか漬《づ》け　たくあん漬《づ》け　一夜漬《づ》け

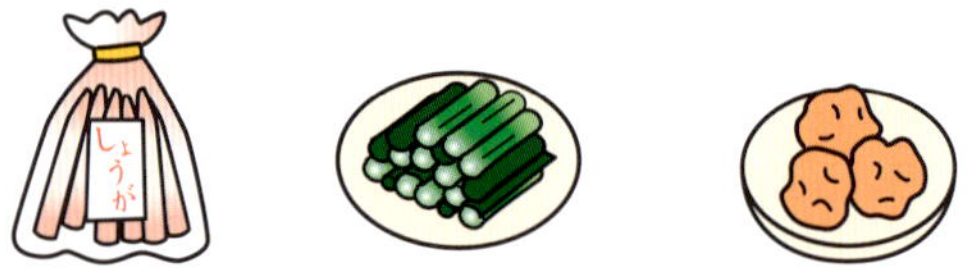

酢漬《すづ》け　しょうゆ漬《づ》け　塩漬《しおづ》け

### 海藻《かいそう》の加工品《かこうひん》

そのままではすこし食べにくい海藻類《かいそうるい》も、乾燥《かんそう》させることであつかいやすく、食べやすくなります。加工《かこう》するとかさがへるので運ぶのが楽になり、海から離《はな》れた山あいの土地でも食べられてきました。

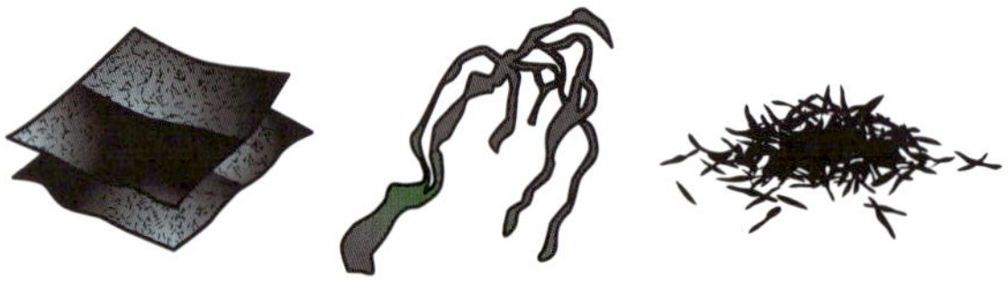

のり　わかめ　ひじき

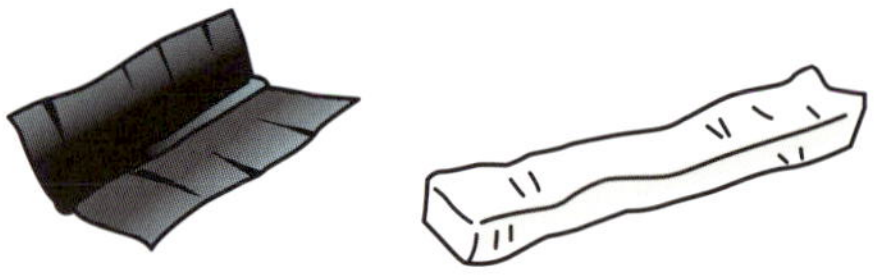

こんぶ　寒天

### そのほかの加工品《かこうひん》

魚を乾燥《かんそう》させてうま味を出したり、食感を変《か》えて、ちがう味わいを楽しむために工夫《くふう》された加工品《かこうひん》もあります。

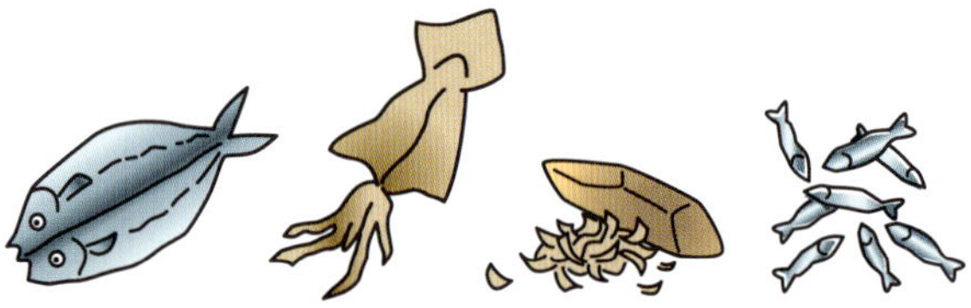

干物《ひもの》　するめ　かつおぶし　煮干《にぼ》し

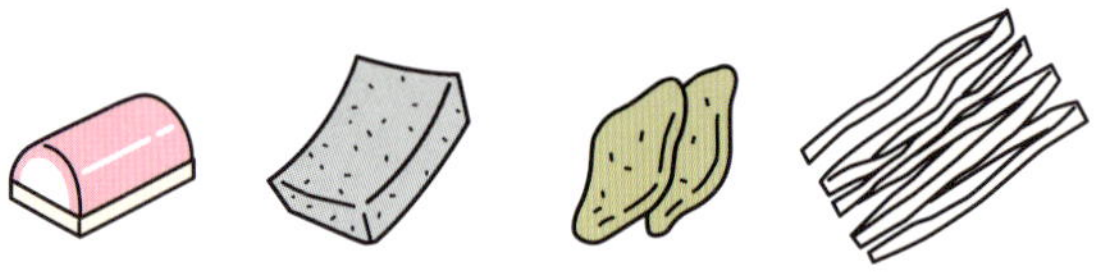

かまぼこ　こんにゃく　ほしいも　かんぴょう

# 日本で生まれた加工品《かこうひん》のよさ

加工品《かこうひん》はさまざまな目的《もくてき》でつくられています。手間ひまをかけて食材《しょくざい》を加工《かこう》するのには、いったいどのような理由があるのでしょうか？

まず、食品を長期間保存《ほぞん》するためです。湿度《しつど》の高い日本では、豊富《ほうふ》な魚介類《ぎょかいるい》や野菜などの食材《しょくざい》がすぐにくさってしまいます。そこで食材《しょくざい》をくさらせないため、調味料《ちょうみりょう》につけこんだり、乾燥《かんそう》させたりといった加工技術《かこうぎじゅつ》が進みました。

次に、味そのものをよくするためです。食品に塩《しお》などの調味料《ちょうみりょう》をまぶすことで、栄養素《えいようそ》が変化《へんか》しておいしくなったり、歯《は》ごたえが出たりします。

そのほかにも天日干《てんぴぼ》しによってもとの栄養素《えいようそ》が新たな栄《えい》養素《ようそ》に変化《へんか》して、栄養価《えいようか》が高くなったり、加工《かこう》によって栄《えい》養素《ようそ》を吸収《きゅうしゅう》しやすくなったり、調理や持ち運びがしやすくなったりする利点《りてん》があります。

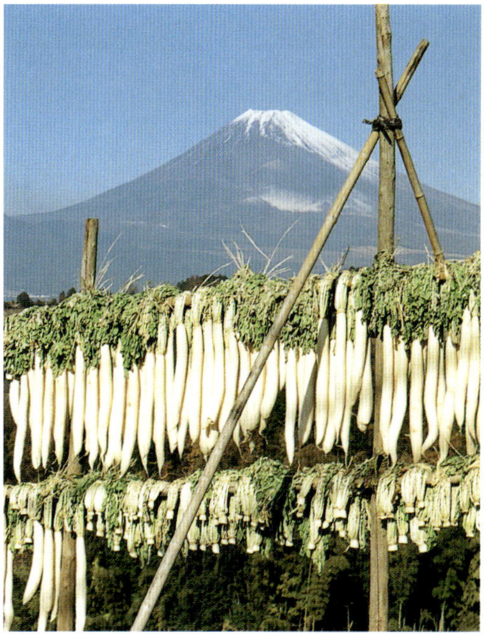

▲たくあん漬《づ》けにつかう大根を天日干《てんぴぼ》ししているところ。干《ほ》しあがったら米ぬかや塩《しお》などといっしょにたるに入れ、重しをのせて漬《つ》けこみます。

## 知ってる?

## いろいろな食品の加工方法《かこうほうほう》

食品の加工方法《かこうほうほう》は、材料《ざいりょう》の性質《せいしつ》と利用《りよう》する目的《もくてき》（保《ほ》存《ぞん》期間など）によってさまざまです。加工《かこう》のしかたは大きく分けると以下《いか》の4つです。ただ、大豆の加工品《かこうひん》の多くは、この4つの分類《ぶんるい》には入らず、加熱《かねつ》した後に複雑《ふくざつ》な手間をかけていくのが特徴《とくちょう》です（146ページ参照《さんしょう》）。そのほかにもそば粉《こ》のように粉状《こなじょう》にする、こんにゃくのように化学反応《かがくはんのう》でかためる、イカのくん製《せい》のように煙《けむり》でいぶす、といった加工方法《かこうほうほう》があります。

### ●乾燥《かんそう》させる

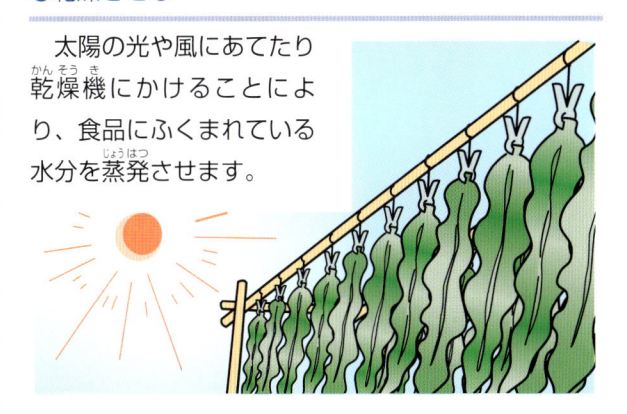

太陽の光や風にあてたり乾燥機《かんそうき》にかけることにより、食品にふくまれている水分を蒸発《じょうはつ》させます。

### ●発酵《はっこう》させる

食べ物をおいしくしてくれたり、栄養価《えいようか》を高めたりする微生物《びせいぶつ》を繁殖《はんしょく》させ、食材《しょくざい》にほどよい味わいと風味《ふうみ》をあたえる方法《ほうほう》。苦味《にがみ》やアクがぬけて、食べやすくなり、保存《ほぞん》の効果《こうか》もあります。

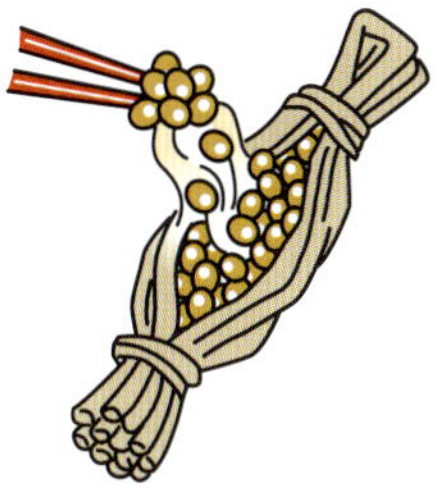

### ●調味液《えき》に漬《つ》ける

しょうゆや酢《す》などの調味液《えき》が、素材《そざい》のもつ風味《ふうみ》やうま味を引き出します。酢《す》につけると、長期保存《ほぞん》できるようになります。

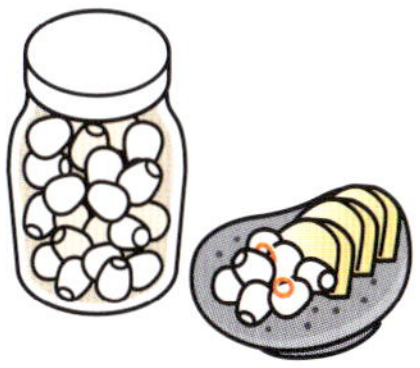

### ●塩《しお》に漬《つ》ける

長期間の保存《ほぞん》を目的《もくてき》に、野菜や魚に塩《しお》をまぶします。北国で冬を越《こ》すときには欠《か》かせない方《ほう》法《ほう》です。

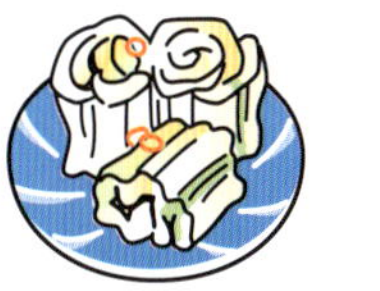

# 種《しゅ》類《るい》豊《ゆた》かな大豆の加《か》工《こう》品《ひん》

「畑の肉」といわれるほど良質《りょうしつ》なタンパク質《しつ》をふくむ大豆は、さまざまな形に加工《かこう》されています。大豆の加工品《かこうひん》は、わたしたちにとってたいへんなじみの深い食品ばかりです。

■大豆と豚肉《ぶたにく》の栄養素《えいようそ》バランス（100g中）

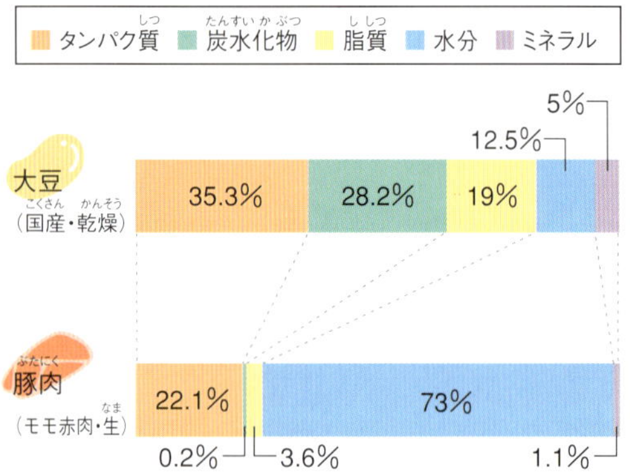


エネルギー量《りょう》　大豆：417kcal　豚《ぶた》モモ赤肉：128kcal

▲大豆の栄養価《えいようか》は高く、肉にも負けないくらい、多くのタンパク質《しつ》をふくんでいます。

資料《しりょう》：文部科学省《もんぶかがくしょう》「五訂増補《ごていぞうほ》日本食品標準成分表《ひょうじゅんせいぶんひょう》」

## 豊富《ほうふ》な栄養素《えいようそ》とさまざまな工夫《くふう》

大豆は米とおなじぐらい古い時代（142ページ参照《さんしょう》）から、日本人が食べてきたものです。豆には魔《ま》を滅《ほろ》ぼす「魔《ま》滅《め》」という意味があり、節分《せつぶん》の豆まきなど、日本の文化にも深く根づいています。肉を食べる習慣《しゅうかん》のなかった日本人にとって、大豆は貴重《きちょう》なタンパク源《げん》でした。人びとは知恵《ちえ》をしぼり、大豆の加工品《かこうひん》を次つぎとつくり出しました。

凝固剤《ぎょうこざい》と合わせて食感を変《か》えた豆腐《とうふ》、その豆腐《とうふ》を凍《こお》らせた後に乾燥《かんそう》させた凍《こお》り豆腐《どうふ》、豆腐《とうふ》をうすく切ってあげた油あげ、水につけた大豆をすりつぶし、その汁《しる》をこした豆乳《とうにゅう》、豆乳《とうにゅう》をしぼったのこりカスのおから、大豆をいって粉《こな》にしたきな粉《こ》、大豆を発酵《はっこう》させてつくる納豆《なっとう》・しょうゆ・みそなど、加工《かこう》のしかたもできあがりもバラエティー豊《ゆた》かです。大豆の加工品《かこうひん》には、先祖《せんぞ》の知恵《ちえ》と工夫《くふう》がつまっているのです。

## いろいろな大豆の加工品

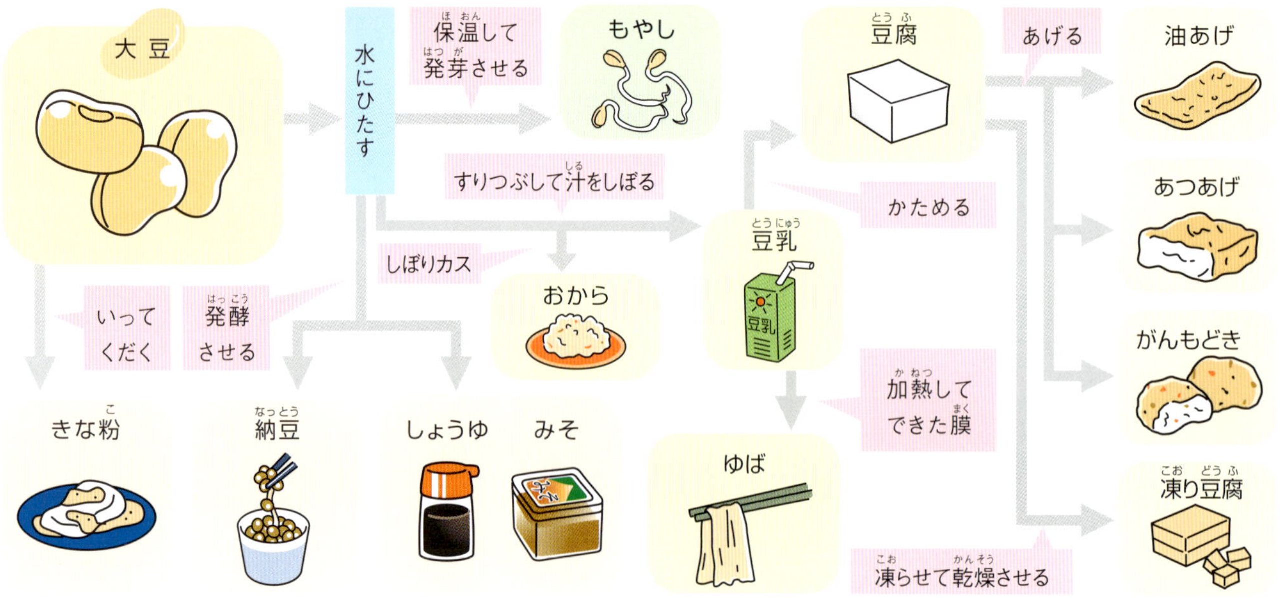

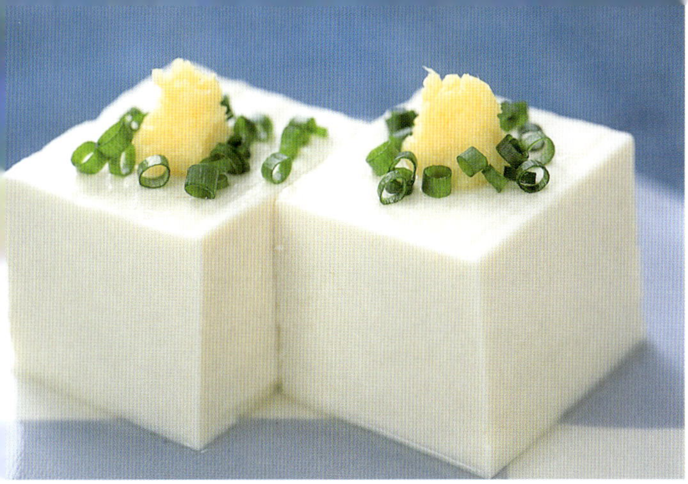

# 豆腐《とうふ》

みそ汁《しる》の具や湯豆腐《ゆどうふ》、冷《ひ》ややっこなどでおなじみの豆腐《とうふ》は、約《やく》90%が水分です。低《てい》エネルギーでタンパク質《しつ》などの栄養素《えいようそ》が摂取《せっしゅ》できます。そのままで食べるとあまり消化《しょうか》のよくない大豆を、すりつぶしてかためなおした加工品《かこうひん》です。

## 豆腐《とうふ》の特徴《とくちょう》

豆腐《とうふ》の原料《げんりょう》は大豆と水。山地の多い日本はおいしい水がわき出てくる場所が多く、そのため豆腐《とうふ》もおいしくできるのです。

豆腐《とうふ》は、大豆の栄養分《えいようぶん》はそのままに、体への消化吸収《しょうかきゅうしゅう》をしやすくした優秀《ゆうしゅう》な加工品《かこうひん》です。体調が悪いときでも食べやすく、そのうえタンパク質《しつ》もしっかりとれるというよさがあります。

味は淡白《たんぱく》で、そのまま食べる冷《ひ》ややっこからサラダ、湯豆腐《ゆどうふ》、麻婆豆腐《マーボーどうふ》などのいため物まで、幅広《はばひろ》くつかわれています。最近《さいきん》は、豆腐《とうふ》ステーキや豆腐《とうふ》ハンバーグのような洋風のメニューも登場するようになりました。欧米《おうべい》でも栄養価《えいようか》の高さとカロリーの低《ひく》さに注目が集まっています。

また、大豆を豆腐《とうふ》に加工《かこう》する過程《かてい》で、おからなどの副産物《ふくさんぶつ》もつくれますし、木綿豆腐《もめんどうふ》、絹《きぬ》ごし豆腐《どうふ》など、食感のちがいも楽しむことができます。豆腐《とうふ》をさらに加工《かこう》した油あげやがんもどきなどもあり、さまざまな知恵《ちえ》と工夫《くふう》がこらされた食品であることがわかります。

## 豆腐《とうふ》のつくり方

1. 大豆を約《やく》20時間、水につける。
2. 1を水といっしょにすりつぶしてゆでる。
3. 2をしぼると、豆腐《とうふ》の原料《げんりょう》である豆乳《とうにゅう》ができあがる。
4. 水、にがりを型《かた》に入れてよくまぜ、豆乳《とうにゅう》をくわえる。
   ※にがりとは、海水から食塩《しょくえん》をとり出した後にのこる液体《えきたい》で、豆乳《とうにゅう》のタンパク質《しつ》をかためる性質《せいしつ》があります。
5. かたまったら絹《きぬ》ごし豆腐《どうふ》のできあがり。木綿豆腐《もめんどうふ》は、かたまったものを一度かきまぜてこわし、それを木綿《もめん》でくるんで水分をぬいて、かためなおしたもの。

## おしえて! 木綿豆腐《もめんどうふ》と絹《きぬ》ごし豆腐《どうふ》はどうちがうの？

木綿豆腐《もめんどうふ》はかたまった豆乳《とうにゅう》を一度くずし、それを木綿《もめん》の布《ぬの》でくるんで上から圧縮《あっしゅく》して水分をぬき、もう一度かためます。そのとき木綿《もめん》の布《ぬの》のザラザラした模様《もよう》が豆腐《とうふ》にうつるため、木綿豆腐《もめんどうふ》とよばれます。絹《きぬ》ごし豆腐《どうふ》は、一度かたまった豆乳《とうにゅう》をくずしません。できあがりが絹《きぬ》でこしたようにツルツルなため、この名がつきました。そのほか、寄《よ》せ豆腐《どうふ》とよばれる豆腐《とうふ》もありますが、これは、くずしたものを寄《よ》せただけで、圧縮《あっしゅく》やしぼりを行わないものです。ちょうど木綿《もめん》と絹《きぬ》ごしの中間《ちゅうかん》のようなやわらかさになります。

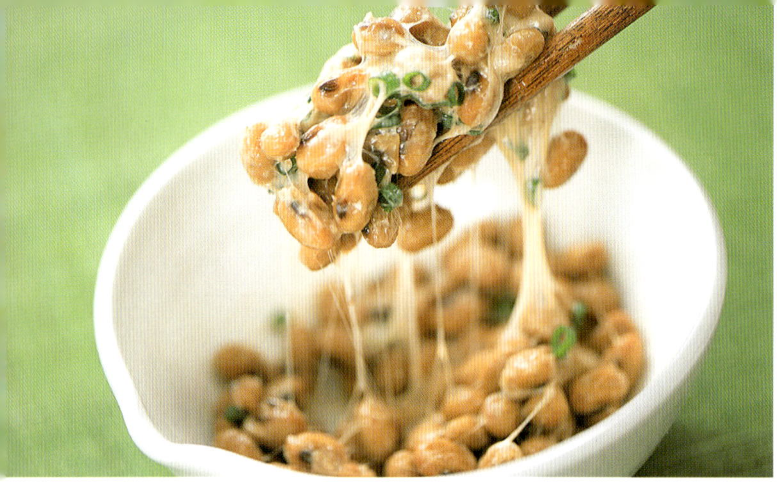

# 納豆《なっとう》

ネバネバと糸を引く納豆《なっとう》は、煮《に》た大豆を納豆菌《なっとうきん》という菌《きん》で発酵《はっこう》させてつくった大豆の加工品《かこうひん》です。納豆《なっとう》は、原料《げんりょう》の大豆を上回る栄養価《えいようか》をもつすぐれた食品です。

## 納豆《なっとう》の特徴《とくちょう》

納豆《なっとう》の栄養価《えいようか》の秘密《ひみつ》は発酵《はっこう》にあります。発酵《はっこう》というのは、微生物《びせいぶつ》が食品を分解《ぶんかい》していくことです(下の「おしえて！」参照《さんしょう》)。発酵《はっこう》させると、大豆の栄養分《えいようぶん》が体に消化吸収《しょうかきゅうしゅう》されやすくなります。また大豆が発酵《はっこう》する途中《とちゅう》で、肌《はだ》あれや目のつかれなどをなおしてくれるビタミンB《ビー》2という栄養素《えいようそ》が増加《ぞうか》します。そのほか、鉄分、食物繊維《しょくもつせんい》など、さまざまな栄養素《えいようそ》がふくまれています。

納豆《なっとう》は、大豆が日本にやってきた弥生《やよい》時代のころからあったのではないかといわれています。この時代の生活様式には、納豆《なっとう》ができやすい条件《じょうけん》がそろっていたからです。食べ物の容器《ようき》としてもつかわれていたワラは、納豆菌《なっとうきん》がつきやすい枯《か》れ草ですし、地面を掘《ほ》ってつくられた当時の住まい「竪穴式住居《たてあなしきじゅうきょ》」は、湿気《しっけ》が多く発酵《はっこう》に適《てき》していたのです。

## 納豆《なっとう》のつくり方

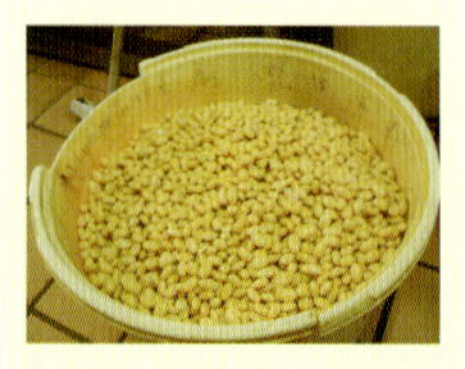

1 洗《あら》った大豆を水につける。

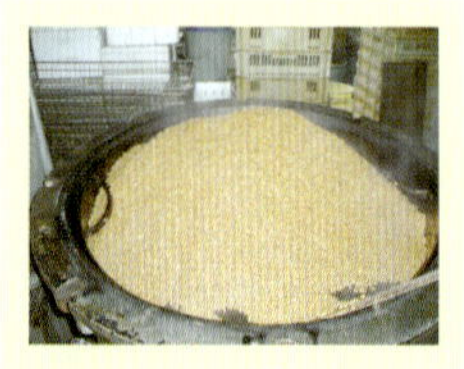

2 大豆を加熱《かねつ》する。

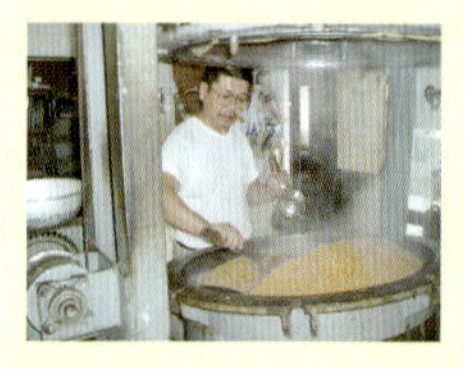

3 納豆菌《なっとうきん》を大豆にまぜる。

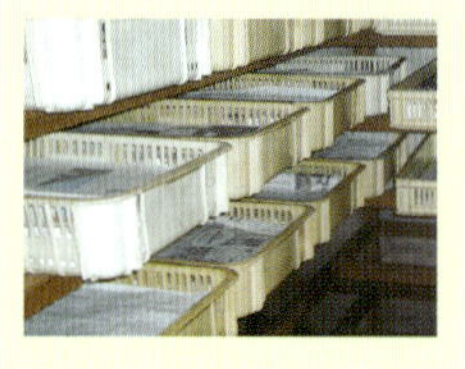

4 発酵《はっこう》させる。

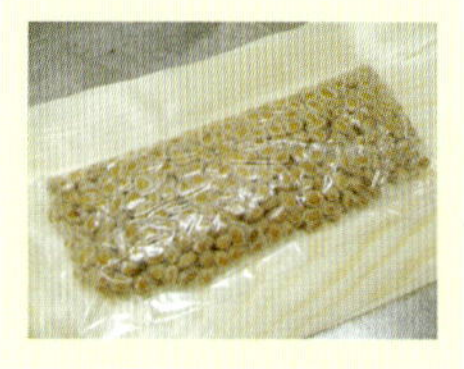

5 できあがり。

## おしえて! 発酵《はっこう》って何?

細菌《さいきん》やカビなど目に見えない微生物《びせいぶつ》は、タンパク質《しつ》や糖《とう》、でんぷんなどを分解《ぶんかい》して、自分のエネルギーに変《か》えています。この微生物《びせいぶつ》の活動をうまく利用《りよう》すると、食物を発酵《はっこう》させておいしい発酵《はっこう》食品をつくることができるのです。

納豆菌《なっとうきん》、乳酸菌《にゅうさんきん》、酵母菌《こうぼきん》といった微生物《びせいぶつ》は、発酵食品《はっこうしょくひん》をつくるのに適《てき》した菌《きん》です。納豆菌《なっとうきん》は納豆《なっとう》、乳酸菌《にゅうさんきん》はチーズやヨーグルト、酵母菌《こうぼきん》はビールやパンをつくり出すことができます。「菌《きん》」というと細菌《さいきん》などマイナスのイメージがうかぶかもしれませんが、食品の加工《かこう》に役立つ菌《きん》は、食べ物をくさらせる腐敗菌《ふはいきん》の働きをおさえたり、必要《ひつよう》な栄養素《えいようそ》を増《ふ》やしたり、食べ物の味をよくしたりするプラスの効果《こうか》をもたらします。

■発酵《はっこう》を起こす微生物《びせいぶつ》

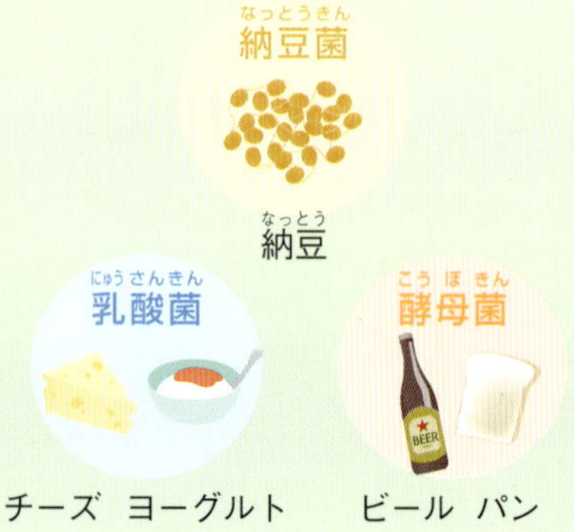
納豆菌《なっとうきん》
納豆《なっとう》
乳酸菌《にゅうさんきん》
酵母菌《こうぼきん》
チーズ　ヨーグルト
ビール　パン

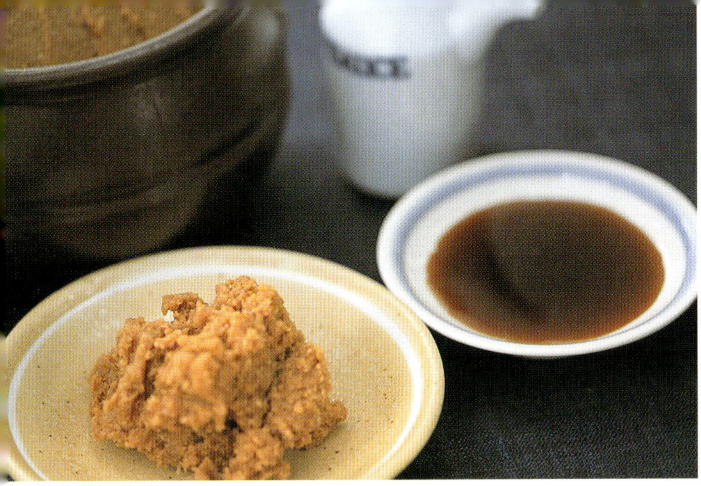

# みそとしょうゆ

日本人の食卓《しょくたく》に欠《か》かせないみそとしょうゆ。なれない外国の料理《りょうり》でも、みそやしょうゆをくわえれば日本人ごのみの味になってしまうほど、日本食の味をつくる大切な調味料《りょう》です。

## みその特徴《とくちょう》

みそは、蒸《む》した大豆に食塩《しょくえん》とこうじをくわえて発酵《はっこう》させた加工品《かこうひん》です。こうじは米や麦などにこうじ菌《きん》という微生物《びせいぶつ》を繁殖《はんしょく》させたものです。こうじ菌《きん》が生み出す酵素《こうそ》は、みそのうま味やあま味を引き出します。このほかにも乳酸菌《にゅうさんきん》や酵母菌《こうぼきん》をはじめ、さまざまな微生物《びせいぶつ》がみその発酵《はっこう》に関《かか》わって、風味《ふうみ》を出しています。

みそは魚を漬《つ》けこんで焼《や》く、野菜を漬《つ》ける、みそ田楽《でんがく》のように味のうすいものと合わせる、サバのみそ煮《に》のようににおいの強いものと合わせるといった、さまざまなつかい方があります。なかでもみそ汁《しる》は、もっともポピュラーな食べ方といえるでしょう。みそのタンパク質《しつ》と、具となるたくさんの野菜によって、ビタミンなどの栄養素《えいようそ》がたっぷりとれます。

## しょうゆの特徴《とくちょう》

日本人は、しょうゆを煮物《にもの》や汁物《しるもの》の味つけ、刺身《さしみ》・焼《や》き魚はもちろん、ハンバーグのソースやサラダのドレッシングなど、洋食にもつかっています。しょうゆは日本人の味覚《みかく》の柱といってもよいでしょう。

しょうゆの起源《きげん》は、一説《いっせつ》には、鎌倉《かまくら》時代に僧侶《そうりょ》がみその漬《つ》け物をつくっていた過程《かてい》で偶然《ぐうぜん》できたものといわれています。手ちがいで水分の多いみそができあがってしまい、この上《うわ》ずみ液《えき》がことのほかおいしかったのだといいます。大豆と小麦でつくったこうじと、食塩水《しょくえんすい》でつくります。

## 郷土《きょうど》を代表するいろいろなみそ

みそには色の濃《こ》いものからうすいもの、味のからいものからあまいものまで地方によっていろいろなものがあります。大豆を主原料《しゅげんりょう》にしたみそ以外《いがい》にも、米や麦を主原料《しゅげんりょう》にしたものもあります。

○仙台《せんだい》みそ

宮城《みやぎ》県仙台《せんだい》地方でつくられる、色の濃《こ》い赤みその代表。

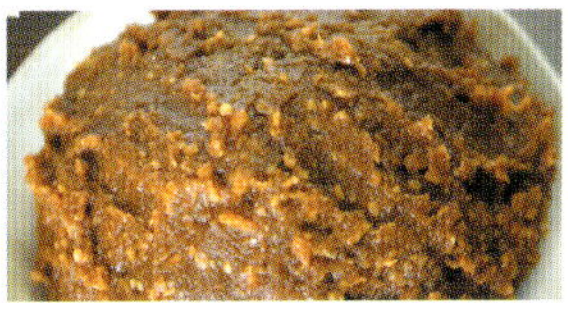

○信州《しんしゅう》みそ

こうじの割合《わりあい》が多い、色のうすい白みそ。

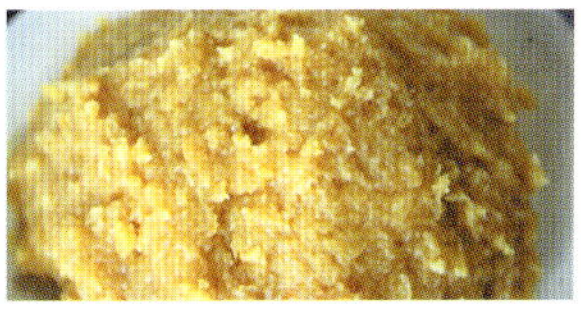

○西京《さいきょう》みそ

京都でつかわれるあまくてまろやかな味のするみそ。

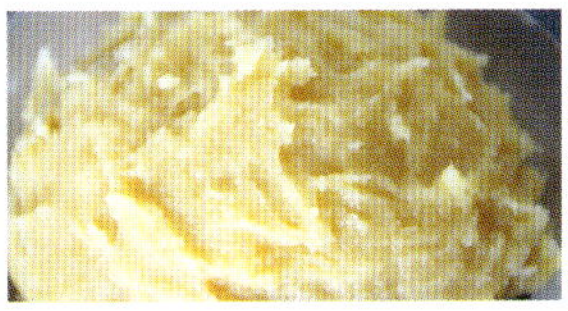

○八丁《はっちょう》みそ

米や麦のかわりに大豆のこうじをつかった色の濃《こ》いみそ。

### おもなしょうゆの種類《しゅるい》

○濃《こ》い口しょうゆ

江戸《えど》時代からさかんに生産《せいさん》され、現在《げんざい》でもしょうゆの生産量《せいさんりょう》の大部分をしめる濃《こ》い色をしたしょうゆ。

○うす口しょうゆ

関西《かんさい》で生まれた、色がうすく、塩分《えんぶん》の多いしょうゆ。お吸《す》い物や京料理《きょうりょうり》など、色のうすい料理《りょうり》につかわれる。

○たまりじょうゆ

トロリと濃厚《のうこう》であま味の強いしょうゆ。中部地方でよく用いられ、しょうゆの原形ともいわれる。

# 野菜を漬《つ》けこむ加工品《かこうひん》

塩《しお》やみそ、ぬかなどに野菜を漬《つ》けこんだ加工品《かこうひん》が、漬《つ》け物《もの》です。日本各《かく》地《ち》に、その土地の名産品《めいさんひん》をつかったいろいろな種類《しゅるい》の漬《つ》け物《もの》があり、さまざまな野菜を味わうことができます。

■野菜の食べ方別栄養価《べつえいようか》の比較《ひかく》（100g中）

| | | カルシウム（mg） | マグネシウム（mg） | ビタミンB《ビー》1（mg） | 食物繊維《しょくもつせんい》（g） |
|---|---|---|---|---|---|
| かぶの根 | 生《なま》 | 24 | 8 | 0.03 | 1.5 |
| | 水煮《みずに》 | 28 | 9 | 0.03 | 1.7 |
| | 塩漬《しおづ》け | 33 | 14 | 0.04 | 2 |
| | ぬか漬《づ》け | 26 | 68 | 0.45 | 1.8 |
| 大根（根・皮付き） | 生《なま》 | 24 | 10 | 0.02 | 1.4 |
| | ぬか漬《づ》け | 44 | 40 | 0.33 | 1.8 |
| きゅうり | 生《なま》 | 26 | 15 | 0.03 | 1.1 |
| | ぬか漬《づ》け | 22 | 48 | 0.26 | 1.5 |
| なす | 生《なま》 | 18 | 17 | 0.05 | 2.2 |
| | ぬか漬《づ》け | 21 | 33 | 0.1 | 2.7 |

▲生《なま》や水煮《みずに》にして食べるより、塩漬《しおづ》けやぬか漬《づ》けにしたほうが、カルシウムやマグネシウム、ビタミンなどの栄養価《えいようか》が高くなる傾向《けいこう》にあります。

資料《しりょう》：文部科学省《もんぶかがくしょう》「五訂増補《ごていぞうほ》日本食品標準成分表《ひょうじゅんせいぶんひょう》」

## 漬《つ》け物《もの》の特徴《とくちょう》

漬《つ》け物《もの》は、手軽に野菜の栄養素《えいようそ》がとれる便利《べんり》な食品です。漬《つ》け物《もの》にすると、皮やへたなど、高い栄養素《えいようそ》があるのにすててしまうような部分も食べられます。塩分《えんぶん》の多いのが欠《けっ》点《てん》ですが、野菜のもっている苦味《にがみ》やアクがぬけておいしく食べられるよさもあります。北国では冬になるときびしい寒さで野菜がとれなくなるため、漬《つ》け物《もの》にして野菜を保存《ほぞん》する工夫《くふう》をしてきました。

今のようにいろいろな種類《しゅるい》の漬《つ》け物《もの》がつくられるようになったのは、鎌倉《かまくら》時代から室町《むろまち》時代にかけてのことといわれています。茶道《さどう》や香道《こうどう》（作法《さほう》にしたがって、お茶やお香《こう》を楽しむ芸道《げいどう》）の席《せき》で「香《こう》の物《もの》」とよばれた漬《つ》け物《もの》は、江《え》戸《ど》時代に新しい種類《しゅるい》を増《ふ》やして「お新香《しんこう》」とよばれるようになり、広く庶民《しょみん》にも親しまれるようになりました。

## いろいろな漬《つ》け方

### 塩漬《しおづ》け

野菜に塩《しお》をまぶし、手でもんだりしてから、軽く重しをかけて漬《つ》けます。

白菜漬《はくさいづ》けなど

### からし漬《づ》け

砂糖《さとう》、しょうゆ、酢《す》、みりんなどとからしをねり合わせて、10日ほど漬《つ》ける。

小なすのからし漬《づ》けなど

### しょうゆ漬《づ》け

野菜をしょうゆに漬《つ》けこみ、暗くてすずしい所で味をなじませます。

高菜漬《たかなづ》けなど

### みそ漬《づ》け

みそにみりんや砂糖《さとう》をまぜたみそ床《どこ》をつくり、1日ほど漬《つ》けます。

やまごぼうのみそ漬《づ》けなど

### かす漬《づ》け

野菜をひと晩塩漬《ばんしおづ》けにしてから、酒かす（酒をしぼったあとにのこった粕《かす》）に漬《つ》けます。

奈良漬《ならづ》けなど

### 酢漬《すづ》け

砂糖《さとう》と酢《す》をまぜて甘《あま》酢《す》などをつくり、野菜を漬《つ》けこみます。

らっきょう漬《づ》けなど

### ぬか漬《づ》け

米ぬか（玄米《げんまい》を精白《せいはく》するときに出る粉《こな》）と塩水《しおみず》をまぜて発酵《はっこう》させたぬか床《どこ》に、野菜を漬《つ》けます。

なす漬《づ》けなど

### もろみ漬《づ》け

発酵《はっこう》させたもろみ（しょうゆをしぼる前の、大豆がのこっている状態《じょうたい》）に野菜を漬《つ》けこみます。

大根のもろみ漬《づ》けなど

# 日本各《かく》地《ち》の漬《つ》け物《もの》

日本には北から南までさまざまな野菜をつかった、個性豊《こせいゆた》かな漬《つ》け物《もの》がたくさんあります。漬《つ》け物《もの》は、広く日本人に愛《あい》されている食べ物なのです。その土地を代表する、いろいろな種類《しゅるい》の漬《つ》け物《もの》をみてみましょう。

## 松前漬《まつまえづ》け（北海道）

こんぶと干《ほ》したスルメイカを細切りにして、みりんじょうゆで漬《つ》けたもの。

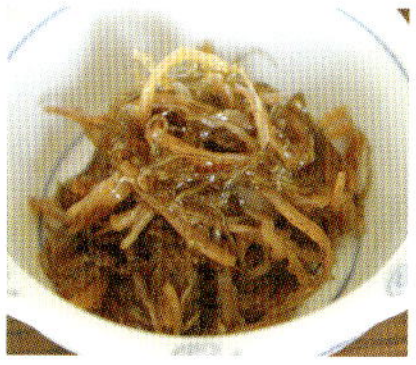

## 広島菜漬《なづ》け（広島県）

広島特産《とくさん》の広島菜《な》を、しょうゆ漬《づ》けや塩漬《しおづ》けなどにしたもの。

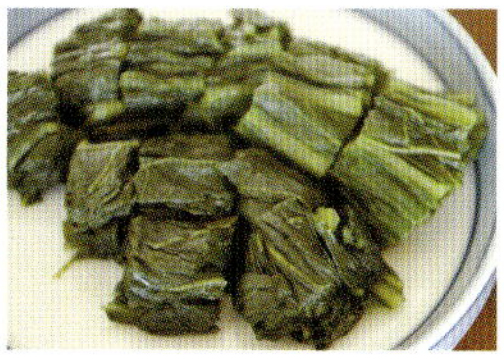

## いぶりがっこ（秋田県）

大根を囲炉裏《いろり》につるして煙《けむり》でいぶし、それをぬか漬《づ》けにしたもの。いぶした香《かお》りが独特《どくとく》。

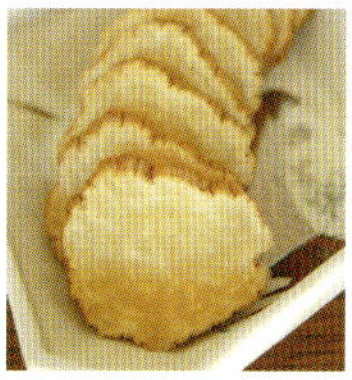

## たまり漬《づ》け（栃木《とちぎ》県）

濃厚《のうこう》なたまりに、らっきょう、きゅうり、みょうがなどを漬《つ》けこみ、長く熟成《じゅくせい》させたもの。

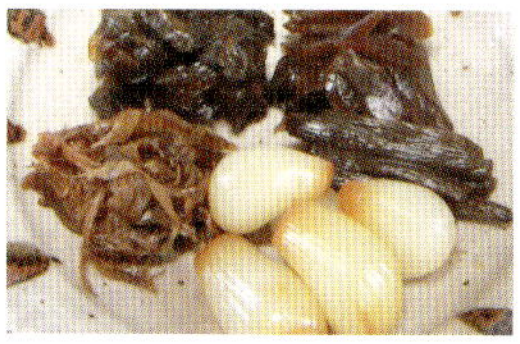

## 野沢菜漬《のざわなづ》け（長野県）

野沢菜《のざわな》を塩漬《しおづ》けにしたもの。江《え》戸《ど》時代の僧《そう》が京都から野沢菜《のざわな》の種《たね》を持ち帰って長野で育て、特《とく》産品《さんひん》になったといわれている。

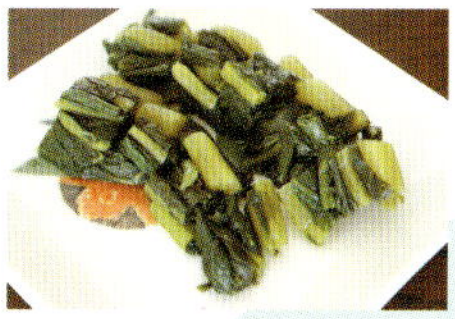

## 高菜漬《たかなづ》け（福岡《ふくおか》県）

塩漬《しおづ》けした高菜《たかな》を、しょうゆ、砂糖《さとう》、みりん、酒を合わせた漬《つ》け汁《じる》に漬《つ》けたもの。

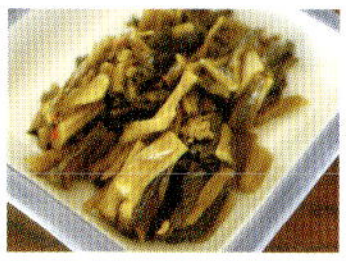

## べったら漬《づ》け（東京都）

こうじ漬《づ》けのたくわん。毎年10月に日本橋で行われるべったら市で、「べったら、べったら」のかけ声で売られる。

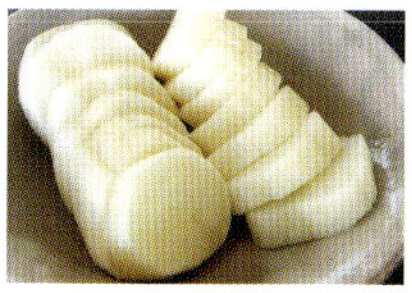

## 緋《ひ》のかぶ漬《づ》け（愛媛《えひめ》県）

塩漬《しおづ》けにした赤かぶを、みかんからつくるダイダイ酢《ず》に漬《つ》けたもの。

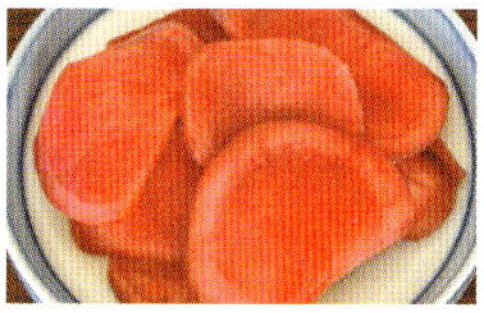

## 梅干《うめぼ》し（和歌山《わかやま》県）

梅《うめ》の実を塩漬《しおづ》けにしてから乾燥《かんそう》させ、シソの葉といっしょに梅酢《うめず》に漬《つ》けこむ。紀州《きしゅう》の南高梅《なんこううめ》が有名。

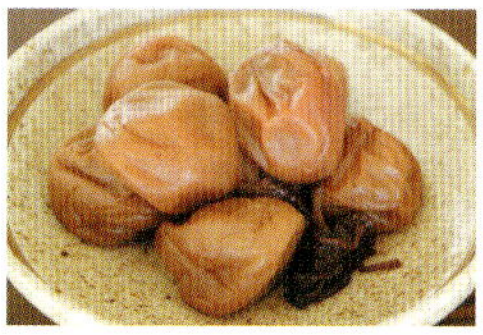

## 奈良漬《ならづ》け（奈良《なら》県）

うりやきゅうりなどの野菜を酒かすに漬《つ》けこんだもの。酒の産地《さんち》の奈良《なら》地方で、良質《りょうしつ》の酒かすをつかってつくったため、かす漬《づ》けともいう。

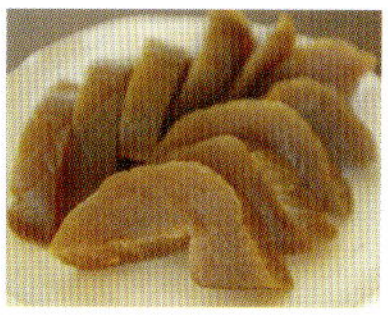

## つぼ漬《づ》け（鹿児島《かごしま》県）

大根を、しょうゆ、砂糖《さとう》、みりん、酢《す》でつくった調味液《えき》に漬《つ》けこんだもの。

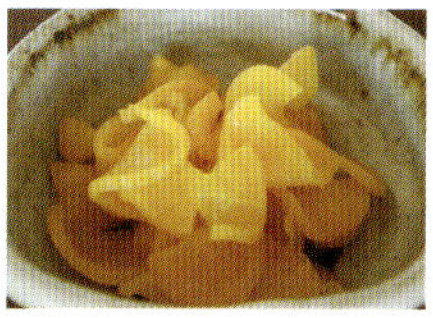

## パパイヤ漬《づ》け（沖縄《おきなわ》県）

パパイヤの実をうすく切り、しょうゆや酢《す》などに漬《つ》けたもの。南国らしく、果物をつかっためずらしい漬《つ》け物《もの》。

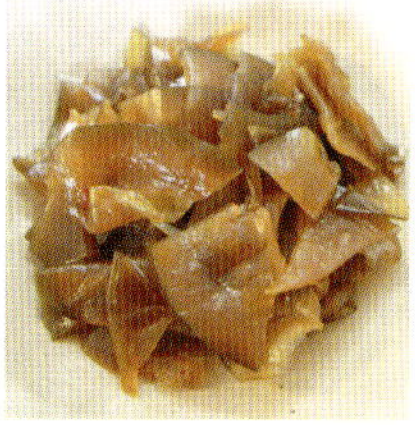

# 栄養素《えいようそ》たっぷりの海藻《かいそう》の加工品《かこうひん》

みそ汁《しる》の具や、煮物《にもの》、酢《す》の物《もの》などでおなじみの海藻《かいそう》は、豊富《ほうふ》な栄養素《えいようそ》をふくんでいます。日本人はその海藻類《かいそうるい》をいつでもどこでも食べられるように、加工《かこう》してきました。

■のりの豊《ゆた》かな栄養素《えいようそ》（100g中）

| | ほしのり | 焼《や》きのり | 味つきのり | 牛乳《ぎゅうにゅう》 | 卵《たまご》 | ほうれんそう（ゆで） |
|---|---|---|---|---|---|---|
| エネルギー（kcal） | 173 | 188 | 179 | 67 | 151 | 25 |
| 食物繊維《しょくもつせんい》(g) | 31.2 | 36.0 | 25.2 | 0 | 0 | 3.6 |
| カルシウム（mg） | 140 | 280 | 170 | 110 | 51 | 69 |
| 鉄（mg） | 10.7 | 11.4 | 8.2 | 0.02 | 1.8 | 0.9 |
| ビタミンA《エー》（μgRE） | 3,600 | 2,300 | 2,700 | 38 | 150 | 450 |
| ビタミン $B_1$《ビー》（mg） | 1.21 | 0.69 | 0.61 | 0.04 | 0.06 | 0.05 |
| ビタミン $B_2$《ビー》（mg） | 2.68 | 2.33 | 2.31 | 0.15 | 0.43 | 0.11 |
| ビタミンC《シー》（mg） | 160 | 210 | 200 | 1 | 0 | 19 |

▲ほかの食品とくらべると、食物繊維《しょくもつせんい》とビタミンA《エー》、ビタミンC《シー》の多さがきわ立ちます。

資料《しりょう》：文部科学省《もんぶかがくしょう》「五訂増補《ごていぞうほ》日本食品標準成分表《ひょうじゅんせいぶんひょう》」

## 海のめぐみを封《ふう》じこめた食べ物

海藻《かいそう》は、こんぶやわかめなど、海の中に生息している植物です。その中には、体調を整える役目をするカルシウム、カリウム、鉄分、天然《てんねん》のミネラル分がぎっしりつまっています。ビタミン類《るい》もとても多く、腸《ちょう》の中をきれいにしてくれる食物繊維《しょくもつせんい》もたっぷりです。

島国の日本では、古代から海藻《かいそう》がたくさん食べられてきました。しかし寒い季節《きせつ》や波が荒《あら》いときには、漁《りょう》に出られないこともあります。保存方法《ほぞんほうほう》を工夫《くふう》する中で、海藻《かいそう》を乾燥《かんそう》させるという加工方法《かこうほうほう》が発達《はったつ》してきました。日の光で乾《かわ》かすと、海藻《かいそう》の腐敗《ふはい》をふせぐ効果《こうか》があるうえ、かさがへるので多く食べられるというよさもあります。また、軽くなって運びやすくなるため、海から遠い土地でも食べられるようになりました。

## さまざまな海藻《かいそう》の栄養素《えいようそ》と加工品《かこうひん》

●のり●

カルシウムとマグネシウムが豊富《ほうふ》

→板のり、佃煮《つくだに》

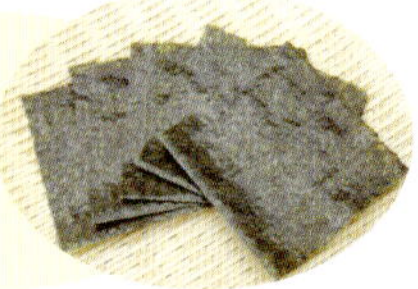

●わかめ●

体内の代謝《たいしゃ》を活発にするヨウ素《そ》とカルシウムが豊富《ほうふ》

→干《ほ》しわかめ

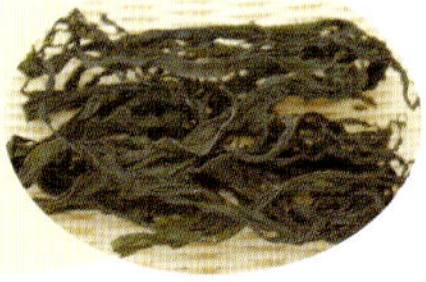

●青のり●

ベータカロテンやマグネシウムがとくに豊富《ほうふ》

→青のり粉《こ》

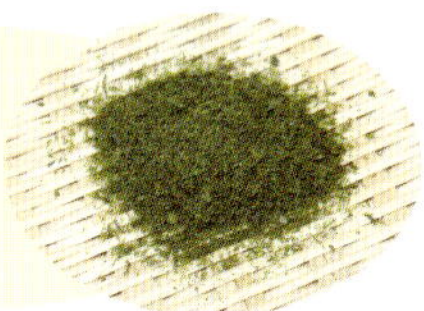

●こんぶ●

食物繊維《しょくもつせんい》とカルシウムが豊富《ほうふ》

→だしこんぶ、おぼろこんぶ

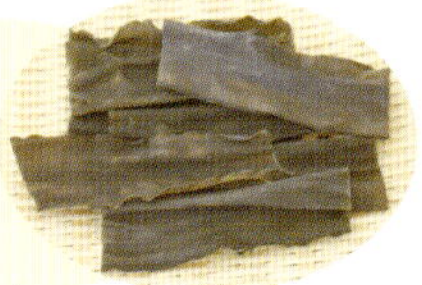

●ひじき●

カルシウムと鉄分が豊富《ほうふ》

→乾燥《かんそう》ひじき

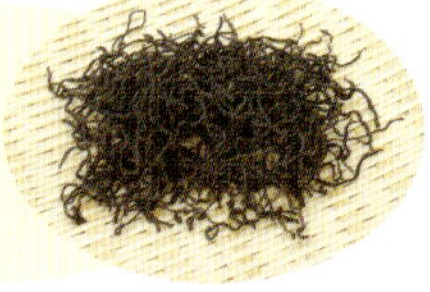

●テングサ●

食物繊維《しょくもつせんい》が豊富《ほうふ》

→寒天

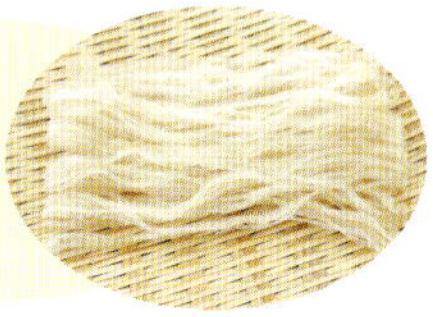

# のりができるまで

おにぎり、手巻《てま》きずしなどにつかわれる、磯《いそ》の香《かお》りたっぷりの便利《べんり》な板のりは、どうやってできるのでしょうか?

## 1. 夏の間にのりのたねを育てる

水に、のりのたね（胞子《ほうし》）とカキの殻《から》を入れると、胞《ほう》子《し》がカキ殻《がら》にもぐりこむ。約《やく》3か月で、まっ白だったカキ殻《がら》が写真のように黒くなる。

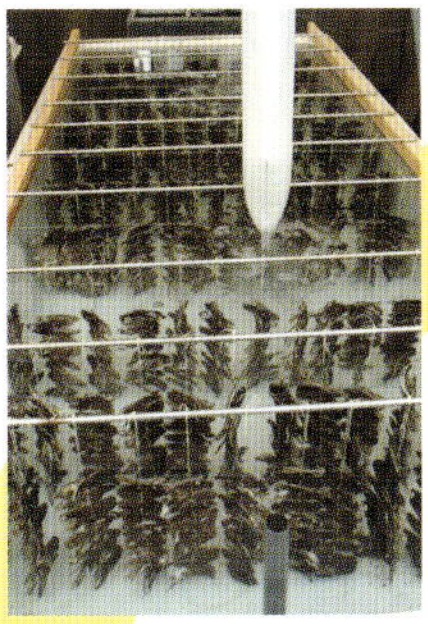

## 2. 冬にのりを育てる

海にのり網《あみ》をはり、育ったたねをつけると、冬の間にのりが育ち、写真のようなのり畑になる。

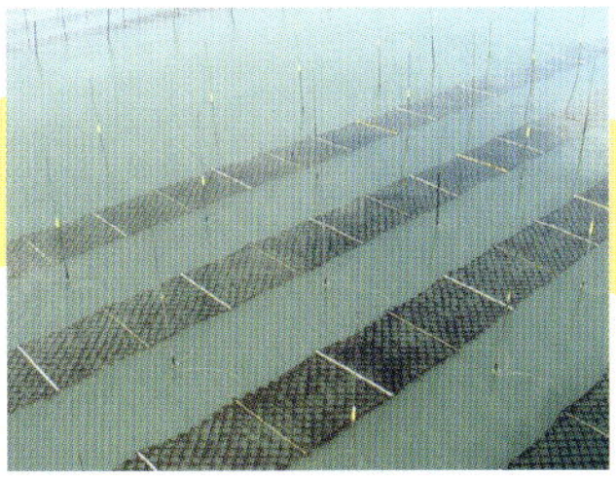

## 3. のりを収穫《しゅうかく》する

のり網《あみ》の下に船ごともぐりこみ、のりを機械《きかい》でつみとる。昔はこの作業を手とはさみをつかって行っていた。

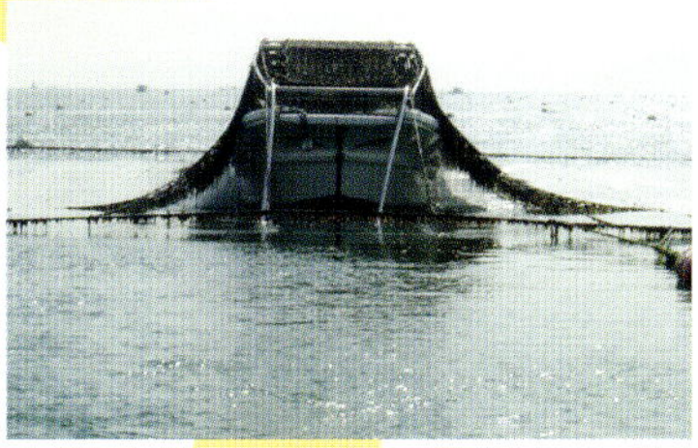

## 4. のりをすく・乾《かわ》かす

収穫《しゅうかく》したのりは、細かく裁断《さいだん》し、機械《きかい》をつかって四角い形に整え、乾燥《かんそう》させる。

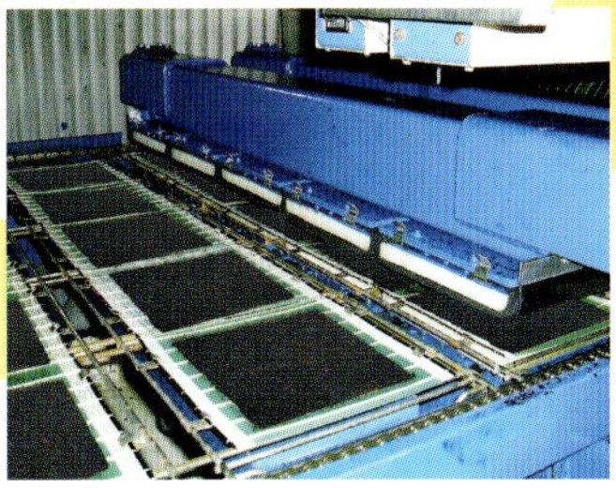

## 5. のりができあがる

乾燥《かんそう》したのりは、10まいずつ束《たば》ねられ、各地《かくち》の漁協《ぎょきょう》に出荷《しゅっか》されて、きびしく検査《けんさ》される。

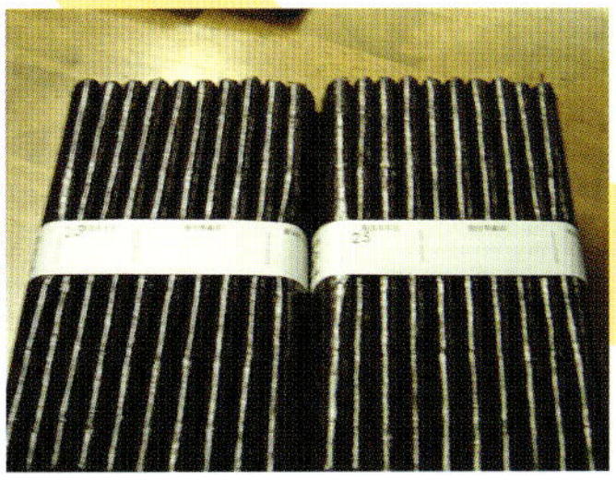

写真協力《きょうりょく》：海苔《のり》で健康推進《けんこうすいしん》委員会

## おしえて! こんぶだしのうま味成分《せいぶん》って何？

日本料理《りょうり》の味の基本《きほん》は、かつおぶしやこんぶからとった「だし」です。かつおぶしのだしのうま味成分《せいぶん》は「イノシン酸《さん》」、こんぶのだしのうま味成分《せいぶん》は「グルタミン酸《さん》」です。

こんぶからうま味成分《せいぶん》のグルタミン酸《さん》が見つかったのは、1908年のこと。旧《きゅう》東京帝国《ていこく》大学の池田《いけだ》菊苗《きくなえ》博士《はくし》が、湯豆腐《ゆどうふ》のおいしさに興味《きょうみ》をもったことがきっかけでした。淡白《たんぱく》な味の豆腐《とうふ》が、こんぶを一切れ入れるだけで味わい深くなることに気づいた池田博士《はくし》は、こんぶに味の秘密《ひみつ》があるのではないかと考えたのです。研究を重ねて、こんぶからグルタミン酸《さん》をとり出すことに成功《せいこう》した池田博士《はくし》は、これを「うま味」と名づけました。味はあま味、酸味《さんみ》、塩味《しおあじ》、苦味《にがみ》の4つの組み合わせでできている、というそれまでの常識《じょうしき》を打ちやぶり、日本人の食に第5の基本味《きほんみ》「うま味」がくわわったのです（80ページ参照《さんしょう》）。

# 地域《ちいき》の食文化を考える

地元で生産《せいさん》されたものを地元で食べようという「地産地消《ちさんちしょう》」の取り組みが、全国で広がっています。地産地消《ちさんちしょう》は、地域《ちいき》の食文化を伝え、そこに住む人びとのつながりを生みます。

## 住んでいる地域《ちいき》の特産品《とくさんひん》を調べよう

それぞれの土地には気候風土《きこうふうど》によって、特徴的《とくちょうてき》な産物《さんぶつ》があります。自分たちが住んでいる地域《ちいき》の特産品《とくさんひん》を調べてみましょう。

### 1 身近なおとなにきく

家の人や、先生、よく行く店などで、その土地の名産品《めいさんひん》をきいてみましょう。

### 2 郷土料理《きょうどりょうり》の食材《しょくざい》をチェックする

地元に郷土料理《きょうどりょうり》があれば、その食材《しょくざい》をチェックすると特産品《とくさんひん》がわかります。

### 3 図書館や役所《やくしょ》で調べる

地域《ちいき》の図書館や市町村役場《やくば》には、自治体《じちたい》の発行している本などがおいてあります。それを見て特産品《とくさんひん》を調べてみましょう。

## 自然《しぜん》な営《いとな》み「地産地消《ちさんちしょう》」

地産地消《ちさんちしょう》というのは、「地《ち》」域《いき》で生《せい》「産《さん》」されたものを「地《ち》」域《いき》で「消《しょう》」費《ひ》することです。

地域《ちいき》の特産品《とくさんひん》が身近に売られていたり、その土地ならではの郷土料理《きょうどりょうり》が地元で食べられると、地域《ちいき》の食への関心《かんしん》が高まります。そのことは、自分の住んでいる土地に対する誇《ほこ》りを生み、地域《ちいき》の人びととのつながりを感じさせます。そして一人ひとりのこのような意識《いしき》が、町を活性化《かっせいか》させる力になります。

車や飛行機《ひこうき》など、今のように輸送《ゆそう》の手段《しゅだん》が発達《はったつ》していなかった時代、地産地消《ちさんちしょう》はあたりまえのように行われていました。地産地消《ちさんちしょう》は決してむずかしいことではなく、本来あるはずの人間の自然《しぜん》な営《いとな》みといえるでしょう。

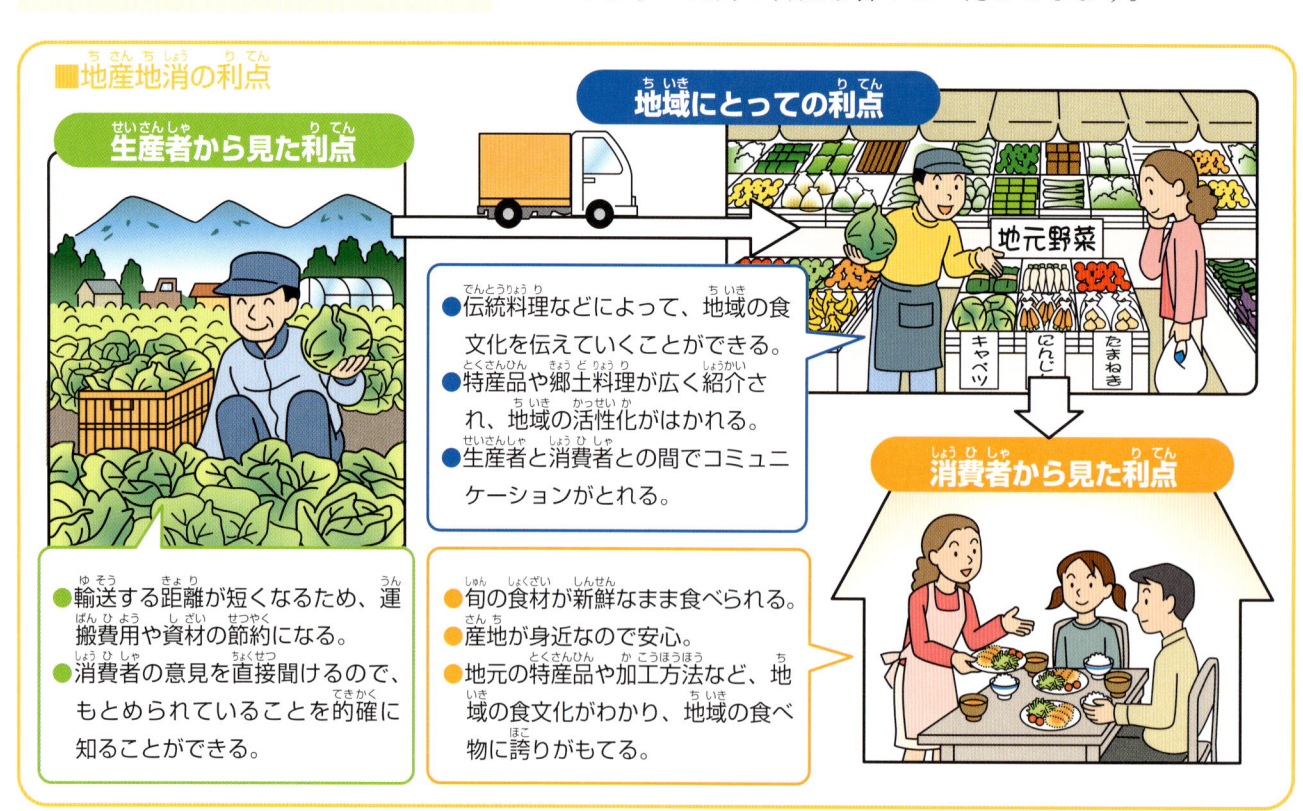

## 地産地消《ちさんちしょう》の利点《りてん》

### 生産者《せいさんしゃ》から見た利点《りてん》

- 輸送《ゆそう》する距離《きょり》が短くなるため、運搬費用《うんぱんひよう》や資材《しざい》の節約《せつやく》になる。
- 消費者《しょうひしゃ》の意見を直接《ちょくせつ》聞けるので、もとめられていることを的確《てきかく》に知ることができる。

### 地域《ちいき》にとっての利点《りてん》

- 伝統料理《でんとうりょうり》などによって、地域《ちいき》の食文化を伝えていくことができる。
- 特産品《とくさんひん》や郷土料理《きょうどりょうり》が広く紹介《しょうかい》され、地域《ちいき》の活性化《かっせいか》がはかれる。
- 生産者《せいさんしゃ》と消費者《しょうひしゃ》との間でコミュニケーションがとれる。

### 消費者《しょうひしゃ》から見た利点《りてん》

- 旬《しゅん》の食材《しょくざい》が新鮮《しんせん》なまま食べられる。
- 産地《さんち》が身近なので安心。
- 地元の特産品《とくさんひん》や加工方法《かこうほうほう》など、地域《ちいき》の食文化がわかり、地域《ちいき》の食べ物に誇《ほこ》りがもてる。

# 地産地消《ちさんちしょう》へのさまざまな取り組み

地産地消《ちさんちしょう》は市町村が中心になり、学校や地元のレストラン、観光施設《かんこうしせつ》、スーパー、医療《いりょう》施設《しせつ》、福祉施設《ふくししせつ》など、いろいろな所で取り組みがなされています。やり方は、それぞれの地域《ちいき》によってさまざまですが、実際《じっさい》どのようにして行われているのでしょう。

### ●学校の給食に、地域《ちいき》でとれた野菜や果物をつかう

子どもが地元の産物《さんぶつ》への理解《りかい》を深めるよい機会《きかい》になります。親にとっても学校での地産地消《ちさんちしょう》の取り組みを知ることで、食材《しょくざい》の選《えら》び方を意識《いしき》するようになり、家庭の食生活を見直すきっかけになります。

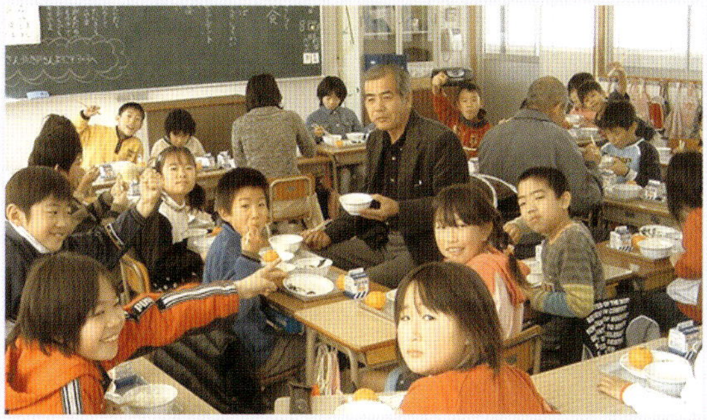

▲地域《ちいき》の生産者《せいさんしゃ》の人たちといっしょに給食を食べる交流給食。つくってくれた人への感謝《かんしゃ》の気持ちが生まれます。

### ●スーパーなどで地元の特産品《とくさんひん》の販売《はんばい》をする

多くの消費者《しょうひしゃ》が集まるスーパーなどで近隣《きんりん》の農家による直接販売《ちょくせつはんばい》のコーナーをもうけたり、生産者《せいさんしゃ》の名前を表示《ひょうじ》したりすることで、生産者《せいさんしゃ》と消費者《しょうひしゃ》を直接《ちょくせつ》むすびつけることができます。

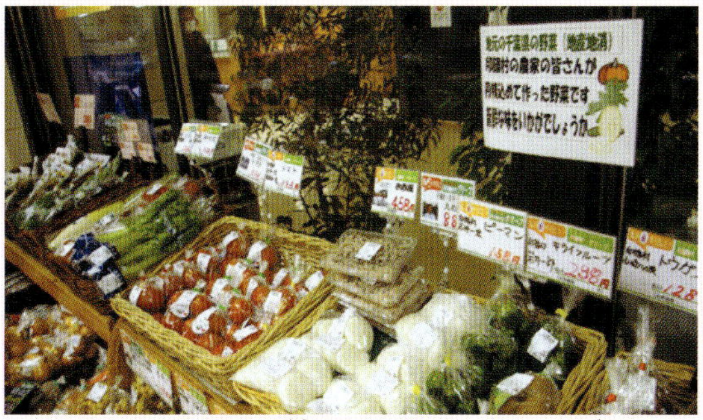


▲スーパーの入り口に設《もう》けられた地元野菜の販売《はんばい》コーナー。消費者《しょうひしゃ》は安心して購入《こうにゅう》することができます。

### ●農産物《のうさんぶつ》直売所で、野菜や果物を販売《はんばい》する

農家にとっては、新たな客を得《え》るための小売り販売《はんばい》のよい機会《きかい》になります。また、観光施設《かんこうしせつ》に直売所を併設《へいせつ》する例《れい》もあります。

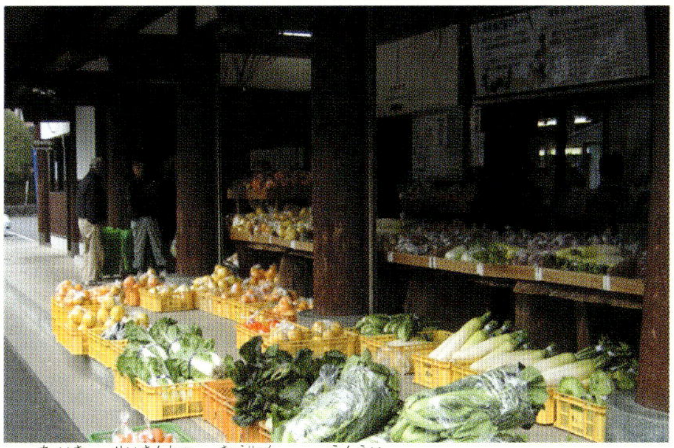

▲地域《ちいき》の生産者《せいさんしゃ》が協力《きょうりょく》して運営《うんえい》している野菜の直売所。地域《ちいき》の活性化《かっせいか》につながっています。

### ●病院や福祉施設《ふくししせつ》で特産品《とくさんひん》をつかった食事を出す

新鮮《しんせん》で産地《さんち》がはっきりしている地元の食材《しょくざい》を、病院や老人ホームなどの施設《しせつ》の食事で積極的《せっきょくてき》につかう例《れい》があります。

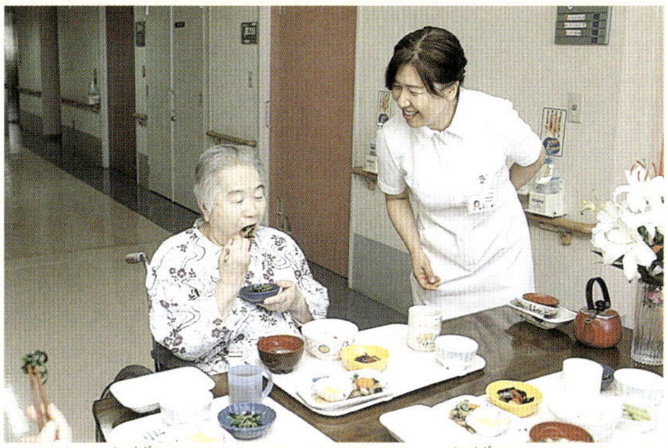

▲地元の食材《しょくざい》をつかった病院の食事。食材《しょくざい》への安心感は病院や福祉施設《ふくししせつ》でとくにもとめられていることです。

# 伝えていきたい食事の礼儀作法《れいぎさほう》

日本には、長い歴史《れきし》の中ではぐくまれてきた、特有《とくゆう》の礼儀作法《れいぎさほう》があります。日本の大切な文化として、知っておきたい食事の礼儀作法《れいぎさほう》について考えていきましょう。

■日本人の食事の礼儀作法《れいぎさほう》

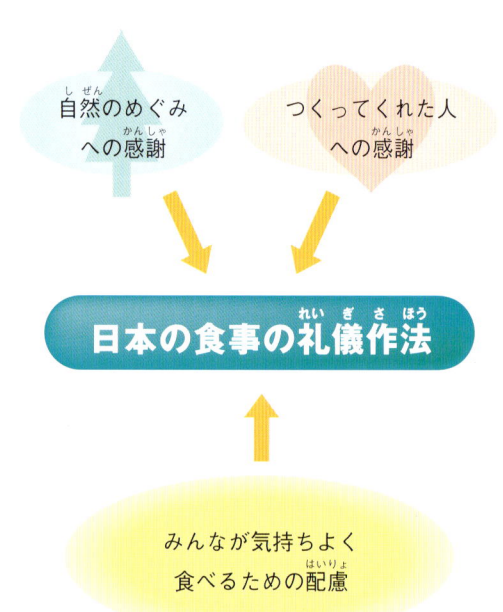

自然《しぜん》のめぐみへの感謝《かんしゃ》

つくってくれた人への感謝《かんしゃ》

**日本の食事の礼儀作法《れいぎさほう》**

みんなが気持ちよく食べるための配慮《はいりょ》

## 日本的《てき》な食事の礼儀作法《れいぎさほう》

日本では、古くから仏教《ぶっきょう》が信仰《しんこう》されていたため、その教えにもとづいた食文化が根づいてきました。さらに武士《ぶし》が政治《せいじ》を行う時代が長く続《つづ》く中で、目上の人に対する礼儀《れいぎ》が重んじられ、食事の作法《さほう》も発達《はったつ》したと考えられます。

米を中心にした農業を生活の糧《かて》としてきた日本では、基《き》本的《ほんてき》に、食べ物は「自然《しぜん》からのめぐみ」という考え方をします。この考え方は、狩《か》りに出て自分たちの力で動物をとってくる、狩猟民族《しゅりょうみんぞく》とは大きく異《こと》なります。日本の食事作《さ》法《ほう》は、「自然《しぜん》のめぐみに感謝《かんしゃ》する気持ち」からはじまるのです。さらに、武家《ぶけ》の世につちかわれた「食事をいっしょにする相手への気配り」や、「食事をつくってくれた人への感謝《かんしゃ》の気持ち」が、食前・食後のあいさつ、音をたてて食べない、正しい姿勢《しせい》で食べるなどの、食事作法《さほう》を形づくってきたのです。

知ってる?

### 修行僧《しゅぎょうそう》の食事作法《さほう》

仏教《ぶっきょう》には、そうじや洗濯《せんたく》など日常《にちじょう》生活の仕事も修行《しゅぎょう》のうち、という考え方があります。修行《しゅぎょう》というのは仏《ほとけ》の道を修《おさ》めるために、きびしい鍛錬《たんれん》をすることです。仏道修行《ぶつどうしゅぎょう》では、食事についても作法《さほう》が決められています。

お坊《ぼう》さんが修行《しゅぎょう》をする禅寺《ぜんでら》では、人間の命のために犠牲《ぎせい》となった命に感謝《かんしゃ》しよう、自分がその食事をとるのにふさわしい修行《しゅぎょう》をしたか反省《はんせい》しよう、といった内容《ないよう》の言葉を食事の前にとなえます。

食事は「腹八分目《はらはちぶんめ》」の分量《ぶんりょう》です。おなかがいっぱいにならなくても、おかわりはできません。また食事中には話をしない、食べ物をのこさない、食器《しょっき》の音をたてないなどの決まりがあります。食事の後には、たくあんと湯で器《うつわ》をきれいにすすいでから食べ、食卓《しょくたく》をかたづけます。

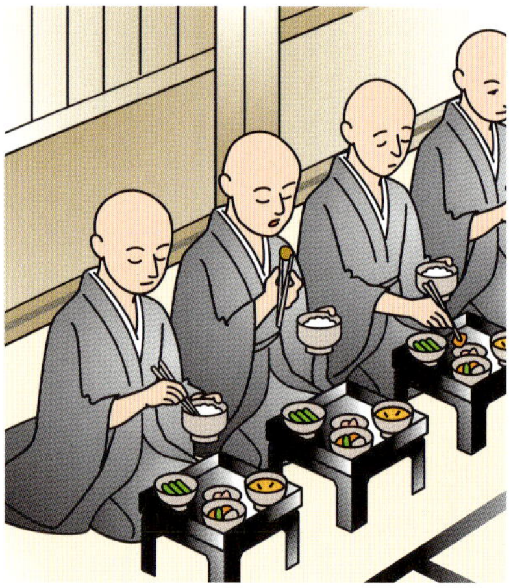

# 正しい 食事の礼儀作法《れいぎさほう》とは

基本的《きほんてき》な食事の礼儀作法《れいぎさほう》をみてみましょう。食前食後のあいさつ、食器《しょっき》のあつかい方、箸《はし》の持ち方、姿勢《しせい》、食べ方など、あたりまえのようでいて案外《あんがい》できていないことがあるかもしれません。

## あいさつ

・食事の前には「いただきます」。生命《いのち》をいただく意味。
・食事の後には「ごちそうさま」。漢字では「御馳走様《ごちそうさま》」と書く。食事の用意のために走り回った人への感謝《かんしゃ》をあらわす。

## 姿勢《しせい》

・背《せ》すじをピンとのばす。
・テーブルにむかってまっすぐすわる。
・テーブルにひじをつかない。
・足を組んだり、ひざをたてたりしない。

## 食事中の行動

・ほかの人が席《せき》についたら、すぐ席《せき》につく。
・箸《はし》や食器《しょっき》を持ったまま、席《せき》を立たない。
・電話やメールなど、食事中に別《べつ》のことをしない。

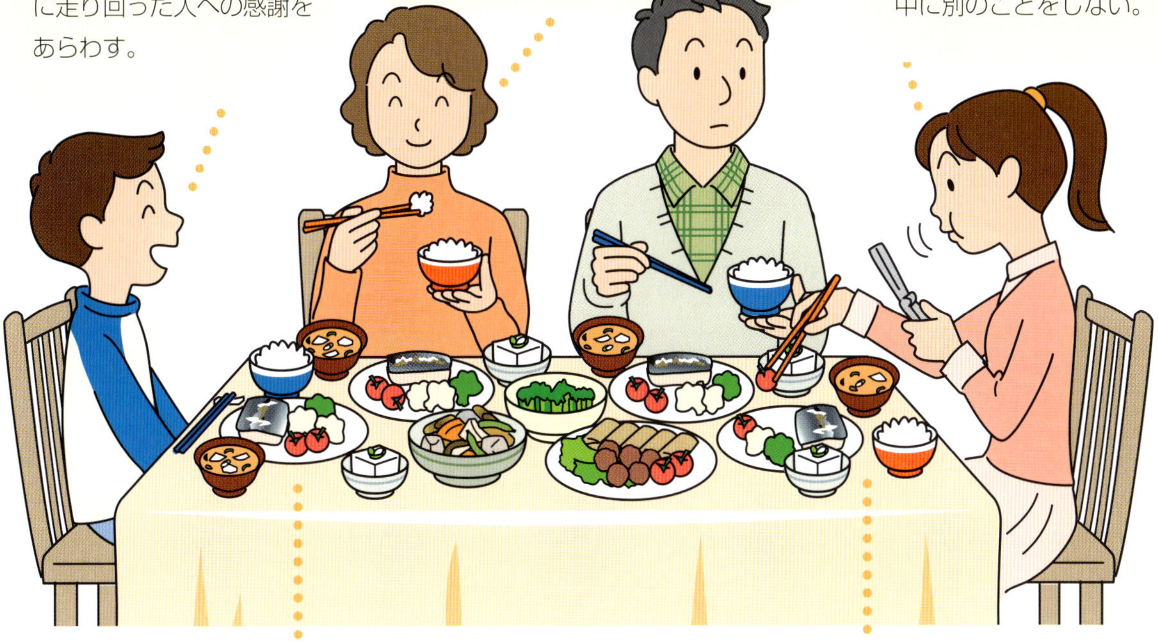

## 器《うつわ》のあつかい方や置《お》き方

・食べるほうから見て、主食のごはんは左、汁物《しるもの》の入ったおわんは右側《がわ》に置く。
・茶わんなど、小さい器《うつわ》は手で持って食べる（大きな皿は持たない）。
・カチャカチャと、食器《しょっき》やお箸《はし》の音をたてない。
・箸《はし》を正しく持って食べる（158ページ参照《さんしょう》）。
・器《うつわ》を動かすときは、ズルズル引きずらず、両手で持って移動《いどう》する。

## 食べ方

・魚の骨《ほね》や食べのこしたものは、お皿のすみによせる。
・口の中に食べ物を入れたまま話さない。
・食事に向かない話はしない。
・食べ物を粗末《そまつ》にしない。
・くちゃくちゃ音をたてて食べない。
・食べ物を思い切りほおばらない。

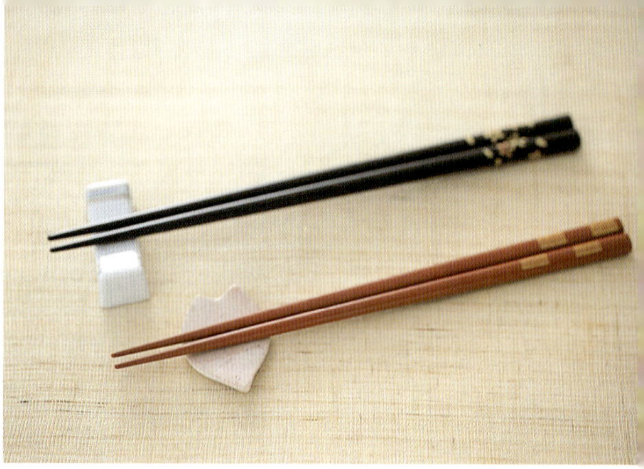

## 正しい箸《はし》のつかい方

箸《はし》は、日本の食文化に欠《か》かせない道具です。きちんと箸《はし》の持ち方ができないと、料理《りょうり》によっては食べにくいものもあり、いっしょに食事をしている人に不快感《ふかいかん》をあたえてしまうこともあります。正しく箸《はし》を持って、気持ちよく食事をしましょう。

### 日本独自《どくじ》の箸《はし》食文化を大切に

箸《はし》は、中国に修行《しゅぎょう》に行った僧侶《そうりょ》によって日本に伝えられたといわれています。また7世紀《せいき》に、聖徳太子《しょうとくたいし》が中国の作法《さほう》をまねて箸《はし》で食事をしたことがきっかけで、箸《はし》食文化が日本に根づいたとされています。現在《げんざい》、世界の人びとの約《やく》3割《わり》が箸《はし》をつかって食事をしており、日本のほかにも中国や台湾《たいわん》、韓国《かんこく》、ベトナムなどで箸《はし》食文化がみられます。

日本の箸《はし》には、材質《ざいしつ》と用途《ようと》によってさまざまな種類《しゅるい》があり（菜箸《さいばし》やとり箸《ばし》など）、日本独自《どくじ》の大切な文化といえます。

### ● 箸《はし》の持ち方

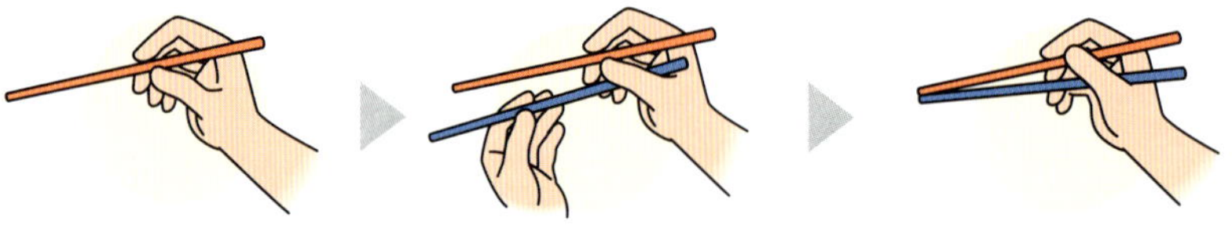

箸《はし》の1本を鉛筆《えんぴつ》を持つようにして持ちます。

さらにもう1本を、親指のつけねから中指と薬指の間へ通します。

2本目の箸《はし》を親指のつけねと薬指の第一関節《かんせつ》あたりで固定《こてい》します。

### ● 箸《はし》の持ち上げ方

右手で箸《はし》の上側《がわ》をとり上げて、それを下から左手でささえ、右手に正しく持ちかえます。

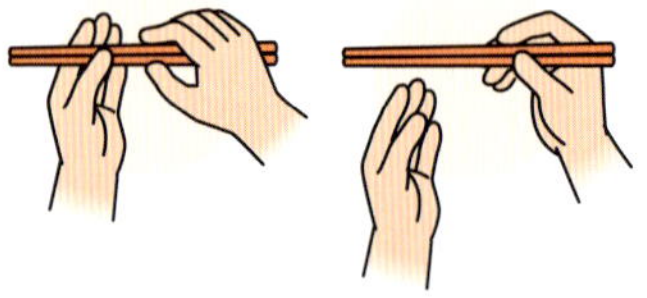

### ● 途中《とちゅう》で箸《はし》を置《お》くとき

箸置《はしお》きに箸《はし》先をかけ、まっすぐ横に置《お》きます。箸置《はしお》きがないときは、箸《はし》ぶくろを折《お》って箸置《はしお》きにします。器《うつわ》の上に箸《はし》をわたして置《お》いてはいけません。

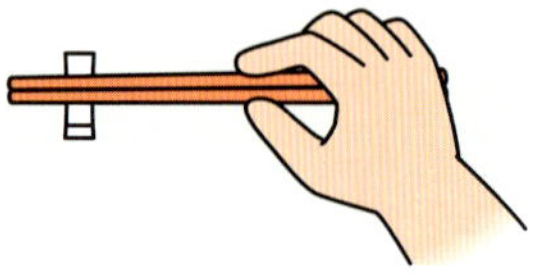

## やってはいけないこと

**さし箸《ばし》**
箸《はし》で食べ物を突《つ》き刺《さ》す。

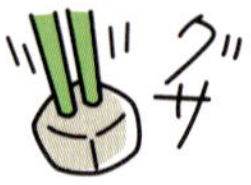


**まよい箸《ばし》**
何をとろうかと箸《はし》を泳がす。

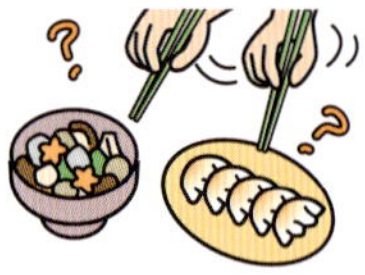

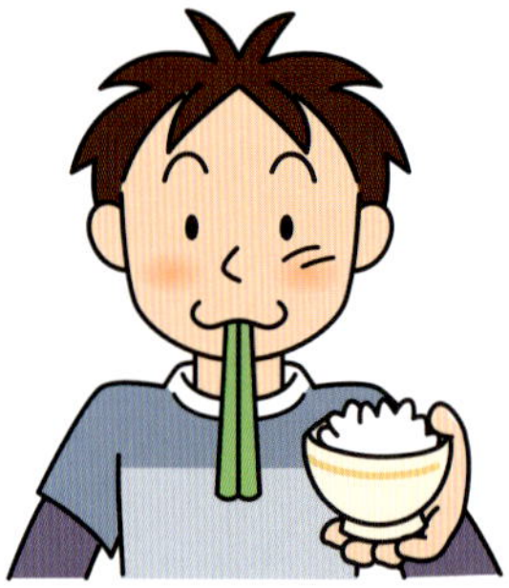

▲箸《はし》をくわえるのもマナー違反《いはん》です。

**ねぶり箸《ばし》**
箸《はし》の先をなめる。

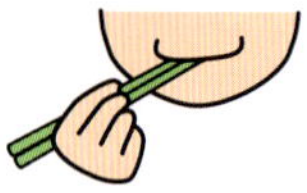

**うつり箸《ばし》**
いったん箸《はし》をつけた料理《りょうり》を食べずに、ほかの料理《りょうり》を食べる。

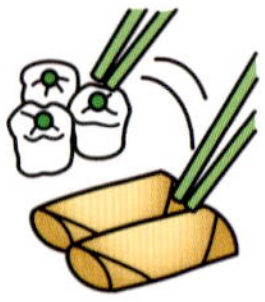

**にぎりこ箸《ばし》**
箸《はし》についているごはん粒《つぶ》などを、もう一本の箸《はし》でしごいてとる。

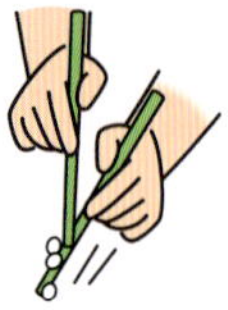

**さぐり箸《ばし》**
大皿に盛《も》った料理《りょうり》の中から、すきなものをさぐって食べる。

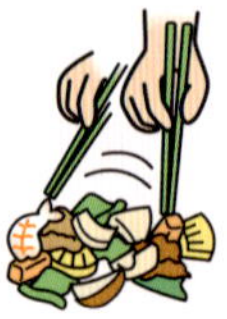

**よこ箸《ばし》**
箸《はし》についたごはん粒《つぶ》などを、箸《はし》を横にしてなめる。

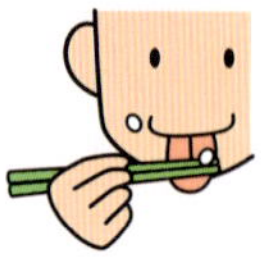

6章

# 食の安全について考えよう

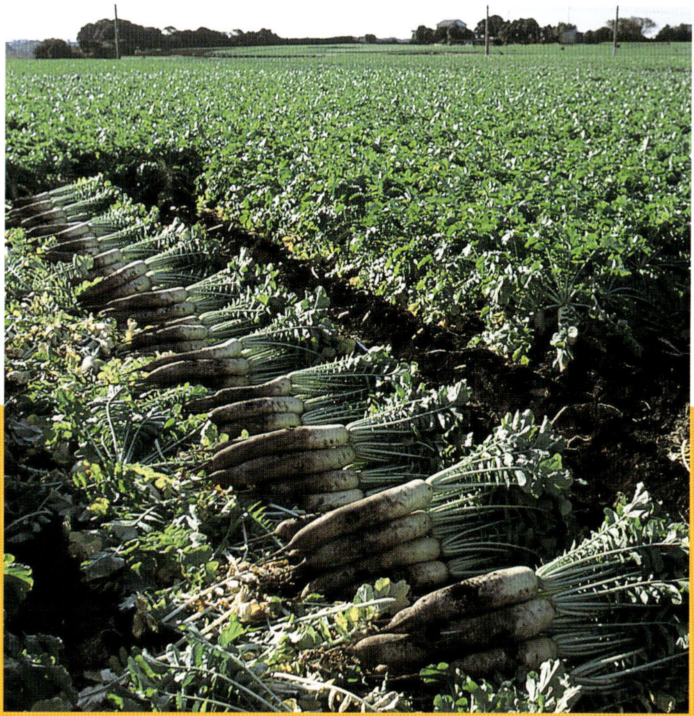

# 食べ物はどこからくるの？

毎日の食卓《しょくたく》にのぼる食べ物が、どこからやってきたのか考えたことはありますか？　食べ物は日本でとれるものばかりではなく、外国からもやってきます。

## 外国にたよっている日本の食べ物

わたしたちが毎日口にしている食べ物は、だれがどのようにしてつくったものなのでしょうか。日本で食べるものは、日本でつくっている……と思う人が多いかもしれませんが、そうとばかりはいえません。お店で売られている食べ物の中には、海外からやってきたものも多いのです。

最近《さいきん》は、キャベツやブロッコリーなどの生《なま》の野菜も、中国やアメリカからの輸入品《ゆにゅうひん》が多くなっています。また、うどんやみそ、豆腐《とうふ》といった、和食の伝統的《でんとうてき》な食べ物の原料《げんりょう》となる大豆や小麦なども、外国から輸入《ゆにゅう》しています。わたしたちの食卓《しょくたく》にある食べ物は、外国産《さん》のものであふれているのです。

■日本が輸入《ゆにゅう》している食べ物の国・地域別割合《ちいきべつわりあい》

| 区分 | 農林水産物全体《のうりんすいさんぶつ》 | 農産物《のうさんぶつ》 | 水産物《すいさんぶつ》 |
|---|---|---|---|
| 1位《い》 | アメリカ 22.8% | アメリカ 31.6% | 中国 20.5% |
| 2位《い》 | 中国 14.0% | EU《イーユー》 14.3% | アメリカ 9.0% |
| 3位《い》 | EU《イーユー》 11.3% | 中国 12.4% | ロシア 7.1% |
| 4位《い》 | オーストラリア 8.0% | オーストラリア 10.2% | タイ 6.7% |
| 5位《い》 | カナダ 6.9% | カナダ 6.4% | 台湾《たいわん》 6.6% |

▲農林水産物《のうりんすいさんぶつ》全体の輸入額《ゆにゅうがく》は、前年より5.3%増加《ぞうか》しています。

資料《しりょう》：農林水産省《のうりんすいさんしょう》「農林水産物輸出入概況《のうりんすいさんぶつゆしゅつにゅうがいきょう》」2004年

## 知ってる？

### 世界から日本に運ばれてくる食料《しょくりょう》

資料《しりょう》：農林水産省《のうりんすいさんしょう》「農林水産物輸出入概況《のうりんすいさんぶつゆしゅつにゅうがいきょう》」2004年

日本はさまざまな国から、いろいろな食べ物を輸入《ゆにゅう》しています。とくにアメリカ、中国、EU《イーユー》(欧州連合《おうしゅうれんごう》)、カナダ、オーストラリアからはたくさんの食べ物が運ばれてきます。小麦のように原料《げんりょう》で運ばれてきて日本で加工《かこう》するものと、野菜のように食《しょく》材《ざい》そのものが運ばれてくる場合があります。

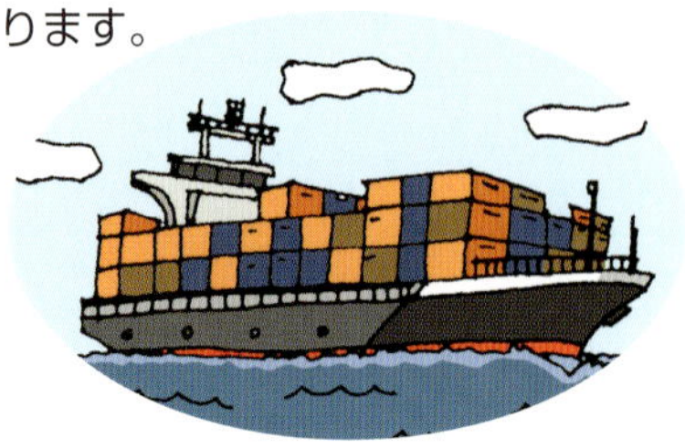

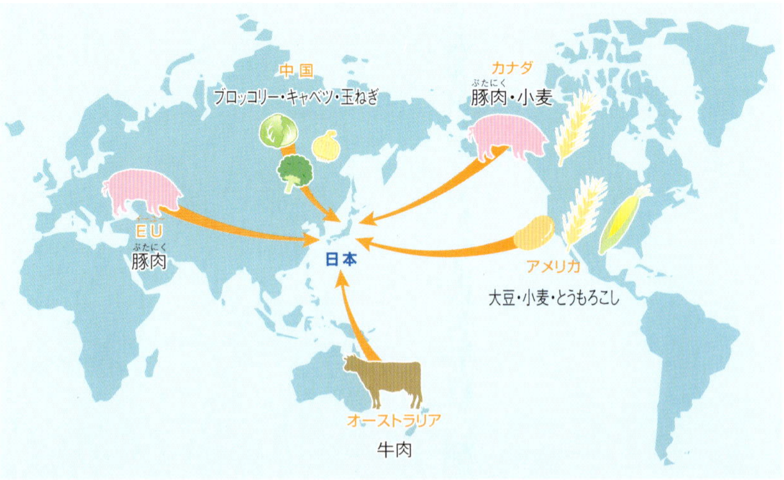

中国
ブロッコリー・キャベツ・玉ねぎ
カナダ
豚肉《ぶたにく》・小麦
EU
豚肉《ぶたにく》
日本
アメリカ
大豆・小麦・とうもろこし
オーストラリア
牛肉


▲そのほか、インドネシアやタイなどの東南アジア地域《ちいき》、アルゼンチンやメキシコなどの中南米地域《ちゅうなんべいちいき》からもたくさんの食べ物を輸入《ゆにゅう》しています。

# わたしたちの食事はどこから来ている？

わたしたちがふだん口にしている食事は、どのくらい外国産《さん》の食材《しょくざい》をつかっているのでしょう。

## 朝ごはんの例《れい》

ごはん、ししゃも、のり、納豆《なっとう》、しいたけと青菜《あおな》と豆腐《とうふ》のみそ汁《しる》

**豆腐《とうふ》、みそ、納豆《なっとう》**…原料《げんりょう》となる大豆は、多くがアメリカ産《さん》。

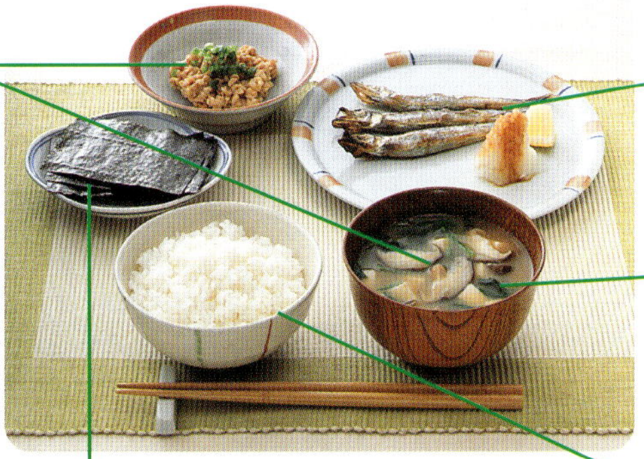

■ 大豆の輸入先《ゆにゅうさき》の国別《べつ》割合《わりあい》

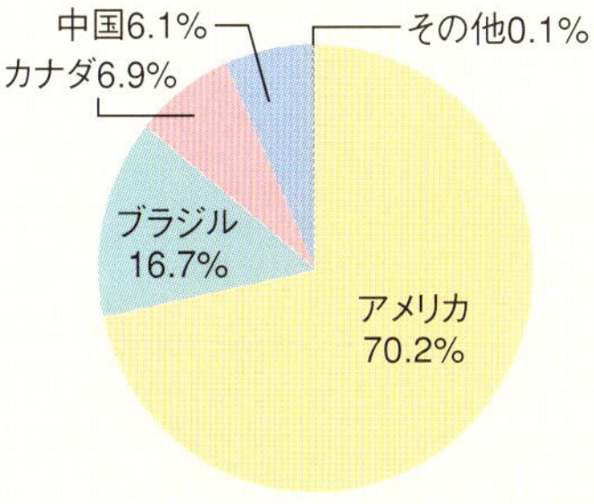


**ししゃも**…多くはカナダやノルウェーから輸入《ゆにゅう》。

**青菜《あおな》、しいたけ**…中国からの輸《ゆ》入《にゅう》が増《ふ》えてきている。

**のり**…中国や韓国《かんこく》、東南アジアなどから輸入《ゆにゅう》したものも多い。

**米**…日本でつくられたものがほとんど。

## 昼ごはんの例《れい》

てんぷらうどん、野菜の浅漬《あさづ》け

**えび**…ベトナムやインドネシア、インドなどから輸入《ゆにゅう》。

■ えびの輸入《ゆにゅう》先の国別《べつ》割合《わりあい》

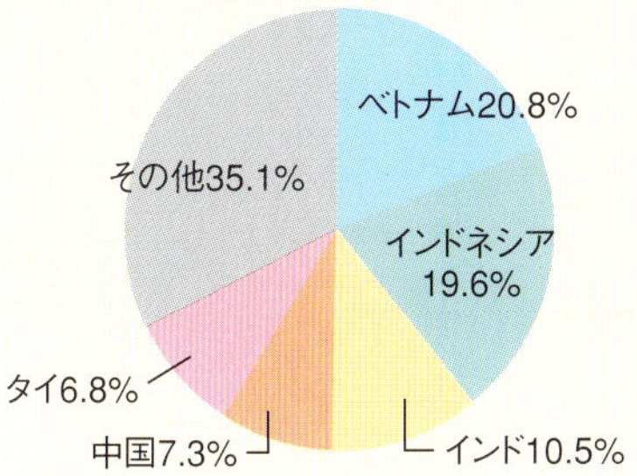


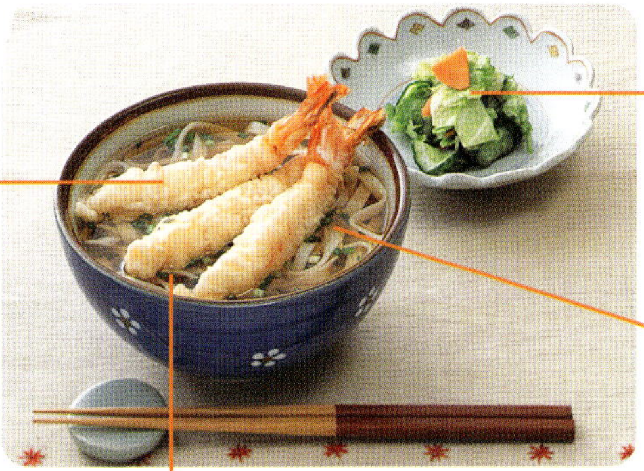

**浅漬《あさづ》け**…キャベツやきゅうりは日本産《さん》の場合が多い。にんじんは中国、ニュージーランド、アメリカなどからの輸入《ゆにゅう》が増《ふ》えてきている。

**うどん**…原料《げんりょう》の小麦粉《こむぎこ》は、アメリカやオーストラリアから輸入《ゆにゅう》。

**うどんのつゆ**…しょうゆの原料《げんりょう》となる大豆は、多くがアメリカ産《さん》。

## 外食メニューの例《れい》

ハンバーグ、ポテト、野菜サラダ、コーンスープ、パン

**パン**…原料《げんりょう》の小麦粉《こむぎこ》はアメリカやオーストラリアから輸入《ゆにゅう》。

**ポテト**…じゃがいもは日本でもとれるが、EU《イーユー》からの輸《ゆ》入《にゅう》品もある。

**ハンバーグ**…牛肉はオーストラリア、たまねぎは中国や韓国《かんこく》などから輸入《ゆにゅう》。

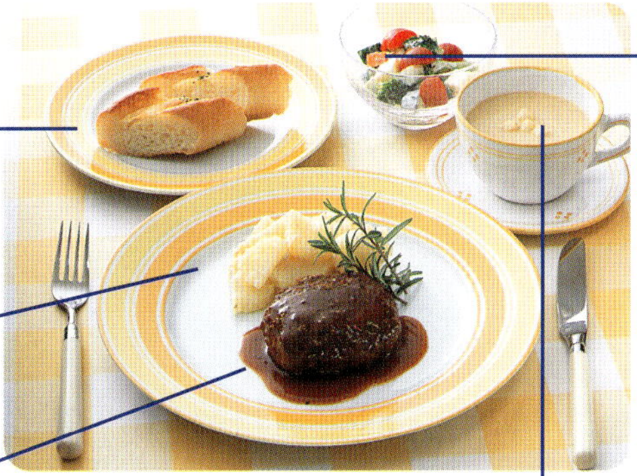

**コーンスープ**…とうもろこしはアメリカ産《さん》が多く、スープに入れる牛乳《ぎゅうにゅう》は、EU《イーユー》から輸《ゆ》入《にゅう》されたものもある。

**サラダ**…ミニトマトは韓国《かんこく》からの輸《ゆ》入《にゅう》が増《ふ》え、ブロッコリーはニュージーランド、中国、アメリカなどから輸《ゆ》入《にゅう》。

■輸入生《ゆにゅうなま》野菜の輸入《ゆにゅう》先国別《べつ》割合《わりあい》

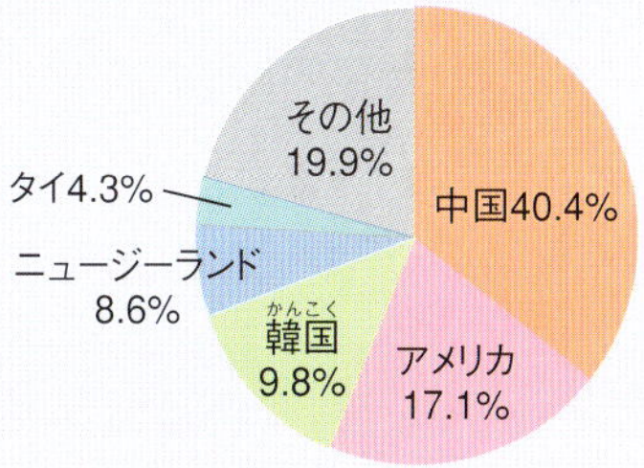


グラフ資料《しりょう》：農林水産省《のうりんすいさんしょう》「農林水産物輸出入概況《のうりんすいさんぶつゆしゅつにゅうがいきょう》」2004年

## メモ

### カロリーベース

消費《しょうひ》する食料《しょくりょう》全体のエネルギー量《りょう》で、食料《しょくりょう》の量《りょう》をあらわします。たとえば、米100gは356kcal《キロカロリー》なので、356kcal《キロカロリー》×○○gという計算式で、食料《しょくりょう》の量《りょう》を算出します。

### 生産額《せいさんがく》ベース

食品の価格《かかく》で、食料《しょくりょう》の量《りょう》をあらわします。価格《かかく》×生産量《せいさんりょう》の計算式で食料《しょくりょう》の生産額《せいさんがく》を出し、生産《せいさん》・消費《しょうひ》の量《りょう》を算出します。

### ■日本の食料自給率《しょくりょうじきゅうりつ》の推移《すいい》

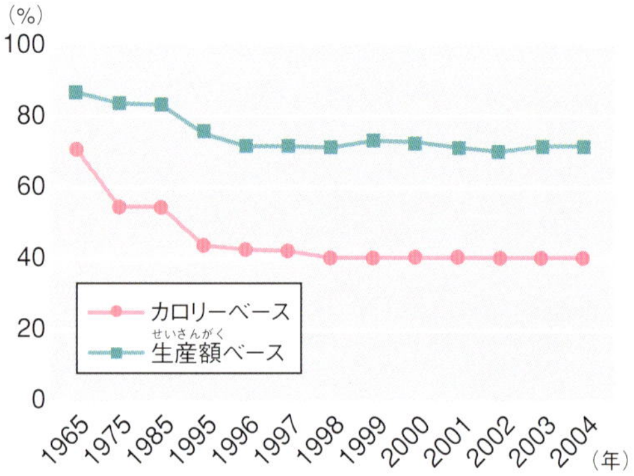


▲日本の食料自給率《しょくりょうじきゅうりつ》は、カロリーベース、生産額《せいさんがく》ベースともに、40年前にくらべると大きく下がっています。

資料《しりょう》：農林水産省《のうりんすいさんしょう》「平成16年度食料需給表《しょくりょうじゅきゅうひょう》」

## 食料《しょくりょう》を外国にたよる理由

輸入《ゆにゅう》が増《ふ》えているのには、理由があります。

まず第一に、日本の産業《さんぎょう》の中心が農業などの第一次産業《さんぎょう》から、工業中心の第二次産業《さんぎょう》に変《か》わったことがあげられます。農業人口がへり、国内で収穫《しゅうかく》できる農作物もへってきたのです。

つぎに、パンや肉類《るい》が中心の洋風の食事が増《ふ》えてきたことです。パンの原料《げんりょう》となる小麦粉《こむぎこ》や、肉となる畜産物《ちくさんぶつ》を育てるためのえさ（とうもろこしなど）が多く必要《ひつよう》となってきましたが、これらは日本ではあまりつくられないため、海外からの輸入《ゆにゅう》にたよらなければなりません。また日本で生産《せいさん》するより、海外からとりよせたほうが値段《ねだん》が安い場合もあるため、もともと日本にある食品も、輸入《ゆにゅう》することが多くなりました。

国内で必要《ひつよう》としている食料《しょくりょう》が、どれくらい自分の国でつくられているかを示《しめ》したものを「食料自給率《しょくりょうじきゅうりつ》」といいます。食料自給率《しょくりょうじきゅうりつ》は、食料《しょくりょう》にふくまれるエネルギー量《りょう》で計算するカロリーベースと、食料《しょくりょう》の生産額《せいさんがく》で計算する生産額《せいさんがく》ベースというあらわし方があります。この数字が低《ひく》ければ低《ひく》いほど、自分の国でつくられる食料《しょくりょう》は、少ないということになります。

日本では、この食料自給率《しょくりょうじきゅうりつ》（カロリーベース）が40%にまで下がってきているのです。

## 今と昔の食事の自給率《じきゅうりつ》を考えてみよう

### ● 自給率《じきゅうりつ》が高かったころの食事

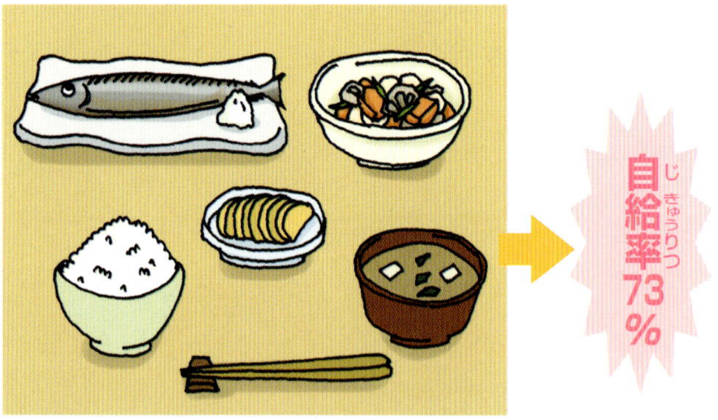


▲三食とも日本で自給《じきゅう》できる米中心の食事で、おかずは魚や野菜など、油をつかわないものがほとんどでした。

→自給率《じきゅうりつ》（カロリーベース）73%（1965年農林水産省《のうりんすいさんしょう》調べ）

### ● 今の食事

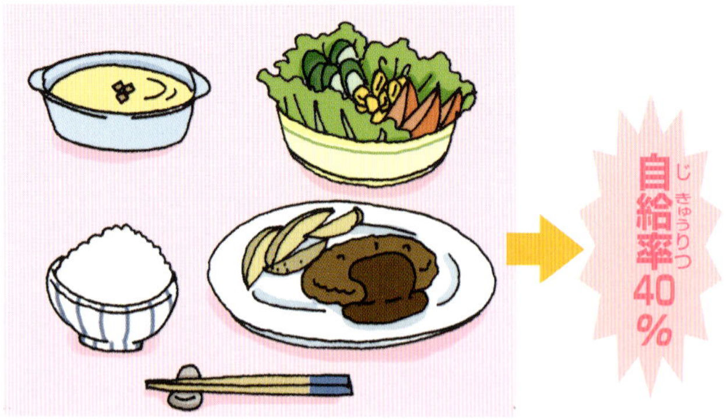


▲三食とも米を食べるという人が少なくなり、肉や卵《たまご》、油をつかった料理《りょうり》が多くなりました。その畜産物《ちくさんぶつ》のえさ（とうもろこしなど）や油の原料《げんりょう》（大豆など）も、輸入《ゆにゅう》にたよっているため、自給率《じきゅうりつ》は低下《ていか》します。

→自給率《じきゅうりつ》（カロリーベース）40%（2004年農林水産省《のうりんすいさんしょう》調べ）

資料《しりょう》：農林水産省《のうりんすいさんしょう》「平成16年度食料需給表《しょくりょうじゅきゅうひょう》」

## 世界各地《かくち》で食料不足《しょくりょうぶそく》が起きている?!

現在《げんざい》、世界には約《やく》64億《おく》人が生活していますが、そのうち約《やく》8億《おく》の人びとは、食事が満足《まんぞく》にとれず、飢《う》えと栄養不足《えいようぶそく》になやんでいます（2005年国連統計《こくれんとうけい》より）。食料《しょくりょう》が国民《こくみん》一人ひとりに行きわたっているのは、EU《イーユー》(欧州連合《おうしゅうれんごう》)、オーストラリア、カナダ、アメリカ合衆国《がっしゅうこく》、そして日本や韓国《かんこく》などのアジアの一部とアフリカの一部という、ごくかぎられた地域《ちいき》だけなのです。

それ以外《いがい》の場所には、程度《ていど》の差《さ》はあっても食べ物を十分にとることができない人びとがいます。しかし、それらの国からも、日本に食料《しょくりょう》が輸出《ゆしゅつ》されていることもあります。自分の国で販売《はんばい》するよりも、日本に輸出《ゆしゅつ》したほうが高く売れるからです。日本の食料自給率《しょくりょうじきゅうりつ》の低下《ていか》は、そんな地域《ちいき》の食料不足《しょくりょうぶそく》を、ますます深刻化《しんこくか》させることにつながるのです。

## これからの食料対策《しょくりょうたいさく》

世界の人口は今後も増《ふ》え続《つづ》け、2050年には91億《おく》人になるといわれています(国連《こくれん》2004年予測《よそく》)。より多くの食料《しょくりょう》が必要《ひつよう》となるのに、作物のできる土地はかぎられています。さらに異常気象《いじょうきしょう》などで、干《かん》ばつや洪水《こうずい》が多発し、世界的《てき》な食料不足《しょくりょうぶそく》になったとき、今のように外国の食料《しょくりょう》にたよったままでいると、日本も深刻《しんこく》な食料不足《しょくりょうぶそく》になる危険《きけん》があります。

そのような危険《きけん》を避《さ》けるためにも、日本人が食べるものはなるべく日本でつくりたいものです。食料自給率《しょくりょうじきゅうりつ》を上げるには、わたしたち一人ひとりが身近なことから取り組んでいくことも必要《ひつよう》です。

## 知ってる?

### ほかの国の食料自給率《しょくりょうじきゅうりつ》

外国の食料自給率《しょくりょうじきゅうりつ》（カロリーベース）はどのようになっているのでしょうか?

下のグラフを見ると、フランスやアメリカは、自国で消費《しょうひ》したうえに、ほかの国へ輸出《ゆしゅつ》できるほど、食料自給率《しょくりょうじきゅうりつ》の高い国です。イギリスは日本とおなじように面積《めんせき》が小さいものの、食料自《しょくりょうじ》給率《きゅうりつ》は日本よりずっと高いこともわかります。日本はとくに食料自給率《しょくりょうじきゅうりつ》の低《ひく》い国なのです。

### ■国ごとの食料自給率《しょくりょうじきゅうりつ》の推移《すいい》

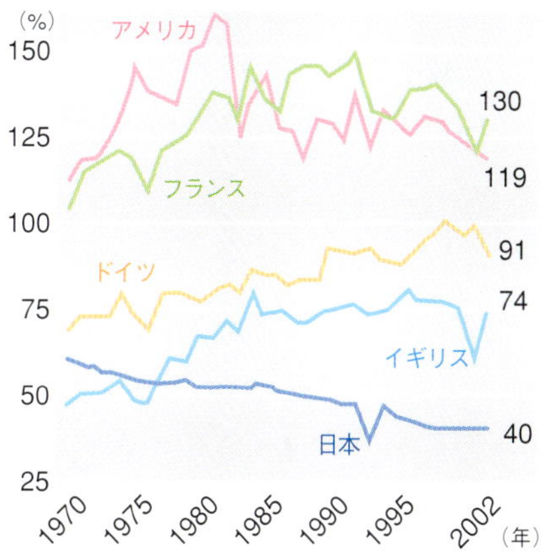


資料《しりょう》：農林水産省《のうりんすいさんしょう》「主要先進国《しゅようせんしんこく》における食料自《しょくりょうじ》給率《きゅうりつ》の推移《すいい》」

### ■自給率《じきゅうりつ》を上げるためにできること

食料自給率《しょくりょうじきゅうりつ》を高めるためには、生産者《せいさんしゃ》、販売者《はんばいしゃ》、消《しょう》費者《ひしゃ》がそれぞれの立場でできることをしながら、おたがいに協力《きょうりょく》しあう気持ちをもつことが大切です。

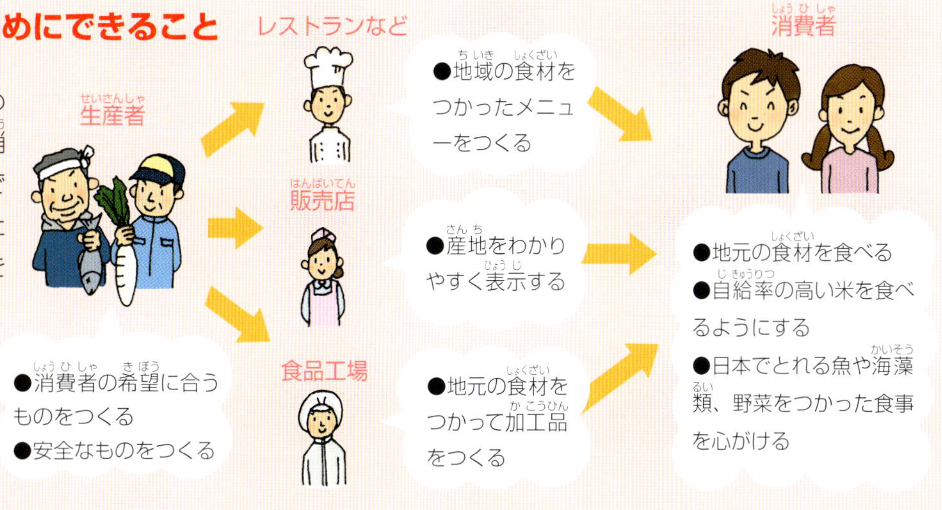

# 食卓《しょくたく》べ物が食卓にとどくまで

畑でとれた農作物や、海でとれた魚は、どこでどのように生産《せいさん》されて、わたしたちの食卓《しょくたく》にやってくるのでしょうか。食べ物が食卓《しょくたく》にたどりつくまでの流れを見ていきましょう。

### ■ 食品の一般的《いっぱんてき》な流通経路《けいろ》

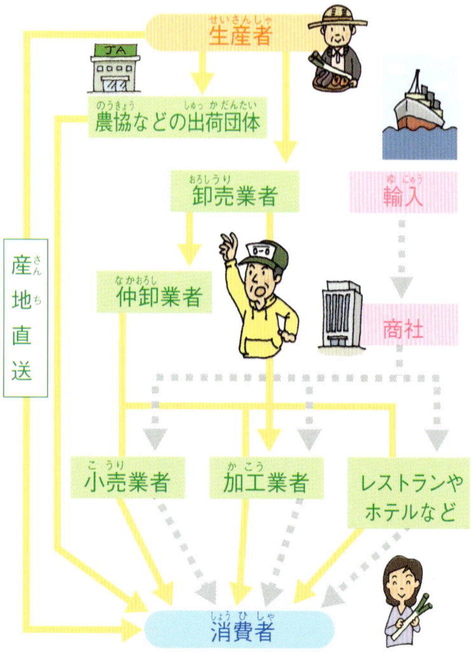


## 流通ってなんだろう

「流通」とは、生産者《せいさんしゃ》が生産《せいさん》したものが、わたしたち消《しょう》費者《ひしゃ》のところにやってくるまでの流れをいいます。食べ物は、まず生産者《せいさんしゃ》が農業協同組合《のうぎょうきょうどう》などの出荷団体《しゅっかだんたい》や卸売業者《おろしうり》にわたします。卸売《おろしうり》業者は、仲卸《なかおろし》業者を通じて食品をお店やスーパーなどに売り、それらが商品として店頭にならんで、わたしたちはようやく食べ物を買うことができます。ひとつの食べ物が食卓《しょくたく》にのるまでには、とても多くの人が関《かか》わっているのです。

また、食べ物は直接《ちょくせつ》わたしたちの口に入るものなので、体に悪い影響《えいきょう》が出ないよう特別《とくべつ》な注意がはらわれます。そのひとつの方法《ほうほう》として、商品がどこでどのような生産《せいさん》・流通過程《かてい》を経《へ》てわたしたちの手にわたっているのかを示《しめ》すシステム「トレーサビリティシステム」があります。

## ◆米が食卓《しょくたく》にとどくまで

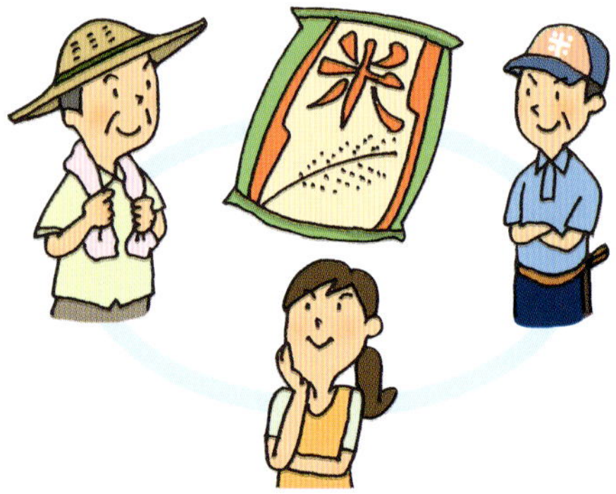


それまで米の流通ルートはかぎられていましたが、2004（平成16）年から自由に売ったり買ったりしてよいことになりました。

わたしたちはいろいろなルートで米を買えるようになりましたが、ここでは一般的《いっぱんてき》なルートを見てみましょう。

### 生産者《せいさんしゃ》

農家の人たちが、春から田んぼで稲《いね》を育て、秋に稲《いね》を刈《か》り、稲《いね》からもみをとる脱穀《だっこく》を行います。

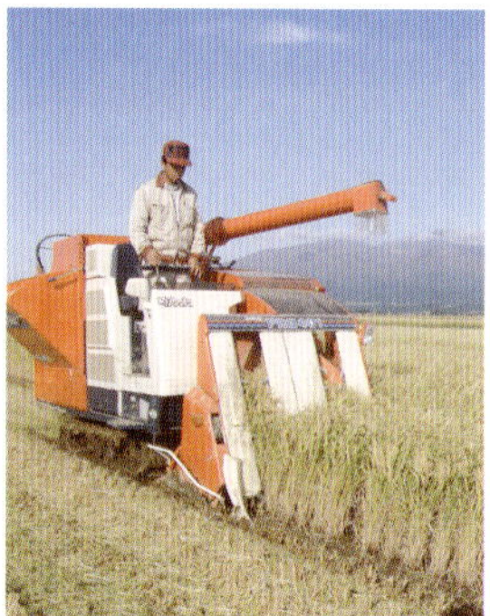

### 産地《さんち》で保管《ほかん》

収穫《しゅうかく》されたもみは、もみがらをとりのぞいた玄米《げんまい》として産地《さんち》の倉庫《そうこ》に保管《ほかん》されます。

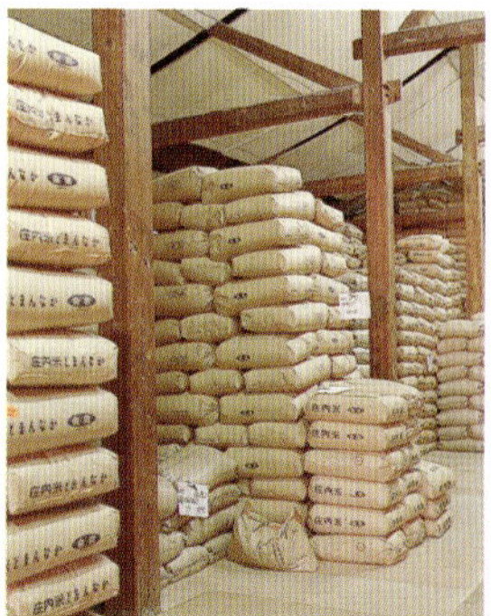

トレーサビリティシステムは、店にならんだ食べ物がどこから仕入れられたものなのか、どのようにつくられたのかといったことを、記録《きろく》しておくしくみです。トレーサビリティシステムをとり入れると、万が一その食品によって事故《じこ》が起きたとき、買った店や市場など、その食品の流通経路《けいろ》をたどり、問題の原因究明《げんいんきゅうめい》がすばやくできるのです。

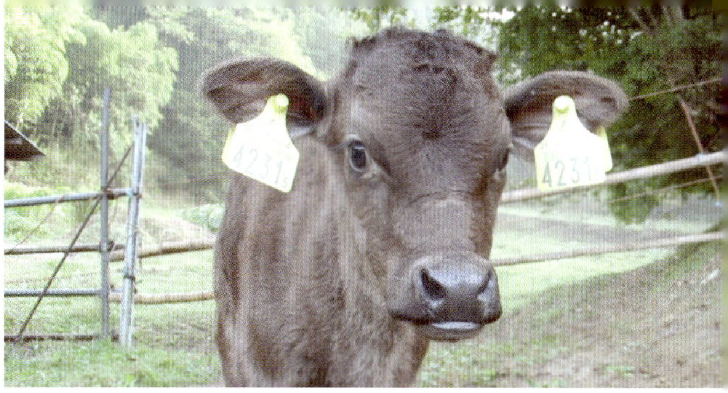

▲BSE《ビーエスイー》(186ページ参照《さんしょう》)に感染《かんせん》した牛が国内で発見されてから、トレーサビリティシステムをとり入れ、牛の耳に個体識別《こたいしきべつ》番号をつけて、加工《かこう》されて店頭に出るまで番号で管理《かんり》されるようになりました。

知ってる?

## 安全を確保《かくほ》するための取り組み

食の安全は、わたしたちの命に深く関《かか》わることです。食べ物を安心して口にできるように、食品の生産《せいさん》・流通にたずさわる人たちは、いろいろな工夫《くふう》をしています。

農作物を害虫《がいちゅう》から守るためにまかれる農薬には、つかえる量《りょう》やつかい方に細かい決まりがあります。つかう量《りょう》やつかい方によっては、農薬が、人の体に害《がい》をあたえるおそれがあるからです。食品工場では、原材料《げんざいりょう》の鮮度《せんど》がたもたれているかどうか、加工過程《かこうかてい》で細菌《さいきん》や微生物《びせいぶつ》が入りこんでいないかどうかなど、ていねいな品質《ひんしつ》チェックが行われます。また食中毒《しょくちゅうどく》などが起こらないよう、器具《きぐ》や調理場はいつも清潔《せいけつ》にたもたれています。

また、トレーサビリティシステムによって消費者《しょうひしゃ》は、このような生産《せいさん》・流通に関《かん》する情報《じょうほう》を調べ、商品を選《えら》ぶことができるのです。

### ■ トレーサビリティシステムのしくみ

| | |
|---|---|
| 生産段階《せいさんだんかい》 | だれがどこでどのように生産《せいさん》したか。 |
| 加工段階《かこうだんかい》 | だれがどのように加工《かこう》したか。 |
| 流通段階《りゅうつうだんかい》 | どの会社がどのような経路《けいろ》で運んだか。 |
| 小売段階《こうりだんかい》 | 何をいつ仕入れて、いつ販売《はんばい》したか。 |
| 消費者《しょうひしゃ》 | 情報《じょうほう》をインターネットや小売店《こうりてん》の店頭で調べることができる。 |

情報《じょうほう》を記録《きろく》する

### 工場で精米《せいまい》

出荷《しゅっか》の前に、工場で精米《せいまい》(玄米《げんまい》のぬか部分をけずりおとすこと)し、白米にします。

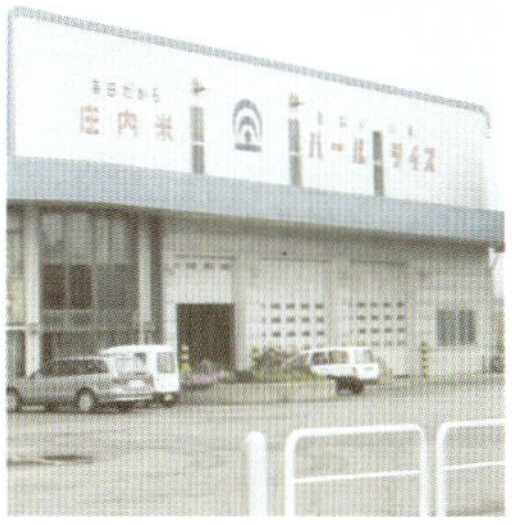

### 出荷業者《しゅっか》

出荷《しゅっか》業者が米をとりまとめ、小売店《こうりてん》に販売《はんばい》したり政府《せいふ》の備蓄米《びちくまい》にまわしたりします。

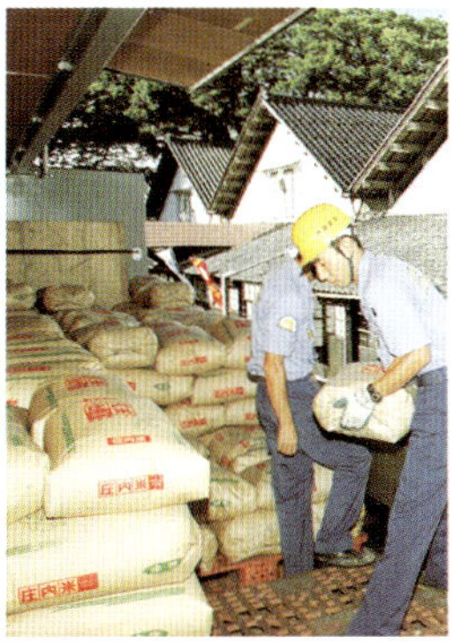

### 米屋などの小売店《こうりてん》、スーパー

米屋などの小売《こうり》店《てん》やスーパーは、出荷《しゅっか》業者から米を仕入れ、販売《はんばい》します。

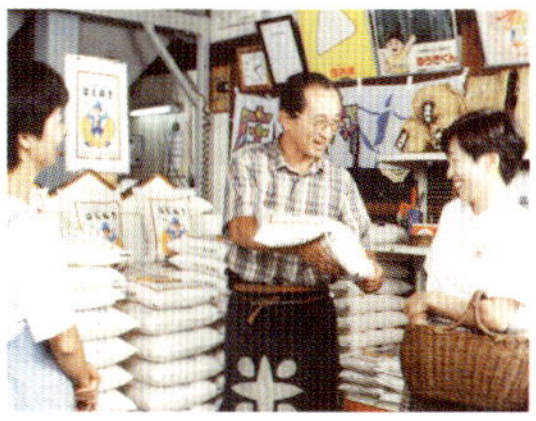

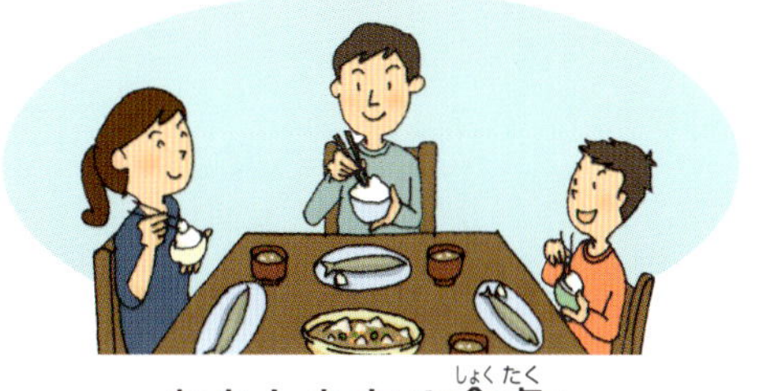

わたしたちの食卓《しょくたく》へ

# 魚・野菜・肉の流通を見てみよう

食べ物は、種類《しゅるい》によって生産《せいさん》から出荷《しゅっか》までの工程《こうてい》がちがっています。その中から、魚、野菜、肉の流通例《れい》を見てみましょう。

## 魚の流通

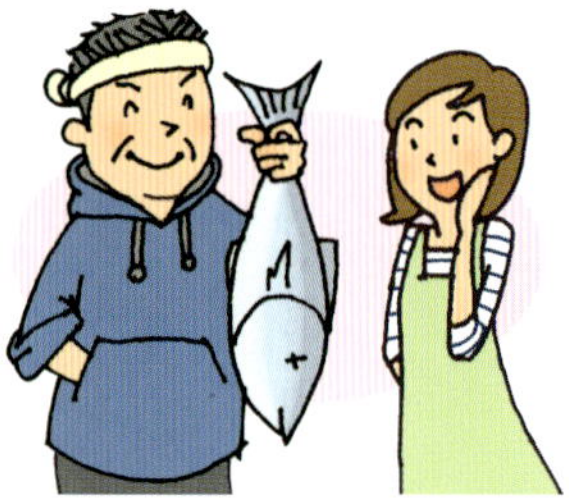

現在《げんざい》は交通機関《きかん》の発達《はったつ》と冷凍技術《れいとうぎじゅつ》の進歩などで、消費地《しょうひち》の市場を通さず、産地《さんち》から直結《ちょっけつ》して小売店《こうりてん》へ流通するシステムも増《ふ》えています。

### 生産者《せいさんしゃ》

漁師《りょうし》が船で海や川に出て漁《りょう》をし、魚を捕獲《ほかく》します。

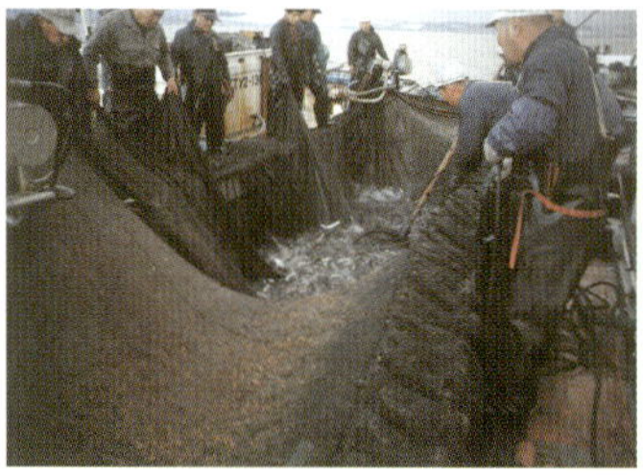

### 漁港《ぎょこう》に水揚《みずあ》げ

水揚《みずあ》げされた魚は、種類《しゅるい》によって分けられ、産地《さんち》の市場から消《しょう》費地《ひち》の市場などに売られます。

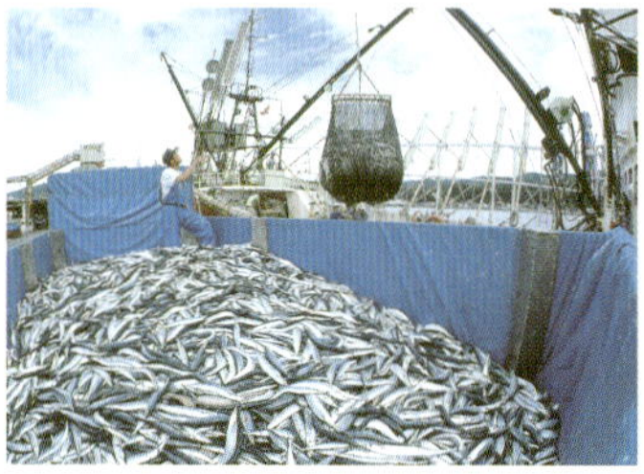

## 野菜の流通

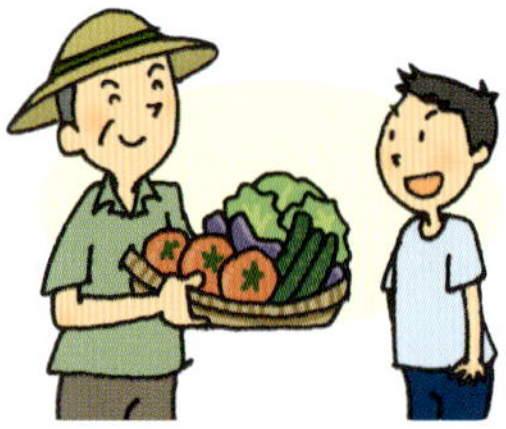

野菜は約《やく》80%が市場を通して流通しますが、生産者《せいさんしゃ》や農協《のうきょう》から直接《ちょくせつ》スーパーなどへ売られるケースや、生《せい》産者《さんしゃ》から消費者《しょうひしゃ》へ宅配便《たくはいびん》などで直接《ちょくせつ》とどけるケースも出てきています。

### 生産者《せいさんしゃ》

農家の人が野菜の種《たね》や苗《なえ》を植えて育て、それを収穫《しゅうかく》します。

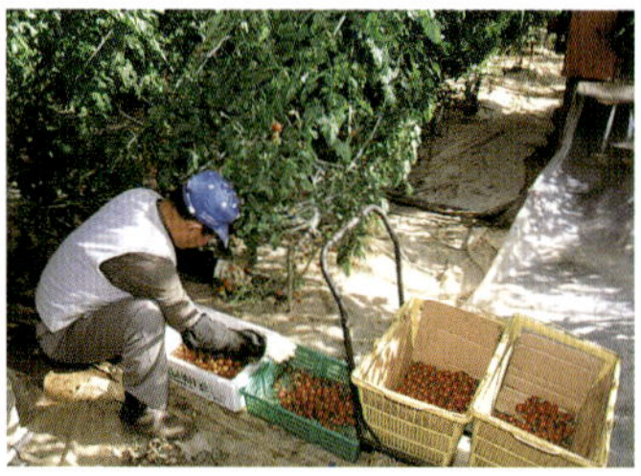

### 地域《ちいき》の農協《のうきょう》（JA《ジェイエー》）

収穫《しゅうかく》された野菜は、各地《かくち》の農《のう》協《きょう》(農業協同組合《のうぎょうきょうどうくみあい》／JA《ジェイエー》)で、大きさなどをそろえて箱づめされます。

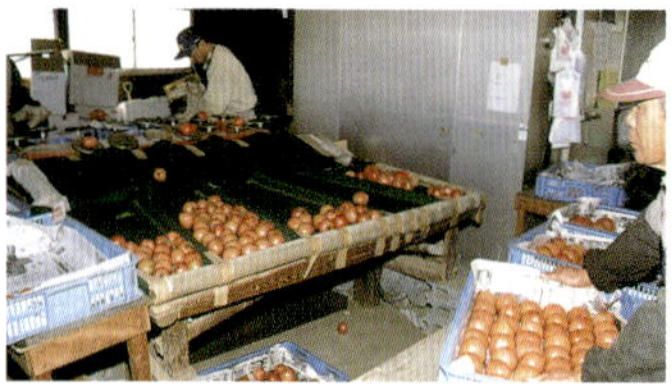

## 肉の流通

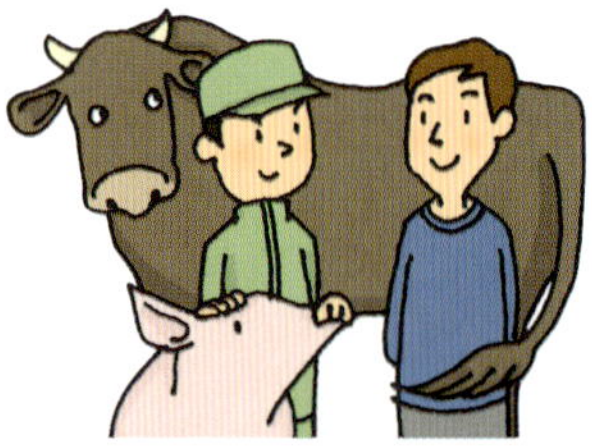

安全な肉を食卓《しょくたく》にとどけるため、生産者《せいさんしゃ》の段階《だんかい》から消費者《しょうひしゃ》にとどくまでの段階《だんかい》で、農林水産省《のうりんすいさんしょう》、厚生労働《こうせいろうどう》省《しょう》、地方自治体《ちほうじちたい》の担当官《たんとうかん》が、安全確《かく》認《にん》の検査《けんさ》をしています。

### 生産者《せいさんしゃ》

牛や豚《ぶた》は酪農家《らくのうか》で育てられ、食肉用に出荷《しゅっか》されます。

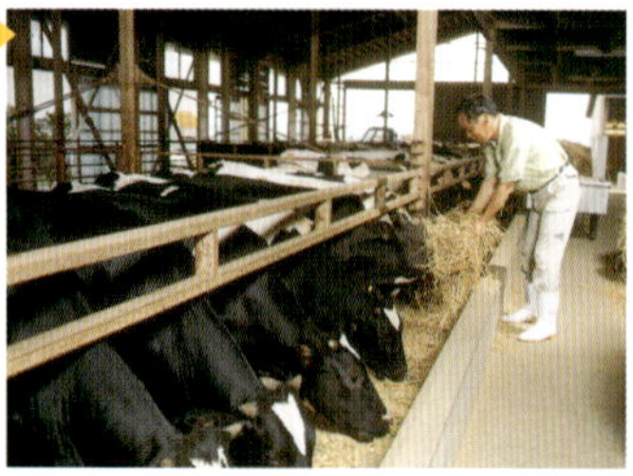

### と畜場《ちくじょう》

運ばれてきた牛や豚《ぶた》をいったん休ませ、体をあらって清潔《せいけつ》にします。

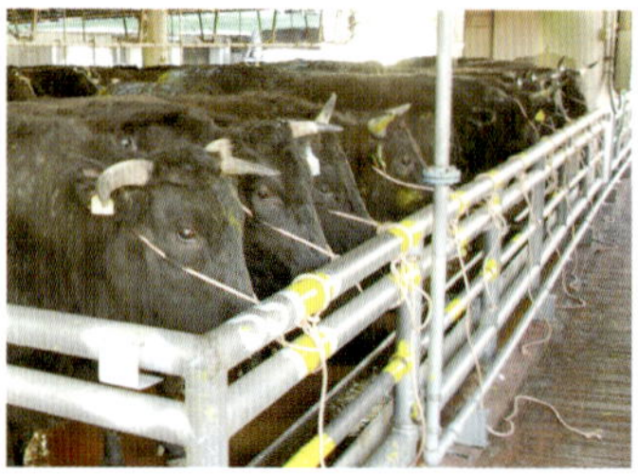

## 消費地《しょうひち》の卸売《おろしうり》市場

市場にならべられた魚は、魚屋やスーパーの買出人《かいだしにん》などに売られます。

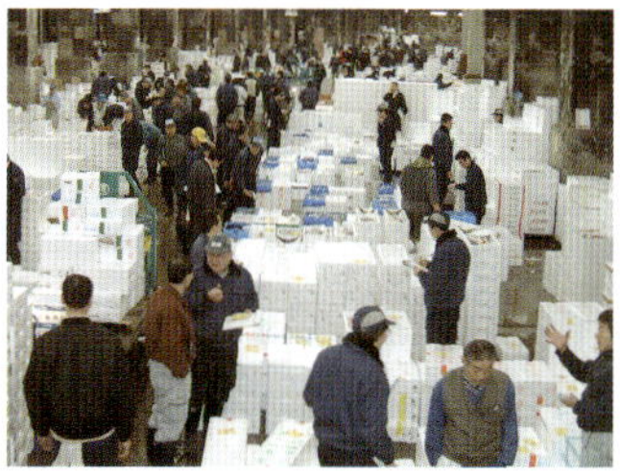

## 魚屋などの小売店《こうりてん》、スーパー

市場から仕入れた魚が、魚屋やスーパーなどの店頭で売られます。

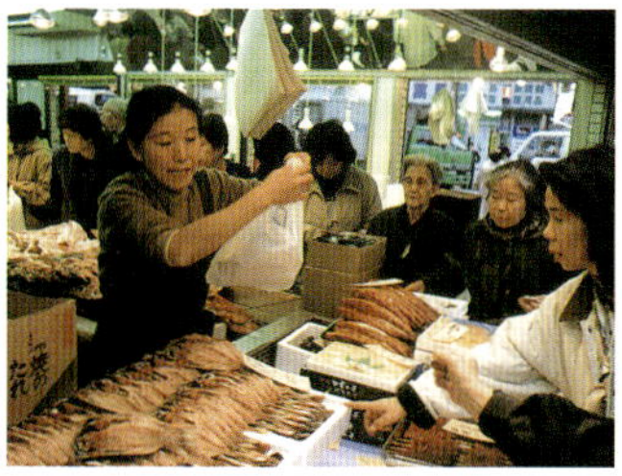

## 消費者《しょうひしゃ》

わたしたちの食卓《しょくたく》へ。

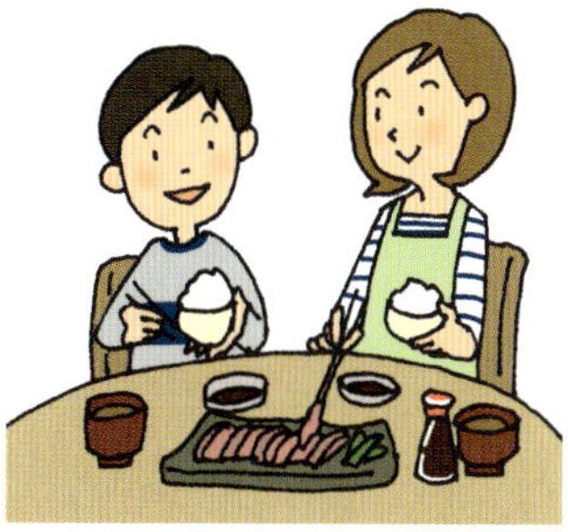

## 野菜市場

農協《のうきょう》に集まった野菜は野菜市場に出荷《しゅっか》され、小売《こうり》業者に売られます。

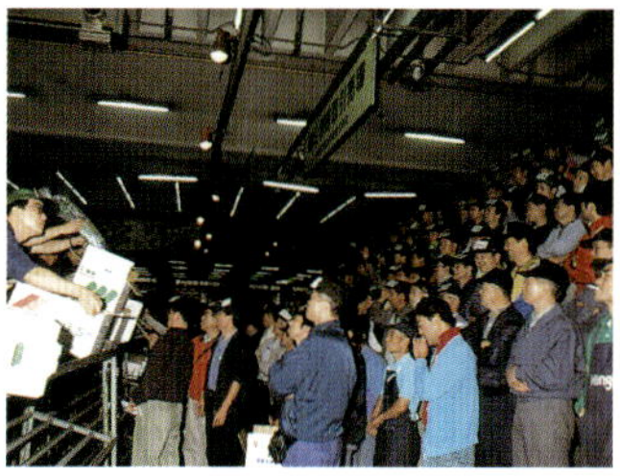

## 八百屋《やおや》などの小売店《こうりてん》、スーパー

市場から仕入れた野菜が、八《や》百屋《おや》やスーパーなどの店頭で売られます。

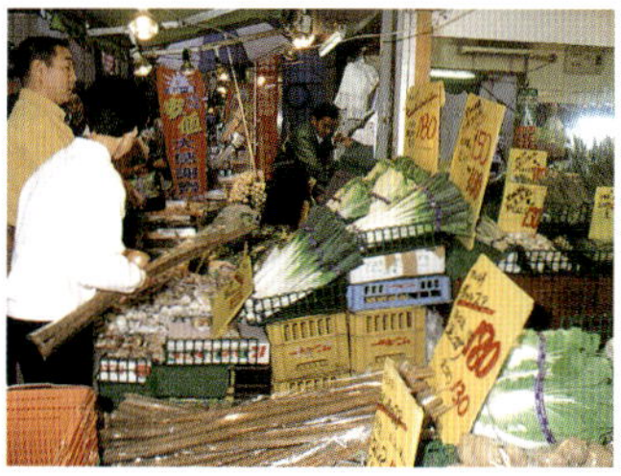

## 消費者《しょうひしゃ》

わたしたちの食卓《しょくたく》へ。

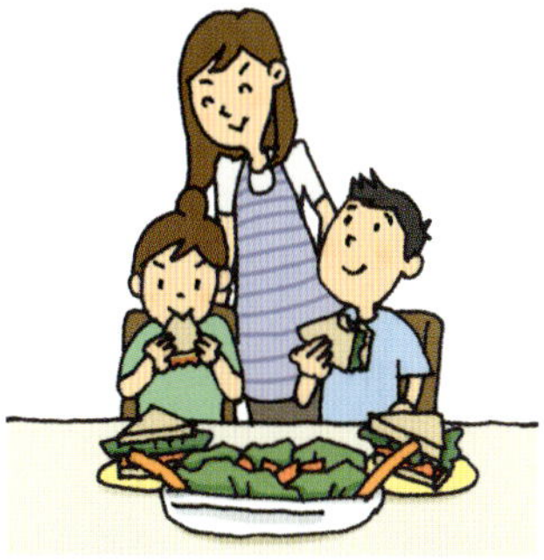

## 解体《かいたい》作業

枝肉《えだにく》にして、安全確認《かくにん》の検《けん》査《さ》と品質評価《ひんしつひょうか》が行われ、食肉市場にならんで仲卸《なかおろし》業者や売買参加者《さんかしゃ》に売られます。

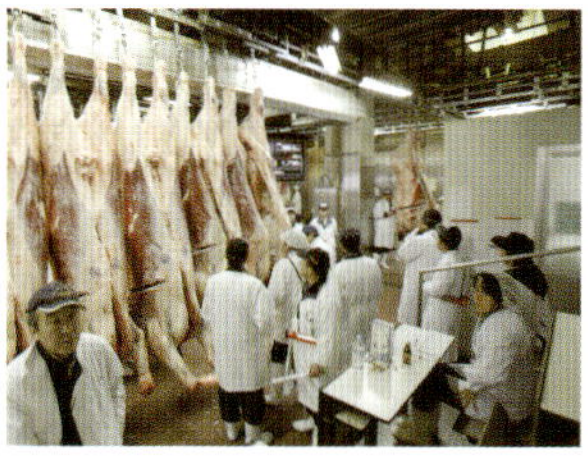

## 食肉市場

仲卸《なかおろし》業者は、小売店《こうりてん》やスーパーの希望《きぼう》にあった形に枝肉《えだにく》をカットします。

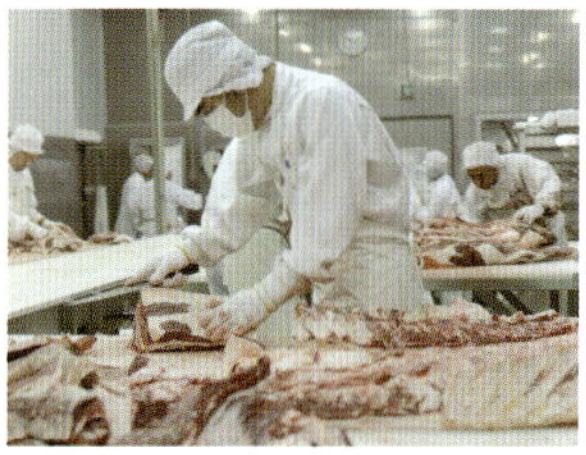

## 肉屋などの小売店《こうりてん》、スーパー

仲卸《なかおろし》業者から買った肉や加工品《かこうひん》が、肉屋やスーパーなどの店頭で売られます。

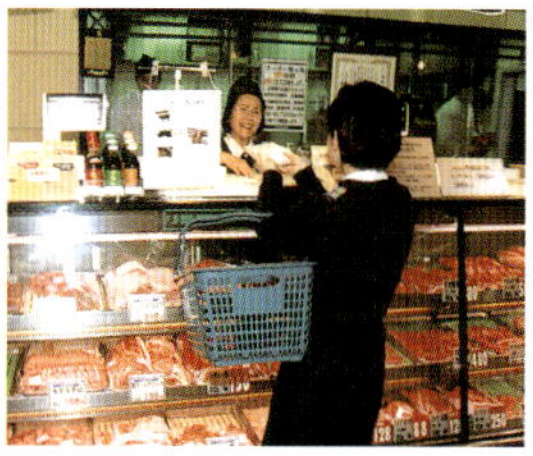

## 消費者《しょうひしゃ》

わたしたちの食卓《しょくたく》へ。

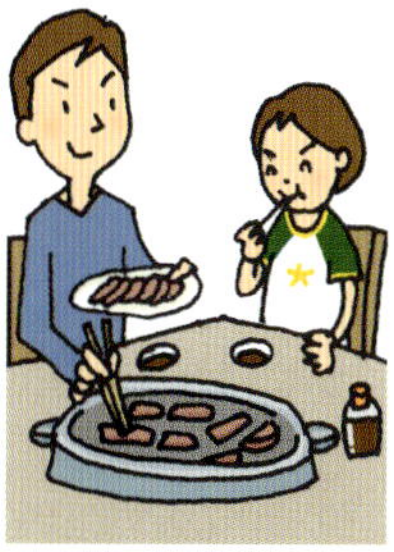

# 食品の表示《ひょうじ》について見てみよう

　店で売られている食品を見てみると、パッケージのうらには「食品表示《ひょうじ》」がついています。食品表示《ひょうじ》には、食品に関《かん》するいろいろな情報《じょうほう》が書かれています。

## ■食品表示《ひょうじ》のどこを見る?

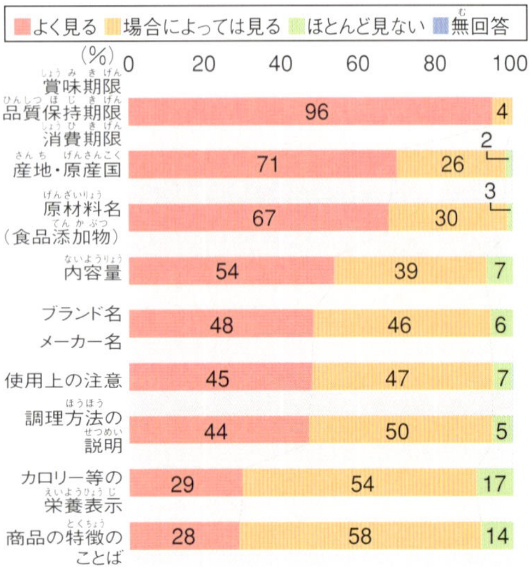


▲食品を選《えら》ぶとき、多くの人が気にするのはいつまで食べられるかという期限《きげん》。そのほか、産地《さんち》や原《げん》産国《さんこく》、原材料《げんざいりょう》名も商品を選《えら》ぶ重要《じゅうよう》なポイントです。

資料《しりょう》：内閣府《ないかくふ》国民生活局《こくみんせいかつきょく》「食品表示《ひょうじ》に関《かん》する消費者《しょうひしゃ》の意《い》識調査結果報告速報《しきちょうさけっかほうこくそくほう》／平成14年6月7日」より

## 買い物に行って食品表示《ひょうじ》を見てみよう

　スーパーなどに行って食料品《しょくりょうひん》を購入《こうにゅう》する際《さい》に、商品パッケージにある食品の表示《ひょうじ》を見たことはありますか？　食品表示《ひょうじ》は、その食品がどんなものなのかがひと目でわかるように、つけられています。そこには法律《ほうりつ》にしたがって、原《げん》材料《ざいりょう》名や保存方法《ほぞんほうほう》など、その食品についての情報《じょうほう》が記されています。わたしたちはそれを手がかりに、どの商品を選《えら》んだらよいのかを決めることができるのです。

　また、購入《こうにゅう》した食品の品質《ひんしつ》が悪かったり、異物《いぶつ》が入っていたりした場合、すぐに問い合わせができるよう、製造者《せいぞうしゃ》の連絡先《れんらくさき》も書いてあります。

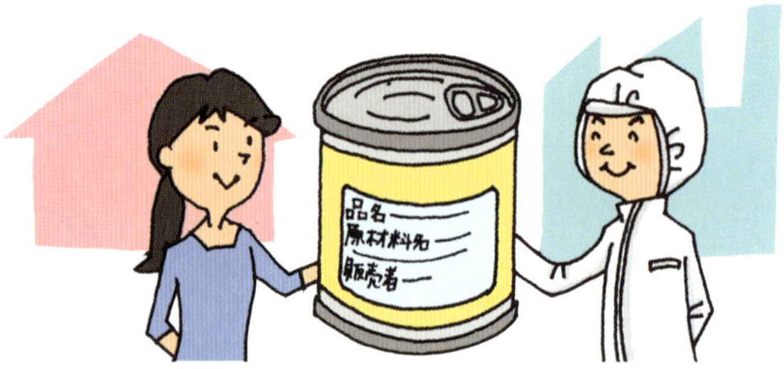


## 知ってる?

## 食品表示《ひょうじ》の大切さ

　家の人が買い物をするとき、「○○産《さん》なら安心ね」とか「このメーカーなら心配ないね」と言って品物を選《えら》んでいることはありませんか?　食品表示《ひょうじ》は、食品を買うときに消費者《しょうひしゃ》がその内容《ないよう》を正しく理解《りかい》するために、重要《じゅうよう》な役割《やくわり》を果《は》たします。食品表示《ひょうじ》の情報《じょうほう》を正しく知ることで、産地《さんち》や製造者《せいぞうしゃ》・販《はん》売者《ばいしゃ》のほかにも、消費期限《しょうひきげん》や賞味期限《しょうみきげん》（173ページ参照《さんしょう》）、食品添加物《てんかぶつ》（176ページ参照《さんしょう》）の有無《うむ》、アレルギー物質《ぶっしつ》が入っていないかどうかなどを確認《かくにん》し、自分にとって安全だと思う品物を選《えら》ぶ基準《きじゅん》にすることができます。

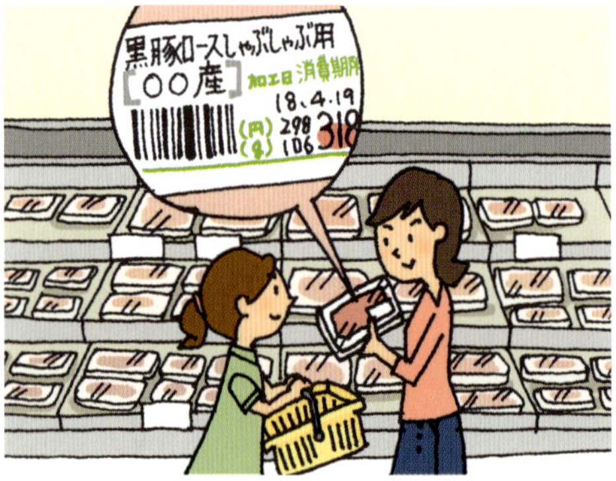

# 食品の安全を守るための法律《ほうりつ》*

食品表示《ひょうじ》のしかたは、それぞれの目的《もくてき》によって法律《ほうりつ》で決められています。その中でも大きな役割《やくわり》をもっているのが、JAS《ジャス》法《ほう》と食品衛生《えいせい》法《ほう》です。

食品衛生《えいせい》法《ほう》は、その食品によって衛生《えいせい》上の問題が出ないようにするため定められたものです。消費期限《しょうひきげん》や賞味期限《しょうみきげん》をはっきり記すことで、品質《ひんしつ》が悪くなったものやくさったものを口にしなくてすむようになります。また冷蔵庫《れいぞうこ》に入れるか入れないかによって、大きな差《さ》が出る食品もあります。食品表示《ひょうじ》を見てそういったことを確認《かくにん》すれば、食中毒《しょくちゅうどく》などの事故《じこ》をふせぐことができるのです。

JAS《ジャス》法《ほう》は、消費者《しょうひしゃ》が食料品《しょくりょうひん》を購入《こうにゅう》する際《さい》に選《えら》びやすいように、品名や原材料《げんざいりょう》名、内容量《ないようりょう》などの表示《ひょうじ》を義務《ぎむ》づける法律《ほうりつ》です。農作物などに産地《さんち》や製造元《せいぞうもと》など、正しい表示《ひょうじ》をするために定められたものです。遺伝子組換《いでんしくみか》え食品（174ページ参照《さんしょう》）の表示《ひょうじ》や、有機農産物《ゆうきのうさんぶつ》に関《かん》する制度《せいど》などもJAS《ジャス》法《ほう》によって定められています。

## ■食品の表示《ひょうじ》に関《かか》わる法律《ほうりつ》

| 法律《ほうりつ》の名称《めいしょう》 | 法律《ほうりつ》の目的《もくてき》 |
|---|---|
| 食品衛生《えいせい》法《ほう》 | 食べたり飲んだりすることで、衛生《えいせい》上の問題が出ないようにすること。 |
| JAS《ジャス》法《ほう》（農林物資《のうりんぶっし》の規格化《きかくか》及《およ》び品質表示《ひんしつひょうじ》の適正化《てきせいか》に関《かん》する法律《ほうりつ》） | 消費者《しょうひしゃ》が食品を選《えら》ぶときに、食品の品質《ひんしつ》や安全性《せい》がわかるようにすること。 |
| 不当景品類及《ふとうけいひんるいおよ》び不当表示防止法《ふとうひょうじぼうしほう》 | うそや大げさな景品《けいひん》や表示《ひょうじ》を禁止《きんし》すること。 |
| 計量法《けいりょうほう》 | 正確《せいかく》な内容量《ないようりょう》を表示《ひょうじ》すること。 |
| 健康増進法《けんこうぞうしんほう》 | 健康《けんこう》や体力の維持《いじ》や向上に役立てること。 |

## 食品表示《ひょうじ》のおもな分類《ぶんるい》

食品表示《ひょうじ》は、食品の形態《けいたい》や、どのようにしてつくられたものなのか、またその食品にふくまれる危険性《きけんせい》など、食品によって表示《ひょうじ》のしかたが異《こと》なります。たとえば生鮮《せいせん》食品か加工《かこう》食品かによって、表示《ひょうじ》のしかたは変《か》わってきます。そのほかにも特徴《とくちょう》をもった食品があり、それぞれに表示《ひょうじ》の決まりがあります。

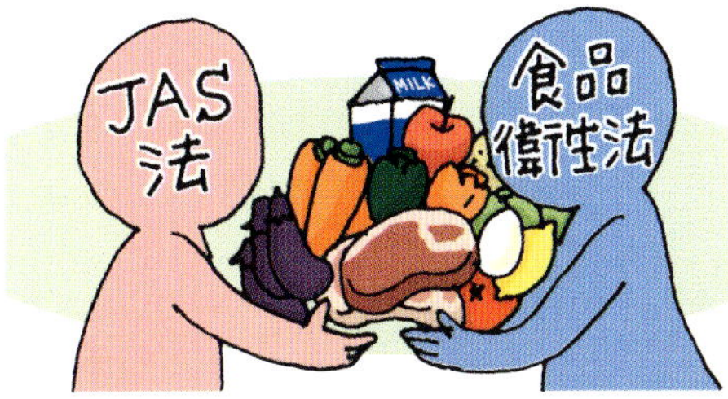


| 食品の分類《ぶんるい》 | 対象《たいしょう》となる食材《しょくざい》 | 食品表示《ひょうじ》を定めている法律《ほうりつ》* |
|---|---|---|
| 生鮮《せいせん》食品 | 米、野菜、食肉、魚介類《ぎょかいるい》など、素材《そざい》のまま売られる食べ物→170～171ページ参照《さんしょう》 | JAS《ジャス》法《ほう》 |
| 加工《かこう》食品 | 生鮮《せいせん》食品に冷凍《れいとう》や加熱《かねつ》などの加工《かこう》をしたり、ほかの原《げん》材料《ざいりょう》とまぜたりしたもの→172～173ページ参照《さんしょう》 | JAS《ジャス》法《ほう》 |
| 遺伝子組換《いでんしくみか》え食品 | 遺伝子操作《いでんしそうさ》した農産物《のうさんぶつ》を原料《げんりょう》にした食品→174ページ参照《さんしょう》 | JAS《ジャス》法《ほう》、食品衛生《えいせい》法《ほう》 |
| アレルギー物《ぶっ》質《しつ》をふくむ食品 | アレルギーを起こしやすい物質《ぶっしつ》が入っている食品→181ページ参照《さんしょう》 | 食品衛生《えいせい》法《ほう》 |
| 有機農産物《ゆうきのうさんぶつ》 | 農薬や化学肥料《ひりょう》をつかわないで栽培《さいばい》された農産物《のうさんぶつ》 | JAS《ジャス》法《ほう》 |
| 特別栽培《とくべつさいばい》農産物《のうさんぶつ》 | 農薬の使用をへらすなどの工夫《くふう》をしてつくられた農産物《のうさんぶつ》 | JAS《ジャス》法《ほう》 |
| 特定保健《とくていほけん》用食品 | 継続的《けいぞくてき》に摂取《せっしゅ》することで健康維持《けんこういじ》や病気の予《よ》防《ぼう》などの効果《こうか》・効能《こうのう》があると表示《ひょうじ》することを厚《こう》生労働省《せいろうどうしょう》が許可《きょか》した食品→181ページ参照《さんしょう》 | 食品衛生《えいせい》法《ほう》、健康増進法《けんこうぞうしんほう》 |
| 栄養機能《えいようきのう》食品 | 健康《けんこう》を維持《いじ》するために必要《ひつよう》な栄養成分《えいようせいぶん》の補《ほ》給《きゅう》・補完《ほかん》を目的《もくてき》とした食品→181ページ参照《さんしょう》 | 食品衛生《えいせい》法《ほう》 |

＊2015年４月より、「食品衛生《えいせい》法《ほう》」「JAS法《ほう》」「健康増進法《けんこうぞうしんほう》」で定められていた食品表示《ひょうじ》に関《かん》する規定《きてい》を統合《とうごう》した「食品表示法《ひょうじほう》」が施行《しこう》された。

# 生鮮《せいせん》食品の表示《ひょうじ》を見てみよう

ひと口に生鮮《せいせん》食品といっても、農産物《のうさんぶつ》、水産物《すいさんぶつ》、畜産物《ちくさんぶつ》、米など、食品によって表示《ひょうじ》のしかたにはちがいがあります。生鮮《せいせん》食品の表示《ひょうじ》について見てみましょう。

### ■すべての生鮮《せいせん》食品に表示《ひょうじ》される内容《ないよう》

**名称《めいしょう》**：「にんじん」「牛肉サーロイン」「鶏卵《けいらん》」「メバチマグロ」などの一般的《いっぱんてき》な名前が表示《ひょうじ》されます。

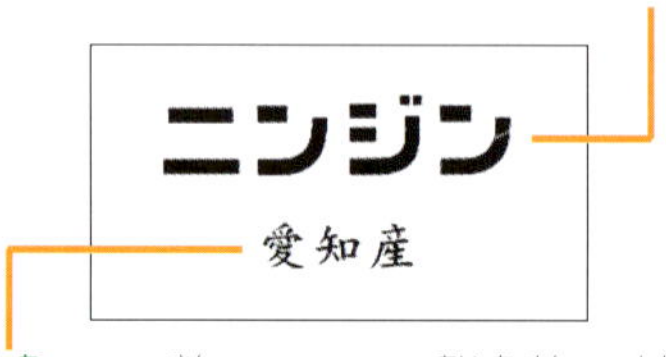


**原産地《げんさんち》**：日本産《さん》の場合は「愛知産《あいちさん》」「信州《しんしゅう》産《さん》」など都道府県《とどうふけん》名や一般的《いっぱんてき》な地域《ちいき》名、外国産《さん》の場合は「ロシア産《さん》」「カリフォルニア州産《さん》」「四川省産《しせんしょうさん》」など、国や州や省《しょう》などの名前が入ります。

## 生鮮《せいせん》食品の食品表示《ひょうじ》の特徴《とくちょう》

田畑でとれた米や野菜、果物類《くだものるい》、海でとれた魚介類《ぎょかいるい》、牛や豚《ぶた》、鳥などの肉類《るい》や卵《たまご》などを生鮮《せいせん》食品といいます。生鮮《せいせん》食品の表示《ひょうじ》の大きな特徴《とくちょう》は、食品の名称《めいしょう》と原産地《げんさんち》（原料《げんりょう》・製品《せいひん》の生産地《せいさんち》）をはっきり書くことです。

食品表示《ひょうじ》の名称《めいしょう》は、わたしたちが名前を見てすぐにわかる一般的《いっぱんてき》なよび名が表示《ひょうじ》されます。また、原産地《げんさんち》を見れば、食品がどこからやってきたのかを知ることができます。

米や野菜は収穫《しゅうかく》された場所、魚介類《ぎょかいるい》は魚がとれた水域《すいいき》や養殖《ようしょく》された場所の名前、肉の場合は、その牛などが生まれた土地や育った土地などが原産地《げんさんち》になります。

## いろいろな生鮮《せいせん》食品の表示《ひょうじ》

スーパーなどでよく見る生鮮《せいせん》食品の中で、米、野菜・果物、畜産物《ちくさんぶつ》、水産物《すいさんぶつ》、卵《たまご》は、一般《いっぱん》に表示《ひょうじ》されている「名称《めいしょう》」と「原産地《げんさんち》」以外に、その食品の特性《とくせい》に応《おう》じて表示《ひょうじ》されている内容《ないよう》が異《こと》なります。

### 米類《るい》の表示《ひょうじ》

単一銘柄《たんいつめいがら》のときはその産地《さんち》が記されます。ブレンド(混合《こんごう》)米のときは、「混合《こんごう》している」という表示《ひょうじ》とともに、つかっている割合《わりあい》が高い順番《じゅんばん》に、国名や地名を記します。

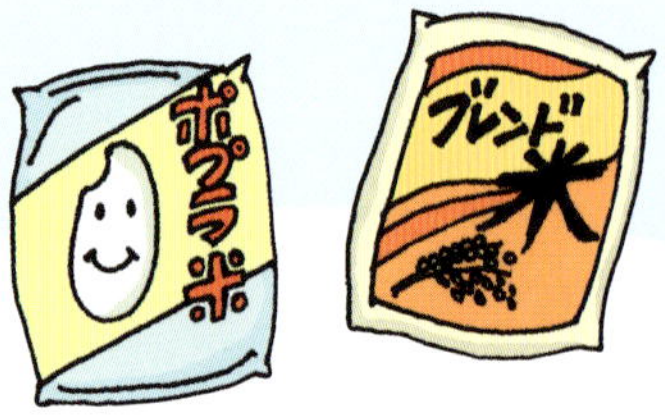


### 野菜・果物類《るい》の表示《ひょうじ》

原産地《げんさんち》の名前は、都道府県《とどうふけん》名のほか、島の名前(淡路《あわじ》島《しま》・屋久島《やくしま》など)、郡《ぐん》の名前(夕張郡《ゆうばりぐん》・秩父郡《ちちぶぐん》など)などであらわすこともあります。

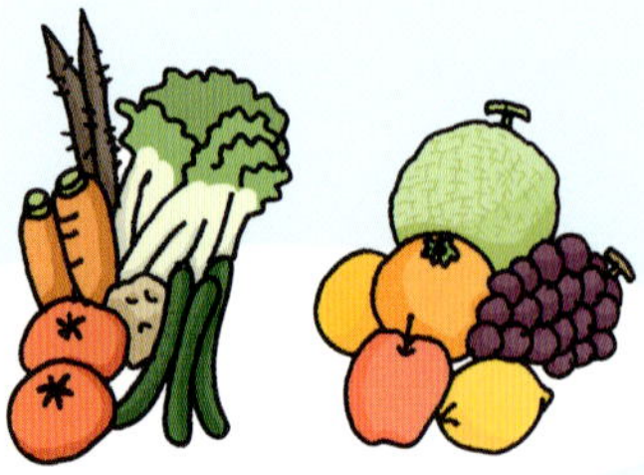

# 生鮮《せいせん》食品の表示《ひょうじ》の見方

生鮮《せいせん》食品は、名称《めいしょう》と原産地《げんさんち》のほかにも、表示《ひょうじ》することがあります。パックづめされている食肉を例《れい》に、生鮮《せいせん》食品の表示《ひょうじ》について見てみましょう。

パックづめされている食肉は、ふくろや箱に以下《いか》のような食品表示《ひょうじ》が印刷《いんさつ》されています。パックづめされていないものは、その食品のそばにまとめて表示《ひょうじ》することになっています。

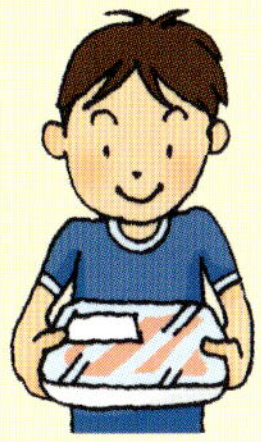

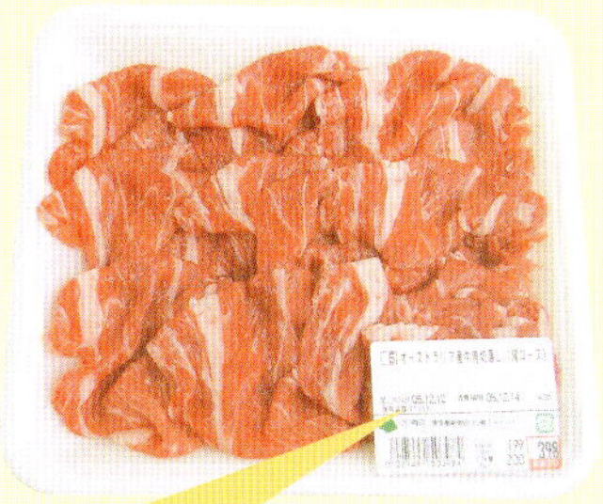

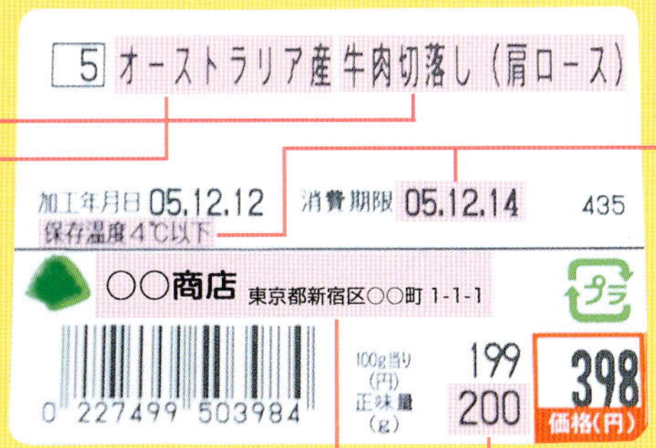


**名称《めいしょう》**

一般的《いっぱんてき》な食べ物の名前を書きます。

**原産地《げんさんち》**

生鮮《せいせん》食品の場合、かならず表示《ひょうじ》しなければなりません。国産《こくさん》か、輸入品《ゆにゅうひん》かをはっきりわかるように、原産国《げんさんこく》名や原産地《げんさんち》名などを表示《ひょうじ》します。

**保存方法《ほぞんほうほう》・消費期限《しょうひきげん》**

食品の保存《ほぞん》のしかたや、その保存方法《ほぞんほうほう》で保存《ほぞん》したとき、食品がいつまで食べられるかが書かれています。

**販売《はんばい》業者、加工《かこう》業者の情報《じょうほう》**

販売《はんばい》や加工《かこう》をした、会社やお店の名前、住所などが記されています。

**内容量《ないようりょう》**

米や肉類《るい》などは、グラムやキログラム単位《たんい》でその量《りょう》が表示《ひょうじ》されています。

## 魚介類《ぎょかいるい》の表示《ひょうじ》

生《なま》で食べられるかどうか、養殖《ようしょく》ものか天然《てんねん》ものか、一度冷凍《れいとう》して保存《ほぞん》をし、それを解凍《かいとう》したものかなどについて、表示《ひょうじ》します。

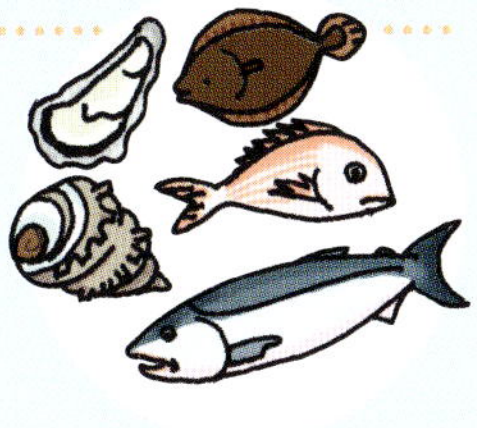

## 肉類《るい》の表示《ひょうじ》

2か所以上《いじょう》の場所で飼育《しいく》された場合、いちばん長い期間飼育《しいく》されていた土地が記されます。

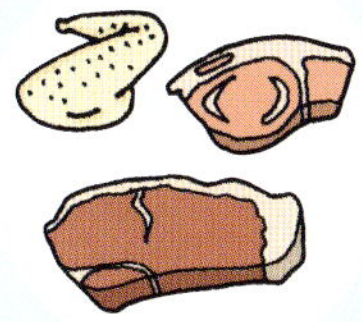

## 卵《たまご》の表示《ひょうじ》

「賞味期限《しょうみきげん》後は、十分加熱《かねつ》して食べる」など、食べる際《さい》の注意書きが記されていることもあります。

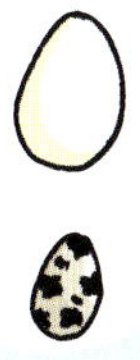

## おしえて! 表示《ひょうじ》のどこを見ればいいの? ～生鮮《せいせん》食品の場合～

生鮮《せいせん》食品を選《えら》ぶときには、新鮮《しんせん》かどうかが大きな決め手になります。製造《せいぞう》年月日や消費《しょうひ》期限《きげん》を見れば、新しいものを選《えら》ぶことができます。また、つくる料理《りょうり》にあう食材《しょくざい》を選《えら》ぶために、肉ならばロース、カルビなどの肉の部《ぶ》位《い》の表示《ひょうじ》を確認《かくにん》することも大切です。

万一トラブルがあったときのことを考え、取《と》り扱《あつか》い業者の連絡先《れんらくさき》がはっきり見えるものを選《えら》ぶのもポイントです。

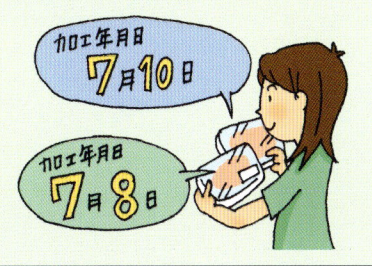

# 加工《かこう》食品の表示《ひょうじ》を見てみよう

農産物《のうさんぶつ》などの原材料《げんざいりょう》を加工《かこう》した「加工《かこう》食品」は、調理の手間が省《はぶ》けるなどの、便利《べんり》な特徴《とくちょう》があります。特徴《とくちょう》に合わせ、品質表示《ひんしつひょうじ》も生鮮《せいせん》食品とはすこしちがっています。

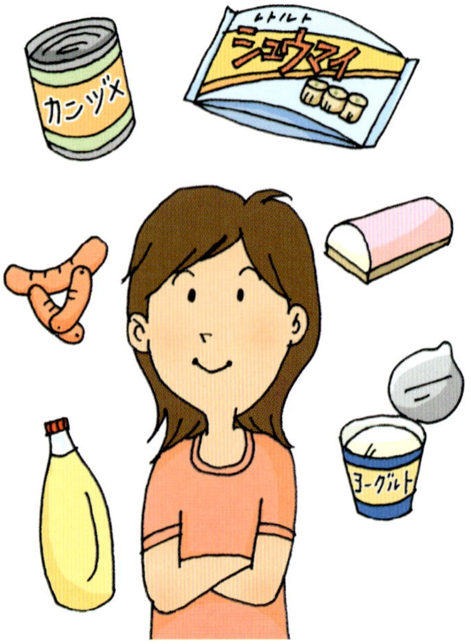


## 加工《かこう》食品の特徴《とくちょう》

食品を長期に保存《ほぞん》したり、つかい勝手のよさを目的《もくてき》にしたりしてつくられたのが加工《かこう》食品です。加工《かこう》食品には、食《しょく》材《ざい》を切ってまぜただけのものから加熱《かねつ》したり冷凍《れいとう》したりしたものまで、さまざまな形があります。また、納豆《なっとう》や豆腐《とうふ》のように伝統的《でんとうてき》なもの（144ページ参照《さんしょう》）から、レトルト食品のような新しいもの（23ページ参照《さんしょう》）まであります。

生鮮《せいせん》食品とおなじように、加工《かこう》食品の表示《ひょうじ》にも決まりがあります。いろいろな所から原材料《げんざいりょう》をとりよせるケースもあるため、原産地《げんさんち》という表示《ひょうじ》は必要《ひつよう》ありませんが、日本でつくられたものなのか、外国でつくられたものなのかがわかるように表示《ひょうじ》しなければなりません。原材料《げんざいりょう》の欄《らん》には、食品添加物《てんかぶつ》もいっしょに記載《きさい》されます。

## いろいろな加工《かこう》食品

加工《かこう》食品は加工《かこう》のしかたによって分類《ぶんるい》することができます。いろいろな加工《かこう》食品が販売《はんばい》されていますが、なかには生鮮《せいせん》食品との区分けがむずかしいものもあります。

**●一次加工《かこう》食品**

原料《げんりょう》の食品としての性質《せいしつ》を大きく変《か》えずに物理的《ぶつりてき》または微生物《びせいぶつ》による処理《しょり》や加工《かこう》を行ったもの。

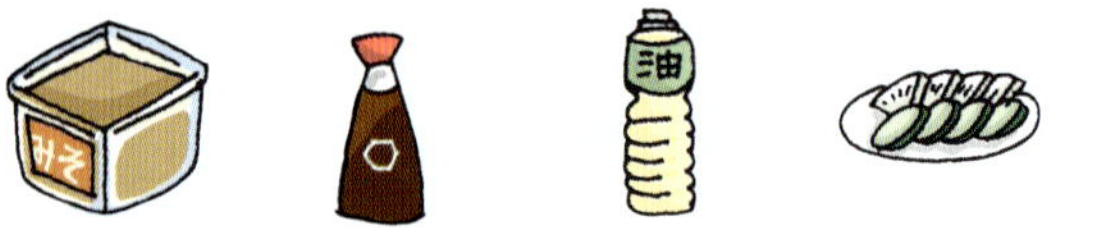


みそ　しょうゆ　植物油　漬《つ》け物など

**●二次加工《かこう》食品**

一次加工《かこう》によってつくられた製品《せいひん》を、1種《しゅ》または2種以上《しゅいじょう》つかって大きく加工《かこう》したもの。

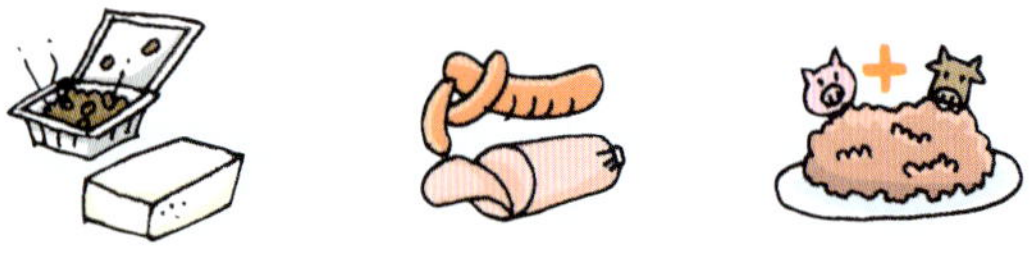

納豆《なっとう》や豆腐《とうふ》（大豆を加工《かこう》）　ハム、ソーセージ（肉を加工《かこう》）　あいびき肉（牛と豚《ぶた》2種類《しゅるい》の肉をまぜているため、加工《かこう》食品）

**●三次加工《かこう》食品**

一次加工《かこう》食品や二次加工《かこう》食品を2種類以上《しゅるいいじょう》つかって、これまでとは異《こと》なる形に加工《かこう》したもの。

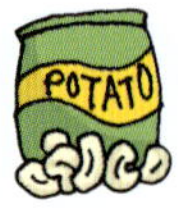


菓子類《かしるい》・コーヒーなどの嗜好飲料《しこういんりょう》

**数次《すうじ》の加工《かこう》食品**

冷凍《れいとう》食品、レトルト食品、調理済《ず》み・半調理済《ず》み食品、コピー食品（カニ風味かまぼこなど、本物ににせてつくった食品）など

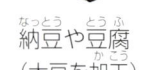

## 加工《かこう》食品の表示《ひょうじ》の見方

加工《かこう》食品の場合、甘味料《かんみりょう》や保存料《ほぞんりょう》、着色料《ちゃくしょくりょう》などの食品添加物《てんかぶつ》をつかっていることがあります。その場合は原材料《げんざいりょう》のところに明記します。また、食物アレルギーをもっている人にアレルギー症状《しょうじょう》を起こさせる物質《ぶっしつ》(大豆、卵《たまご》、小麦など)をふくんでいるときには、それについても記載《きさい》します。ここでは国産《こくさん》品と、輸入《ゆにゅう》品に分けて表示《ひょうじ》のしかたを見てみましょう。

### ◆日本で製造《せいぞう》されたもの

**名称《めいしょう》** 商品の内容《ないよう》がはっきりわかるよう、一般的《いっぱんてき》な名称《めいしょう》を書きます。

**内容量《ないようりょう》**
グラム、キログラム、ミリリットル、個《こ》など、単位《たんい》をつけて、内容《ないよう》の分量《ぶんりょう》を記載《きさい》します。

**消費期限《しょうひきげん》・賞味期限《しょうみきげん》**
表示《ひょうじ》された保存方法《ほぞんほうほう》で保存《ほぞん》したとき、食品がいつまで問題なく食べられるかが記されています。加工《かこう》食品の場合は、賞味期限《しょうみきげん》で表示《ひょうじ》することもあります。

名　　称：焼のり
原材料名：乾のり(国産)
内 容 量：全形6.66枚(3切20枚)
賞味期限：枠外下部に記載
保存方法：高温多湿をさけて保存してください。
製 造 者：株式会社 大海苔屋 F
〒555-0000
大阪市○×区△△町 1-1-1

**原材料名《げんざいりょう》**
つかった原材料《げんざいりょう》について、使用した量《りょう》の多い順《じゅん》に表示《ひょうじ》します。食品添加物《てんかぶつ》やアレルギー物質《ぶっしつ》もここに記します。*

**保存方法《ほぞんほうほう》** 保存《ほぞん》のしかたが表示《ひょうじ》してあります。

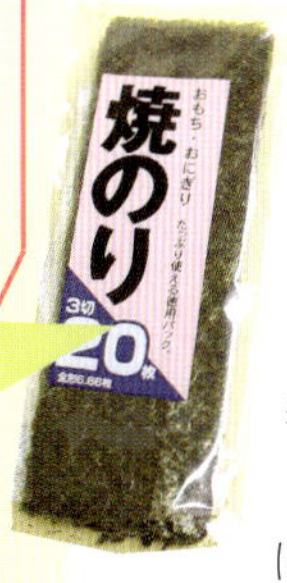


**製造者《せいぞうしゃ》・販売者《はんばいしゃ》**
商品を製造《せいぞう》したり販売《はんばい》したりした、人や会社の名前と住所を記します。製造《せいぞう》業者の横にあるアルファベットは、その業者が厚生労働省《こうせいろうどうしょう》にとどけ出た製造所《せいぞうしょ》を示《しめ》す記号です。※その他、調理法《ほう》などが記されていることもあります。

### ◆輸入《ゆにゅう》されたもの

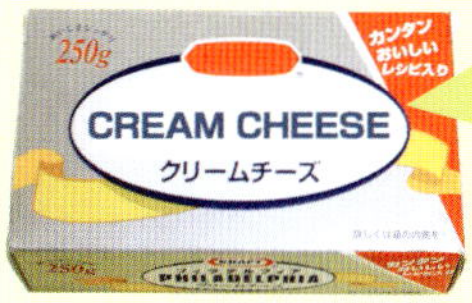


種 類 別：ナチュラルチーズ
原材料名：生乳、クリーム、食塩、安定剤(ローカストビーンガム)
内 容 量：250g
賞味期限：この面に記載
保存方法：10℃以下で冷蔵(冷凍不可)
原産国名：オーストラリア
輸 入 者：オースト チーズ株式会社
神奈川県 横浜市中区○○町 1-1

**原産国名《げんさんこく》** 輸入《ゆにゅう》されたものについては、原産国《げんさんこく》の表《ひょう》示《じ》が必要《ひつよう》です。加工《かこう》された品物を、日本で包装《ほうそう》し直して売る場合も、原産国《げんさんこく》名を書かなければなりません。

**輸入者《ゆにゅう》** 商品を輸入《ゆにゅう》した人や会社の、名前と住所を表示《ひょうじ》します。日本で小ぶくろに包装《ほうそう》し直したときは、「加工者《かこうしゃ》」として、包装《ほうそう》した人や会社が記されます。

知ってる?

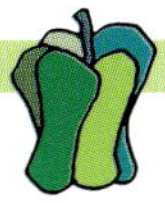

### 賞味期限《しょうみきげん》と消費期限《しょうひきげん》のちがい

● 賞味期限《しょうみきげん》
缶《かん》づめやスナック菓子《がし》など、比較的《ひかくてき》長い間保存《ほぞん》できるものに表示《ひょうじ》されます。この期限《きげん》を過《す》ぎると品質《ひんしつ》は下がるものの、すぐ食べられなくなることはありません。以前《いぜん》は「品質保持期限《ひんしつほじきげん》」ともよばれていました。

● 消費期限《しょうひきげん》
食肉や弁当《べんとう》や調理パンなど、なるべく早めに食べたほうがよい食品に表示《ひょうじ》されます。この期限《きげん》を過《す》ぎると、衛生的《えいせいてき》に問題が生じる可能性《かのうせい》があるので、期《き》限《げん》内に食べることがのぞましいという表示《ひょうじ》です。

おしえて!

### 表示《ひょうじ》を見て選《えら》ぶポイント ～加工《かこう》食品の場合～

加工《かこう》食品は外見で判断《はんだん》できないものが多いので、食品表示《ひょうじ》を見て選《えら》ぶ習慣《しゅうかん》をつけましょう。

原材料《げんざいりょう》の表示《ひょうじ》は、食品添加物《てんかぶつ》とそれ以外《いがい》の原材料《げんざいりょう》とに区分されています。原則的《げんそくてき》に、使用したすべての原材料《げんざいりょう》が記されていますので、食物アレルギーがある人は、原材料《げんざいりょう》名のところにアレルゲンとなる食品がないかを確認《かくにん》しましょう。アレルギーがなくても、消費期限《しょうひきげん》・賞味期限《しょうみきげん》までにどのくらいの時間があるか、その食品には何がふくまれているのか、気になる食品添加物《てんかぶつ》はふくまれていないか、などを確《かく》認《にん》するようにしましょう。

*2015年4月施行《しこう》の食品表示法《ひょうじほう》では、原材料《げんざいりょう》と原材料以外《げんざいりょういがい》の添加物《てんかぶつ》を明確《めいかく》に分けて表示《ひょうじ》することが定められた。

# 遺伝子組換《いでんしくみか》え食品の表示《ひょうじ》を見てみよう

食品の品質表示《ひんしつひょうじ》に「遺伝子組換《いでんしくみか》え食品」と書いてあるのを見たことはありませんか?　遺伝子組換《いでんしくみか》え食品とは、いったいどのようなものなのでしょうか。

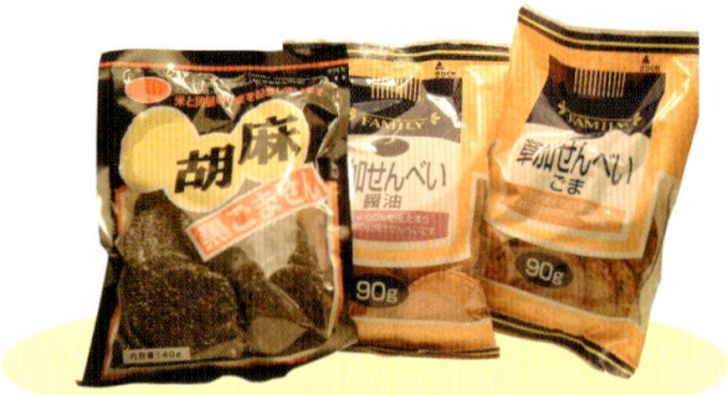


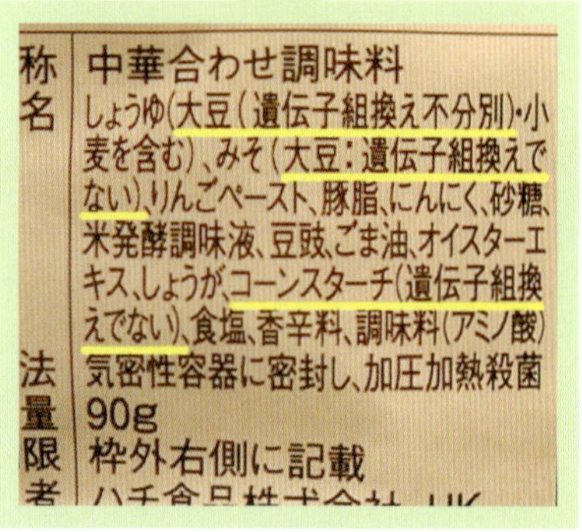


▲遺伝子組換《いでんしくみか》え食品の表示例《ひょうじれい》。写真は、せんべいの原材料《げんざいりょう》であるしょうゆやみそなどをつくった大豆や、コーンスターチをつくったとうもろこしについて、遺伝子組換《いでんしくみか》えかどうかを表示《ひょうじ》しています。

## 遺伝子組換《いでんしくみか》え食品とは?

生き物は多くの細胞《さいぼう》の集まりでできています。その細胞《さいぼう》の中心の核《かく》には遺伝情報《いでんじょうほう》が書きこまれている遺伝子《いでんし》（ＤＮＡ《ディーエヌエー》）があります。

遺伝子組換《いでんしくみか》えとは、この情報《じょうほう》を人工的《てき》に書きかえること、つまり、生物から目的《もくてき》に合う遺伝子《いでんし》をとり出し、別《べつ》の生物に組みこむなどして、生物の性質《せいしつ》を変《か》える技術《ぎじゅつ》です。この技術《ぎじゅつ》を応用《おうよう》すると、今まで長い年月をかけて性質《せいしつ》のちがう植物どうしをかけあわせ（交配《こうはい》し）て行っていた農作物の品種改良《ひんしゅかいりょう》の範囲《はんい》を広げ、期間を短くできます。

この技術《ぎじゅつ》をつかってつくられた農作物やそれを原材料《げんざいりょう》とした食品が、遺伝子組換《いでんしくみか》え食品です。

お店にならんでいる遺伝子組換《いでんしくみか》え食品は、厚生労働省《こうせいろうどうしょう》で安全性《せい》が確認《かくにん》されたものです。しかし、遺伝子組換《いでんしくみか》え食品を選《えら》びたくないという人もいるため、遺伝子組換《いでんしくみか》え食品の表示《ひょうじ》を行うことになっています。

## おしえて!　品種改良《ひんしゅかいりょう》とはちがうの？

今までの品種改良《ひんしゅかいりょう》は、長い年月をかけて交配《こうはい》をくり返すことで、消費者《しょうひしゃ》と生産者《せいさんしゃ》の希望《きぼう》に合った新しい品種《ひんしゅ》をつくり出すのが、おもなやり方でした。

遺伝子組換《いでんしくみか》え技術《ぎじゅつ》の場合は、改良《かいりょう》をしたい植物の遺伝子《いでんし》をとり出してその配列を変《か》えたり、目的《もくてき》に合った別《べつ》の遺伝子《いでんし》をくわえたりして新しい品種《ひんしゅ》をつくります。この方法《ほうほう》だと、遺伝子《いでんし》は植物だけでなく、昆虫《こんちゅう》や哺乳類《ほにゅうるい》などからもとり入れることができます。

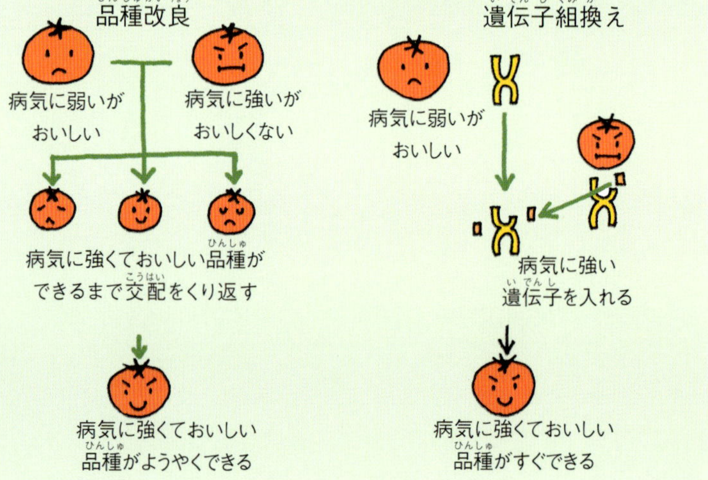

# なぜ遺伝子組換《いでんしくみか》えをするの？

わたしたち消費者《しょうひしゃ》がのぞんでいる、味や色・大きさの農作物をつくるため、農業にたずさわる人たちはたいへんな努力《どりょく》をしています。そこで登場したのが遺伝子組換《いでんしくみか》え技術《ぎじゅつ》です。

この技術《ぎじゅつ》をつかうと、ある特定《とくてい》の栄養素《えいようそ》を多くふくむ農作物をつくったり、大量《たいりょう》の生産《せいさん》ができるようになったりします。除草剤《じょそうざい》に負けない遺伝子《いでんし》を植物に組みこむと、除草《じょそう》剤《ざい》がかかってもなかなか枯《か》れない植物をつくることなども短期間でできるのです。

また、肉質《しつ》のよい家畜《かちく》や魚を育てるなど、農作物以外《いがい》の分野でもつかうことができます。

# 遺伝子組換《いでんしくみか》え食品の表示義務《ひょうじぎむ》

遺伝子組換《いでんしくみか》え食品は、厚生労働省《こうせいろうどうしょう》で、人間が食べても安全かどうか、作物を栽培《さいばい》するときに環境《かんきょう》に悪影響《あくえいきょう》をあたえていないかなどのチェックがなされています。ただ、長い目で見た場合の人体への影響《えいきょう》や、自然界《しぜんかい》全体へおよぼす影《えい》響《きょう》など、現在《げんざい》の科学ではまだよくわからないことも多く、心配の声があるのも確《たし》かです。

そのため、2001年４月より、消費者《しょうひしゃ》が自分の判断《はんだん》で食品を選べるように、遺伝子組換《いでんしくみか》え表示《ひょうじ》を義務《ぎむ》づける制度《せいど》ができました。

現在《げんざい》は、大豆、とうもろこし、ばれいしょ（じゃがいも)、なたね、綿実《めんじつ》、アルファルファ、てん菜《さい》の７作物と、それらの特定《とくてい》の加工品《かこうひん》に対し、表示《ひょうじ》が義務《ぎむ》づけられています。

## 知ってる?

### 遺伝子組換《いでんしくみか》え食品を完全《かんぜん》に避《さ》けることはできない！

遺伝子組換《いでんしくみか》え食品の表示義務《ひょうじぎむ》のある食品群《ぐん》は、大豆加工品《かこうひん》などをふくめて現在《げんざい》30以上《いじょう》ありますが、おなじ大豆加工品《かこうひん》でも、豆腐《とうふ》や納豆《なっとう》のように表示《ひょうじ》が義務《ぎむ》づけられているものと、しょうゆや油のように義務《ぎむ》づけられていないものがあります。つまり、原料《げんりょう》に遺伝子《いでんし》組換《くみか》えの大豆をつかっていても、表示《ひょうじ》されないケースがあるのです。そのため、気づかない間に遺伝子組換《いでんしくみか》え食品を口にしていることもあり、完全《かんぜん》に避《さ》けるのはむずかしいという問題もあります。

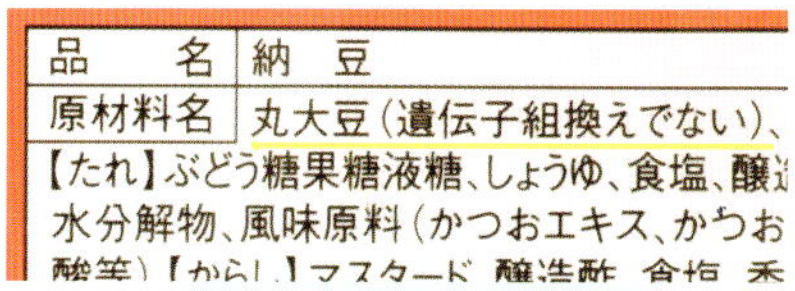

▲納豆《なっとう》の表示《ひょうじ》

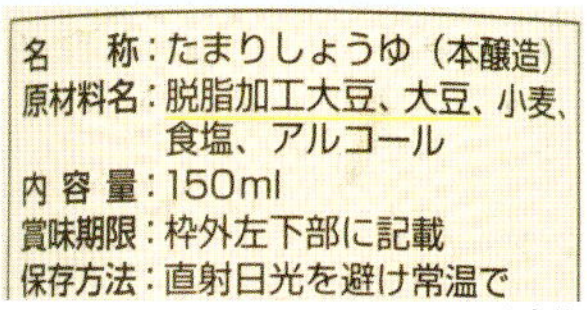

▲しょうゆの表示《ひょうじ》

### ■遺伝子組換《いでんしくみか》え食品の表示《ひょうじ》のしかた

原材料《げんざいりょう》に遺伝子組換《いでんしくみか》え農作物を使用している場合
→遺伝子組換《いでんしくみか》え　など

原材料《げんざいりょう》に、遺伝子組換《いでんしくみか》え農作物と遺伝子組換《いでんしくみか》えされていない農作物が混入《こんにゅう》している状態《じょうたい》の場合
→遺伝子組換《いでんしくみか》え不分別《ふぶんべつ》　など

遺伝子組換《いでんしくみか》え農作物を原材料《げんざいりょう》としていない場合
→遺伝子組換《いでんしくみか》えでない　など

### ■遺伝子組換《いでんしくみか》えの表示義務《ひょうじぎむ》のあるおもな食品

| 対象《たいしょう》農作物 | → | 加工《かこう》食品 |
|---|---|---|
| 大豆 | → | 豆腐類《とうふるい》および油あげ類《るい》、おから、ゆば、納豆《なっとう》、豆乳《とうにゅう》、きな粉《こ》、大豆煮豆《にまめ》など |
| とうもろこし | → | コーンスナック菓子《がし》、コーンスターチ、ポップコーン、冷凍《れいとう》とうもろこしなど |
| ばれいしょ（じゃがいも） | → | ポテトスナック菓子《がし》、冷凍《れいとう》ばれいしょ、乾燥《かんそう》ばれいしょ、ばれいしょでん粉《ぷん》など |

# 食品添加物《てんかぶつ》の表示《ひょうじ》を見てみよう

わたしたちの食べるものには、製造《せいぞう》したり、加工《かこう》したり、保存《ほぞん》したりするために、いろいろな食品添加物《てんかぶつ》がつかわれていることがあります。どんなものに、どのようにして入っているのでしょうか？

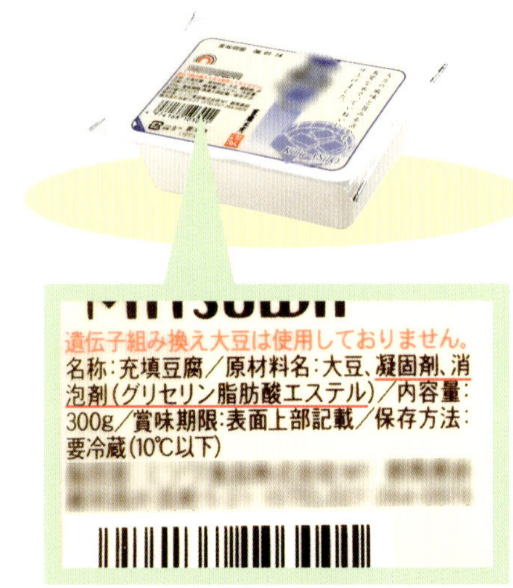


▲豆腐《とうふ》にふくまれる食品添加物《てんかぶつ》の表示《ひょうじ》。凝固剤《ぎょうこざい》としては塩化《えんか》マグネシウム、塩化《えんか》マグネシウム含有物《がんゆうぶつ》（にがり）、硫酸《りゅうさん》カルシウムなどがつかわれ、泡立《あわだ》ちをおさえる消泡剤《しょうほうざい》としては、シリコーン樹脂《じゅし》、グリセリン脂肪酸《しぼうさん》エステルなどがつかわれます。

## 身近な食品につかわれている食品添加物《てんかぶつ》

食べ物に色をつけたり、おいしいと感じる食感を出したり、長い間保存《ほぞん》できるようにしたりする着色料《ちゃくしょくりょう》や調味料《りょう》、保存料《ほぞんりょう》などを食品添加物《てんかぶつ》といいます。現在《げんざい》日本では、800種類以上《しゅるいいじょう》の食品添加物《てんかぶつ》が使用されています。

添加物《てんかぶつ》には、天然《てんねん》の素材《そざい》を原料《げんりょう》として抽出《ちゅうしゅつ》した天然添加物《てんねんてんかぶつ》と、人工的《てき》に化学合成《ごうせい》された合成添加物《ごうせいてんかぶつ》があります。

豆腐《とうふ》は、1000年以上《いじょう》前に中国から伝わりましたが、そのときから食品をかためる成分《せいぶん》をもつ天然添加物《てんねんてんかぶつ》「にがり」がつかわれていたそうです。一方、安価《あんか》で大量生産《たいりょうせいさん》に向いているのは人工的《てき》につくられた合成添加物《ごうせいてんかぶつ》で、お菓子《かし》や加工《かこう》食品などにつかわれています。

食品添加物《てんかぶつ》はわたしたちが毎日食べる身近な食品に、いろいろな形で入っています。

## 食品添加物《てんかぶつ》はこんな食品にも入っている

食品添加物《てんかぶつ》は、わたしたちがふだんよく食べたり飲んだりしている身近な食品に入っています。

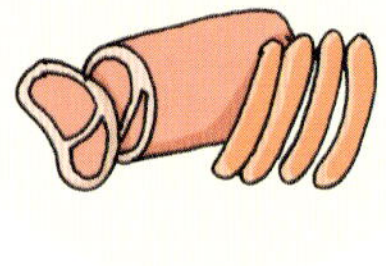

ハム・ソーセージ

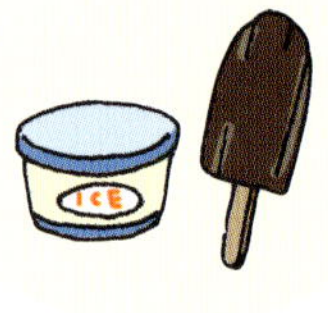


アイスクリーム

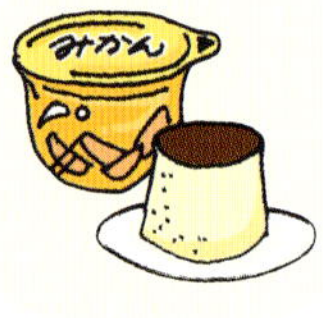


ゼリー・プリン

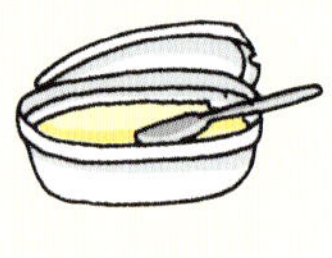

マーガリン

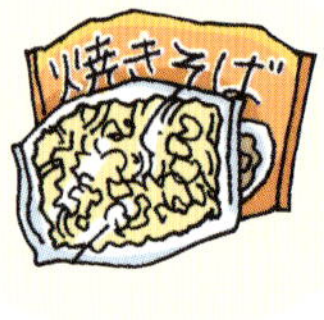


中華《ちゅうか》めん

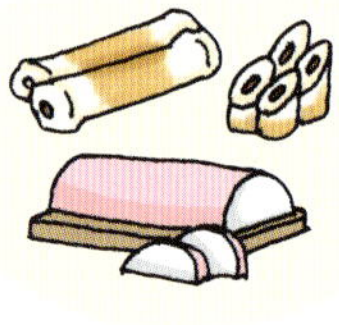

ちくわ・かまぼこ

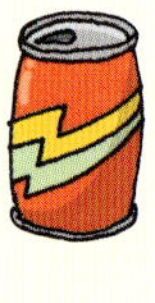

炭酸飲料《たんさんいんりょう》

## どうして食品添加物《てんかぶつ》をつかうの？

生産地《せいさんち》から遠くはなれた大都市に食べ物を運ぶためには、飛行機《ひこうき》やトラックで輸送《ゆそう》しなければなりません。輸送《ゆそう》するときに鮮度《せんど》が落ちたり、傷《きず》がついたりするのをふせぐために、保存料《ほぞんりょう》などの食品添加物《てんかぶつ》がつかわれることがあります。

また、食品を長もちさせて食中毒《しょくちゅうどく》をふせいだり、食べ物を安く大量《たいりょう》に生産《せいさん》したりするのに役立ちます。味や香《かお》りをよくしたり、見た目をきれいにしたりする役割《やくわり》もあります。

食品添加物《てんかぶつ》そのものは、栄養素《えいようそ》のように人の体に必要《ひつよう》な物質《ぶっしつ》ではありません。しかし、衛生《えいせい》面や生産性《せいさんせい》などの点で、便利《べんり》になったわたしたちのくらしから、切りはなせないものとなってしまったのです。

## 知ってる？

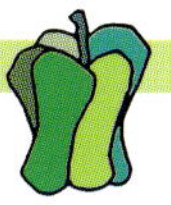

### 食品添加物《てんかぶつ》がつかえる分量《ぶんりょう》

食品添加物《てんかぶつ》がつかえる分量《ぶんりょう》は、人間の体に害《がい》が出ない範囲《はんい》できびしく決められています。動物実験《じっけん》をくり返し、人の体に害《がい》が出ないことがはっきりした分量《ぶんりょう》を無毒性量《むどくせいりょう》といいます。無毒性《むどくせい》量《りょう》の100分の1を、一日摂取許容量《せっしゅきょようりょう》(毎日食べても安全な量《りょう》)といいます。

実際《じっさい》に食品添加物《てんかぶつ》としてつかわれるのは、これよりさらに少ない量《りょう》です。

## 目的《もくてき》によってさまざまにつかわれる食品添加物《てんかぶつ》

食品添加物《てんかぶつ》にはいろいろな種類《しゅるい》と役割《やくわり》があります。目的《もくてき》によって、つかわれる食品添加物《てんかぶつ》はちがってきます。

### 1 食材《しょくざい》を加工《かこう》して食品をつくりやすくする

・乳化剤《にゅうかざい》(水と油がまざるようにする)
・結着剤《けっちゃくざい》(肉をやわらかくして舌《した》ざわりをよくする)
・イーストフード(パンを発酵《はっこう》させる)
・ガムベース(チューインガムの弾力性《だんりょくせい》と粘着性《ねんちゃくせい》のもとになる)
・豆腐《とうふ》用凝固剤《ぎょうこざい》(豆乳《とうにゅう》をかためるにがりなど)

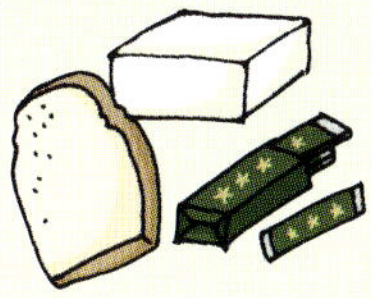

### 2 食品をおいしく見せるため、色をつけたり、白くしたりする

・着色料《ちゃくしょくりょう》(食品にきれいな色をつける)
・発色剤《はっしょくざい》(色の具合を調節《ちょうせつ》する)
・漂白剤《ひょうはくざい》(食品を白くしてきれいに見せる)

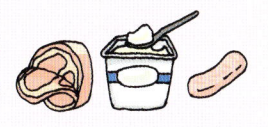

### 3 食品の栄養成分《えいようせいぶん》をおぎなう

・栄養《えいよう》強化剤《ざい》(ビタミン、ミネラル、アミノ酸《さん》などをくわえる)

### 4 食品を形づくったり、食感をもたせたりする

・増粘剤《ぞうねんざい》、安定剤《ざい》、ゲル化剤《ざい》、糊剤《こざい》(ゼリーなどのぷるんとした食感を出し、食べやすくする)
・膨脹剤《ぼうちょうざい》(ケーキをふっくらした感じにさせる)
・かんすい(中華《ちゅうか》めんののびや歯ざわりをよくし、風味《ふうみ》を出す)

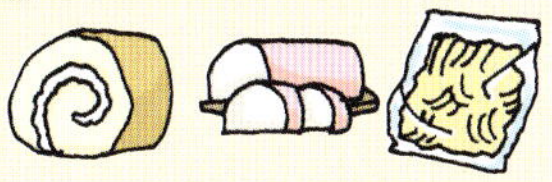

### 5 食品に、うま味・あま味・酸味《さんみ》などの味をつける

・香料《こうりょう》(いい香《かお》りをくわえる)
・酸味料《さんみりょう》(すっぱい味をくわえる)
・甘味料《かんみりょう》(あまい味をくわえる)
・調味料《りょう》(うま味をくわえる)

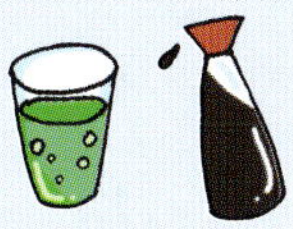

### 6 食品の品質《ひんしつ》をたもつ

・保存料《ほぞんりょう》(食品をくさりにくくする)
・酸化防止剤《さんかぼうしざい》(油脂成分《ゆしせいぶん》の酸化《さんか》をふせぐ)
・防《ぼう》ばい剤《ざい》（輸入《ゆにゅう》した柑橘類《かんきつるい》などのかびをふせぐ)

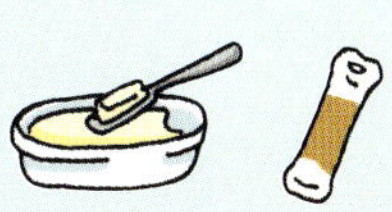

■ アイスとアイスのラベル

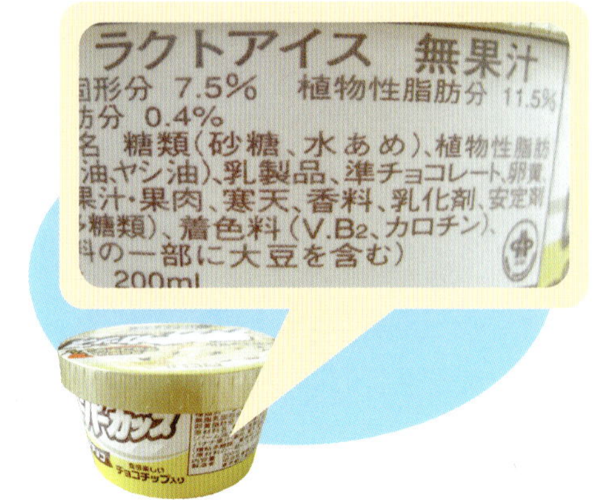


▲アイスクリームに入っている食品添加物《てんかぶつ》は、乳脂肪《にゅうしぼう》などをほどよくまぜあわせる、なめらかな舌《した》ざわりを出す、いい香《かお》りをつける、おいしそうな色をつけるといった役割《やくわり》をしています。

# 食品添加物《てんかぶつ》の表示《ひょうじ》の決まり

食品添加物《てんかぶつ》は、原材料《げんざいりょう》名のところにかならず表示《ひょうじ》することになっています。* わたしたちはそれを見て、食品を選《えら》ぶときの参考《さんこう》にします。いくつかの食品添加物《てんかぶつ》をあわせてつかうときや、添加物《てんかぶつ》をつかう量《りょう》が少ないときなど、つかい方によって表示《ひょうじ》のしかたは異《こと》なってきます。

食品添加物《てんかぶつ》は、原則《げんそく》として物質《ぶっしつ》名で書かれます。そのうち使用目的《もくてき》を書いたほうがわかりやすいものは、あわせて表示《ひょうじ》します。また、おなじ種類《しゅるい》の食品添加物《てんかぶつ》を、いくつかつかうときには、その種類《しゅるい》の一括《いっかつ》名（グループ名）で表示《ひょうじ》します。また、ほんのわずかしかつかっていないときには、表示《ひょうじ》しなくてよいケースもあります。

## 食品添加物《てんかぶつ》の表示《ひょうじ》の種類《しゅるい》を知っておこう

食品添加物《てんかぶつ》の表示《ひょうじ》は、①物質《ぶっしつ》名を表示《ひょうじ》する、②使用目的《もくてき》と物質《ぶっしつ》名をあわせて表示《ひょうじ》する、③同様の機《き》能《のう》・効果《こうか》をもつものを一括《いっかつ》で表示《ひょうじ》する、のいずれかで表示《ひょうじ》するよう、食品衛生法《えいせいほう》によって定められています。ひとつの食品表示《ひょうじ》の中に、①～③の表記が混《こん》在《ざい》することもあります。

### 1 添加物《てんかぶつ》の物質《ぶっしつ》名を表示《ひょうじ》

「炭酸水素《たんさんすいそ》ナトリウム」、「ビタミンC《シー》」、「リン酸《さん》ナトリウム」など、物質《ぶっしつ》の名称《めいしょう》をそのまま表示《ひょうじ》する。

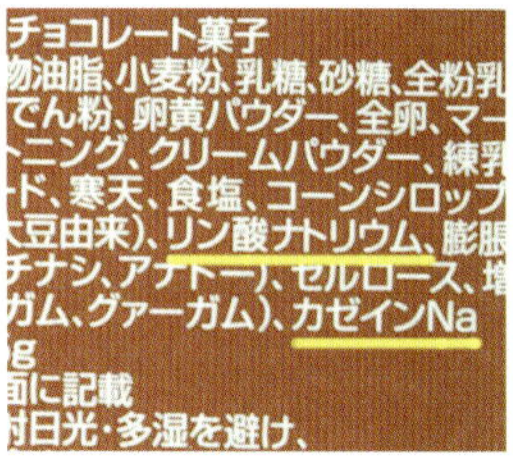


### 2 添加物《てんかぶつ》の使用目的《もくてき》と物質《ぶっしつ》名をあわせて表示《ひょうじ》

「甘味料《かんみりょう》(サッカリンNa《ナトリウム》)」、「保存料《ほぞんりょう》(安息香《あんそくこう》酸《さん》Na《ナトリウム》)」、「酸化防止剤《さんかぼうしざい》(ビタミンC《シー》)」など、目《もく》的《てき》を記したほうがわかりやすいものは、目《もく》的《てき》と物質《ぶっしつ》名をあわせて表示《ひょうじ》する。

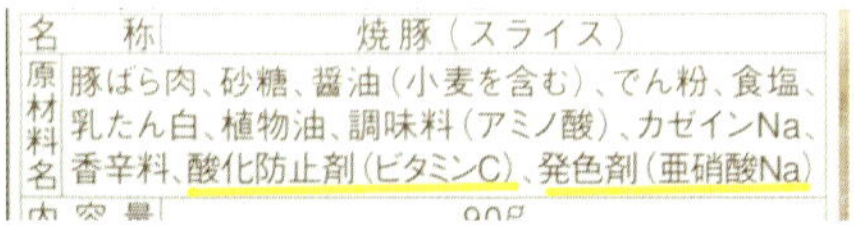

| | |
|---|---|
| 名　称 | 焼豚（スライス） |
| 原材料名 | 豚ばら肉、砂糖、醤油（小麦を含む）、でん粉、食塩、乳たん白、植物油、調味料（アミノ酸）、カゼインNa、香辛料、酸化防止剤（ビタミンC）、発色剤（亜硝酸Na） |

### 3 同様の機能《きのう》・効果《こうか》をもっているものを一括《いっかつ》して表示《ひょうじ》

「香料《こうりょう》」、「pH調整剤《ペーハーちょうせいざい》」、「軟化剤《なんかざい》」など、おなじ役割《やくわり》の添加物《てんかぶつ》を、ひとつひとつ物質《ぶっしつ》名を記すのではなく、おなじ役割《やくわり》でまとめて、一括《いっかつ》表記する。

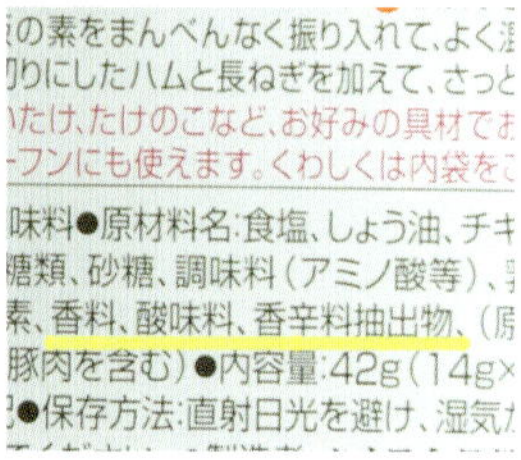


#### 表示《ひょうじ》が免除《めんじょ》されるとき

- 最終的《さいしゅうてき》にほとんど成分《せいぶん》がのこらない場合
- 原料《げんりょう》にはふくまれているが、できあがった食品には、ほとんど成分《せいぶん》がのこらない場合
- 商品が小さいため、表示《ひょうじ》する面積《めんせき》が30㎠以《い》下《か》しかなく、表示《ひょうじ》がむずかしい場合
- 包装《ほうそう》されていないため、表示《ひょうじ》できない場合



*2015年4月施行《しこう》の食品表示法《ひょうじほう》では、原材料《げんざいりょう》と原材料以外《げんざいりょういがい》の添加物《てんかぶつ》を明確《めいかく》に分けて表示《ひょうじ》することが定められた。

## 安全な食のために

食品添加物《てんかぶつ》は、安全性《せい》がきびしくチェックされていて、厚生労働大臣《こうせいろうどうだいじん》がみとめたものしかつかえません。食品添加物《てんかぶつ》の分量《ぶんりょう》などをまちがえると、わたしたちの健康《けんこう》に悪影響《あくえいきょう》をおよぼす可能性《かのうせい》があるからです。

また、食品添加物《てんかぶつ》にかぎらず、すべての物質《ぶっしつ》の毒性《どくせい》は、今の科学知識《ちしき》の範囲《はんい》でしかわからないことです。過去《かこ》の例《れい》をあげると、それまで許可《きょか》されていた合成着色料《ごうせいちゃくしょくりょう》の食用赤色102号に危険性《きけんせい》の指摘《してき》があり、その後に許可《きょか》が取り消されました。これから科学がより進歩していく中で、今まで知られていなかった物質《ぶっしつ》の毒性《どくせい》が見つかる可能性《かのうせい》もあります。だからこそ、国や専門機関《せんもんきかん》では、常《つね》に安全性《せい》の実験《じっけん》を行い、安全を確認《かくにん》しているのです。

しかし、国や専門機関《せんもんきかん》にまかせるだけでなく、わたしたち消費者《しょうひしゃ》も食品の安全に関心《かんしん》をもち、食品表示《ひょうじ》をしっかり見る習慣《しゅうかん》をつけることが大切です。自分の健康《けんこう》を守るために、食品添加物《てんかぶつ》のとり過《す》ぎには気をつけ、加工《かこう》食品だけにかたよらない食生活を心がけましょう。

### 知ってる?

### 食品添加物《てんかぶつ》の専門機関《せんもんきかん》がある！

世界の人びとが、安心して食品を食べられるよう、いろいろな国ぐにから専門家《せんもんか》が集まってきてつくられた機関《きかん》があります。JECFA《ジェクファ》(FAO《エフエーオー》／ＷＨＯ《ダブリューエイチオー》合同食品添加物専門家《てんかぶつせんもんか》委員会)です。

JECFA《ジェクファ》では、食の安全に関《かん》する世界中の研究報告《ほうこく》を集めて、食品添加物《てんかぶつ》の安全性《せい》を調べています。また安全な食品添加物《てんかぶつ》を各国《かっこく》に知らせる役目もしています。

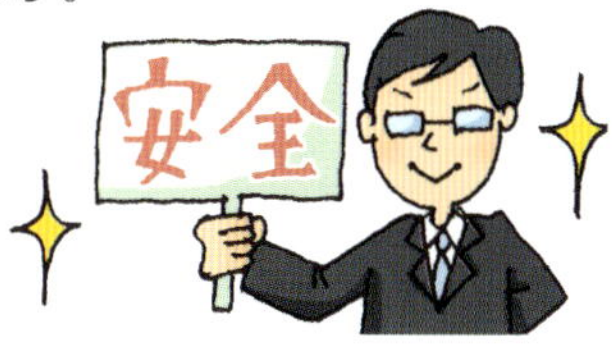


### おしえて! どうやって安全を確認《かくにん》しているの？

国の食品添加物《てんかぶつ》への安全性《せい》の確認《かくにん》は、医薬品などと同様、人間の体に害《がい》が出ないかどうかを、動物をつかった実験《じっけん》を行って、詳細《しょうさい》に調べられています。

- 決まった量《りょう》の食品添加物《てんかぶつ》を、実験《じっけん》用のマウスやラットに毎日食べさせ、毒性《どくせい》があるかどうかを調べる。
- 実験《じっけん》をしたマウスやラットの子どもに、悪い影響《えいきょう》が出るかどうかを見る。
- がんができるかどうかを調べる。
- アレルギー反応《はんのう》が出るかどうかを見る。
- 遺伝子《いでんし》などに、悪い影響《えいきょう》が出ないかどうかを確《たし》かめる。

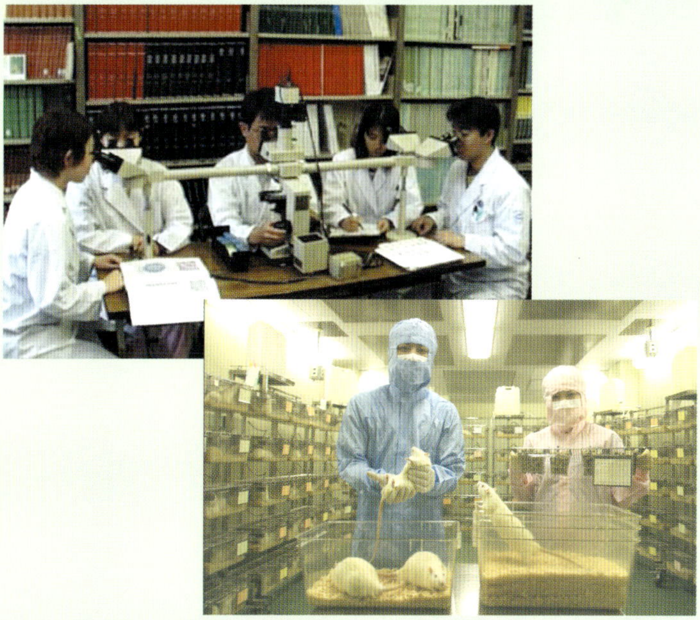

▲細胞《さいぼう》にがんができていないか顕微鏡《けんびきょう》でチェックしたり（上)、実験《じっけん》用のマウスに食品添加物《てんかぶつ》をあたえ反応《はんのう》をみたり（下）しているところ。

# 健康《けんこう》に関《かん》するそのほかの食品表示《ひょうじ》

食品には、さまざまな表示《ひょうじ》がされていることがわかりました。食品の表示《ひょうじ》を見て、自分に必要《ひつよう》な情報《じょうほう》を得《え》て判断することが大切なのです。ここでは、健康《けんこう》に関《かか》わるそのほかの食品表示《ひょうじ》について見てみましょう。

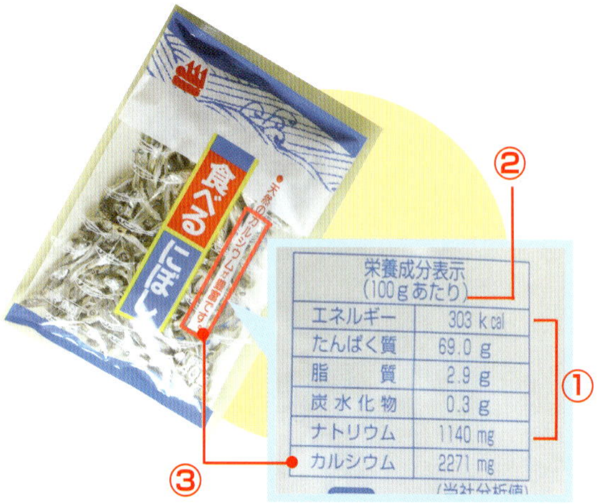


①この5項目《こうもく》はかならずふくろの見やすいところに表示《ひょうじ》する。

②ほかの商品とくらべられるよう、「1個《こ》あたり」や「100gあたり」などと記載《きさい》する。

③のように「カルシウムが豊富《ほうふ》」と入れる場合は、5項目《こうもく》のほかにその栄養素《えいようそ》の項目《こうもく》も入れなければならない。基準量《きじゅんりょう》を満《み》たしていない場合は、「豊富《ほうふ》」の記載《きさい》はできない。

## 栄養成分《えいようせいぶん》の表示《ひょうじ》

食品に、「1個《こ》あたりのカロリー　30kcal」といったような、栄養素《えいようそ》に関《かん》する表示《ひょうじ》をするときは、いっしょに「栄養《えいよう》成分表示《せいぶんひょうじ》」をしなければなりません。栄養成分表示《えいようせいぶんひょうじ》は、ふくろや容器《ようき》の見やすいところに、エネルギー・タンパク質《しつ》・脂質《ししつ》・炭水化物《たんすいかぶつ》・ナトリウムの順《じゅん》で表示《ひょうじ》します。各成《かくせい》分《ぶん》の量《りょう》にはｇやmgなど、かならず単位《たんい》をつけます。「カルシウム入り」などと宣伝《せんでん》しているときは、上の５項目《こうもく》にくわえてカルシウムに関《かん》する表示《ひょうじ》もしなければなりません。「豊富《ほうふ》」「ひかえめ」などの強調表現《ひょうげん》をするときは、国で決めている基準《きじゅん》を満《み》たしている必要《ひつよう》があります。

## 保健機能《ほけんきのう》食品の表示《ひょうじ》

一般《いっぱん》に、食品の成分《せいぶん》が体調を整えたり、健康《けんこう》を維持《いじ》したりする効果《こうか》のあるものを「健康《けんこう》食品」などとよんでいます。しかし健康《けんこう》食品には定められた条件《じょうけん》はありません。それに対し、食品の成分《せいぶん》が体調を調節《ちょうせつ》する効果《こうか》があるなど、厚生《こうせい》

## おしえて! 外食メニューには表示《ひょうじ》はないの？

生鮮《せいせん》食品や一部の加工《かこう》食品には、原産地《げんさんち》の表示《ひょうじ》をしなければならない決まりがあります。外食を利用《りよう》する人が増《ふ》えている中、国は、レストランやファストフード店などの外食メニューにも、原産地《げんさんち》の表示《ひょうじ》を自主的《じしゅてき》に行うようにすすめています。食材《しょくざい》の産《さん》地《ち》を知って、店やメニューを選《えら》ぶ手がかりにしたいという消費《しょうひ》者《しゃ》の希望《きぼう》にこたえるものです。

そのほかにも、メニューにエネルギー量《りょう》を表示《ひょうじ》しているレストランやファストフード店も増《ふ》えています。

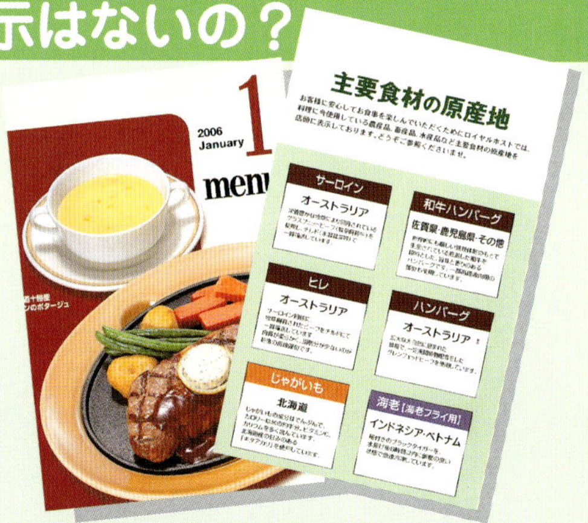


▲原産地《げんさんち》の表示《ひょうじ》をのせているファミリーレストランのメニュー。

労働省《ろうどうしょう》が定めた一定の条件《じょうけん》を満《み》たす食品を「保健機能《ほけんきのう》食品」とよび、健康《けんこう》食品とは区別《くべつ》されています。

保健機能《ほけんきのう》食品[*1]には、「特定保健《とくていほけん》用食品」と「栄養機能《えいようきのう》食品」の2種類《しゅるい》があります。特定保健《とくていほけん》用食品は、食べ続《つづ》けることでおなかの調子がよくなる成分《せいぶん》をくわえたヨーグルトや、虫歯をふせぐ効果《こうか》のあるキシリトール入りガムなど、健康維持《けんこういじ》や病気予防《よぼう》に効果《こうか》のある食品のことをいいます。栄養機能《えいようきのう》食品は、ベータカロテンやビタミンをくわえたミックスジュースや、コラーゲン入りの栄養《えいよう》ドリンクなど、食事から十分栄養《えいよう》がとれないとき、それを補《おぎな》う役割《やくわり》をするものです。

## アレルギー物質《ぶっしつ》の表示《ひょうじ》

食べ物が原因《げんいん》で、アトピー性皮膚炎《せいひふえん》や気管支《きかんし》ぜんそくといった、アレルギー性疾患《せいしっかん》を起こす人は、だんだんと増《ふ》えています。アナフィラキシー・ショック（117ページ参照《さんしょう》）のように、命に関《かか》わることもあるため、原因《げんいん》となる食品をとらないよう、注意する必要《ひつよう》があります。

アレルギー性疾患《せいしっかん》をもった人たちが増加《ぞうか》しているため、食品にアレルギーを起こしやすい原材料《げんざいりょう》が微量《びりょう》でも入っている場合は、その表示《ひょうじ》をすることが義務《ぎむ》づけられました（右の「知ってる？」参照《さんしょう》）。

この表示《ひょうじ》をすることで、アレルギーの人も、安心して食品を選《えら》ぶことができるようになりました。

### ■特定保健《とくていほけん》用食品の位置づけ

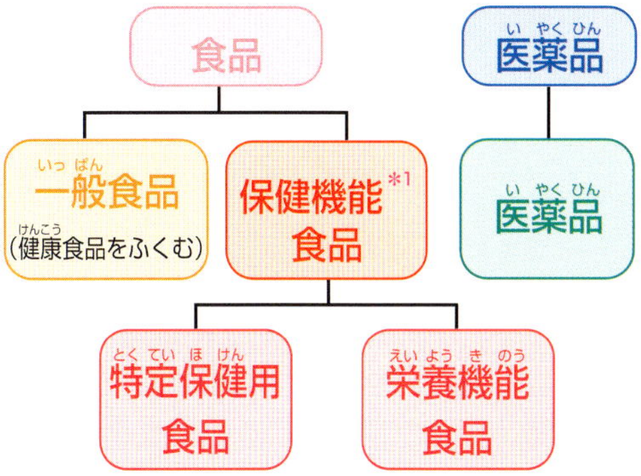


### 知ってる？

#### かならず表示《ひょうじ》される7品目

アレルギー物質《ぶっしつ》については、次の原材料《げんざいりょう》を表示《ひょうじ》することになっています。

●かならず表示《ひょうじ》しなければいけない7品目

卵《たまご》、乳《にゅう》、小麦、そば、落花生《らっかせい》、えび、かに

●表示《ひょうじ》するようすすめられている18品目

あわび、いか、いくら、オレンジ、キウイフルーツ、牛肉、くるみ、サケ、サバ、大豆、鶏肉《とりにく》、豚肉《ぶたにく》、まつたけ、もも、やまいも、りんご、ゼラチン、バナナ

※2013年よりカシューナッツとごまが追加された。

### ■アレルギー物質《ぶっしつ》をふくむ食品の原材料表示《げんざいりょうひょうじ》[*2]

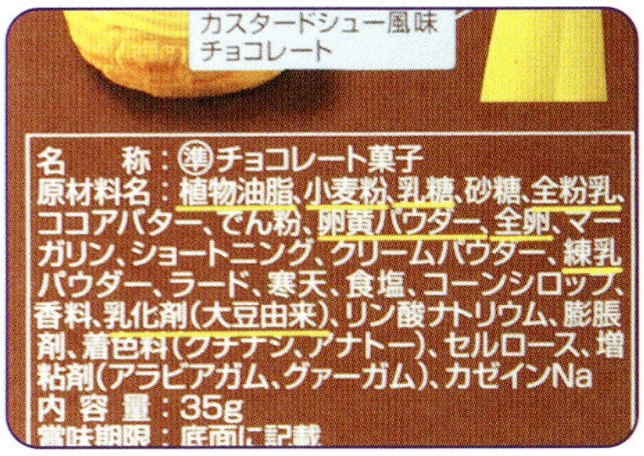


#### アレルギー物質《ぶっしつ》の名前が原材料《げんざいりょう》ごとに表示《ひょうじ》されている

食品添加物《てんかぶつ》にアレルギー物質《ぶっしつ》がふくまれているときは、「大豆由来《ゆらい》」のように表示《ひょうじ》します。

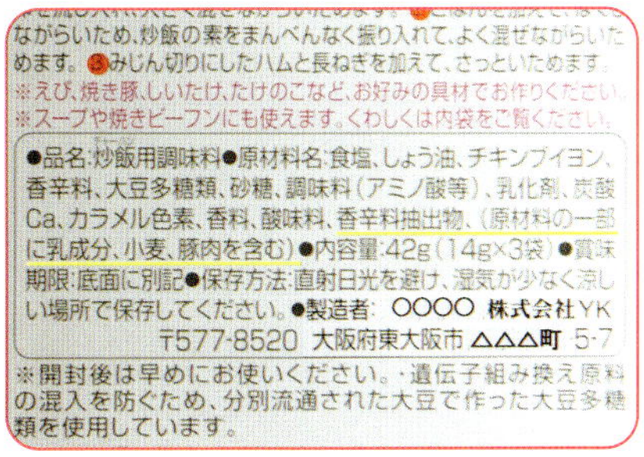


#### 原材料《げんざいりょう》のあとにまとめて表示《ひょうじ》されている

加工《かこう》食品に多い表示方法《ひょうじほうほう》。どの原材料《げんざいりょう》にどのアレルギー物質《ぶっしつ》がふくまれているかはわかりません。

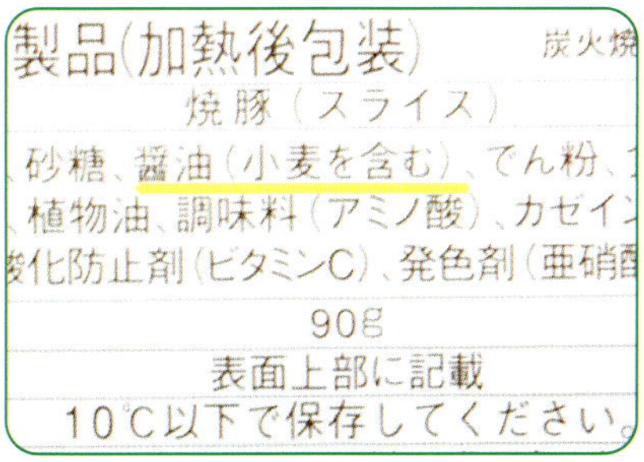


#### アレルギー物質《ぶっしつ》が省略《しょうりゃく》して表示《ひょうじ》されている

しょうゆには大豆を使用していることがわかるため、大豆を省略《しょうりゃく》して「しょうゆ（小麦をふくむ）」と記してもよいことになっています。

＊1　2015年4月より、保健機能《ほけんきのう》食品に、機能性表示《きのうせいひょうじ》食品が追加《ついか》された。　＊2　2015年4月施行《しこう》の食品表示法《ひょうじほう》では、アレルギー物質《ぶっしつ》を「個別《こべつ》の原材料《げんざいりょう》ごとに表示《ひょうじ》する」「特定《とくてい》の品目に対する省略表示《しょうりゃくひょうじ》を廃止《はいし》する」ことが定められた。

# 食が引き起こす環境《かんきょう》問題

みなさんは食事をのこしてしまうことはありませんか？　わたしたちが食べのこした食べ物はゴミとなり、環境《かんきょう》をこわすことにもつながってしまいます。食べのこしが環境《かんきょう》におよぼす影響《えいきょう》を見てみましょう。

## 廃棄《はいき》される食べ物

日本の食料自給率《しょくりょうじきゅうりつ》（162ページ参照《さんしょう》）は4割程度《わりていど》しかないので、のこりの6割《わり》は輸入《ゆにゅう》食品にたよっています。しかし、たくさんの食べ物を世界中からとりよせている一方で、日本では多くの食べ物がすてられています。その大きな原因《げんいん》は、食べのこしや消費期限《しょうひきげん》切れによる食べ物の廃棄《はいき》です。家庭やレストラン、ホテルの調理《ちょうり》くずや食べのこし、スーパーやコンビニエンスストアなどの売れのこりなどが毎日すてられます。すてられた食べ物は、大量《たいりょう》のゴミになってしまいます。

食品のゴミは、焼却《しょうきゃく》されて最終処分場《さいしゅうしょぶんじょう》にうめ立てられます。食べ物のゴミにくわえて、食品を入れる容器《ようき》もゴミとなるため、うめ立て地は次第に不足《ふそく》してきています。

また、ゴミを焼却《しょうきゃく》するために排出《はいしゅつ》される二酸化炭素《にさんかたんそ》（$CO_2$）は、地球の温暖化《おんだんか》をまねきます。それだけでなく、食べ物をつくるのにつかわれるエネルギーや資源《しげん》も、むだにしていることになります。

■食べ物のゴミはどこから出る？（平成14年度）

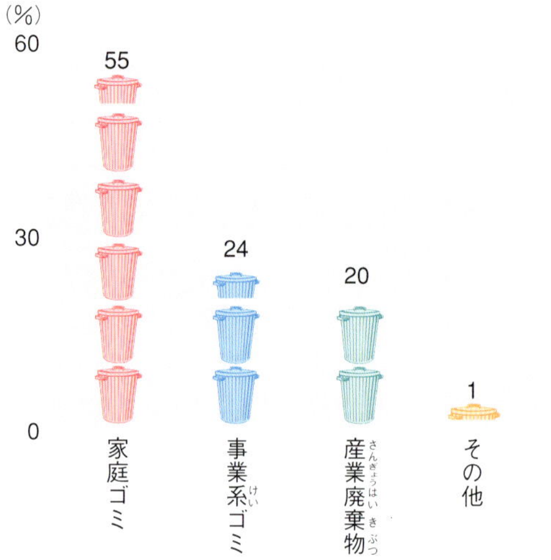


▲一年間の食べ物のゴミの量《りょう》を見ると、一般《いっぱん》家庭から出されるものが全体の半分以上《いじょう》をしめ、その量《りょう》は、約《やく》1190万トンにもなります。

資料《しりょう》：農林水産省《のうりんすいさんしょう》、環境省資料《かんきょうしょうしりょう》より、農林水産省《のうりんすいさんしょう》・環境省《かんきょうしょう》が試算《しさん》

## チェックしよう　家の冷蔵庫《れいぞうこ》をチェックしよう！

みなさんの家の冷蔵庫《れいぞうこ》には、賞味期限《しょうみきげん》切れの食べ物は入っていませんか？　食品表示《ひょうじ》を確認《かくにん》して、期限《きげん》を過《す》ぎているものがないかどうかチェックしてみましょう。まったく手をつけず賞味期限《しょうみきげん》が切れているものが多くあれば、もったいないということが実感できるはずです。賞味期限《しょうみきげん》と消費《しょうひ》期限《きげん》のちがい(173ページ参照《さんしょう》)にも気をつけながらチェックし、むだに食べ物をすてないためにはどうしたらよいか、家の人と話し合ってみましょう。

■賞味期限《しょうみきげん》と食品廃棄《はいき》

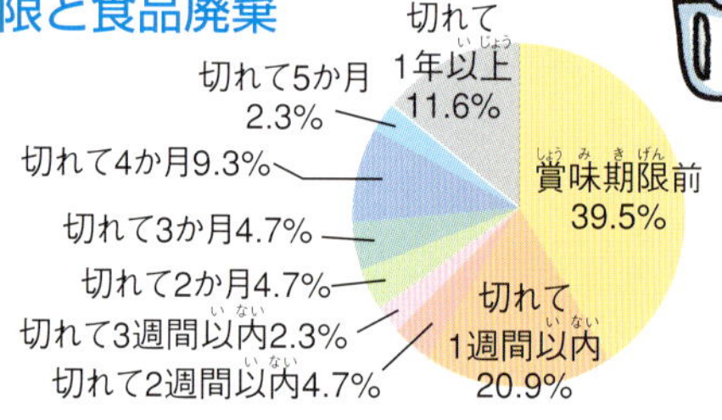


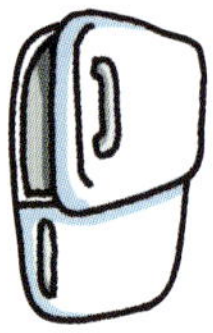

▲賞味期限《しょうみきげん》前にすてられてしまう割合《わりあい》が、40%にものぼっています。また、廃棄《はいき》されている食品の中には、品物をあけずに、そのまますててしまうケースもあります。

資料《しりょう》：京都市環境局《かんきょうきょく》／「家庭ごみ細組成調査《さいそせいちょうさ》」

## こんなことしていない？

ちょっとした注意で、食べ物のゴミをへらすことができます。みなさんの家でこんなことをしている人がいたら、要《よう》注意です。食べ物のゴミはいつまでたってもへりません。

### ●食品を買い過《す》ぎてしまう

一度にたくさん買い過《す》ぎて、つかわないまま日にちがたってしまうことはありませんか？　また冷蔵庫《れいぞうこ》にギュウギュウつめこむと、食べ物がいたむのを早めます。

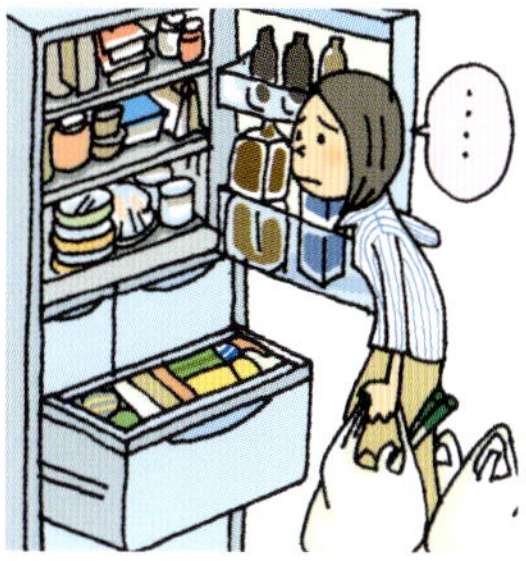

### ●必要以上《ひつよういじょう》に料理《りょうり》が多い

家族が日によって食べたり食べなかったりしていると、料理《りょうり》をつくる人も、どのくらいつくればよいかわからなくなります。毎日ほどよい量《りょう》をバランスよく食べる習慣《しゅうかん》をつけ、家の人がつくり過《す》ぎてしまわないように協力《きょうりょく》しましょう。

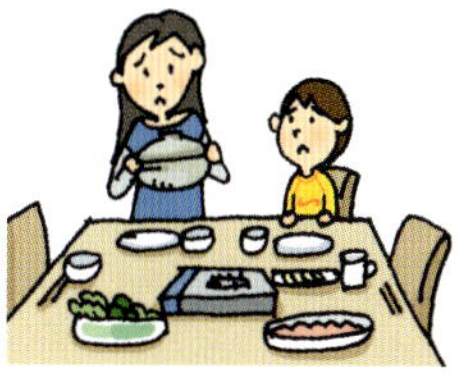

### ●食事を食べのこす

お菓子《かし》などを食べ過《す》ぎて、食事の時間におなかがすかないと、食事をのこすことになってしまいます。過度《かど》な間食をさけ、すききらいをなくす努力《どりょく》もしましょう。

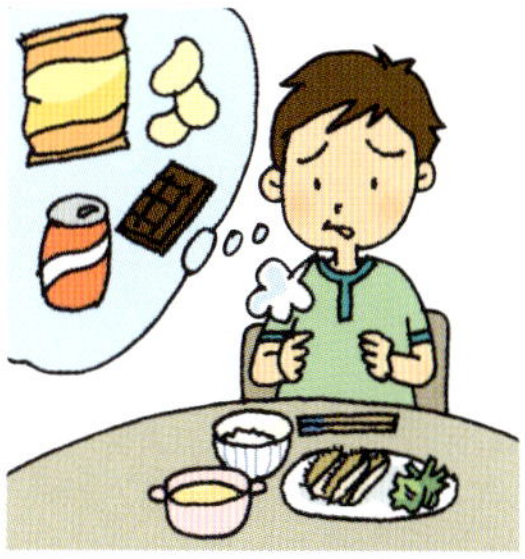

### ●レストランなどで食べのこす

外食をしたとき、気軽に食べのこしてしまうことはありませんか？　飲食店から出る食品のゴミはたいへんな量《りょう》です。食べられる量《りょう》だけ注文しましょう。

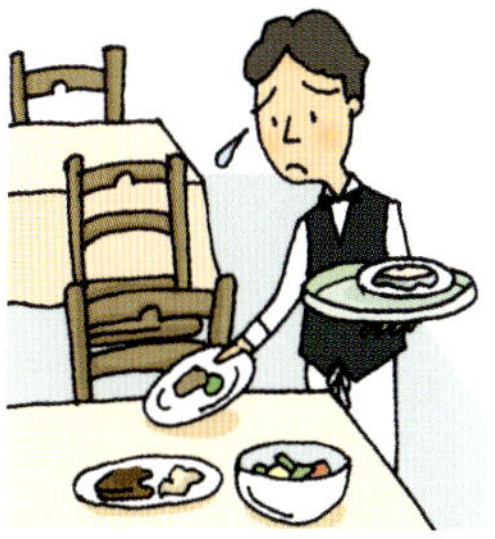

## 食べのこしで水質汚濁《すいしつおだく》!?

水質汚濁《すいしつおだく》とは、家庭や工場などから出る排水《はいすい》が原因《げんいん》で、川や海の水がよごれることをいいます。水質汚濁《すいしつおだく》が進むと、そこに生息《せいそく》していた魚介類《ぎょかいるい》はだんだんへってしまいます。

この水質汚濁《すいしつおだく》の大きな原因《げんいん》は、家庭から出る生活排水《はいすい》です。なかでも台所排水《はいすい》による汚濁《おだく》の割合《わりあい》がもっとも高くなっています（右のグラフ参照《さんしょう》）。

みそ汁《しる》などの食べのこしを排水溝《はいすいこう》に流すと、下水処理施設《しょりしせつ》のない地域《ちいき》では、よごれがそのまま川に流れこみます。また下水処理施設《しょりしせつ》がある地域《ちいき》でも、よごれがひどいと下水処理場《しょりじょう》の能力《のうりょく》をこえてしまいます。川のよごれは海のよごれをまねき、水質汚濁《すいしつおだく》はさらに広がってしまうのです。

食事をのこさない、食べないものは買わないなど、わたしたちができることを行うよう努力《どりょく》しましょう。

### ■一人一日あたりの生活排水《はいすい》の割合《わりあい》

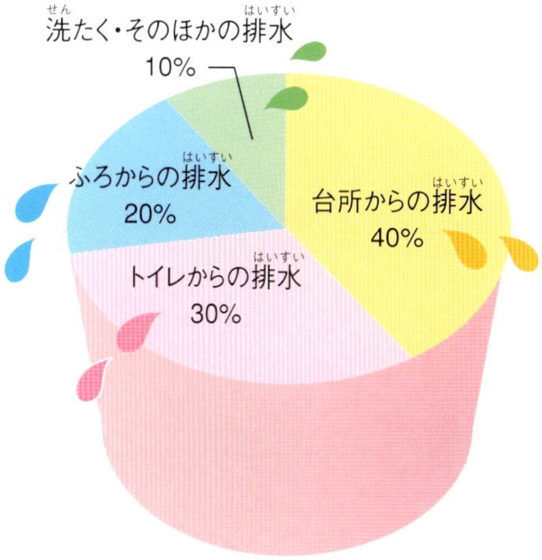


▲生活排水《はいすい》は水質汚濁《すいしつおだく》の原因《げんいん》の約《やく》70%をしめています。なかでももっともよごれの量《りょう》が多いのが台所排水《はいすい》で、生活排水《はいすい》全体の約《やく》40%をしめます。

資料《しりょう》：環境庁《かんきょうちょう》「環境白書《かんきょうはくしょ》」より

# 環境《かんきょう》に負担《ふたん》をかけないために

環境《かんきょう》に負担《ふたん》をかけないために、国や地方自治体《じちたい》はさまざまな取り組みを行っています。国や地方自治体《じちたい》の取り組みを通して、わたしたち一人ひとりができることを考えていきましょう。

## ■食品産業《さんぎょう》から排出《はいしゅつ》されるゴミの割合《わりあい》

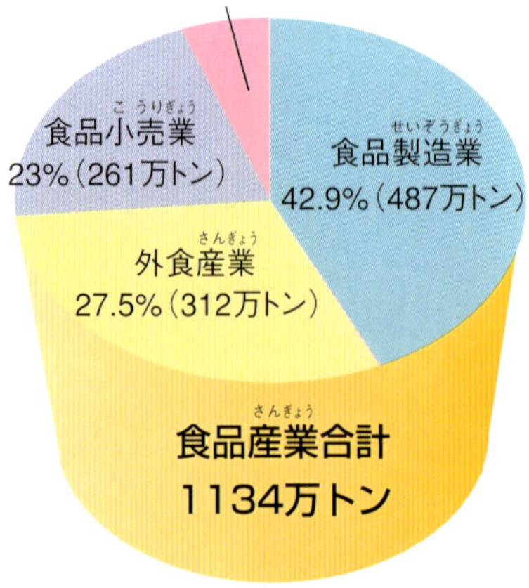


▲食品関連産業《かんれんさんぎょう》から出される食品廃棄物《はいきぶつ》は、年間約《やく》1134万トンにもなります。

資料《しりょう》：農林水産省《のうりんすいさんしょう》「平成16年食品循環資源《じゅんかんしげん》の再生利用《さいせいりよう》等実態調査《じったいちょうさ》」より

## 廃棄《はいき》する食品をリサイクルする法律《ほうりつ》

自分の家から出る食品のゴミを見ていると、それほどたいした量《りょう》ではないと思うかもしれません。しかしそれが全国の家庭から集まると、ものすごい量《りょう》になってしまいます。

また、最近《さいきん》は鮮度《せんど》を自慢《じまん》にする店が増《ふ》え、まだ食べられる食べ物をすててしまうことも多くなりました。見た目の豪華《ごうか》さを演出《えんしゅつ》するため、食べきれないほどの料理《りょうり》をならべて食べのこしたものを大量《たいりょう》にすてる店もあります。

政府《せいふ》は、食品産業《さんぎょう》から排出《はいしゅつ》される大量《たいりょう》の食品廃棄物《はいきぶつ》をすこしでもへらすために、2001（平成13）年5月に「食品リサイクル法《ほう》」を施行《しこう》しました。

食品リサイクル法《ほう》は、食品産業《さんぎょう》で排出《はいしゅつ》される食品廃棄物《はいきぶつ》を出さないようにすると同時に、排出《はいしゅつ》された廃棄物《はいきぶつ》を肥料《ひりょう》や飼料《しりょう》としてリサイクルすることをすすめる法律《ほうりつ》です。

## おしえて！ 食品リサイクル法《ほう》でゴミはどこまでへらせるの？

現在《げんざい》、食品関連《かんれん》事業者からの食品廃棄物《はいきぶつ》は年間約《やく》1134万トンといわれています（上のグラフ参照《さんしょう》）。食品リサイクル法《ほう》では、食品廃棄物《はいきぶつ》を年間100トン以上《いじょう》出す食品メーカーや流通業者、外食産業《さんぎょう》などが、2006（平成18）年度までに一年間の食品廃棄物《はいきぶつ》の総量《そうりょう》の20%以上《いじょう》を削減《さくげん》・再生利用《さいせいりよう》することを定めています。

まずは廃棄物《はいきぶつ》の発生をへらし、次に発生してしまった廃棄物《はいきぶつ》を再利用《さいりよう》し、それでも出てしまった廃棄物《はいきぶつ》を脱水《だっすい》・乾燥《かんそう》して、廃棄物《はいきぶつ》の総量《そうりょう》をへらすこととしています。

### ■再生利用《さいせいりよう》への取り組みの優先順位《ゆうせんじゅんい》

1. 食品廃棄物《はいきぶつ》の発生を抑制《よくせい》する
生産《せいさん》や流通の過程《かてい》で廃棄物《はいきぶつ》が出ないように工夫《くふう》する。

▼

2. 食品廃棄物《はいきぶつ》を再生利用《さいせいりよう》する
再資源化《さいしげんか》できるものは飼料《しりょう》や肥料《ひりょう》、油脂《ゆし》や油脂製品《ゆしせいひん》などの原材料《げんざいりょう》として再利用《さいりよう》する。

▼

3. 食品廃棄物《はいきぶつ》を減量《げんりょう》する
食品廃棄物《はいきぶつ》は水分を多くふくむため、再生利用《さいせいりよう》できない場合は脱水《だっすい》、乾燥《かんそう》、発酵《はっこう》、炭化《たんか》などにより減量《げんりょう》を行う。

## いちばん大切なこと

地方自治体《じちたい》でも、ゴミをへらすためのさまざまな取り組みが行われています。生《なま》ゴミ処理機《しょりき》を貸《か》し出したり、低価格《ていかかく》で購入《こうにゅう》できるようにしたり、食用油の回収《かいしゅう》、可燃《かねん》ゴミの収集《しゅうしゅう》回数をへらす、不燃《ふねん》ゴミや可燃《かねん》ゴミ廃棄《はいき》の有料化《ゆうりょうか》など、各《かく》家庭でゴミを出さないようにする工夫《くふう》を、うながしています。

また、食品ゴミの減量《げんりょう》についてのパンフレットを配ったり、説明会《せつめいかい》を開いたりして消費者《しょうひしゃ》の意識《いしき》を高める活動などを行っている自治体《じちたい》もあります。

このような国や自治体《じちたい》の取り組みは、食品の廃棄量《はいきりょう》をおさえ、資源《しげん》をむだにしないことにつながります。しかし、いちばん大切なのは、わたしたち消費者《しょうひしゃ》が、食べのこしや食品廃棄《はいき》などによるゴミをへらし、資源《しげん》のむだづかいや環《かん》境《きょう》への影響《えいきょう》を意識《いしき》することです。

世界の各地《かくち》に飢《う》えで苦しむ８億《おく》もの人たちがいることを思い起こしてください。日本中で廃棄《はいき》される食べ物は、そうした人びとを救《すく》えるほど膨大《ぼうだい》な量《りょう》です。本当に必要《ひつよう》なものを必要《ひつよう》なだけ買う、食べのこしをしないなど、食べ物をむだにしないように心がけましょう。

### 知ってる？

### 食品ロス率《りつ》

家庭や飲食店での食品廃棄《はいき》や、食べのこしによって廃棄《はいき》される食品の割合《わりあい》のことを「食品ロス率《りつ》」といいます。

食品ロス率《りつ》は、家庭や外食産業《さんぎょう》、食品小売業《こうりぎょう》、食品卸売業《おろしうりぎょう》、食品製造業《せいぞうぎょう》を対象《たいしょう》に、農林水産省《のうりんすいさんしょう》が実施《じっし》している調《ちょう》査《さ》をもとに出された数値《すうち》です。食品の食べのこしや廃棄《はいき》の実態《じったい》を知ることで、それらのむだをすこしでもへらすことがねらいです。

■家庭やお店で出る食品のロス率《りつ》

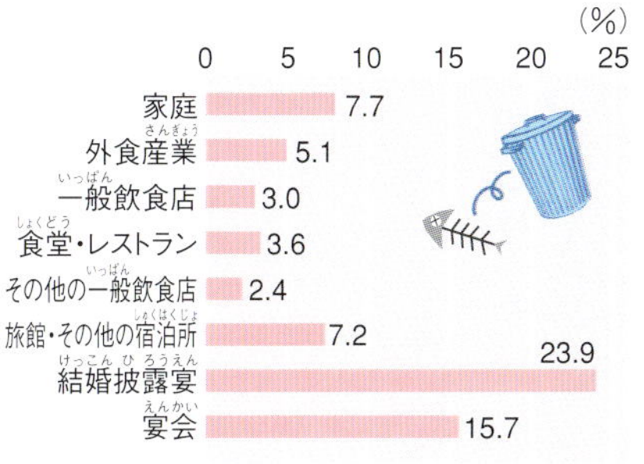


資料《しりょう》：農林水産省《のうりんすいさんしょう》「平成12年度 食品ロス統計調《とうけいちょう》査《さ》」より

## 野菜クズを食べつくせ！

食品のゴミで意外に多いのが、キャベツの芯《しん》や大根の葉などの野菜クズ。でも、調理のしかたを工夫《くふう》すると、食べられないと思っていた部分も食べることができるようになります。

### 皮を漬《つ》け物《もの》にする

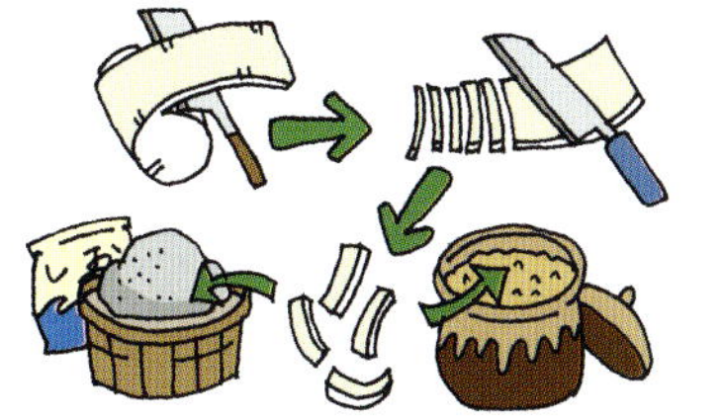

大根やにんじんの皮を、よく洗《あら》って厚《あつ》めにむきます。食べやすい大きさに切り、ぬか漬《づ》けや塩漬《しおづ》けにして食べます。

### スープのもとにして貯蔵《ちょぞう》

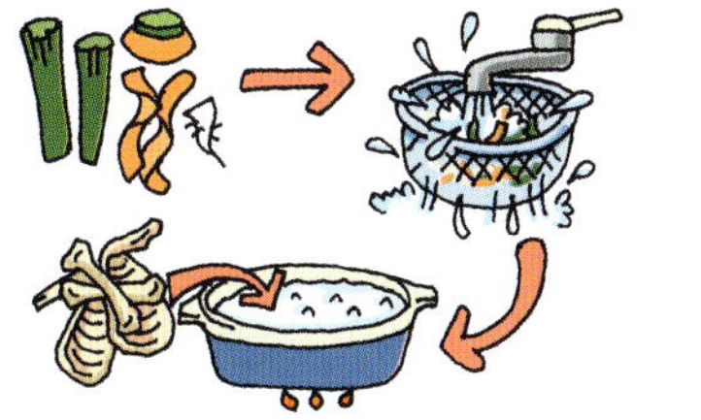

切り落とした野菜クズを水できれいに洗《あら》います。鶏《とり》ガラなどといっしょに煮《に》こむと、おいしいスープになります。冷凍《れいとう》して貯蔵《ちょぞう》しておくと便《べん》利《り》です。

### 旬《しゅん》のものを皮つきで食べる

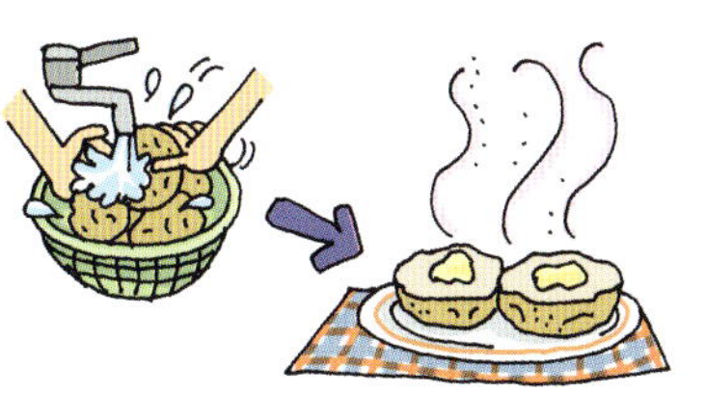

季節《きせつ》の野菜はたいてい皮がやわらかく、食べやすいものです。ていねいに洗《あら》って泥《どろ》などのよごれをよく洗《あら》い流せば、皮ごと食べてもだいじょうぶです。

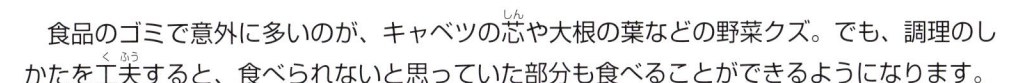

# 食をとりまくさまざまな問題

ここ数年の間、食の安全をおびやかすいろいろな問題が起きています。食をめぐるどんな問題が起きているのか、消費者《しょうひしゃ》であるわたしたちは、何をすればよいのかを考えていきましょう。

### メモ

**BSE《ビーエスイー》**

牛の脳《のう》がスポンジ状《じょう》になってしまう病気で、正式には牛海綿状脳症《うしかいめんじょうのうしょう》といいます。体に麻痺《まひ》を起こして立ち上がれなくなり、やがて死亡《しぼう》する病気です。

**鳥インフルエンザ**

鳥類《るい》がかかるインフルエンザで、産卵《さんらん》の数がへる、毛なみがみだれるといった軽い症状《しょうじょう》から、死亡《しぼう》する重い症状《しょうじょう》まであります。

**O《オー》-157**

下痢《げり》や出血をともなう腸炎《ちょうえん》などを起こす病原性《びょうげんせい》の大腸菌《だいちょうきん》。牛・豚《ぶた》・羊などの家畜《かちく》や生《なま》野菜にひそみ、それを食べることで感染《かんせん》します。

## 日本の食べ物、本当にだいじょうぶ？

わたしたちは、食卓《しょくたく》にならんだ食べ物を、あたりまえのように安全なものだと思って口に運んでいます。ところがそんなことが、あたりまえでなくなるような事件《じけん》が起きています。

テレビのニュースや新聞などで話題になった、ＢＳＥ《ビーエスイー》問題、鳥インフルエンザやO《オー》-157の問題などは、決して遠い世界のことではありません。

近年の食をめぐる問題をしっかり理解《りかい》して、わたしたちの意識《いしき》を高めることが、安全な食生活を守ることにもつながります。

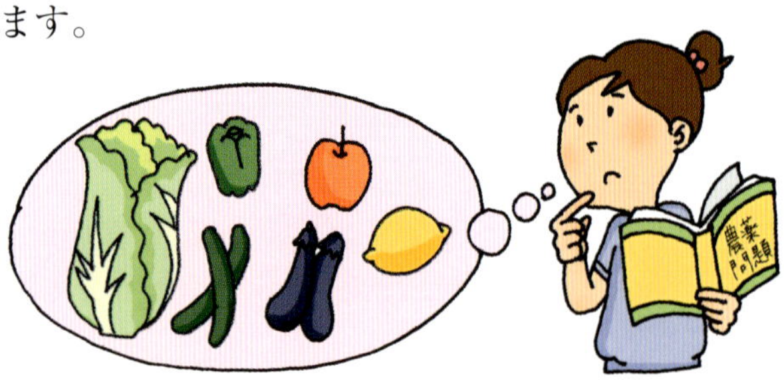


## おしえて！ 牛肉の偽装表示《ぎそうひょうじ》問題とは？

2001（平成13）年9月、国内ではじめてＢＳＥ感染《ビーエスイーかんせん》牛《ぎゅう》が見つかった後、2002年にかけて起きたのが、牛肉の偽装表示《ぎそうひょうじ》問題です。

日本の牛に病気がないかどうかを調べることになったとき、すでに食肉用に加工《かこう》された肉をどうするのか、という問題が出てきました。そこで、国はこれをすべて買いとって焼却《しょうきゃく》することに決めました。これは国産《こくさん》の牛肉にかぎってとられた措置《そち》でしたが、輸入《ゆにゅう》した牛肉を「国《こく》産《さん》」と偽《いつわ》って買いとってもらい、国からお金をだましとろうとした会社があらわれたのです。この事件《じけん》で、食肉業界は消費者《しょうひしゃ》の信用《しんよう》を大きくうしないました。

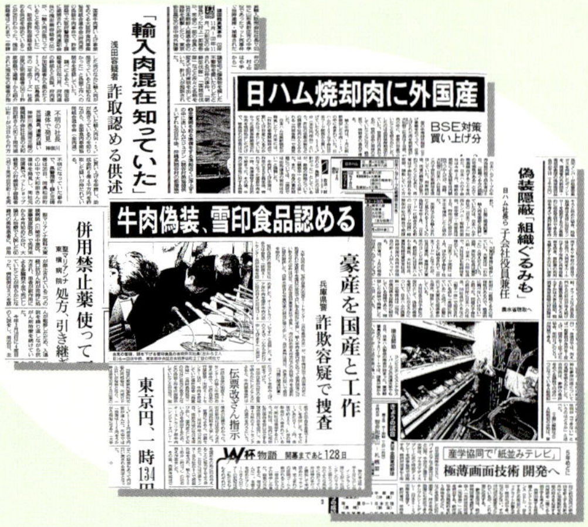
「輸入肉混在 知っていた」
浅田容疑者 詐取認める供述
日ハム焼却肉に外国産
BSE対策 買い上げ分
牛肉偽装、雪印食品認める
豪産を国産と工作
兵庫県警 詐欺容疑で捜査
偽装隠蔽「組織ぐるみも」
日ハム社長ら 子会社役員兼任
併用禁止薬 使って
産学協同で「紙並みテレビ」
極薄画面技術 開発へ

▲牛肉の偽装表示《ぎそうひょうじ》問題を報道《ほうどう》した新聞記事

# 近年の食をめぐる問題

## BSE《ビーエスイー》問題

BSE《ビーエスイー》は、1986年にイギリスで発生し、以降《いこう》ヨーロッパ諸国《しょこく》で多く発生しました。BSE《ビーエスイー》にかかった牛を食べると、人間にもうつる可能性《かのうせい》があると考えられているため、日本は2001（平成13）年1月に、これらのヨーロッパ諸国《しょこく》からの牛肉の輸入《ゆにゅう》をやめました。

しかし日本でも2001年9月に、はじめてBSE《ビーエスイー》に感染《かんせん》した牛が1頭確認《かくにん》されました。以降《いこう》、すべての牛を対象《たいしょう》に検査《けんさ》が行われ、検査《けんさ》に合格《ごうかく》した牛の肉だけが流通するようになりました。

## 輸入農産物《ゆにゅうのうさんぶつ》の残留《ざんりゅう》農薬問題

日本では、農作物に残留《ざんりゅう》する農薬の許容限度《きょようげんど》濃度《のうど》を定めていて、その基準《きじゅん》をこえる農作物の流通や販売《はんばい》を禁止《きんし》しています。

海外からやってくる作物は、遠くから運ばれるため、輸送《ゆそう》の途中《とちゅう》でくさらないよう、保存料《ほぞんりょう》の意味で農薬がつかわれます。ところがその農薬の量《りょう》が、日本で決められた基準《きじゅん》をこえているものもあり、問題になっています。また、基準《きじゅん》が定められていないあらたな農薬《のうやく》が、次つぎとつかわれている問題もあります。

## 鳥インフルエンザ

鳥インフルエンザのなかでも、重症《じゅうしょう》を引き起こす「高病原性《こうびょうげんせい》鳥インフルエンザ」は、ほんのわずかですが人に感染《かんせん》した例《れい》もあり、発熱《はつねつ》や肺炎《はいえん》を起こして亡《な》くなる人も出ました。

日本では、病気が見つかったときは、感染《かんせん》が広がらないよう、養鶏場《ようけいじょう》すべての鳥を処分《しょぶん》しなければなりません。養鶏場《ようけいじょう》などを経営《けいえい》する生産者《せいさんしゃ》にとってはたいへんな損害《そんがい》になるため、感染《かんせん》がわかってもそれをかくしてそのまま出荷《しゅっか》するという事件《じけん》まで起こりました。

さらに、輸入鶏肉《ゆにゅうとりにく》もウイルスに感染《かんせん》している可能性《かのうせい》があるとして、2004（平成16）年に、タイ産《さん》と中国産《さん》の鶏肉《とりにく》の輸入《ゆにゅう》が、一時禁止《きんし》されました。

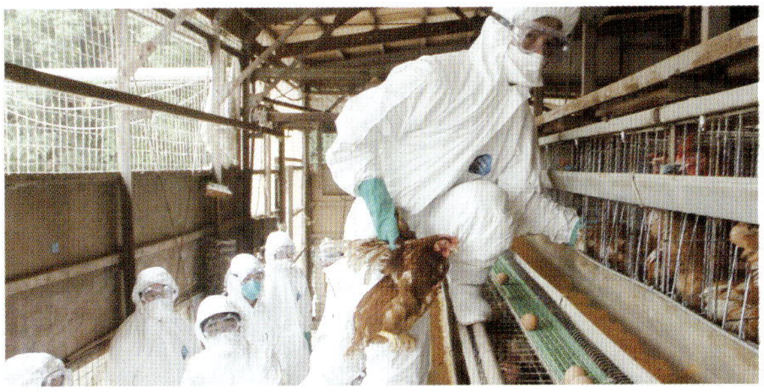

▲鳥インフルエンザに感染《かんせん》した鶏《とり》が見つかった養鶏場《ようけいじょう》の鶏《とり》を、殺処分《さっしょぶん》するため運び出しているところ（茨城《いばらき》県）。

## O《オー》-157の集団感染《しゅうだんかんせん》

1990（平成2）年、埼玉《さいたま》県の幼稚園《ようちえん》で、O《オー》-157に感染《かんせん》した食材《しょくざい》を食べた園児《えんじ》2名が死亡《しぼう》する事故《じこ》が起きました。それ以降《いこう》もお年寄《としよ》りや小さな子どもなど、菌《きん》に対する抵抗力《ていこうりょく》の弱い人がO《オー》-157に感染《かんせん》しています。

1996（平成8）年、岡山《おかやま》県邑久《おく》町で、学校給食によるO《オー》-157の集団食中毒《しゅうだんしょくちゅうどく》が発生《はっせい》したことで、広く社会に知られるようになりました。それ以降《いこう》、学校給食などでは、ていねいな殺菌《さっきん》や食材《しょくざい》の正しい保存法《ほぞんほう》の徹底《てってい》など、衛生面《えいせいめん》に十分注意をはらうようになりました。

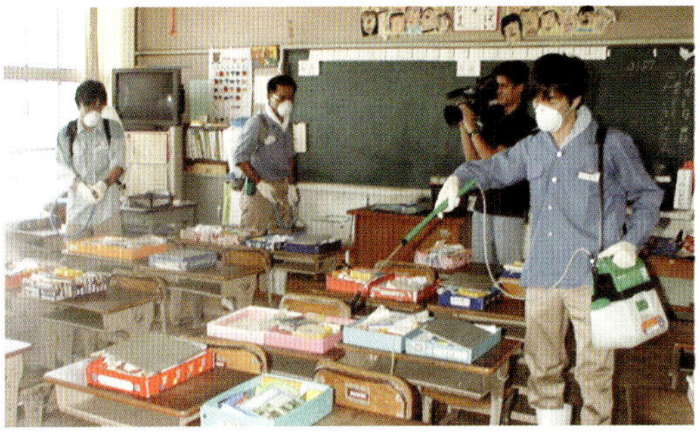

▲O《オー》-157による食中毒患者《しょくちゅうどくかんじゃ》が出た小学校の教室を、新学期を前に消毒《しょうどく》しているようす（大阪《おおさか》府）。

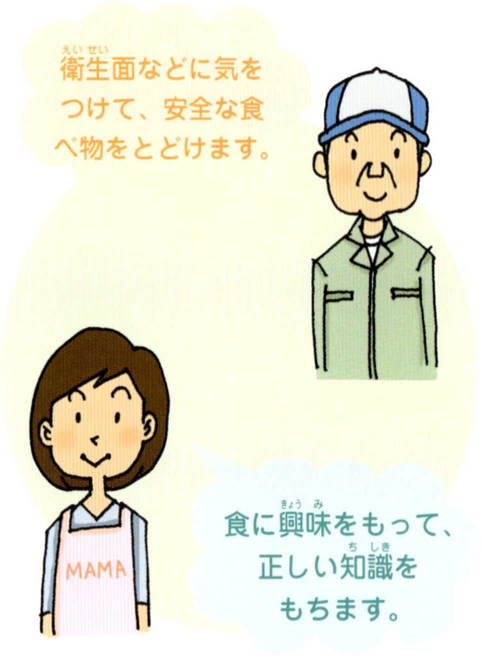
衛生《えいせい》面などに気をつけて、安全な食べ物をとどけます。
MAMA
食に興味《きょうみ》をもって、正しい知識《ちしき》をもちます。

## 生産者《せいさんしゃ》と消費者《しょうひしゃ》が考える「食」の安全

生産者《せいさんしゃ》が食の安全に気を配るのは当然《とうぜん》のことですが、わたしたち消費者《しょうひしゃ》も、社会で起こっている問題に関心《かんしん》をもち、その原因《げんいん》を理解《りかい》する姿勢《しせい》をもちたいものです。問題点をよく理解《りかい》しないまま極端《きょくたん》にその食べ物を拒絶《きょぜつ》してしまうと、生産者《せいさんしゃ》が商品が売れなくなることをおそれて問題をかくすことにもつながりかねません。

また、一人ひとりが食への意識《いしき》を高め、食品表示《ひょうじ》や食をとりまく問題など正しい知識《ちしき》をもっていれば、買い物をしたり料理《りょうり》をする段階《だんかい》で、安全で安心できる食べ物を選《えら》んだり身の安全を守ったりすることができます。

安全な食を楽しむためには、生産者《せいさんしゃ》と消費者《しょうひしゃ》おたがいの努力《どりょく》が必要《ひつよう》です。

# わたしたちにできること
## ～正しい知識《ちしき》で食中毒《しょくちゅうどく》をふせぐ～

蒸《む》し暑い季節《きせつ》になるととくに多く発生するのが食中毒《しょくちゅうどく》です。原因《げんいん》となる細菌類《さいきんるい》は、気温が高くなると急激《きゅうげき》に増《ふ》えて活発に動き出すため、6月から10月ごろまでが、食中毒《しょくちゅうどく》の発症《はっしょう》のピークとなります。

食中毒《しょくちゅうどく》というと、学校給食や仕出し弁当《べんとう》などを食べて、大勢《おおぜい》の人が腹痛《ふくつう》や下痢《げり》を起こすといったイメージが強いかもしれません。しかし、正しい食材《しょくざい》の保存《ほぞん》や料理《りょうり》のしかたをしていないと、それぞれの家庭でも起こります。

気温の低《ひく》い時期でも発生がみられるので、きちんとした食品衛生《えいせい》の知識《ちしき》をもって、わたしたち自身で食中毒《しょくちゅうどく》をふせぎましょう。

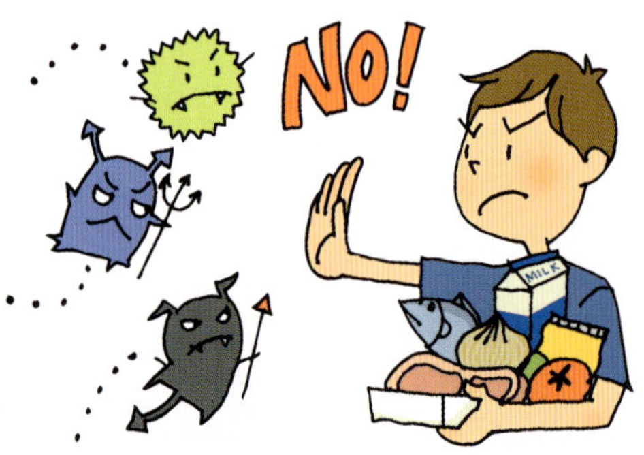


### ■食中毒《しょくちゅうどく》の発生件数《けんすう》と患者《かんじゃ》数（月別《べつ》）

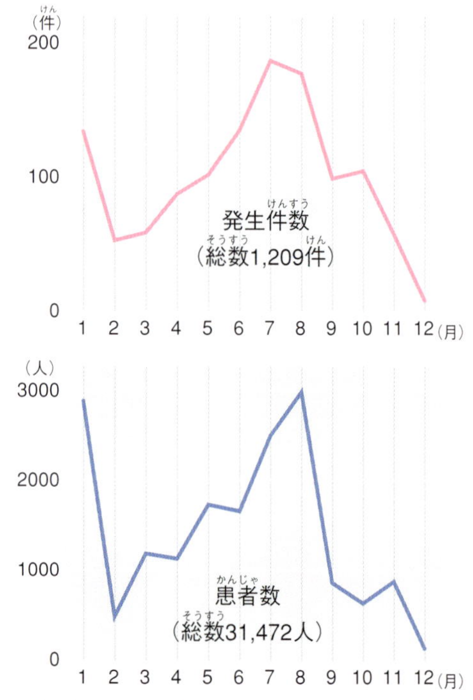


▲湿気《しっけ》と暑さが増《ま》す6月から、食中毒《しょくちゅうどく》にかかる人の数は増《ふ》えはじめます。

資料《しりょう》：厚生労働省《こうせいろうどうしょう》「2005年食中毒《しょくちゅうどく》発生事例《じれい》」

# 食中毒《しょくちゅうどく》をふせぐポイント

食中毒《しょくちゅうどく》は、いくつかのポイントをしっかり守ればふせぐことができます。家庭でできる食中毒《しょくちゅうどく》の予防方法《よぼうほうほう》を、きちんと理解《りかい》しておきましょう。

食《しょく》中《ちゅう》毒《どく》をふせぐために

## ポイント1 食べ物を買うとき

・消費期限《しょうひきげん》を見て新鮮《しんせん》なものを選《えら》ぶ。
・冷凍《れいとう》や冷蔵《れいぞう》しなければいけない品物を買ったときは、できるだけ早めに冷蔵庫《れいぞうこ》に入れる。

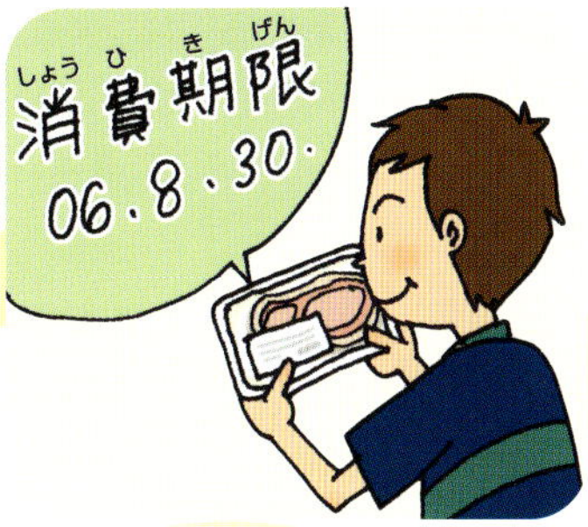
消費期限《しょうひきげん》
06.8.30.

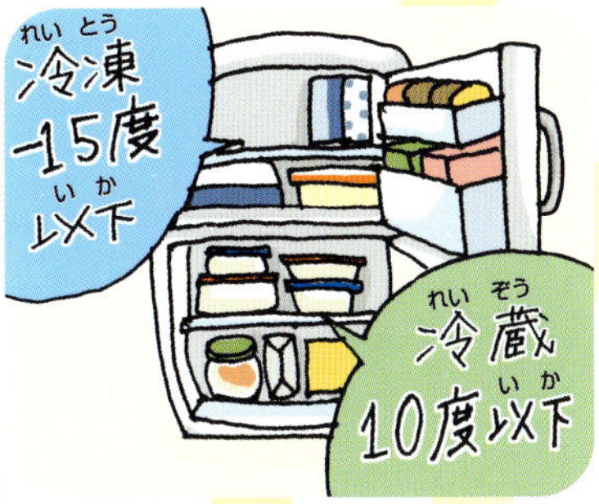
冷凍《れいとう》
−15度
以下《いか》
冷蔵《れいぞう》
10度以下《いか》

## ポイント2 冷蔵庫《れいぞうこ》に保存《ほぞん》するとき

・つめこみ過《す》ぎない。
・魚や肉はそれぞれビニールぶくろに入れて、ほかの食品に触《ふ》れないようにする。
・冷蔵《れいぞう》は10度以下《いか》、冷凍《れいとう》は－15度以下《いか》で保存《ほぞん》する。

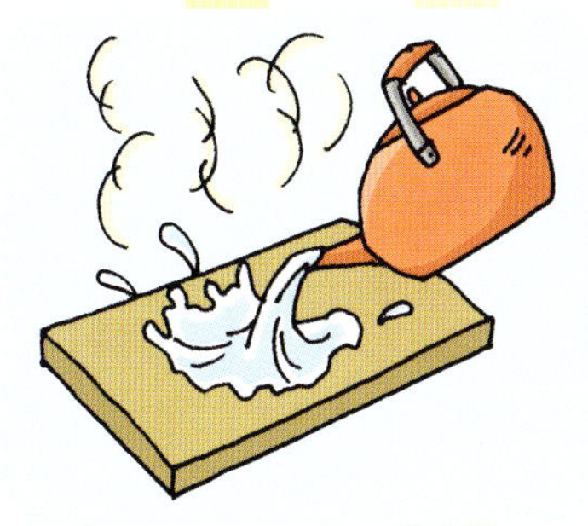

## ポイント3 下準備《じゅんび》をするとき

・手をよく洗《あら》う。
・調理器具《きぐ》は清潔《せいけつ》にしておく。
・生肉や魚を切ったまな板は、熱《あつ》いお湯をかけて消毒《しょうどく》する。
・一度解凍《かいとう》した食品は、再度冷凍《さいどれいとう》しないでつかいきる。

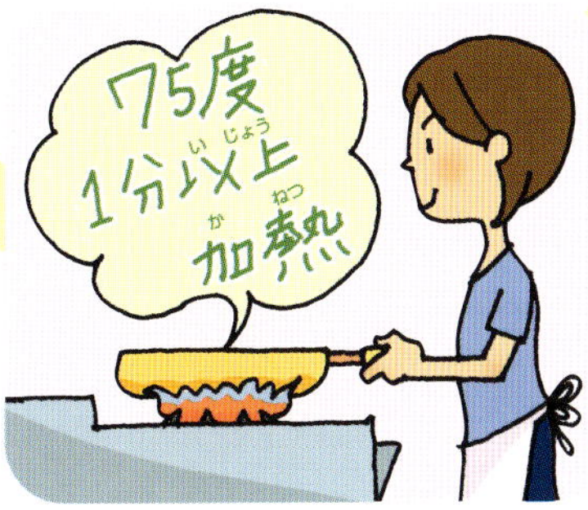
75度
1分以上《いじょう》
加熱《かねつ》

## ポイント4 料理《りょうり》をするとき

・食品はよく加熱《かねつ》する（中心の温度が75度で1分以上加熱《いじょうかねつ》すると病原菌《びょうげんきん》が死ぬので、よく焼《や》く）。
・料理《りょうり》を途中《とちゅう》でやめて、そのままほうっておかない。

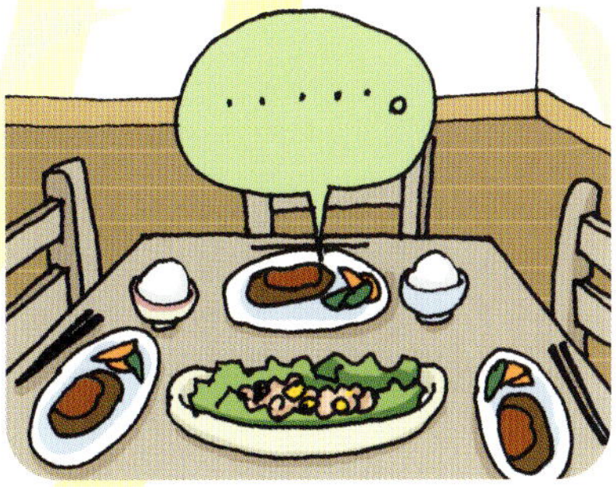

## ポイント5 食事のとき

・食事の前にはよく手を洗《あら》う。
・料理《りょうり》を長い間、部屋《へや》に放置《ほうち》しない。

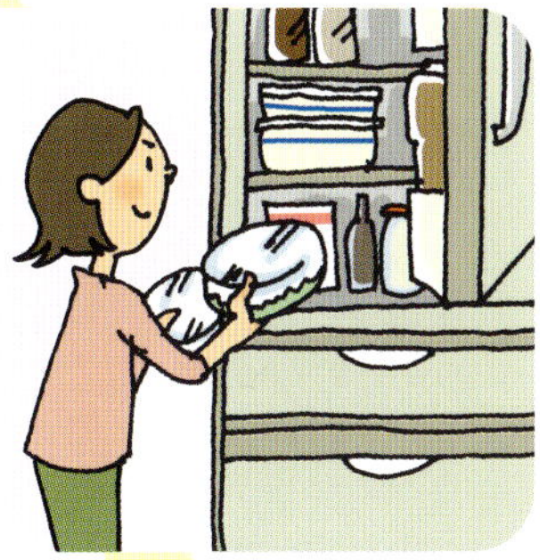

## ポイント6 料理《りょうり》がのこったとき

・きれいな皿にとり分けて、冷蔵庫《れいぞうこ》や冷凍庫《れいとうこ》にしまう。
・食べるときは、よく加熱《かねつ》する。

# これからの食を考える

## 「食」についてのさまざまな視点《してん》

みなさんはこの本の中で、食品にふくまれる栄養素《えいようそ》のことや、栄養素《えいようそ》のバランスがとれた食事をすることが、健康《けんこう》に生きていくことにつながることを学びました。また日本の古くからの食事やしきたり、礼儀作法《れいぎさほう》などについても知りました。

さらに自分たちが食べているものが、どこで、どんな人たちによって、どんなふうにつくられ、どのように運ばれ、販売《はんばい》されて、食卓《しょくたく》に出されるのか。食べのこしたものが、どこへ運ばれて、どんなふうに処理《しょり》されているのかなど、さまざまな角度から勉強を深めてきました。また食べ物を大切にすることは、地球の環境《かんきょう》を守ることにつながるなど、自分たちのまわりのことだけを考えるのではなく、広い視野《しや》をもつことが大切だと理解《りかい》したのではないでしょうか。

それでは、みなさんは、これからどのように「食べていこう」と考えますか。

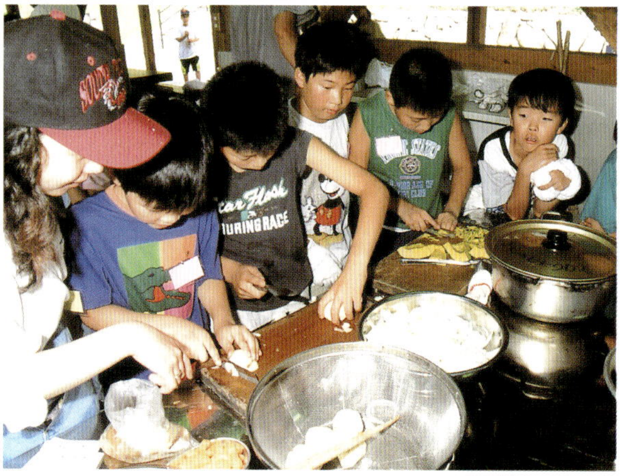

◀食について考える第一歩として、まずは料理《りょうり》に挑戦《ちょうせん》してみましょう。料理《りょうり》に関《かか》わることで、食への興味《きょうみ》がわいてきます。

## 「食」に興味《きょうみ》をもとう

食べることは、すべての人が毎日行う営《いとな》みです。成長《せいちょう》がさかんな子どもの時期《じき》に、さまざまな食材《しょくざい》と出合って豊《ゆた》かな食の体験《たいけん》を積《つ》み重ねていくことは、一生涯《いっしょうがい》にわたり健康《けんこう》でいきいきとした生活を送る基本《きほん》になります。食べることに興味《きょうみ》をもちながら毎日過《す》ごすと、食に関《かん》する知識《ちしき》が深まり、食べ物を選《えら》ぶ力がつくのです。

2005(平成17)年6月に成立《せいりつ》した「食育基本法《しょくいくきほんほう》」では、「子どもたちが豊《ゆた》かな人間性《せい》をはぐくみ、生きる力を身につけていくためには、何よりも食が重要《じゅうよう》である」と強調し、家庭や学校、保育所《ほいくじょ》、地域《ちいき》などを中心にした国民《こくみん》運動として、「食育」の推進《すいしん》に取り組むことを課題《かだい》としています。

しかし、国が法律《ほうりつ》によって食の大切さを主張《しゅちょう》しても、毎日の食べ物を選《えら》ぶのは、わたしたち自身です。どんな食生活を送り、どう食と関《かか》わっていくのかは、わたしたち一人ひとりが決めることなのです。

いそがしい日々の中で、つい食の大切さをわすれてしまいがちですが、心身の健康《けんこう》をつくる土台となる食生活を大切に考え、積極的《せっきょくてき》に食に関《かか》わっていく必要《ひつよう》があります。

みなさん一人ひとりが、食を楽しみ、食と関《かか》わり、「食べる力」「生きる力」をはぐくんでいってください。

# 「食べる力」をはぐくむために

## 楽しく食べよう

家族や友だちと楽しく食事をすると、安心感や信頼関係《しんらいかんけい》が深まります。また、相手《あいて》を理解《りかい》することができるようになるので、人と社会との関《かか》わりを広げていくことができます。

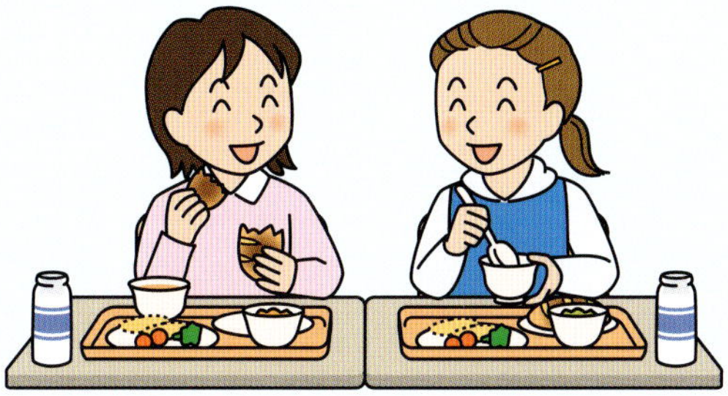

## 五感をつかって味わおう

目で見て、においをかいで、音を聞いて「おいしそう」と感じたり、皮をむいたり手でつかんだりして食べましょう。五感のすべてをつかって味わって食べることで、新しいおいしさを発見し、食への楽しみも深まります。

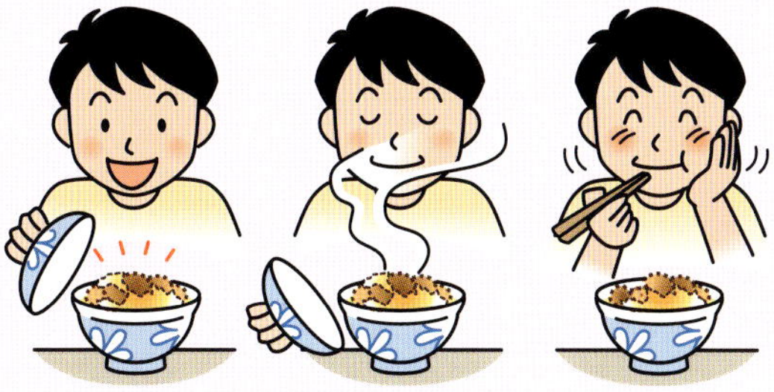

## 食べ物に興味《きょうみ》をもとう

食卓《しょくたく》にあるものが、どこからきたものなのか、どの季節《きせつ》においしく食べられるのか、どんな手がくわわっているのかなど、食べ物についていろいろと興味《きょうみ》をもつことによって、安心できる「食」を選《えら》ぶ目が養《やしな》われます。

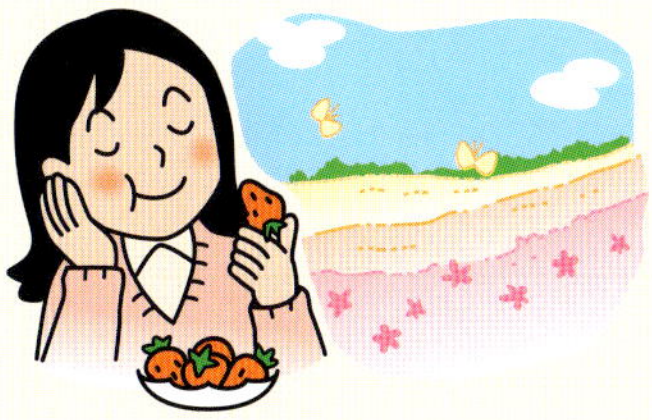

## 料理《りょうり》をつくってみよう

食に興味《きょうみ》をもついちばんの近道は、実際《じっさい》につくってみること。料理《りょうり》の手伝《てつだ》いや、食事の準備《じゅんび》の手伝《てつだ》いをすることで、食材《しょくざい》に興味《きょうみ》がもてるようになり、すききらいもへってきます。

## 食事のリズムをつくろう

外で体を動かし、おなかをすかせて、一日3回の食事と適度《てきど》な間食で満足《まんぞく》する。これを積《つ》み重ねていくことで、一日の体のリズムも整います。体のリズムを整えることは、健康《けんこう》に生きていくことにつながります。

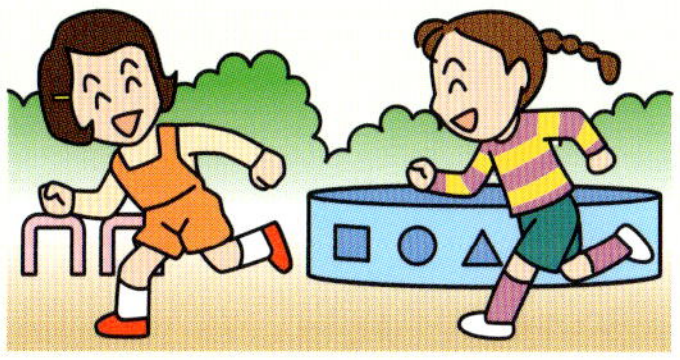

# 食について調べよう！

ここでは、この本で参考《さんこう》にしているホームページや、食に関《かん》して調べることができるホームページを紹介《しょうかい》します。食に関《かん》するいろいろな情報《じょうほう》をみてみましょう。（ホームページアドレスは、2016（平成28）年11月現在《げんざい》のもの）

## ●政府《せいふ》、地方自治体《じちたい》のページ

### なぜ？　なに？　食育!!／農林水産省《のうりんすいさんしょう》

http://www.maff.go.jp/j/syokuiku/

食育の推進《すいしん》を目的《もくてき》としたサイト。全国各地《かくち》で行われる食育関連《かんれん》のイベントや、農林水産省《のうりんすいさんしょう》が行う取り組みなどを紹介《しょうかい》している。

### ジュニア農林水産《のうりんすいさん》白書／農林水産省《のうりんすいさんしょう》

http://www.maff.go.jp/j/wpaper/

子ども向けにまとめられた農林水産業《のうりんすいさんぎょう》の白書。日本の食料《しょくりょう》、農《のう》林水産業《りんすいさんぎょう》、農山漁村《のうさんぎょそん》などについての情報《じょうほう》が、統計《とうけい》データとともに掲載《けいさい》されている。

### 健康《けんこう》日本21／財団法人《ざいだんほうじん》 健康《けんこう》・体力づくり事業財団《ざいだん》

http://www.kenkounippon21.gr.jp/

2000年4月からスタートした国民健康《こくみんけんこう》づくり運動「健康《けんこう》日本21」のサイト。国、地方自治体《じちたい》、団体《だんたい》による活動事例《じれい》などが紹介《しょうかい》されている。

### 優子《ゆうこ》のそれゆけ！食べ物探検隊《たんけんたい》／独立行政法人《どくりつぎょうせいほうじん》 食品総合《そうごう》研究所

http://www.naro.affrc.go.jp/yakudachi/hiroba/

「夢《ゆめ》が丘《おか》中学」の2年生という設定《せってい》のキャラクターが食に関《かん》するさまざまな疑問《ぎもん》を調べていく物語形式のページ。

### 食品成分《せいぶん》データベース／文部科学省《もんぶかがくしょう》

http://fooddb.mext.go.jp/

食品にふくまれるさまざまな成分《せいぶん》データを、試験的《しけんてき》に公開《こうかい》しているサイト。食品名を入力すると、文部科学省《もんぶかがくしょう》「五訂《てい》増補《ぞうほ》日本食品標準成分《ひょうじゅんせいぶん》表」に基《もと》づいた成分値《せいぶんち》を検索《けんさく》することができる。

### for Kids《フォーキッズ》／東京都中央卸売《おろしうり》市場

http://www.shijou.metro.tokyo.jp/kids/

卸売《おろしうり》市場の役割《やくわり》や、魚、野菜が食卓《しょくたく》にとどくまでを解説《かいせつ》。市場で働く人たちの仕事や、市場の歴史《れきし》についても紹介《しょうかい》している。学んだことを確認《かくにん》できるチャレンジクイズもある。

### 子どものための農業教室／農林水産省《のうりんすいさんしょう》

http://www.maff.go.jp/j/agri_school/

米づくりの歴史《れきし》や、野菜、肉などが食卓《しょくたく》にとどくまでの過程《かてい》を紹介《しょうかい》。イネ、さつまいもなど、日本の主要《しゅよう》な農作物の歴史《れきし》についても学ぶことができる。

### なるほど統計《とうけい》学園／総務省統計局《そうむしょうとうけいきょく》

http://www.stat.go.jp/naruhodo/

自由研究・調べ学習に役立つ統計《とうけい》データがたくさん用意されているサイト。農林水産業《のうりんすいさんぎょう》の分野では食料自給率《しょくりょうじきゅうりつ》、漁獲量《ぎょかくりょう》、肉用牛・豚《ぶた》の飼育《しいく》頭数などのデータがある。

### シュガー★サテライト／独立行政法人《どくりつぎょうせいほうじん》 農畜産業振興機構《のうちくさんぎょうしんこうきこう》

http://www.alic.go.jp/doga/suger/

砂糖《さとう》についての情報《じょうほう》をまとめたサイト。サトウキビやてんさいが砂糖《さとう》になるまで、砂糖《さとう》の成分《せいぶん》や働き、いろいろなつかい方などを紹介《しょうかい》している。

### 日本人の食事摂取基準《せっしゅきじゅん》（2010年版《ばん》）／厚生労働省《こうせいろうどうしょう》

http://www.mhlw.go.jp/bunya/kenkou/sessyu-kijun.html

健康《けんこう》な生活を送るために必要《ひつよう》なエネルギーや、栄養素《えいようそ》の摂取量《せっしゅりょう》の基準《きじゅん》データを紹介《しょうかい》するページ。生活習慣病《せいかつしゅうかんびょう》の予防《よぼう》や、栄養《えいよう》の過《か》剰摂取《じょうせっしゅ》の予防《よぼう》を目的《もくてき》としている。

### 食品表示企画《ひょうじきかく》／消費者庁《しょうひしゃちょう》

http://www.caa.go.jp/foods/

2015年４月に施行《しこう》された食品表示《ひょうじ》に関《かん》する新しい法律《ほうりつ》「食品表《ひょう》示法《じほう》」についての説明や、食品表示《ひょうじ》に関《かん》するパンフレット、Ｑ＆Ａ《キューアンドエー》などが掲載《けいさい》されている。

### 元気っ子クラブ／大阪府《おおさかふ》

http://www.osaka-shokuiku.jp/genkikko05/

からだの元気のもととなる食べ物について、楽しく解説《かいせつ》しているサイト。ゲームを通じて、野菜《やさい》の秘密《ひみつ》や早起きのたいせつさなどを学べる。

### ちばの食育／千葉県農林水産部《のうりんすいさんぶ》安全農業推進課《すいしんか》

http://www.pref.chiba.lg.jp/annou/syokuiku/

「食育とは何か」について基礎的《きそてき》なことから教えてくれるサイト。バランスのとれた朝ごはんのつくり方を学べる。食べ物に関《かん》するクイズも用意されている。

### 食の安全・安心ひろば キッズサイト／三重《みえ》県

http://www.pref.mie.lg.jp/SHOKUA/HP/kids/

クイズを通して、食の安全と安心について学べるサイト。学習コーナーでは、食品表示《ひょうじ》や食品マークについての説明《せつめい》のほか、食の安全・安心に対する、三重《みえ》県のとりくみなども紹介《しょうかい》されている。

### キッズページ／北陸農政局《ほくりくのうせいきょく》

http://www.maff.go.jp/hokuriku/kids/

米、野菜、肉、魚など身近な食べ物の不思議《ふしぎ》を説明《せつめい》。「食べ物探検隊《たんけんたい》」では身近な食べ物のルーツや、日本原産《げんさん》の食べ物について説明《せつめい》している。

### 九州農業漁業大冒険《きゅうしゅうのうぎょうぎょぎょうだいぼうけん》／九州農政局《きゅうしゅうのうせいきょく》

http://www.maff.go.jp/kyusyu/kid/

農業、漁業《ぎょぎょう》、畜産業《ちくさんぎょう》に関《かん》する身近な疑問《ぎもん》に答えてくれるほか、九州《きゅうしゅう》地方での農業、漁業《ぎょぎょう》のようすも紹介《しょうかい》している。野菜の花を見て種類《しゅるい》をあてるクイズもある。

## ●そのほかのページ

### 食育大事典《だいじてん》／株式会社《かぶしきがいしゃ》 日本食品薬化《やっか》

http://www.shokuiku-daijiten.com/

食に関《かん》する総合的《そうごうてき》な用語事典《じてん》があるほか、食と健康《けんこう》に関《かん》する豆《まめ》知識《ちしき》や、健康《けんこう》を意識《いしき》したおいしい料理《りょうり》のつくり方なども紹介《しょうかい》している。

### きっずキッチン／キッコーマン

http://www.kikkoman.co.jp/homecook/kids.html

家の人といっしょにつくれるお手伝《てつだ》いメニューのレシピや、朝ごはんの大切さなどが掲載《けいさい》されている。また、こどもの日やひなまつりなど、昔から伝《つた》わっている行事食についても解説《かいせつ》している。

### Yahoo!《ヤフー》きっず学習・食育／Yahoo!《ヤフー》 JAPAN《ジャパン》

http://contents.kids.yahoo.co.jp/study/shokuiku/

子どもに人気の食べ物に関《かん》する情報《じょうほう》を紹介《しょうかい》。食育、レシピ、調理、栄養《えいよう》、給食に関《かん》するホームページへのリンクもある。

### ネスレキッズチャレンジ／ネスレジャパン

https://nestle.jp/wellness/kids/

乳製品《にゅうせいひん》、穀物《こくもつ》、野菜、魚、肉、調味料《ちょうみりょう》などの栄養素《えいようそ》について解《かい》説《せつ》しているサイト。食事のバランスを学べるゲームや、食にかかわる自由研究について紹介《しょうかい》している。

### ミキの食育BOX《ボックス》／ミキプルーン

http://www.shokuikubox.com/

身体のしくみと栄養素《えいようそ》の役割《やくわり》について、まんがでわかりやすく紹介《しょうかい》している。栄養《えいよう》を考えた「元気レシピ」も多数紹介《しょうかい》。月ごとの食育コラムもある。

### J-milk《ジェイミルク》 KIDS《キッズ》／社団法人《しゃだんほうじん》 日本酪農乳業協会《らくのうにゅうぎょうきょうかい》

http://kids.j-milk.jp/

牛乳《ぎゅうにゅう》や乳製品《にゅうせいひん》の栄養《えいよう》、働きについて解説《かいせつ》しているサイト。ヴァーチャルタウンの中で牛乳《ぎゅうにゅう》に関《かん》する基礎知識《きそちしき》を学ぶことができる。

### ＪＡ《ジェイエー》キッズあぐり村／全国農業協同《のうぎょうきょうどう》組合中央会

http://www.zenchu-ja.or.jp/other/AGURI/

農家のくらし、農産物《のうさんぶつ》ができるまで、食べ物の安全などについて紹介《しょうかい》するページ。食品の輸入《ゆにゅう》や給食についても解説《かいせつ》している。

### わんぱく食育ナビ／丸大ハム

http://www.marudai.jp/products/special/shokuiku/

「わんぱく食育調査隊《ちょうさたい》」では、知っておきたい食に関《かん》する役立つ情報《じょうほう》を紹介《しょうかい》。そのほかにも、旬《しゅん》の野菜《やさい》の栄養《えいよう》についてや、おいしい食べ方なども紹介《しょうかい》している。

### エンジョイ！　食育タウン／グリコ

http://www.glico.co.jp/shokuiku/index.html

小麦町に住む人たちが、食に関《かん》するいろいろなことを教えてくれる。かむことの大切さや、カミカミ度チェック、ゲームで食育を学ぶコーナーもある。カレーやかんたんなおやつのレシピも紹介《しょうかい》している。

### ごはんだもん！げんきだもん！／公益財団法人《こうえきざいだんほうじん》ダノン健康栄養財団《けんこうえいようざいだん》

http://www.genki-danone.jp/

生活習慣《しゅうかん》のチェックや朝ごはんの大切さ、食育クイズ、スポーツ栄養講座《えいようこうざ》など、食べ物や体について詳《くわ》しく解説《かいせつ》している。短い時間でつくれる朝食のレシピもある。

# この本に出てくる料理《りょうり》の おもな栄養素一覧《えいようそいちらん》

※数量表記《すうりょうひょうき》のないものは、
一人分の数値《すうち》です。

①エネルギー　【単位《たんい》kcal】
②タンパク質《しつ》　【単位《たんい》g】
③脂質《ししつ》　【単位《たんい》g】
④カルシウム　【単位《たんい》mg】
⑤ 鉄　【単位《たんい》mg】

## 1章 朝ごはんにチャレンジ！

豆腐《とうふ》とわかめとねぎのみそ汁《しる》

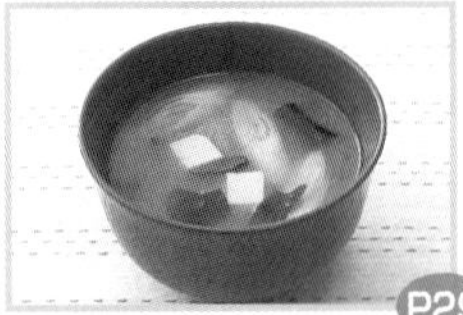

P29

①51.75 ②3.88 ③2.1
④61.5 ⑤1.13

キャベツと落とし卵《たまご》のみそ汁《しる》

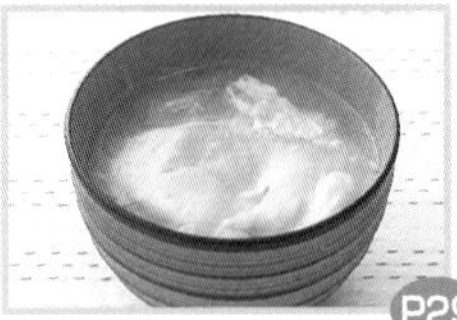

P29

①113 ②8.2 ③6.43
④51.75 ⑤1.55

油あげと小松菜《こまつな》のみそ汁《しる》

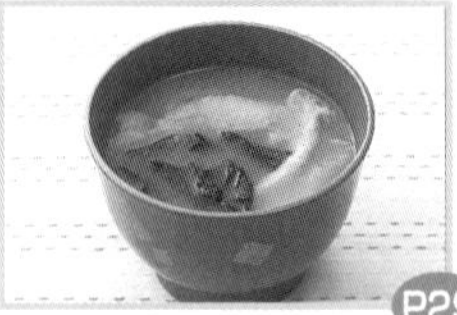

P29

①56.5 ②3.55 ③3
④105.5 ⑤1.58

チーズとたまねぎ･卵《たまご》のスープ

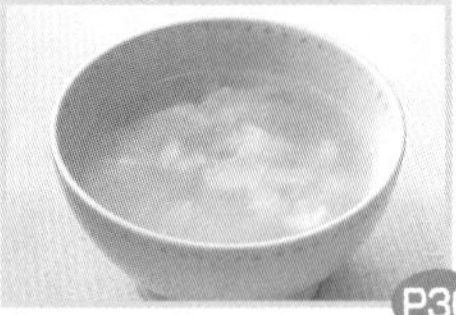

P30

①71.75 ②3.9 ③4.9
④70 ⑤0.35

ベーコンと豆のスープ

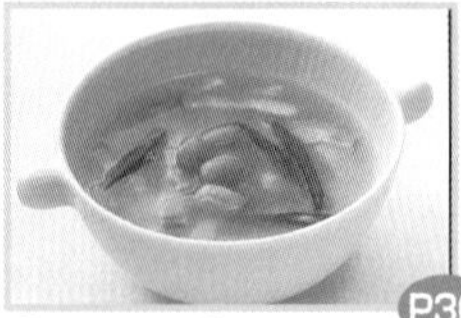

P30

①139.75 ②4.75
③9.23 ④20.75 ⑤0.75

うずらの卵《たまご》とトマトのスープ

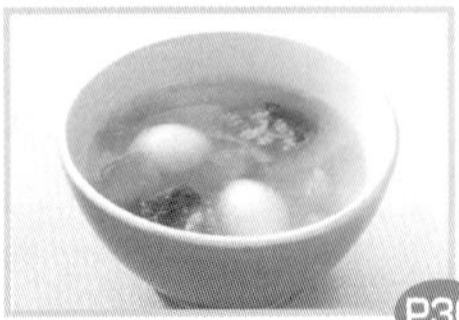

P30

①75.75 ②3.73
③4.73 ④21.75 ⑤0.65

桜《さくら》エビ入り卵焼《たまごや》き

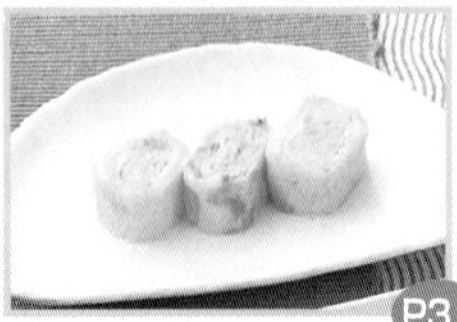

P31

①45.75 ②3.88
③2.85 ④38.75 ⑤0.5

アジの干物《ひもの》と大根おろし

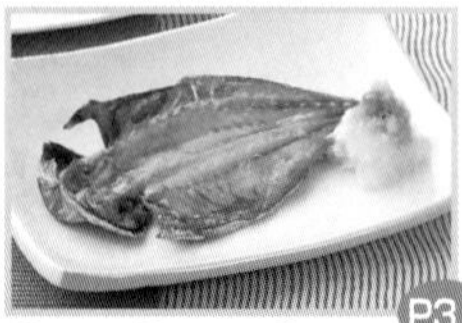

P31

①124 ②15.4 ③5.8
④141 ⑤1.6

いんげんとトマトのサラダ

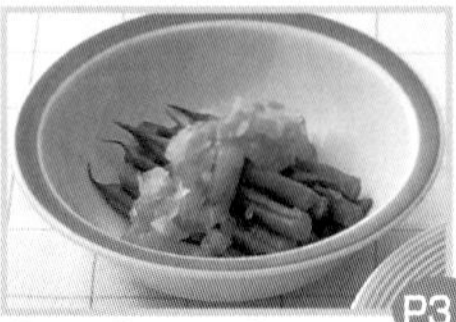

P31

①25 ②0.97 ③1.1
④19.25 ⑤0.43

コールスローサラダ

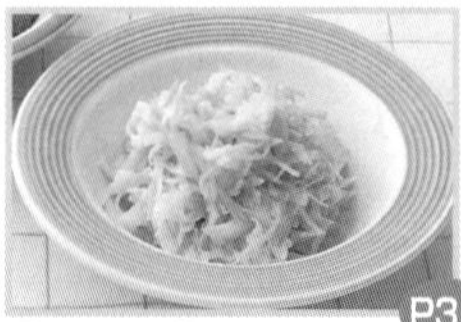

P31

①69.25 ②0.78
③5.98 ④20.75 ⑤0.25

ごはん

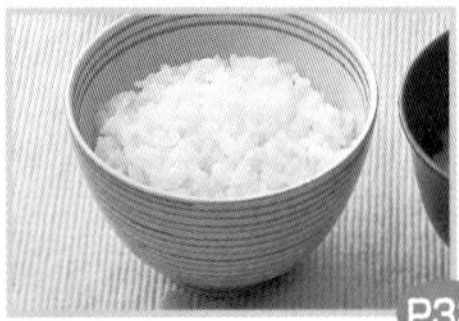

P32

①237 ②4.2
③0.8 ④3 ⑤0.2

小松菜《こまつな》とじゃこのなめた
けあえ温泉卵《おんせんたまご》のせ

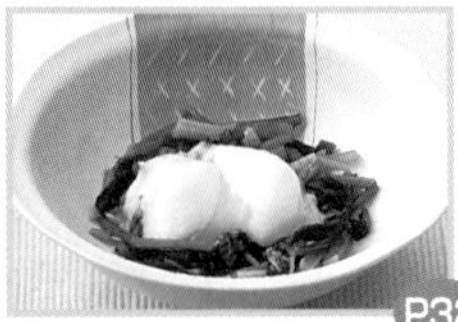

P32

①111 ②12.0 ③5.9
④188 ⑤2.9

わかめといんげんのみそ汁《しる》

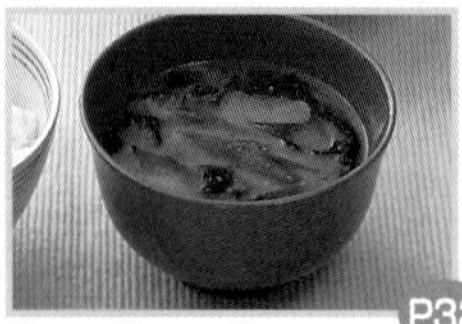

P32

①30 ②2.9 ③1.0
④69 ⑤1.1

ハムとチーズのせトースト

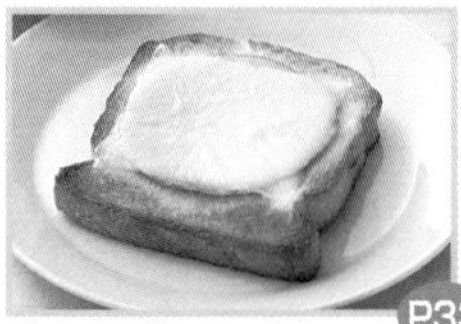

P33

①288 ②14.4 ③12.0
④182 ⑤0.9

ゆで野菜（季節《きせつ》の野菜）

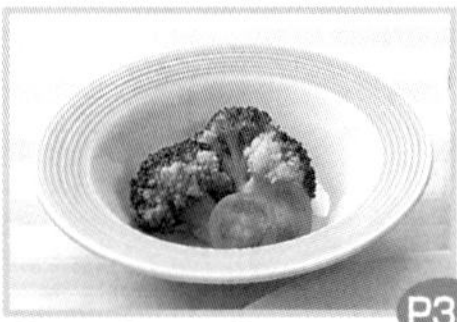

P33

①14 ②1.6 ③0.0
④15 ⑤0.4

かんたんコーンスープ

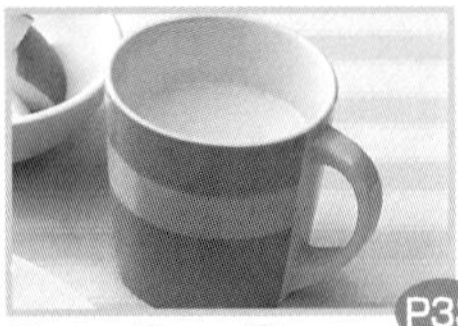

P33

①104 ②4.4 ③3.6
④102 ⑤0.3

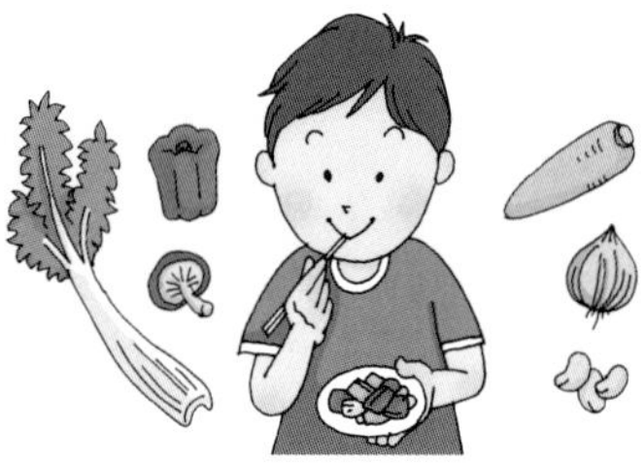

## 2章 苦手な食材《しょくざい》を克服《こくふく》しよう！

レバーの南蛮揚《なんばんあ》げ

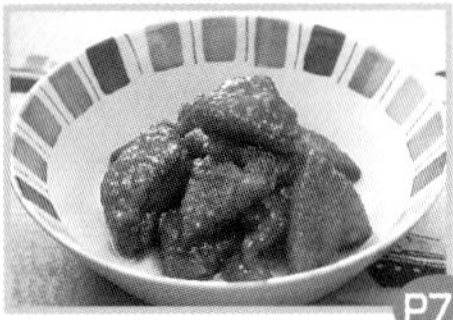

P72

①179 ②12.8 ③8.1
④6 ⑤8.0

セロリしゃきしゃきふりかけ

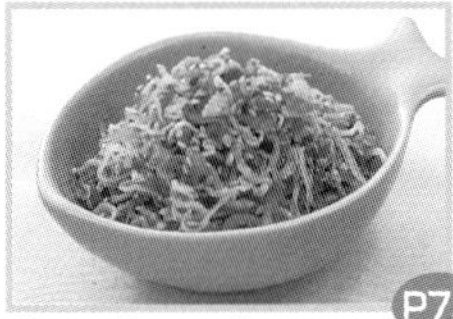

P73

①58 ②3.4 ③4.2
④78 ⑤0.6

グリーンピースのポタージュ

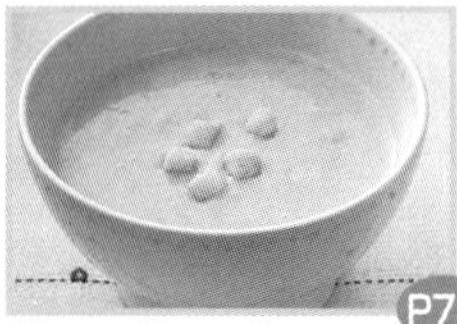

P73

①164 ②4.4 ③8.0
④62 ⑤0.6

ピーマンの肉づめ(1個《こ》分)

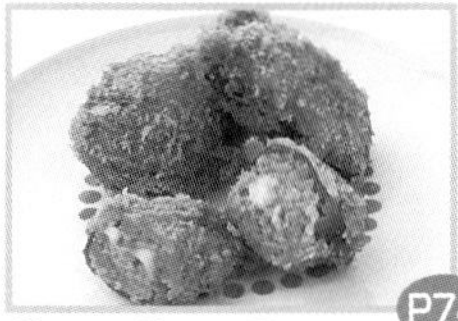

P74

①132 ②6.0 ③7.7
④34 ⑤0.4

回鍋肉《ホイコーロー》

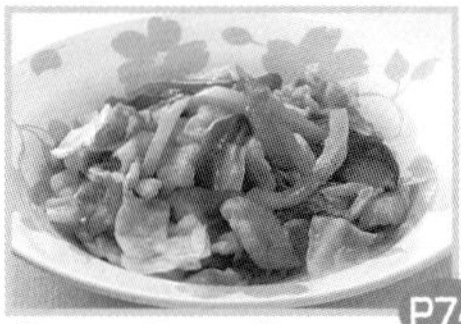

P74

①283 ②9.5 ③21.9
④40 ⑤0.8

なす入りドライカレー

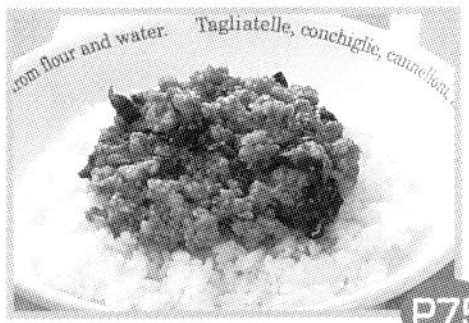

P75

①478 ②18.4 ③12.8
④38 ⑤1.6

春雨《はるさめ》のエスニック風サラダ

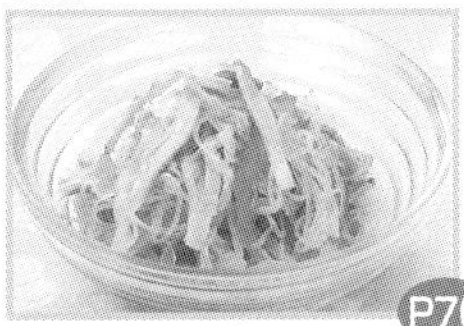
P76

①82 ②3.0 ③3.4
④21 ⑤0.3

サラダスープ

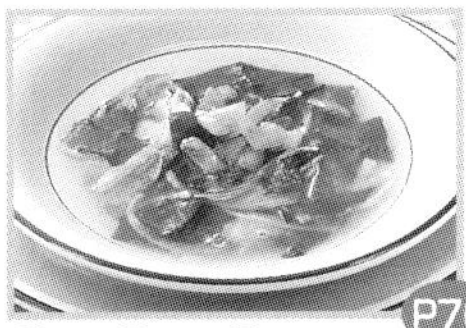
P76

①59 ②5.9 ③2.7
④13 ⑤0.3

キャロットカップケーキ

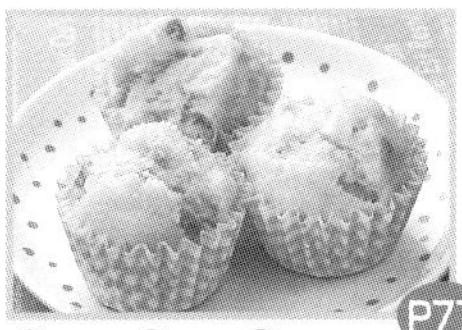
P77

①327 ②7.3 ③11.4
④82 ⑤0.6

エメラルドカップケーキ（1個《こ》分）

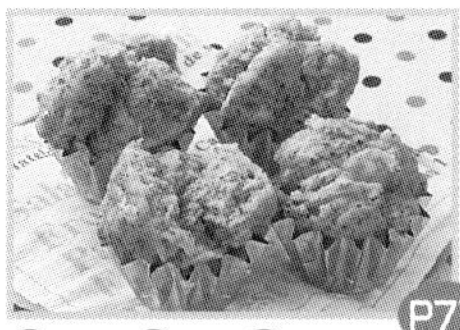
P77

①316 ②8.8 ③12.9
④163 ⑤0.7

## 3章

### 脳《のう》の働きをよくする料理《りょうり》をつくってみよう！

P95
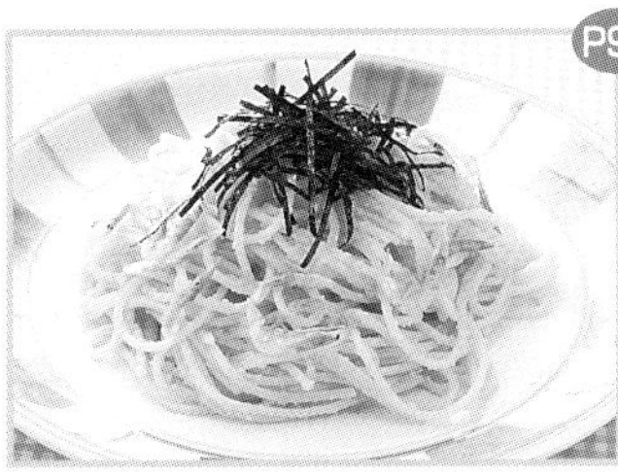

①488
②22.1
③17.1
④168
⑤1.9

たらこと桜《さくら》エビのパスタ

### 目によい料理《りょうり》をつくってみよう！

P99
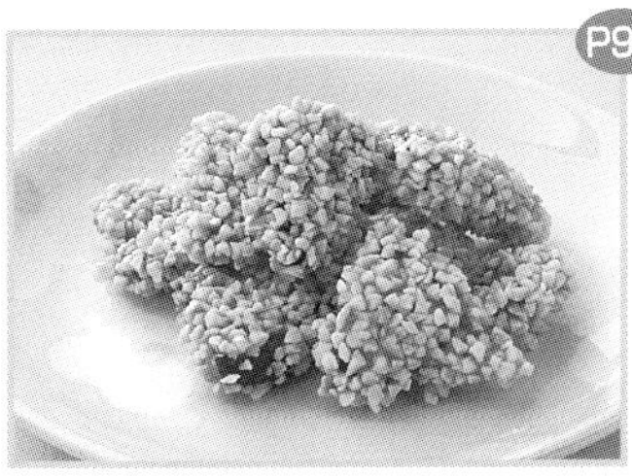

①273
②18.7
③15.7
④74
⑤9.8

豚《ぶた》レバーのカレー竜田揚《たつたあ》げナッツ風味

### 肌《はだ》によい料理《りょうり》をつくってみよう！

P101
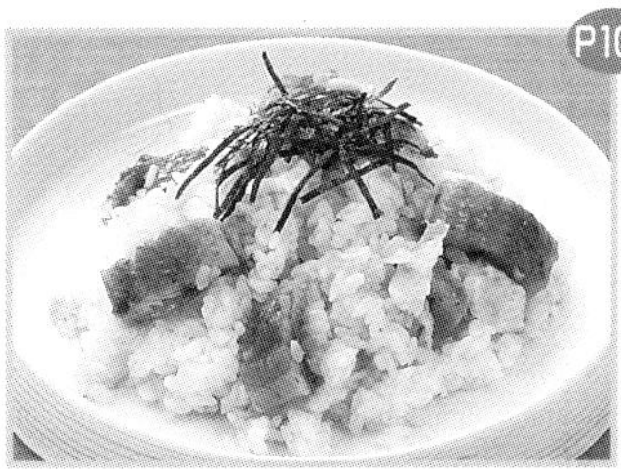

①503
②21.2
③19.5
④149
⑤1.3

うなぎと卵《たまご》のまぜ寿司《ずし》

### 骨《ほね》を強くする料理《りょうり》をつくってみよう！

P103
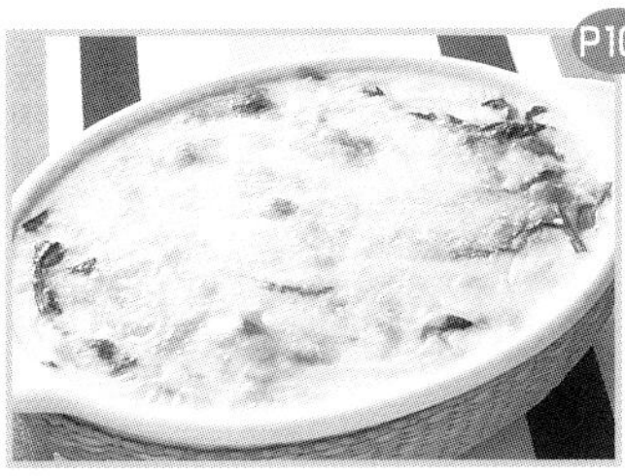

①422
②23.2
③26.5
④678
⑤2.4

小松菜《こまつな》としいたけのチーズグラタン

### 筋肉《きんにく》をつくる料理《りょうり》をつくってみよう！

P105
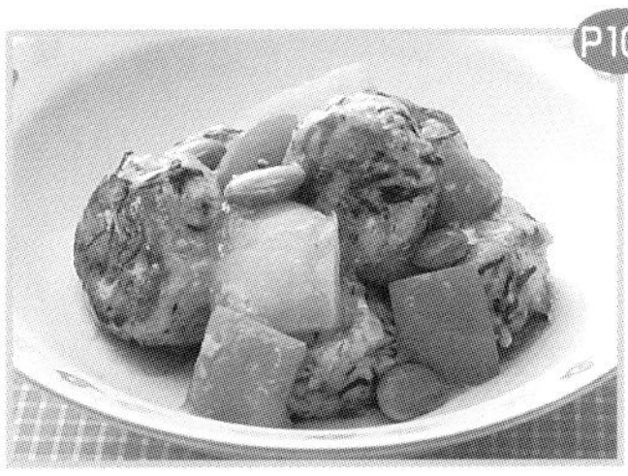

①586
②25.8
③41.4
④189
⑤3.2

ひじき入り鶏肉《とりにく》だんごの甘酢《あまず》あん

### 血液《けつえき》をサラサラにする料理《りょうり》をつくってみよう！

P107
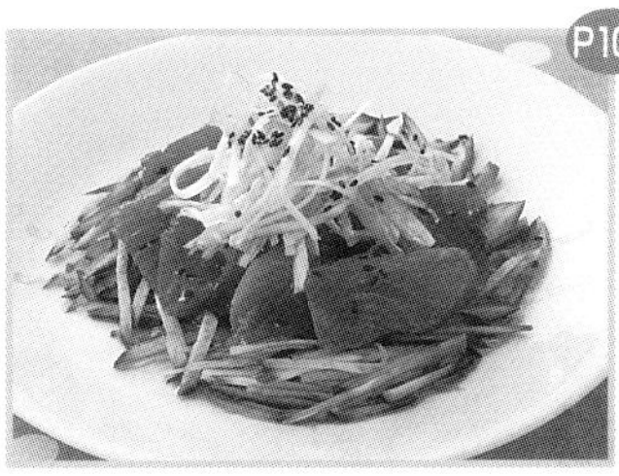

①143
②19.2
③5.5
④32
⑤1.8

カツオのたたきサラダ

## 4章 こんなとき、こんな料理《りょうり》！

しじみと春菊《しゅんぎく》の牛乳《ぎゅうにゅう》みそ汁《しる》

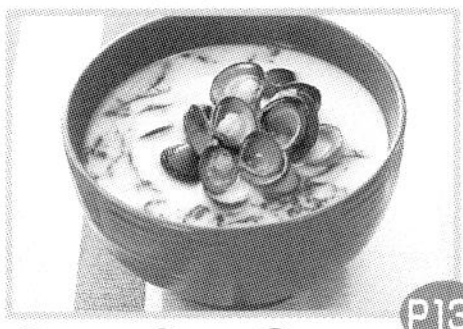
P132

①70.5 ②7.1 ③2.4
④301.25 ⑤7.4

魚介類《ぎょかいるい》とアボカドのサラダ

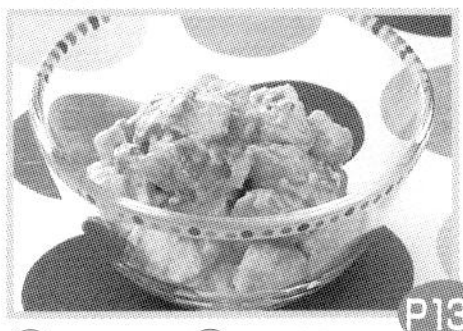
P132

①158.25 ②10.63
③11.93 ④13.5 ⑤0.6

ミネストローネスープ

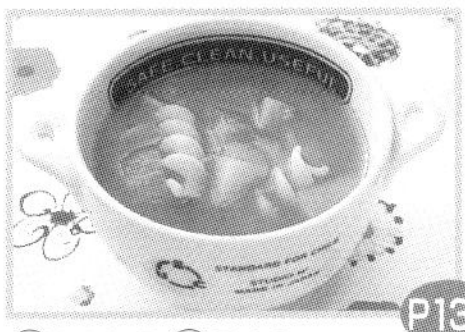

P133

①201.5 ②5.13
③10.85 ④22.75 ⑤0.87

タラのホイル蒸《む》し

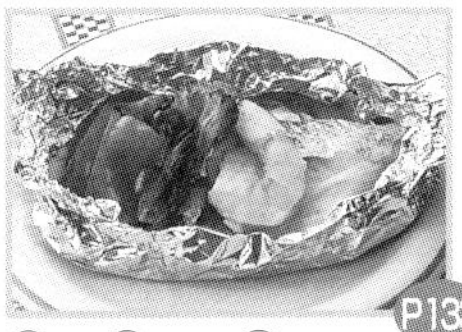
P133

①95 ②20.2 ③0.6
④58 ⑤1.0

魚介類《ぎょかいるい》のミルク粥《がゆ》

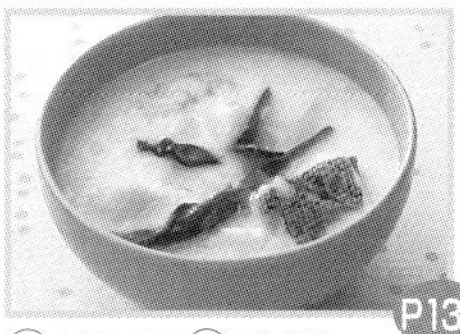
P134

①188.75 ②12.88
③3.9 ④133 ⑤0.83

うなぎのとろろ丼《どん》

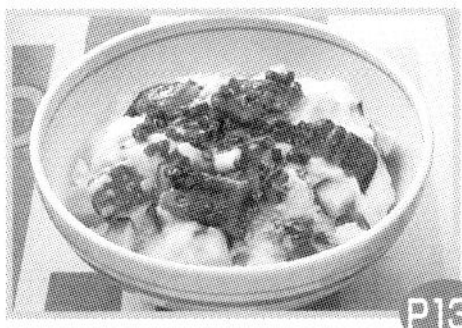
P134

①549 ②60.0 ③15.6
④512 ⑤13.8

さつまいものレモン煮《に》

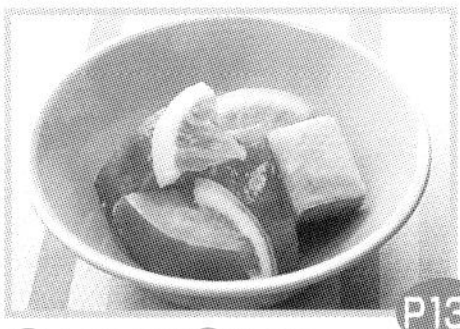
P135

①143.75 ②0.68
③4.18 ④18.75 ⑤0.38

かきのクラムチャウダー

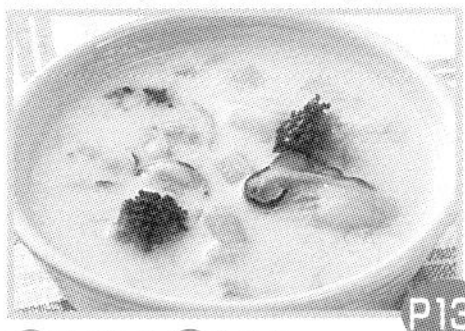
P135

①243.5 ②14.6
③12.15 ④169.5 ⑤3.93

豆まめスープ

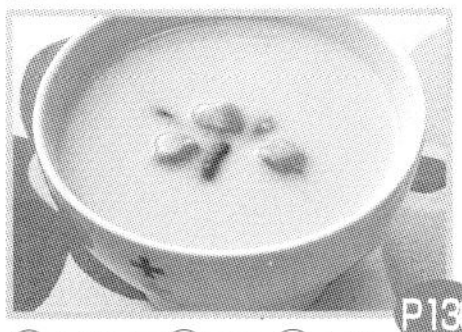
P136

①145.5 ②7.3 ③4.2
④131.75 ⑤1.05

さつまいもとにんじんと
枝豆《えだまめ》の寒天《かんてん》寄《よ》せ

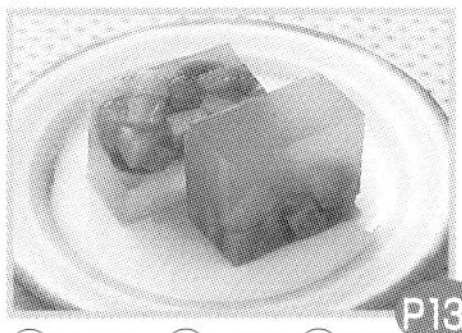
P136

①57.75 ②1.95 ③0.9
④26.3 ⑤0.55

# さくいん
INDEX

POPLARDIA INFORMATION LIBRARY

★さくいんに記載《きさい》した項目《こうもく》については、つかいやすさを考え、とくに重要《じゅうよう》と思われる語句《ごく》とページを選《えら》んであります。

## こ



## さ



## し



## す



## せ

# さくいん INDEX

**監　修**　豊川裕之《とよかわひろゆき》　東京栄養食糧専門学校校長

1932年台湾・台中市生まれ。1966年東京大学大学院修了、医学博士。東京大学医学部助教授、東邦大学医学部公衆衛生学教授を経て、現在は、東京栄養食糧専門学校校長。おもな著書に『生活の中の栄養学』大修館書店、『食生活をめぐる諸問題』放送大学教育振興会などがある。

**編集・制作**　株式会社アルバ
**協　力**　吉田眞理子　猪瀬里美
**執　筆**　斉藤道子　五十嵐麻弥子
**レシピ協力**　猪瀬里美（2章）　田中可奈子（1・3・4章）
**料理協力**　田中可奈子
**料理撮影**　グレージュ
**料理スタイリング**　小野寺祐子
**装　丁**　細野綾子
**本文デザイン**　チャダル108　細野綾子
**イラスト**　村井瑠奈（2・3・4・6章）　中村啓子（1・5章）
**校正・校閲**　田川多美恵　富田和枝
**撮　影**　割田富士男
**写真・資料提供**
（五十音順・敬称略）
青森県　綾町　（株）上澤梅太郎商店　九州農政局　高知県
国立医薬品食品衛生研究所　（財）和歌山健康センター　三愛病院
静岡県東京観光案内所　JA全農庄内　竹富町　東京都
東京都中央卸売市場食肉市場　（独）家畜改良センター　海苔で健康推進委員会
氷見市　福井県観光連盟　宮城県　（有）小山商店　読売新聞社
ロイヤルホールディングス（株）　若宮八幡宮

---

**ポプラディア情《じょう》報《ほう》館《かん》**
**食《しょく》と健《けん》康《こう》**

**発　行**　2006年3月　第1刷 ©
2016年12月　第6刷

**監　修**　豊川裕之
**発行者**　長谷川 均
**編　集**　君塚英司
**発行所**　株式会社ポプラ社　〒160-8565　東京都新宿区大京町 22-1
**電　話**　03-3357-2212（営業）　03-3357-2635（編集）
**振　替**　00140-3-149271
**ホームページ**　http://www.poplar.co.jp（ポプラ社）
http://www.poplar.co.jp/poplardia/（ポプラディアワールド）
**印刷・製本**　図書印刷株式会社

ISBN978-4-591-09046-6　N.D.C. 498/199P/29cm x 22cm　Printed in Japan

落丁・乱丁本は、送料小社負担でお取り替えいたします。小社製作部宛にご連絡ください。
電話0120-666-553　受付時間は月～金曜日、9：00～17：00（祝祭日は除く）
読者の皆さまからのお便りをお待ちしております。いただいたお便りは編集部から監修・執筆・制作者にお渡しいたします。